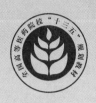

全国高等医药院校"十三五"规划教材

供护理学等专业使用

健康评估

主　编　赵红佳　邱洪流　周明芳

副主编　孙雪芹　张　勇　李壮苗
　　　　王再超　刘　娟

编　者　(按姓氏笔画排序)

王再超　湖北中医药大学护理学院
成　静　南通大学护理学院
任海蓉　湖北中医药大学护理学院
刘　娟　宁夏医科大学护理学院
孙雪芹　蚌埠医学院护理学系
李　霞　福建中医药大学护理学院
李壮苗　福建中医药大学护理学院
邱洪流　宁夏医科大学护理学院
张　勇　河北工程大学医学院
周明芳　第三军医大学护理学院
赵红佳　福建中医药大学护理学院
洪　燕　第三军医大学护理学院
蒋　艳　第三军医大学护理学院
程冉冉　河北工程大学医学院
谢　琴　宁夏大学生命科学学院
戴燕铃　福建中医药大学护理学院

华中科技大学出版社
http://www.hustp.com
中国·武汉

内 容 简 介

本教材是全国高等医药院校"十三五"规划教材。

本教材共十一章,主要内容包括绪论、健康史采集、常见症状评估、体格检查、心理评估、社会评估、实验室检查、心电图检查、影像学检查、护理诊断与思维、护理病历书写,充分体现护理学的独立性和专业特色,强调对护理评估的基本理论、基本知识和基本技能的阐述,注重培养学生科学的临床护理思维方法。

本教材主要供护理学专业本科学生使用。

图书在版编目(CIP)数据

健康评估/赵红佳,邱洪流,周明芳主编. —武汉:华中科技大学出版社,2015.11(2022.7重印)
全国高等医药院校"十三五"规划教材
ISBN 978-7-5680-1393-2

Ⅰ.①健…　Ⅱ.①赵…　②邱…　③周…　Ⅲ.①健康-评估-高等职业教育-教材　Ⅳ.①R471

中国版本图书馆 CIP 数据核字(2015)第 272146 号

健康评估
Jiankang Pinggu

赵红佳　邱洪流　周明芳　主编

策划编辑:荣　静
责任编辑:程　芳　童　敏
封面设计:原色设计
责任校对:曾　婷
责任监印:周治超
出版发行:华中科技大学出版社(中国·武汉)　电话:(027)81321913
　　　　　武汉市东湖新技术开发区华工科技园　邮编:430223
录　　排:华中科技大学惠友文印中心
印　　刷:武汉科源印刷设计有限公司
开　　本:787mm×1092mm　1/16
印　　张:23
字　　数:603千字
版　　次:2022 年 7 月第 1 版第 3 次印刷
定　　价:56.00 元

全国高等医药院校"十三五"规划教材编委会

前言

QIANYAN

健康评估是从护理角度出发,研究临床护士如何全面、准确、动态地收集和评估护理对象的健康资料,以诊断现存的或潜在的健康问题,确定其相关护理需求的基本理论、基本知识、基本技能和临床思维方法的学科。它既是护理学专业本科学生的专业基础课,也是联系医学基础与护理临床专科的纽带。

本教材共十一章,主要内容包括绪论、健康史采集、常见症状评估、体格检查、心理评估、社会评估、实验室检查、心电图检查、影像学检查、护理诊断与思维、护理病历书写。本教材在总结以往同类教材的基础上,充分体现护理学的独立性和专业特色,强调对护理评估的基本理论、基本知识和基本技能的阐述,注重培养学生科学的临床护理思维方法,从而提高其临床综合素质和实践能力。

本教材主要供护理学专业本科学生使用,作为高等护理教育的规划教材,编写的立足点在于传承和创新,主要体现以下四大特点:①突出护理学专业特色:护理学专业学生的培养重点不是诊断和鉴别诊断疾病的能力,而是学生监测病情变化及预测疾病发展的能力。因此,在本教材中增加了实验室检查危急值内容的编写,以帮助护理人员对临床急危状态正确认知、报告和处理。②夯实"三基"知识,紧扣学科前沿:本教材重视对基本理论、基本知识和基本技能的详细阐述,同时在"知识链接"中介绍了国内外健康评估的新知识和新技术,以保证教材的科学性、先进性和实用性。③图文并茂:在体格检查、心电图检查和影像学检查等章节中大量使用了临床的实例图片,使内容更加生动形象,有助于学生掌握相应的知识和技能。④临床思维:在每章节中以"案例分析"开始,引导学生思考本章节的知识要点和临床情境,思考题以开放性的问题为主,设置了大量的临床护理评估病例,旨在拓展学生的临床思路,强化学生理论联系实践的能力,培养科学、辩证的临床护理思维。在编写过程中充分考虑到本课程内容广泛、信息量大、实践性强等特点,对教学内容进行了整合和优化,突出重点,化解难点,以满足护理学专业本科学生的教学需求。

本教材的编者为全国各大高等院校的中青年骨干教师,他们有着丰富的教学及临床经验。在编写过程中,编者们以高度负责的态度,查阅了大量的国内外相关资料,高质量地完成了本教材的编写,为本教材的及时出版付出了辛勤的劳动,在此深表谢意。由于时间仓促,本教材难免存在疏漏与错误之处,恳请广大师生、读者和同行不吝赐教,惠予指正。

赵红佳

2016 年 1 月

目录

MULU

第一章 绪 论

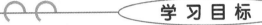

学 习 目 标

识记:健康评估的定义和主要内容。
理解:健康评估在护理临床实践中的重要性。
应用:能将健康评估的学习和思维方法运用到今后的学习和临床实践中。

一、健康评估的概念

健康评估(health assessment)是研究临床护士如何全面、准确、动态地收集和评估护理对象的健康资料,以诊断现存的或潜在的健康问题,确定其相关护理需求的基本理论、基本知识、基本技能和临床思维方法的学科。健康评估课程突出了护理学的专业特色,体现了专业的独立性,为护理学专业学生从基础医学课程(如生理学、病理学、正常人体解剖、生物化学、组织与胚胎学等)过渡到护理临床各专科课程起到了桥梁作用。同时,它也是联系临床各专科的纽带,是将基础医学中的基本理论、基本知识和基本技能应用到临床护理实践的课程。通过该课程的学习,学生应掌握健康评估的原理和方法,正确收集、分析、评估患者生理、心理和社会等相关健康资料,以患者为中心,从护理的角度进行临床思维,概括护理诊断依据,从而形成护理诊断,为后续制订护理计划和护理措施,为患者提供全面的优质护理服务奠定基础。

二、健康评估在护理实践中的重要性

现代护理实践是以护理程序(nursing process)为基础,包括评估、诊断、计划、实施和评价五个步骤,这五个环节循序渐进、环环相扣、动态循环,其中评估既是护理程序的首要环节,又贯穿在整个护理临床实践中,它是护士独立性功能范围内的工作。K. C. Sorensen 和 J. Luckmann 曾说过:"如果患者的资料不详细、不准确,那么在这些资料上所做出的诊断也是不正确的,护理计划也是错误的,同时护理措施也将是不恰当,或者是有害的。"由此可见健康评估在临床护理工作中的重要性,它也是现代护士必备的核心能力之一。

早在 19 世纪中叶,护理学的创始人弗洛伦斯·南丁格尔(Florence Nightingale)就已经意识到护理观察评估的重要性。虽然在当时健康评估还未能形成一门独立、完整的学科,但她在著名的《护理札记》中就详细论述了护士应对患者进行病情的观察和评估,认为"护士较医生能更多地服务于患者床边",因此护士需要发展收集健康资料的技能,通过与患者的交流沟通获取与健康和疾病的相关信息。同时,南丁格尔还强调"要形成任何正确的观点,必须通过对患者整体情况的观察"。护理学专业的发展,对护士临床护理评估的知识和技能有了更高、更新

的要求,护士自身也开始认识到临床护理并不仅仅局限于医疗的辅助工作,它也具有其自主性和独立性,许多护理学家在此基础上逐步探索并创建了护理科学、护理实践的相关概念和理论。美国护理学家莉迪亚·海尔(Lydia Hall)于1955年首次提出了"护理程序"的概念,用以指导临床护理实践。随后,Johnson、Orlando、Yara、Walsh、Black等专家对"护理程序"的内涵和步骤不断地进行完善和补充。1967年,Black在护理程序的国际会议上以马斯洛的需求层次论作为框架,确立了评估的基本原则。1973年,在美国护士协会(American Nurses Association,ANA)召开的第一届全国护理诊断大会上,肯定了格比和莱文(K. Gebbie & M. A. Lavin)的提议,正式将健康评估中的"护理评估"和"护理诊断"作为独立的步骤进行分类,自此形成了护理程序的现有模式,即包括评估、诊断、计划、实施、评价五个步骤。1977年,美国医学家恩格尔(Engel)提出"生物-心理-社会"现代医学模式,强调护理的本质是以患者为中心,护士应按护理程序的工作方法实施整体护理,由此丰富了健康评估的内涵,也使健康评估的学科框架基本形成。虽然护理程序的内涵和方法随着临床实践的发展而不断地更新和丰富,但是护理评估和诊断作为其首要的步骤,始终是指导临床护理实践不可替代的基石。与此同时,从护理教育的角度,健康评估的理论、知识和技能也得到了前所未有的关注和重视。自20世纪70年代起,美国的护理教学在借鉴医学诊断学的基础上,增加了培养护士收集资料的方法和技巧的内容,多数护理学士学位的课程开始重视培养护理健康评估的能力,如全面评估人体各系统的状况、疾病对身体的影响、并发症、治疗的效果等,使护士在今后的临床工作中能够及时地识别患者的健康状况、监测疾病的全过程,这为早期通过护理教育普及与提升护士健康评估的意识和能力开创了新局面。1980年美国护士协会将"整体护理评估的能力"纳入到现代护士必须具备的职业核心胜任力之一。随后,国际护士协会于1993年宣称护士具有护理评估技能是高质量护理的重要标准。但随着护理工作范围和服务对象的延伸,以往护理教育中单纯借鉴或照搬医学诊断的模式已不能适应和满足新需求,这促使了具有护理特征的评估系统逐步建立。1987年戈登(Marjory Gordon)提出了具有明显护理特征的功能性健康型态(functional health patterns,FHPs),FHPs模式将人类健康和生命过程归纳为11个方面,以指导护士系统地收集健康资料,确定个体的健康问题和功能障碍型态。2000年4月,北美护理诊断协会(North American Nursing Diagnosis Association,NANDA)经过反复的斟酌和修订,进一步丰富了Morjory Gordon的FHPs构架,确立了护理诊断分类系统——多轴系健康型态分类(multi-axial health patterns framework),又称为NANDA护理诊断分类Ⅱ。它将人类健康和生命过程扩展至13个领域46个类别,包含104个诊断性概念和155个护理诊断。在我国,自从袁剑云于1994年将"整体护理"的概念引入到护理界后,健康评估的理念就在临床护理和护理教育中得到了不断充实和升华。经过护理界及各医药院校护理教育同仁的共同努力,我国于2001年出版了第一部《健康评估》教材,使护士的临床实践有据可循,健康评估课程在高等护理教育体系中也已经替代了临床医学的诊断学课程,定位为护理学专业主干课程。

在临床实践中,健康评估既是医疗也是护理工作的重要组成部分,但护理评估更关注患者因健康问题所导致的"生理-心理-社会"等方面的影响,判断患者现存和(或)潜在的护理问题,运用相应的护理诊断指导以患者为中心的优质护理,为护理干预方案和行为提供科学的基础。同时,在系统、全面、动态地进行健康评估后所作出的护理诊断也是护理专业自主性、独特性的具体体现。因此,护理学专业的学生应该重视健康评估的基本理论、基本知识和基本技能的学习,通过理论和实践的双重途径,掌握健康评估课程的知识和技能。

三、健康评估的主要内容

健康评估的内容是护士通过有目的的观察、与患者有效的沟通、细致的体格检查以及临床辅助检查,有计划地、动态地收集患者的健康状况资料,识别与患者健康问题相关的生理、心理、社会和精神等方面的护理问题,从而确立护理诊断。本课程的内容较为广泛,主要涉及护理评估的基本理论和基本方法两个方面,如健康史的采集、体格检查、心理和社会评估、实验室检查、心电图以及影像学检查。同时,健康评估又是一门基本技能,要求护士将上述基本理论和基本方法的内容融合到实践中,切实掌握并具备健康评估的能力,更好地了解患者的病情变化和发展情况,以便采取有效的护理措施。

1. 问诊 问诊(inquiry)是指护士系统地询问患者或相关人员以获取患者的健康史资料,了解患者疾病的发生、发展和演变过程,然后经过综合分析作出临床判断的过程。问诊是护士接触患者的开始,在问诊过程中要学会耐心倾听患者的陈述,尊重患者对疾病身心反应的主观感受,建立有效的沟通途径,从而形成良好的护患关系。问诊时还应适时地运用问诊的技巧,以便全面地了解患者现有的症状、心理状况以及家庭社会支持情况,这对形成护理诊断和指导临床护理决策至关重要。学习重点在于从护理的角度介绍问诊的内容、方法、步骤和技巧。

2. 常见症状评估 症状(symptom)是个体在疾病发展过程中感受到的一系列生理功能变化和形态结构的异常改变,如发热、疼痛、心悸、恶心、呕吐等。症状是患者在疾病早期对机体功能异常变化的自我体验和主观感受,而早期的功能异常经常无法通过客观检查及时反映出来,此时症状成为疾病存在的唯一表现形式。护士从问诊中获取患者现存症状的整体情况,分析临床症状的病因、发生机制、临床表现特点,以便进一步作出护理诊断和预测潜在护理问题,采取相应的护理干预措施。

3. 体格检查 体格检查(physical examination)是护士运用自己的感官或借助简便的诊查工具(如听诊器、体温计、血压计),对患者进行系统的观察和检查,以了解和评估患者的健康状况,是获取护理诊断依据的重要途径。体格检查常用的方法包括视诊、触诊、叩诊、听诊和嗅诊,通过检查所发现的异常表现称之为体征,如心律不齐、皮下结节、心脏杂音、淋巴结肿大等。体格检查以人体解剖学、生理学和病理学的知识为基础,操作时要求护士手法规范、准确、娴熟,步骤正确、流畅,既能发现患者异常的体征,获得满意的评估结果,又不因评估者动作不协调、手法不规范而加重患者的痛苦。体格检查操作具有极强的技艺性,是现代高、精、尖的仪器设备无法完全取代的,同时也为护患之间深入交流病情提供了机会。因此,在现代科技日益更新的今天,体格检查依然是临床最基本的诊断方法,护士作为健康评估者,仍然需要通过反复练习、实践体格检查的方法和技能,才能获得系统可靠的护理诊断依据。

4. 心理和社会评估 世界卫生组织(WHO)认为,"健康不仅是没有疾病和病痛,还包括躯体和心理的完美性以及良好的社会适应状态"。心理和社会的功能和人的生理状况紧密相关,在"生物-心理-社会"医学模式下,对患者进行心理和社会评估(psychological and social assessment)体现了"以人为本"的整体护理理念。心理和社会评估是通过心理学测量方法对患者的心理活动、心理特征和社会状况进行评估,其内容主要涵盖自我概念、认知水平、情感和应激、健康行为、角色适应、社会文化以及家庭和环境。护士评估时应注意心理和社会资料大多较为主观,评估结果不能以正常和异常进行简单划分。

5. 实验室检查 实验室检查(laboratory examination)是指运用实验室的方法和技术,对患者的体液、血液、排泄物、分泌物、组织标本和细胞成分取样等进行检查,以获得疾病的病原体、组织病理形态或器官功能变化等资料,结合临床表现进行分析的检查方法。随着各种先进的检查仪器设备的相继问世,实验室检查范围日益扩大,并在各专科疾病中得到广泛应用,在一定程度上促进了临床诊断的准确性,也成为护理工作的重要组成部分。实验室检查标本的采集、转送和保存大多由护士完成,护士在采集标本时应规范、严谨,以确保实验室检查数据的准确。同时,实验室检查结果作为患者疾病重要的客观资料之一,也需要护士能熟知临床常见参考值,以指导护士观察、判断病情。

6. 辅助检查 辅助检查(supplementary examination)主要包括心电图、肺功能、内镜和影像学检查。心电图检查是临床最常见的检查项目之一,主要用于判断急性冠脉综合征、心律失常等心血管病变,以及危重患者的病情监护。护士应熟悉和掌握心电图机的操作,学会记录和观察心电曲线的规律,识别正常心电图和异常心电图的图形特点。肺功能检查用于评价患者呼吸功能的状况,确定慢性呼吸系统疾病患者肺功能障碍的类型和程度。内镜检查是从口腔、鼻腔、肛门或切口部分(如腹腔)插入内镜,以窥视人体内部器官情况、获取活检组织的诊疗方法。影像学检查包括放射学检查、超声检查和核医学检查。这些检查项目的操作前准备往往由护士完成,因此也需要护士掌握检查前患者的准备事项。

7. 护理诊断与思维 护理诊断(nursing diagnosis)是收集健康资料的目的和健康评估的最终结果。能否形成合理的护理诊断,关键在于评估者是否具有正确的临床思维。患者不仅会表现出疾病相关的症状、体征和检查指标的异常,而且可能因疾病而导致心理、家庭、社会环境等一系列不良反应。护士在面对所收集到的大量、繁杂的健康资料时,需要始终以"患者对现存的或潜在的护理问题的反应"作为依据,在实践中逐步提高自身的评判性思维能力,才能去粗取精、去伪存真,通过分析、归纳、推理,形成正确的护理问题,从而提高临床护理诊断水平。

8. 护理病历书写 护理病历书写是指护士将问诊、体格检查、心理和社会评估、实验室检查及辅助检查所获得的资料,经过科学严谨的临床思维后整理形成的书面记录。它记录了护士为患者解决健康问题、提供护理服务的全过程,既是护理活动的重要文件,也是记录患者病情的法律文件。因此,护理病历的格式和内容有严格而具体的要求,护士在书写护理病历时必须客观、真实、规范和严谨。

四、健康评估的学习方法与要求

健康评估是护理程序的首要步骤,又始终贯穿于临床护理工作的各个环节中,是实践性很强的一门课程。本课程除了通过课堂讲授以扎实护理评估相关的理论知识外,更注重护理学专业学生对评估方法和技能的掌握以及辩证思维的培养。在完成课堂理论学习的基础上,应增加在课堂和课后观看操作视频、在实训室进行实践技能训练,并进一步拓展学生进入医院、社区进行实际观摩和临床实践的机会。学生通过该课程的学习,不仅要掌握好健康评估的基本理论、基本知识、基本技能和临床思维方法,还必须通过各种教学模拟设施反复练习,才能逐步做到熟能生巧、精益求精、学以致用。

(一)学习方法

(1)学会尊重和关爱患者,善于与患者及家属建立良好、有效的沟通。健康评估有大量的实践活动需要在患者床边进行,取得患者的信任和合作是顺利进行评估的先决条件,也决定了护士能否顺利实施护理评估,从患者身上获得清晰、可靠、理想的健康资料。因此,护理专业学生必须学会与患者及其家属接触和交流,在评估过程中尽量让患者舒适而不增加其痛苦,重视患者的感受、期望和需求,才能对患者现存的和潜在的健康问题作出全面的护理诊断,以便制定出合理的护理方案和措施。

(2)温故而知新。健康评估的内容与之前的医学基础课(如解剖学、生理学、病理学等)密切相关,在预习健康评估学习内容时应先回顾医学基础课的相关内容,以加深对健康评估内容的理解,在学习中做到有的放矢、融会贯通。如在学习心脏杂音时,应联系到生理学心脏收缩、舒张过程的知识。

(3)重视实践环节,提高操作技能。在现代检查仪器设备日新月异的今天,体格检查和常规的实验室检查仍是临床护士应熟练掌握的评估技能,而这些检查方法并非轻而易举就能掌握,临床上也有很多体征(如蜘蛛痣、肝脾肿大等)需要在患者身上才能真切地体会到。因此,学生不能单纯依靠实训室的仿真模拟人进行练习,而要在真人身上进行反复、正规、系统的实践,并且不断对比正常和异常的临床表现,才能更好地领会各种病理改变。

(4)培养整体、辩证的思维模式,提高分析问题、解决问题的能力。学习健康评估是学生迈入临床工作的第一步,无论是课程的学习还是今后的护理实践,都应该始终将整体、辩证的思维模式贯穿其中,应整体评估,全面确认患者生理、心理和社会的健康问题与护理需求,以辩证的思维主动参与问题的讨论,训练独立分析问题、解决问题的能力。随着现代诊疗技术和方法的不断涌现,学生在课后还需要不断更新已有的护理评估理论和方法,才能适应临床需求,提高评估水平。

(二)学习要求

(1)明确学习目标,端正学习态度,贯穿"以人为本"的护理理念,关心、体贴患者,取得患者的信任和配合,建立良好的护患关系。

(2)能独立完成系统且有针对性的问诊,掌握临床常见症状的病因、主诉、问诊和检查的要点及其临床意义,从而发现异常征象。

(3)能以规范化的手法进行系统、全面、有序的体格检查,并达到熟练、准确的程度,掌握临床常见病理体征及其临床意义。

(4)熟悉常用实验室检查的适应证、标本采集方法、注意事项、结果的参考值及临床意义。

(5)掌握心电图机的操作,按操作规范描记心电图;熟悉正常心电图、常见异常心电图的波形特点及其临床意义;了解常见影像学检查项目实施前患者的准备和注意事项。

(6)结合生理评估情况,对患者的心理、家庭和社会状况进行全面的评估。

(7)能根据收集的主观和客观的健康资料,按照护理程序进行分析、归纳和总结,提出初步的护理诊断。

(8)能将问诊、体格检查、实验室检查及其他辅助检查结果进行系统整理,并按照护理病历规范的格式进行记录,书写要求内容完整、文字简洁、表达清楚、格式正确、字体规范。

小结

本章阐述了健康评估的概念及其在护理学中的重要性,重点介绍了健康评估课程的主要内容、学习目标和学习方法。通过本章的学习,希望学生能了解健康评估学习的主要内容,理解健康评估在护理临床实践中的重要性,将健康评估的学习方法和思维运用到今后的理论学习和临床实践中。

思考题

通过健康评估的系统学习,护理专业学生应掌握哪些护理评估的方法、技能? 如何培养正确的临床思维?

（赵红佳）

第二章　健康史采集

案例分析

李某,男,28岁,因酒醉后淋雨,继而发烧、咳嗽、咳白色痰,自诉右侧胸痛。护理体检时发现:体温39.3℃。请问:护士应如何采集患者的病史资料? 其病史资料应包括哪些主要内容? 在问诊过程中应注意什么?

第一节　概　　述

健康评估主要是指通过有计划、系统地收集患者的健康资料,并对健康资料进行分析、判断以明确其需要并作出护理诊断的过程。经评估所收集的资料可以是患者或有关人员的主观描述,也可以是体格检查、实验室或其他辅助检查的结果等。

一、健康资料的类型

根据资料的性质不同,临床上将健康资料分为主观资料和客观资料两种。

主观资料是通过问诊获得的资料,包括患者的主诉、亲属的代诉,如患者在疾病状态下的身体不适感、对健康状况的评价、个人经历、求医目的、心理压力等。其中患者患病后对机体生理功能异常的自身体验和主观感受(如恶心、头痛、乏力等),称为症状(symptom)。主观资料不能被医护人员直接观察或检查所获得。

客观资料则是指经体格检查方法(视、触、叩、听、嗅等)及实验室或其他检查方法所获得的患者健康状况的资料。其中患者患病后机体的体表或内部结构发生了可以观察到或感触到的改变,如黄疸、肝肿大、肺部啰音等,称为体征(sign)。体征是形成护理诊断的重要依据。

多数情况下,主观资料与客观资料是相互支持的,主观资料可指导客观资料的收集,而客观资料则可进一步补充或证实所获得的主观资料。主观与客观资料都是形成护理诊断的重要依据和来源。

二、健康资料的来源

健康资料的来源可分为以下两大类。

（一）主要来源

主要来源即患者本人，因患者所提供的资料大多很难从其他人员那里获取，只有患者本人最清楚、最能准确地表述，因此患者本人也是最可靠的资料来源。

（二）次要来源

除了患者以外，护士还可从其他人员或健康记录中获得所需资料。通过这些资料可进一步证实或充实从患者那里直接得来的资料，对于昏迷、婴幼儿等患者尤其重要。主要包括以下几类。

1. 患者的家庭成员或与之关系密切者　如夫妻、父母、儿女、兄弟姐妹、同事、朋友、邻居、师生、保姆等，他们与患者一起生活或工作，对其目前及既往的健康状况、生活方式、工作环境以及对疾病或健康的态度等有较全面的了解，这些信息对确定护理诊断及制订护理措施有重要的参考价值。

2. 目击者　目击者是指目睹患者发病或受伤过程的人员，他们可提供相关的发病原因、现场状况及病情进展等现场资料。

3. 卫生保健人员　卫生保健人员包括有关的医护人员、心理医生、理疗师、营养师、陪护人员等，他们可提供其有关的诊断、治疗及护理措施等。

4. 目前或既往的健康记录　如出生记录、预防接种记录、病历记录、体检记录等，这些资料对了解既往健康状况及对目前健康的影响有很大的帮助。

第二节　健康史的采集

健康史是指患者目前及既往的健康状况、影响健康状况的相关因素以及对自己健康状况的认识与反应等的主观资料。健康史采集是健康评估的第一步，其目的在于在体格检查前获得患者完整健康状况的基本资料，为进一步体格检查提供线索，为确立护理诊断提供重要的依据。

健康史采集主要通过问诊来完成。只有正确地运用健康史的采集方法和技巧，才能全面、准确和客观地收集健康史资料，明确患者的护理需要。

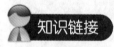
知识链接

"微问诊"是一款移动医疗 App 应用软件，是中国最大的免费药学、医学服务平台，同时也是国内首家 24 h 免费的音视频健康咨询服务平台，它创新探索出一种全新的移动医疗服务模式。

微问诊是由成都富顿科技有限公司开发的一款医疗类手机软件，在 App 商城中已上线。自 2015 年 3 月在 App 商城中上线以来（截至 2015 年 7 月），微问诊下载量超过 100 万，已完成上百万次的健康咨询服务。2015 年，毫无疑问成为中国移动健康医疗的元年。

一、问诊的目的

问诊(inquiry)是发生在护士与患者之间的目的明确、正式、有序的交谈过程,又称为病史采集(history taking)。问诊的目的是为了获取有关患者对健康问题在生理、心理、社会适应等方面的反应、感受,为临床判断和诊断性推理提供基础,同时也为体格检查及其他评估方法提供重要线索。有时仅仅通过深入细致的问诊便能得出准确的护理诊断。问诊贯穿于患者从入院到出院的整个过程,既包括对患者入院时的评估,也包括在护理活动中与患者的自然交流。

根据具体情况采用正确的问诊方式,运用恰当的问诊技巧,可以提高效率,达到收集完整、准确健康资料的目的。问诊也为护士与患者之间建立积极的护患关系提供了机会。友善、信任、照护和关切是良好的护患关系的特征,这种关系可为患者在病痛或焦虑中寻求希望、理解,提供情感和精神支持。

二、问诊的方法与技巧

(一)问诊过程

1. 准备(或计划)阶段　问诊前应了解患者的一般资料,如姓名、性别、年龄、所患疾病等,初步明确问诊目的,拟定问诊提纲,以便有顺序、有目的地进行问诊。注意安排问诊时间、问诊环境,参阅必要资料(如急诊或门诊病历、医疗病历记录、临床辅助检查、相关参考书籍),初步确定问诊的过程和方法。

2. 介绍阶段　介绍阶段为护士与患者之间建立和培养良好护患关系的开始,护士应展示良好的专业形象,主动而礼貌地称呼患者,并作自我介绍,说明问诊目的及大致需要的时间。同时营造温馨、融洽的问诊气氛,给患者以亲切、平等的感受,使患者愿意敞开心扉,说出自己的想法。

3. 引导问诊阶段　引导问诊阶段为问诊的主要环节,主要是按照事先准备的问诊提纲,引导患者叙说,一般从主诉开始,逐步展开到现病史、既往史、家族史、个人史、机体反应、心理社会问题、宗教信仰等。

4. 结束问诊阶段　在问诊获得必要的资料后,问诊即进入结束阶段。护士应有礼貌地将问诊话题转入结束,让患者感觉到即将结束问诊。可将本次问诊中的内容向患者进行简要复述,以核实资料的准确性,纠正偏差,补充疏漏。离开时应感谢患者的合作。

(二)问诊方法

1. 环境　问诊的环境必须安静、舒适,具有私密性。护士应主动营造一种宽松和谐的氛围,以缓解患者因环境生疏或对疾病恐惧而产生的紧张情绪,使其能平静而有条理地陈述与自己健康状况有关的感受及经历。问诊过程中注意保护患者的隐私,最好不要当着陌生人的面谈论病史。

2. 建立良好的护患关系　护士在问诊开始前应先向患者作自我介绍,说明问诊的目的是采集其有关的健康信息,以便提供全面的护理,向患者解释除收集其身体、心理的健康资料外,还需要获得有关个人和社会背景的资料,以使护理个性化,并向患者作出病史内容保密的承诺。整个问诊过程中,护士应对患者始终保持关切的态度,对患者的陈述表示理解、同情和认可,对患者的谈话适时地回应。同时还应注意非语言的沟通,如与患者保持合适的距离和目光接触,适时的点头和微笑,必要的手势、触摸和沉默等,从而有利于交谈双方建立良好的关系。

3. 选择合适的问诊时间 正确把握交谈时机可以提高问诊的效果,并可避免患者产生疲劳或厌倦的情绪。病情许可时,在患者入院后应尽早地(一般要求入院后 24 h)采集健康史,尽可能以患者为直接问诊的对象。当患者处于痛苦或抢救状态时,应避免过多地交谈,在简要询问和重点检查之后,应立即实施抢救,详细健康史可稍后补充或从其亲属处获得。

4. 掌握正确的问诊方法

1) 围绕主诉问诊 问诊一般从主诉开始,有目的、有顺序地进行,提问应选择一般性且易于回答的开放性问题,比如"您今天是哪儿不舒服?"、"您是什么原因来看病的?"、"病了多长时间了?",然后耐心倾听患者的陈述。

2) 提问方式

(1) 开放性问题:如上述主诉选择开放性问题进行问诊。开放性问题是以患者为中心,以了解其完整背景和信息为目的,可使患者陈述的病史更全面、更客观。其优点是易于回答,容易获取有价值的信息。之后,护士可根据患者的陈述,采用适当的提问方式追溯其首发症状开始的时间,确定疾病发展的顺序,使问诊逐步深入。如患者诉说腹痛,可以询问"您腹痛有多长时间了? 部位在哪里? 怎么痛? 都在什么情况下痛? 哪些因素可使疼痛加重或减轻? 疼痛发作时还有其他症状吗? 到哪里看过病? 接受过哪些治疗? 治疗的效果如何?"等。开放性问题的缺点是患者的回答可能与评估目的无关,占用较多的时间,急症情况下不宜采用。如患者陈述时滔滔不绝或离题太远,可用恰当的语言将其引导到健康史的线索上来,如"您前面谈的问题我已经知道了,下面能不能谈谈您既往患病的情况?"

(2) 闭合性问题:为证实或确认患者叙述病史的细节,可用直接提问。如"请告诉我,您做胃大部切除术是在什么时候?"等。直接提问的另一种方式是直接选择性提问,即要求患者回答"是"或"否",如"您曾经有过类似的腹痛吗?",或让患者对提供的选择作出回答,如"您腹痛时疼痛是钝痛、锐痛、绞痛,还是烧灼痛?",直接提问中应避免诱导或套问,如"您的粪便发黑吗?"、"您呕吐是呈喷射样的吗?"、"您是在晚上发热吗?",以免患者在带有倾向性特定答案的问题引导下随声附和,导致资料信息失真。更恰当的提问是"您的粪便是什么颜色?"、"您呕吐时是怎样吐的?"、"您一般是在什么时候发热?"。

3) 避免使用医学术语 提问时还应避免使用有特定含义的医学术语,如"心悸"、"发绀"、"黄疸"、"端坐呼吸"、"里急后重"等,以免患者顺口称是,或产生错误的理解,以致病史资料不确切。

4) 启发与赞扬 当患者回答不确切时,要注意耐心启发,如"您再想一想,能不能再详细些"等,并给患者充分的时间回答。责怪性的语言常常使患者产生防御心理,如"您怎么吸那么多烟呢?",导致患者不回答问题或只是简单地应付。恰当地使用一些鼓励与赞扬的语言,可以提高患者提供真实信息的积极性。如"您不舒服时能够及时去看病,这很好"、"您已经戒烟了? 您真有毅力"等。但对精神障碍的患者,不可随意使用赞扬性的语言。

5) 注意系统性和目的性 问诊时要注意提问的目的性、系统性与侧重性,要全神贯注地倾听患者的回答,对同一问题尽量避免重复提问。

6) 恰当过渡 在由一个问题转向另一个问题时,应恰当使用过渡语言,避免使患者感到谈话的唐突,如"前面我们讨论了您的身体状况,影响健康的因素除了身体方面的问题,还有心理因素,下面我们来谈谈您的心理状况好吗?"。

7) 资料核实 为确保所获病史资料的准确性,在问诊过程中必须对那些含糊不清、存有疑问或矛盾的内容进行核实。常用的核实方法有:①澄清:要求患者对模糊不清或模棱两可的内容作进一步的解释和说明,如"您说您心情特别不好,请具体说一下是什么情况,好吗?"。②复述:以不同的表达方式重复患者所说的内容,如"您说您的胸痛是在情绪激动时发作,部位在胸骨后,是这样吗?"。③反问:以询问的口气重复患者的话,但不加入自己的观点,并鼓励患者能够提供更多的信息,如"您说您昨天夜里没有睡好?"。④质疑:用于患者前后所说的情况不一致,或患者所陈述的情况与护士所见不一致时,如"您告诉我您的胃很痛,您却显得挺轻松,能告诉我这是为什么吗?"。⑤解析:对患者所提供的信息进行分析和推论,并与其交流,如"您的父母同时死于车祸,您一定觉得很伤心",患者可以对你的解析加以确定、否认或提供另外的解释等,如"我是非常伤心,但我从小就与祖父母生活在一起,所以我的感受可能没有您想象的那么严重"。

5. 问诊注意事项 ①选择一个安静、私密的环境。②使用有效的沟通技巧,营造和谐的护患关系。③一般从主诉开始,追溯首发症状直至目前的演变过程。④注意系统性和目的性。⑤恰当使用开放性或闭合性问题。⑥避免诱导或使用医学术语。⑦澄清、确认患者的陈述,以避免误解。⑧说话时要缓慢、清楚。⑨使用"还有什么别的情况吗?"作为结束语,感谢患者的合作。

三、问诊的内容

问诊的内容即首次入院护理评估表所要求的健康史内容。与医疗病史不同的是,医生关注的是患者的症状、体征及疾病的进展情况,护士关注的则是患者对健康问题带来的生理、心理和社会适应等改变所作出的反应。目前临床上应用较多、较传统的问诊内容模式是生理-心理-社会模式,也可采用 Marjory Gordon 的功能性健康型态模式。

（一）生理-心理-社会模式

1. 一般资料 一般资料(general data)包括姓名、性别、年龄、职业、民族、籍贯、婚姻状况、文化程度、宗教信仰、医疗费支付形式、家庭地址、电话号码、入院时间、入院诊断、入院类型、入院方式、资料收集时间、资料来源、可靠程度等。若资料来源不是患者本人,则应注明与患者的关系;记录年龄时则以实足年龄为准。

一般资料可为某些健康状况提供有用的信息,有助于了解患者对健康的态度及价值观,并为进一步收集资料和制订护理计划提供依据。如:许多健康问题的发生与性别、年龄、婚姻状况、职业等有关;不同的民族有不同的饮食习惯、生活方式、宗教信仰等;不同文化程度可帮助我们选择适合的健康教育方式、理解患者对健康状况变化的反应;不同的医疗费支付形式则有助于了解患者的经济承受能力,从而为其选择合理的治疗方案和护理措施;而患者的通讯地址、电话、联系方式、联系人等,可以帮助与其家人联系及今后的随访。

2. 主诉 主诉(chief complaint)为患者感觉最主要、最明显的症状或体征及其持续时间,也即本次就诊的最主要原因。记录主诉应突出重点、简短扼要、高度概括,并同时注明主诉自发生到就诊的时间,一般不超过 20 个字。主要的伴随症状可以写上,同时存在的并发症或伴发病则不必写入主诉,而应放在现病史或既往史中去描述。如"发热、咽痛 2 天"、"咳嗽、咳痰3 天,伴喘息 1 天"、"纳差、乏力 5 天,尿黄 2 天"等。主诉要准确反映患者的主要矛盾,并尽可能用患者自己的语言进行描述,不要使用诊断名词,如"糖尿病 2 年"应记述为"多食、多饮、多尿 2 年"。对当前无症状而诊断与入院目的明确的患者,可以用诸如"患白血病 3 年,经检验复发 5 天"的方式表达主诉。

3. 现病史 现病史(history of present illness)是以主诉为中心,详细描述患者自患病以来疾病的发生、发展、演变、诊治、护理的全过程,是健康史的主体部分。其主要内容如下。

（1）起病情况及患病时间:起病情况包括起病的时间、在何种情况下发生及其发生的急缓等。如:脑栓塞、急性胃肠穿孔多起病急骤,肿瘤、慢性阻塞性肺疾病则起病缓慢。患病时间是指从起病到就诊或入院的时间。起病急骤者,患病时间可按小时(h)、分钟(min)计算;起病缓慢者,患病时间可按数日、数月或数年计算;起病时间难以确定者,需仔细询问、分析后再作判断。不同疾病,其起病也有各自的特点,如脑出血常见于情绪激动时,而脑血栓形成则多发于睡眠时。

（2）主要症状及其特点:包括主要症状出现的部位、性质、持续时间、严重程度、加重或缓解的因素等。了解这些特点有助于判断病变所在的部位、范围和性质。

（3）病因与诱因:主要询问与本次发病有关的病因(如感染、外伤、中毒等)和诱因(如气候变化、环境改变、情绪变化、饮食失调等),了解这些有助于明确患者的健康问题,以利于采取针对性的护理措施。

（4）病情的发展、演变:包括最主要症状的变化及有无新的病情出现。如消化性溃疡患者出现呕血、黑便,则可能并发上消化道出血。

（5）伴随症状:伴随症状(concomitant symptom)是指与主要症状同时或随后出现的其他症状。伴随症状对确定病因和判断是否有并发症具有重要意义。问诊时需问清伴随症状与主要症状之间的关系及演变过程。

（6）诊断、治疗与护理经过:包括曾接受过的诊断、治疗措施,结果与效果如何,有无副作用等,所用药物名称、时间、用法、剂量、疗效,目前已采取的护理措施及其效果。

4. 日常生活状况 日常生活状况主要包括以下项目。

1）饮食 主要询问基本膳食情况和食欲。

（1）基本膳食情况:涉及患者每天的膳食类型,有无禁食、鼻饲饮食等情况。膳食大致包括基本膳食和治疗膳食。基本膳食包括普通膳食、软食、半流质饮食、流质饮食。治疗膳食则包括:①增减营养膳食:如高热量、低热量、高蛋白、低蛋白饮食等。②特别制备膳食:如低盐、低脂、低胆固醇、少渣或无渣、高纤维素饮食等。③计量控制膳食:如糖尿病饮食。

（2）食欲:指个体进食的欲望,通常以食欲正常、增加、亢进、下降、缺乏及畏食等进行表述。

2）排泄 排泄为体内的代谢废物和一部分未消化食物经尿道或肠道以尿液和粪便的形式排出体外的过程。询问内容包括排泄次数、量、颜色、性质,有无异常改变,以及有无辅助排便、留置导尿等特殊情况。

3）日常生活活动能力 为个体每天必须反复进行的、维护其基本生活的能力。主要包括日常活动及生活自理能力,如能否独立完成进食/饮水、穿衣、沐浴/洗漱、如厕、床上活动、转位、行走、上下楼梯、购物、烹饪和理家,是否需要借助辅助用具或他人帮助等。

4）睡眠情况 为患者对自己每日睡眠质量的感知,包括每天睡眠的时间,从上床到入睡需要多少时间,有无失眠、早醒等。

5）个人嗜好 如烟、酒的嗜好时间与摄入量,还有其他嗜物如麻醉药品或毒品等。

5. 既往史 既往史(past history)包括患者既往的健康状况和曾经患过的疾病(包括各种传染病或地方病),住院史、手术与外伤史、预防接种史、输血史以及过敏史等,以及与之相关的具体情况,特别是与现病史有密切关系的疾病。一般按疾病发生的先后顺序记录。诊断肯定者可用病名并加引号;诊断不肯定者,可简述其症状、时间和转归。主要内容包括:①对自己既往健康状况的评价;②有无患病、手术、外伤史,以及名称、时间、诊疗与护理经过及转归;③预防接种史,包括预防接种时间及疫苗类型;④有无过敏史,包括食物、药物、环境因素中已知的过敏物质等;⑤有无急慢性传染病史、地方病史,如居住地或生活地区是否存在主要传染病或地方病。

6. 婚姻史　婚姻史(history of marriage)包括已婚或未婚、结婚年龄、婚姻状况、配偶健康状况、性生活情况、夫妻关系等。

7. 月经史　月经史(menstrual history)包括月经初潮的年龄、月经周期和经期天数,经血的量和颜色,经期症状,有无白带与痛经,末次月经日期(last menstrual period,LMP),闭经日期,或绝经年龄等。记录格式如下:

$$初潮年龄 = \frac{行经期(天)}{月经周期(天)}末次月经时间(LMP)或绝经年龄$$

8. 生育史　生育史(reproductive history)包括妊娠与生育次数,自然或人工流产的次数,有无死产、手术产、围生期感染,以及计划生育状况、避孕措施等。对男性患者也应询问是否患过影响生育的疾病。

9. 家族史　家族史(family history)主要是对患者直系亲属健康状况的了解,包括双亲、兄弟、姐妹及子女的健康及患病情况,特别应注意询问有无与其相同的疾病及遗传相关疾病,如血友病、糖尿病、高血压、遗传性球形红细胞增多症、心脏病、肿瘤、精神病、哮喘等。

10. 系统回顾　系统回顾(review of systems)是通过回顾患者各系统的特点,全面系统地评估以往已发生的健康问题及其与本次健康问题的关系。通过系统回顾可以避免问诊过程中遗漏的重要信息。

(1)一般状态:有无全身不适、疲乏无力、发热、盗汗,有无体重增加或减轻,睡眠情况如何等。

(2)皮肤:有无温度、湿度、颜色的改变,有无瘙痒、干燥,有无水肿、皮疹、皮肤破溃及感染,毛发的分布与色泽如何,指甲的颜色及光泽如何等。

(3)头颅五官:有无畏光、流泪、结膜充血、发红、疼痛或痒及分泌物增多,有无白内障、青光眼等疾病,是否佩戴眼镜等;有无眩晕、耳鸣、耳痛、耳内流脓、听力减退或耳聋等,是否使用助听器;有无鼻塞、流涕、出血或鼻过敏,有无嗅觉改变;有无口腔黏膜干燥或溃疡、颜色改变、齿龈肿胀、溢脓或出血,有无龋齿、义齿,以及味觉改变等。

(4)乳房:乳房及乳头外形,有无疼痛、肿块、异常分泌物及患者自我检查的情况。

(5)呼吸系统:有无咳嗽、咳痰、咯血、喘息、胸痛或呼吸困难等。注意咳嗽发生的时间、频率、性质、程度,与气候变化及体位的关系;痰的量、颜色、性质和气味;咯血的量及颜色,有无盗汗、发热等;胸痛的部位、性质及与咳嗽和体位的关系;呼吸困难发生的时间、性质和程度;有无可能引起喘鸣的因素,包括食物、药物等过敏原。既往有无呼吸系统疾病。

(6)循环系统:有无心前区疼痛、心悸、呼吸困难、晕厥、水肿。注意心前区疼痛的部位、性质、程度、持续时间、缓解方式;心悸发生的时间与诱因;呼吸困难的诱因和程度,有无阵发性呼吸困难,与体力活动、体位的关系,是否伴有咳嗽、咯血或咳粉红色泡沫痰;晕厥发生前是否伴有心悸;水肿出现的部位、时间,与尿量的关系;既往有无心血管疾病病史。

(7)消化系统:有无恶心、呕吐、腹痛、腹泻、腹胀、便秘、呕血、黑便、黄疸等。注意上述症状发生的缓急及其演变、持续的时间、与进食的关系等;呕吐的方式、次数、时间、性质,呕吐物的量、颜色、性质和气味;腹泻,呕血,黑便的量、次数、颜色、性质,腹泻有无伴里急后重,有无脱水的表现;腹痛的部位、性质、程度,有无规律性的疼痛及转移性疼痛等;既往有无消化系统疾病病史。

(8)泌尿系统:有无尿频、尿急、尿痛、排尿困难、尿潴留、尿失禁、腹痛或水肿。注意有无尿量、尿色变化及夜尿增多等;腹痛的部位,有无放射痛,尿量、颜色、性质的变化;既往有无高血压、糖尿病、过敏性紫癜等疾病病史,有无长期使用肾毒性药物史。

(9)血液系统:有无头晕、眼花、耳鸣、乏力、心悸、记忆力下降,有无皮肤淤点、淤斑、血肿,以及肝、脾、淋巴结肿大,有无骨骼疼痛,有无输血或输血反应史。

(10)内分泌及代谢:有无怕热、多汗、乏力,有无口渴多饮、多食、肥胖或消瘦,有无性格的改变及智力、体格、性器官发育的异常,有无体重、骨骼、毛发、甲状腺的改变等。既往有无肿瘤、精神创伤、自身免疫性疾病病史。

(11)骨骼及肌肉系统:有无肌肉疼痛、痉挛、萎缩、瘫痪,有无关节脱位、肿胀、畸形、运动障碍,有无外伤、骨折等。

(12)神经系统:有无头痛、头晕、记忆力减退,有无抽搐、瘫痪,有无意识障碍,有无睡眠障碍,有无感觉或运动障碍。

(13)精神状态:有无情绪改变、焦虑、紧张、抑郁、幻觉、妄想、定向力障碍及智力改变等。

11. 心理社会状况

(1)心理方面:①认知能力:有无定向力、记忆力、注意力、语言能力等障碍。②感知能力:视、听、触、嗅等感觉功能有无异常,有无错觉、幻觉等。③情绪状态:有无焦虑、抑郁、失望、沮丧、恐惧、愤怒等情绪。④自我概念:对自己充满信心、有价值感,或觉得自己无能为力、毫无希望,成为别人的累赘等。⑤对健康和疾病的理解与反应。⑥对压力的反应及应对方式等。

(2)社会方面:①价值观与信仰。②受教育情况:包括曾接受过的各种专业教育、培训或函授等,以及所取得的成绩或成果。③职业及工作环境:所从事过的工种、有无影响正常的生活规律等,还有工作环境中的卫生状况、有无噪音、工业毒物接触等。④生活与居住环境:包括卫生状况、居民素质等,注意有无饮水、饮食、空气污染及各种噪音等威胁健康的因素。⑤家庭:包括家庭人口构成、家庭关系是否融洽、患者在家庭中的地位、家人对患者的态度、病后对家庭的影响等。⑥社交状况。⑦经济负担:家庭的经济状况如何,特别是有无因为检查、治疗等经济负担而给患者带来心理压力。

(二)功能性健康型态模式

功能性健康型态(functional health patterns,FHPs)是由 Marjory Gordon 于 1987 年提出的一种护理诊断分类方法,它以多家护理理论为基础,涵盖了个体生理、心理、社会、文化及生活行为等层面。作为组织问诊内容的框架,该型态从护理专业角度界定了整体护理评估所涉及的 11 个方面个体健康问题的内容,从而使护理评估资料的收集更具有明显的护理特征。护理工作中以功能性健康型态为模式,收集、分析健康资料,不仅能收集患者健康问题的资料,而且包含了正常活动能力或潜力以及处理自身健康问题的能力等信息,更能体现护理实践"以人为本"的特征,使临床思维更集中明确地指向护理诊断。在教学过程中也有利于培养学生基于护理以人为中心的整体评估理念,增强学生的专业意识,使学生将护理评估视为护理专业自主的、独特的、有别于医疗行为的护理实践范畴,是临床护理工作的有机组成部分。但其被接受程度远不如传统医学评估模式那么普遍。即便如此,功能性健康型态模式已被越来越广泛地用于护理评估,以确定个体的整体健康状况及其护理需要。

1. 一般资料 内容同生理-心理-社会模式。

2. 主诉 内容同生理-心理-社会模式。

3. 现病史 内容同生理-心理-社会模式。

4. 既往史 包括既往健康状况、疾病史(含传染病史)、外伤史、手术史、过敏史及用药史等。

5. 功能性健康型态

(1)健康感知与健康管理型态:涉及个体的健康观念与如何维护与促进自身的健康,主要包括个体对自身健康状况的感知与评价,以及健康维护行为和遵医情况等。如:自觉一般健康状况如何;为维护或促进健康所做的最重要的事情及其对健康的影响;有无烟、酒、毒品嗜好,每天的摄入量,有无药物成瘾或药物依赖、剂量及持续时间;是否经常进行乳房自检;平时能否服从医护人员的健康指导;是否知道所患疾病的原因,出现症状时采取的措施及其结果等。

(2)营养与代谢型态:涉及个体食物与液体的摄入与利用,包括营养状态、液体平衡、组织完整性和体温。如:食欲及日常食物和水分摄入种类、性质、量,有无饮食限制或偏好;有无补充营养素;有无口腔溃疡;有无恶心、呕吐现象;有无咀嚼或吞咽困难及其程度、原因和进展情况;近期体重变化及其原因;有无自觉皮肤、黏膜、毛发的变化;牙齿是否正常。

(3)排泄型态:涉及个体排尿与排便功能,包括正常排泄型态、排泄型态异常或改变,以及用药和自我照护情况。如:每日排便与排尿的次数、量、颜色、性质、气味,有无异常改变及其类型,诱发或影响因素,是否应用药物;出汗的量、气味。

(4)活动与运动型态:涉及个体日常生活、休闲娱乐、锻炼的方式,以及与之相关的活动能力、活动耐力、日常生活自理能力等。如:进食、转位、洗漱、如厕、洗澡、穿衣、行走、上下楼梯、做家务等日常活动能否自理及自理水平;日常活动与运动方式、活动量、活动耐力,有无医疗或疾病的限制,是否借助轮椅或义肢等辅助用具;有无呼吸困难、肢体疲倦或无力等阻滞运动与活动的因素。

(5)睡眠与休息型态:涉及个体睡眠、休息和放松的模式,包括睡眠与休息的质与量、白天精力是否充沛,以及促进睡眠的辅助手段及药物使用情况。如:日常睡眠状况,有无睡眠异常,如入睡困难、多梦、早醒、失眠等,是否借助药物或其他方式辅助入睡;醒后是否自觉精神饱满、精力充沛。

(6)认知与感知型态:涉及机体神经系统的感知功能与脑的认知功能。如:有无视觉、听觉、味觉、嗅觉的改变,视觉、听觉是否借助辅助工具;有无记忆、思维过程、语言能力的改变;有无感觉异常,如有无疼痛,疼痛的部位、性质、程度、持续时间;学习方式及学习中有何困难等。

(7)自我概念型态:涉及个体对自己身体特征、社会角色和个性特征的认识与评价。如:怎么看待自己,多数情况下自我感觉良好抑或不良;有无导致愤怒、烦恼、焦虑、抑郁、恐惧、害怕、沮丧、绝望等情绪的因素,如何处理这些情绪反应。

(8)角色与关系型态:涉及个体在生活中的角色及与他人的关系,包括个体对其工作、家庭和社会角色的感知。如:就业情况、工作情况、社会交往情况;角色适应及有无角色适应不良;独居或是与家人同住;家庭结构与功能,有无处理家庭问题方面的困难,家庭对患者患病或住院持何看法;是否参加社会团体;与朋友关系是否密切,是否经常感到孤独;工作是否顺利;经济收入能否满足个人生活所需。

(9)性与生殖型态:涉及个体的性别认同、性角色行为、性功能和生育能力。如:性认同和性别角色、性生活满意程度,有无改变或障碍;女性月经量、经期、周期,有无月经紊乱;是否怀孕、婚育,有无子女等。

（10）压力与应对型态：涉及个体对压力的感知与处理，包括个体对压力的认知与评价、压力反应及应对。如：是否经常感到紧张，所采取的措施（如药物、酗酒或其他）；近期生活中有无重大改变或危机，当生活中出现重大问题时如何解决，能否成功，此时对其帮助最大者是谁等；是否存在压力及其性质和程度，对压力的反应如何。

（11）价值与信念型态：涉及个体的文化和精神价值观，包括健康信念、人生观、宗教信仰等。如：能否在生活中得到自己所需要的，如何理解生活的意义；有无宗教信仰；有无相互矛盾的价值观等。

四、特殊情况的问诊

特殊情况是指当问诊涉及患者敏感的话题而使其不愿意回答，或因患者病情危重、意识障碍、情绪异常而难以回答，或因不同的文化背景而可能发生的各种问诊过程中的困难。对此，护士应予以特别的关注。

（一）文化背景

不同文化背景的人在人际交流方式及对疾病的反应等方面存在明显的文化差异，这种差异是显而易见的。在实际生活中，人们也总是沉浸在自己的文化中，习惯于以自己的方式为人处世，习惯于根据自己的价值观来评价他人。这种以自我文化为中心的情况如果发生在问诊过程中，必将影响问诊的结果。因此，护士问诊时必须注意自己与他人文化的差异，理解不同的文化信仰和价值观，理解和尊重他人的文化，尤其在涉及双方交谈距离和触摸等文化背景行为时。

1. 距离与触摸 不同的文化背景决定交谈时双方身体间的距离。在中东文化中，交谈双方彼此距离很近，而英裔美国人却倾向于保持更远的距离。触摸是非语言行为中最亲密的一种形式，有助于建立彼此间信任的关系，具有鼓励与关爱的含义。但在不同的文化背景下，对其感受存在着很大的差异。在某些文化中，触摸被认为是日常交往的一部分，而在另一些文化中触摸并不熟识的人却带有性的含义。因此，在应用触摸技巧时应加以注意。

2. 目光接触 合适的目光接触表明交谈者对谈话内容关注，对谈话甚感兴趣，从而有利于交谈的进行。但在某些文化中，目光接触可能被视为鲁莽、粗鲁的行为，尤其是在异性之间。

3. 表达情感或疼痛的方式 文化差异可以影响个体对情感或疼痛的表达。例如，许多英裔美国人或印第安人疼痛时不哭泣，而拉美人则允许以身体或语言的方式表达自己的疼痛。

4. 个人信息表达上的差异 直接提问被认为是获取患者健康状况的有效手段，但在某些文化中，向陌生人直接询问个人问题被认为是粗鲁无礼、令人尴尬的行为，其结果是对方可能不回答你的问题，不愿意参与问诊或给予含糊不清的答复。

5. 语言表达 问诊中尽可能避免使用俚语或医学术语尤其是医学缩略语，以保证问诊的有效进行。

（二）认知障碍

认知障碍者因不能回答问题或不能正确地回答问题而使问诊难以进行，护士可通过询问患者的家属、目击者或其他了解患者情况的相关人员以获取病史信息。若与患者之间不能进行正常的语言沟通，如存在听力受损、语言障碍等情况，此时患者并不存在认知障碍，可借助书面形式或手势与患者进行沟通。

（三）儿童与老年人

不同年龄的患者由于所处的生理、心理发展阶段不同，参与交谈的能力也不同。如：对于婴幼儿或较小的儿童,信息的主要提供者为其父母或监护人,护士可通过观察或与其父母交谈而获取信息;5～6岁或以上的儿童,已经具备了交谈的能力,可让儿童本人参与问诊,问诊时可通过自我介绍、询问某些问题或让儿童触摸仪器使其参与其中,但应注意其表达的及记忆的准确性;老年人可能存在听力、视力、记忆力等功能的减退,问诊时应注意提高音量、减慢语速,采取面对面交流的方式,使其能看清你的口型及表情,说话简单、清楚,问题应限于确实需要询问的方面。

（四）愤怒

部分患者因疾病困扰或情绪失控而迁怒于人,有些患者则自认为医护人员态度生硬或操作粗鲁而心怀敌意,对医生、护士或医疗护理过程不合作或过度依赖,而病情加重或家庭、经济问题等不良刺激会进一步加重患者上述的情绪。与此类患者交谈时,护士应采取平静、温和、理解与克制的态度,允许患者以无害的方式发泄情绪,尽量发现患者发怒的原因并予以针对性的解释说明。询问病史应缓慢而清晰,内容主要限于现病史,对个人、家庭或心理社会等敏感的问题,应谨慎询问或分次进行,以免触怒患者。一旦患者愤怒的情绪失去控制,护士应保护自身的安全。

（五）焦虑和抑郁

焦虑和抑郁是患者常见的负性情绪。焦虑者无论是接收还是表达信息都很困难,常有许多非特异性主诉,且混淆不清,语速快,易激惹。因此,问诊时护士应先说明交谈的目的,所提的问题应尽可能简单而有条理,同时注意鼓励患者平静、缓慢地叙述自己的感受,以免情绪激动,使思维过于涣散,并注意收集其语言和非语言的各种异常信息。抑郁者多有孤独、行动迟缓、情绪低落、自尊低下、无助、自杀等表现,患者一般不会积极参与交谈,也不愿意提供有关自己的信息,问诊时采用开放式的提问通常较难获得信息,应以直接提问为宜,如"请告诉我头痛是什么时候发生的?以前的过类似的情况吗?"。问诊中避免给患者以不实的希望,如"明天您会好一点",而应以中性的"我理解您的担心与感受",否则会使患者感到问诊者不真诚或并不理解其感受。

（六）病情危重者

在病情允许时,应尽可能以患者本人为直接问诊对象。当病情危重时,在对病情作扼要的询问和重点检查后,应立即实施抢救。经初步处理,病情稳定后,方可详细询问病史或从家属处获取。

（七）临终患者

临终患者常因对治疗无望而有孤独、违拗、拒绝、懊丧、抑郁等情绪,问诊时应特别关心,引导其作出反应。护士在与患者交谈的过程中常因刻意回避与"死亡"相关的问题而使问诊显得过于谨慎与沉重。临床上有相当部分患者知道其预后,部分患者虽不知情,但有可能从其他患者那里察觉到自己的预后。故在与临终患者交谈前,护士应了解其是否已被告知或知晓自己的病情及预后。当患者需要了解并讨论其真实病情时,护士应给予患者感情支持,同时根据患者的具体情况予以回答,回答问题应恰当中肯,避免对患者造成伤害,必要时可建议患者向主管医生咨询。

小结

健康资料包括主观资料和客观资料,主要来源为患者本人。健康史是健康资料的主要内容,主要通过问诊来获取。问诊时应选择安静、私密的环境及合适的问诊时间,建立良好的护患关系,围绕主诉展开,注意问诊技巧和提问方式,避免使用诱导性语言及医学术语,进一步核实患者的陈述与资料,注意如不同年龄、文化背景、病情程度等特殊情况的问诊。问诊时可按传统的生理-心理-社会模式或具护理特征的功能性健康型态为框架进行采集。

思考题

一、简答题

1. 健康资料的内容主要包括哪些方面?可以采用哪些模式进行采集?

2. 如何合理有序地组织问诊过程及根据不同情况应用问诊的技巧?

3. Florence Nightingale 曾经说过:"决不可将护理与医疗混淆在一起"。请以所学护理问诊的目的和内容为例,谈谈你的观点。

二、案例分析题

王某,男,25 岁,近 2 个月出现空腹时上腹部发作性疼痛,昨天起腹痛加剧,并先后 3 次排出黑色糊状便,今晨又呕吐咖啡渣样胃内容物约 300 mL,随后家人发现其四肢湿冷而急送医院。体格检查:体温 36.6 ℃,脉搏 110 次/分,呼吸 20 次/分,血压 80/50 mmHg;患者神情淡漠,反应迟钝。请问:

(1) 如何对该患者进行问诊?问诊应包括哪些内容?

(2) 如何对该患者进行全面的护理评估?

(李壮苗　戴燕铃)

第三章 常见症状评估

学习目标

识记：各常见症状的概念及其临床表现特点。

理解：各常见症状的病因、发病机制及护理评估要点。

应用：能够运用所学知识、结合问诊及其他临床资料初步作出护理诊断，并能应用于临床病情监测。

案例分析

患者杨某，22岁，学生。以咳嗽、咳痰伴发热3天收住院。该患者于3天前受凉后出现鼻塞、流涕、咽痛、咳嗽、咳痰、胸痛、发热，体温在38.5～39.8 ℃，听诊可闻及右下肺中、小水泡音。临床初步诊断为支气管肺炎。请问：该患者目前出现了哪些症状和体征？结合病史资料可作出哪些相关的护理诊断？如需进一步明确诊断还应该做哪些辅助检查？

知识链接

症状（symptom）可以概括为患者主观的异常感受，如头痛、乏力、恶心、心悸、食欲减退等。体征（sign）可以概括为患者客观的异常表现，如肺部啰音、心脏杂音、黏膜出血、肝脾肿大等，一般是由医生、护士通过客观检查才能发现。但症状的表现有多种形式，有些是只有患者自己才能感受到的，如疼痛、眩晕；有些则不但患者自己能主观感受到，医护人员通过客观检查也能发现，如发热、黄疸、呼吸困难等；另外还有些是生命现象发生了质量变化（不足或超过），如肥胖、消瘦、多尿、少尿等，这时患者虽然有异常感觉，但往往还需要通过客观评定才能确定是否异常。所以，广义的症状也包括了一些体征。

结合基础医学理论知识对症状特点进行分析，用症状组合（相关的症状群）的相互印证和关联性来判断疾病，称为症状诊断。正确认识和分析症状的临床意义，并应用于护理，称为症状评估。症状评估是护士对患者进行疾病调查、收集临床资料的第一步，是问诊的主要内容。对临床症状进行全面、系统、科学的评估，深入了解疾病的性质，综合分析常见症状与疾病间的相互关系，不仅是做好护理评估、明确护理诊断、制订护理措施的重要线索和依据，同时也是各科日常护理过程中反映病情变化的重要指标之一。另外，也只有充分掌握了常见症状评估的基本知识，才能为进一步深入学习临床护理学奠定坚实的基础。

临床症状很多,本章仅对常见的症状及体征加以阐述。特别需要注意的是,疾病的症状繁多,同一种疾病可有不同的症状,不同的疾病又可有某些表现相同的症状。因此,症状评估时必须结合临床所有资料综合分析,单凭某一个症状或者体征可能会作出错误的评估。

第一节 发　热

一、概念

当机体在致热原(pyrogen)的作用下或各种原因引起体温调节中枢功能出现障碍时,致产热过多、散热减少,体温升高,超过正常范围,称为发热(fever)。

正常人的体温受体温调节中枢的调控,并通过神经、体液因素使产热和散热过程呈动态平衡,从而保持体温在相对恒定的范围内。正常体温相对恒定在 36～37 ℃,在不同的个体间稍有差异,并且受昼夜、年龄、性别、活动程度、药物、情绪、环境等内外因素的影响而略有差异。在一天内下午体温较早晨稍高,剧烈运动、劳动或进餐后体温也可略升高,但一般波动范围不超过 1 ℃。妇女月经前及妊娠期体温略高于正常。老年人因代谢率偏低,体温相对低于青壮年。另外,在高温环境下体温也可稍升高。

二、病因

发热分为感染性发热和非感染性发热两大类,临床上以前者为多见。

1. 感染性发热(infective fever)　各种病原体如病毒、细菌、立克次体、螺旋体、衣原体、真菌、寄生虫等引起的急性、慢性、局限性、全身性感染,均可引起发热。在感染性发热中又以细菌感染引起的发热最为多见。

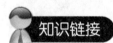

知识链接

九大病原体病毒、细菌、立克次体、螺旋体、支原体、衣原体、真菌、寄生虫、朊病毒(prion virus)记忆口诀:

一毒一虫,二菌四体,尚无定论朊病毒。

2. 非感染性发热(non-infective fever)　非感染性发热主要有以下几类。

(1)无菌性坏死物质吸收:由于组织细胞坏死、组织蛋白分解及组织坏死产物的吸收所致的无菌性炎症,常可引起发热,亦称为吸收热(absorption fever)。常见于:①机械性、物理或化学性损害,如大手术后组织损伤、内出血、大血肿、大面积烧伤等。②因血管栓塞或血栓形成而引起的心肌、肺、脾等内脏梗死或肢体坏死。③组织坏死与细胞破坏,如癌、白血病、淋巴瘤、溶血反应等。

(2)抗原-抗体反应:可见于风湿热、血清病、药物热、结缔组织病等。

(3)内分泌与代谢障碍:如甲状腺功能亢进、严重脱水等,前者可引起产热增多,后者可引起散热减少。

(4)皮肤散热减少:如广泛性皮炎、鱼鳞癣以及心力衰竭而引起的发热,一般为低热。

(5)体温调节功能失常:有些致热因素不通过内源性致热原而直接损害体温调节中枢,使体温调定点上移后发出调节冲动,造成产热大于散热,体温升高,称为中枢性发热(central fever)。常见于:①物理性:如中暑。②化学性:如重度安眠药中毒。③机械性:如脑出血、脑震荡、颅骨骨折等。上述各种原因可直接损害体温调节中枢,致使其功能失常而引起发热,高热无汗是这类发热的特点。

(6)自主神经功能紊乱:影响正常的体温调节过程,使产热大于散热,体温升高,多为低热,常伴有自主神经功能紊乱的其他表现,属于功能性发热的范畴。常见的功能性发热包括:①夏季低热:低热仅发生于夏季,秋凉后自行消退,每年如此反复出现,连续数年后多可自愈。一般多见于幼儿,因体温调节中枢功能不完善,夏季环境温度较高,且多于营养不良、身体虚弱或脑发育不全者发生。②生理性低热:如精神紧张、剧烈运动后均可出现低热;月经前及妊娠初期也可有低热现象。③感染后发热:由于病毒、细菌、原虫等感染致发热后,低热不退,而原有感染已愈。此系体温调节功能仍未恢复正常所致,但必须与因机体抵抗力降低导致潜在的病灶(如结核病)活动或其他新感染所致的发热相区别。④原发性低热:由于自主神经功能紊乱所致的体温调节障碍或体质异常,低热可持续数月甚至数年之久,热型较规则,体温波动范围较小,多在 0.5 ℃以内。

三、发病机制

1. 致热原性发热 致热原性发热是导致发热的主要原因,包括外源性和内源性两大类。

(1)外源性致热原(exogenous pyrogen):外源性致热原的种类很多。包括:①微生物病原体及其产物(如细菌毒素等);②炎症渗出物及无菌性坏死组织;③抗原-抗体复合物;④某些类固醇物质;⑤多糖体成分及多核苷酸、淋巴细胞激活因子等。外源性致热原多为大分子物质,不能通过血-脑屏障直接作用于体温调节中枢,而是通过激活血液中的中性粒细胞、嗜酸性粒细胞和单核-巨噬细胞系统,使其产生并释放内源性致热原,并通过下述内源性致热原的调节机制引起发热。

(2)内源性致热原(endogenous pyrogen):又称白细胞致热原,如白介素(interleukin-1,IL-1)、肿瘤坏死因子(tumor necrosis factor,TNF)和干扰素(interferon,IFN)等。通过血-脑屏障直接作用于体温调节中枢的体温调定点,使之上升,体温调节中枢必须对体温加以重新调节并发出冲动,一是通过交感神经使皮肤血管及竖毛肌收缩,排汗停止,散热减少,再者通过运动神经使骨骼肌紧张性增高或产生寒战,产热增多。这一综合调节作用使产热大于散热,体温升高,引起发热。

2. 非致热原性发热 非致热原性发热多由于机体产热和散热不平衡所致。见于:①体温调节中枢直接受损,如颅脑外伤、出血、炎症等。②引起产热过多的疾病,如癫痫持续状态、甲状腺功能亢进等。③引起散热减少的疾病,如心力衰竭、广泛性皮肤病等。

四、临床表现

(一)发热的分度

以口腔温度为标准,按发热高低可分为:①低热:37.3~38 ℃。②中度发热:38.1~39 ℃。③高热:39.1~41 ℃。④超高热:41 ℃以上。

提示:腋窝温度比口腔温度低 0.5 ℃,直肠温度比口腔温度高 0.5 ℃。临床一般多采用腋测法。

（二）发热的临床过程与特点

发热在临床上一般可分为以下三个阶段。

1. 体温上升期　此期特点是产热大于散热,体温上升。主要表现为疲乏无力、肌肉酸痛、皮肤苍白、畏寒或寒战等。体温上升有以下两种方式。

（1）骤升型:体温在几小时内达 39～40 ℃或以上,常伴寒战。小儿易出现惊厥。见于疟疾、大叶性肺炎、败血症、急性肾盂肾炎、输液或某些药物反应等。

（2）缓升型:体温逐渐上升,在数日内达到高峰,一般不伴寒战,如伤寒、结核病、布氏杆菌病等。

2. 高热期　此期特点是产热和散热过程在较高水平上保持相对平衡,体温上升达高峰之后保持一段时间,可持续数小时、数天或数周。主要表现为皮肤潮红、灼热、呼吸深快,开始出汗并逐渐增多。

高热可致烦躁不安、谵语、幻觉等意识改变,小儿高热易出现惊厥;发热时因胃肠功能异常,多有食欲下降、恶心、呕吐;持续发热使机体物质消耗明显增加,如果营养物质摄入不足,可致消瘦;发热所致唾液腺分泌减少、出汗、失水、口腔黏膜干燥,有利于病原体侵袭和生长,而引起口腔炎症,如口唇疱疹、舌炎、牙龈炎等。

3. 体温下降期　此期特点是散热大于产热,体温随病因的消除而逐渐降至正常水平。主要表现为出汗多、皮肤潮湿。体温下降有以下两种方式。

（1）骤降（crisis）:指体温于数小时内迅速降至正常,有时可略低于正常,常伴大汗,见于大叶性肺炎、输液反应、疟疾、急性肾盂肾炎等。

（2）渐降（lysis）:指体温在数天内逐渐降至正常,见于伤寒、风湿热等。体温下降期,由于出汗及皮肤和呼吸道水分蒸发增多,如饮水不足,可引起脱水,重者可发生休克。

（三）热型及临床意义

将发热患者在不同时间测得的体温数值分别记录在体温单上,将各体温数值点连接起来,得到体温曲线,该曲线的不同形态（形状）称为热型（fever type）。不同的病因所致发热的热型也常不同,故热型有助于发热病因的诊断及鉴别诊断,但须注意,由于抗生素的普遍应用以及肾上腺皮质激素和解热药的应用,常导致疾病的特征性热型变得不典型,因此要具体分析、综合判断。临床上常见的热型有以下几种。

1. 稽留热（continued fever）　体温持续在 39～40 ℃或以上,达数天或数周,24 h 内波动范围不超过 1 ℃。常见于伤寒、副伤寒、大叶性肺炎高热期（图 3-1-1）。

2. 弛张热（remittent fever）　弛张热又称败血症热,体温在 39 ℃以上,波动幅度大,24 h 波动范围超过 2 ℃,但都在正常水平以上。常见于败血症、风湿热、重症肺结核及化脓性肺炎等（图 3-1-2）。

3. 间歇热（intermittent fever）　体温骤升至高峰后持续数小时,又迅速降至正常水平,无热期可持续一天至数天,如此高热期与无热期反复交替出现。常见于疟疾、急性肾盂肾炎等（图 3-1-3）。

4. 波状热（undulant fever）　体温在数天内逐渐上升达 39 ℃或以上,持续数天后又逐渐降至正常水平或低热状态,数天后体温又渐升,如此反复多次。常见于布氏杆菌病（图 3-1-4）。

5. 回归热（recurrent fever）　回归热又称再发热,是指体温急骤上升至 39 ℃或以上,持续数天后又骤然降至正常水平,数天后体温又骤升,如此规律性交替出现。常见于回归热、霍奇

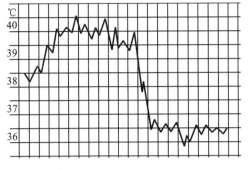

图 3-1-1 稽留热

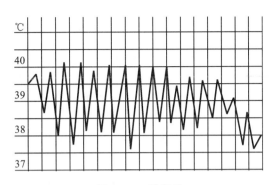

图 3-1-2 弛张热

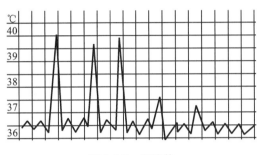

图 3-1-3 间歇热

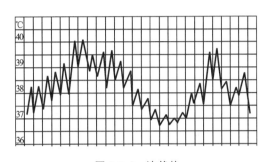

图 3-1-4 波状热

金病、周期热等(图 3-1-5)。

6. 不规则热(irregular fever) 发热的体温曲线无一定规律,可见于结核病、风湿热、支气管肺炎、渗出性胸膜炎、癌性发热等(图 3-1-6)。

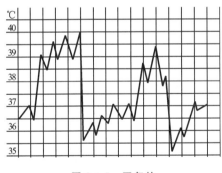

图 3-1-5 回归热

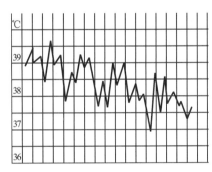

图 3-1-6 不规则热

五、护理评估要点

1. 病史特点 注意询问有无与发热相关的疾病史或诱发因素,如既往有无结核病、结缔组织病、疟疾等可引起发热的疾病,发热的季节,有无传染病患者接触史,手术史以及药物过敏史等。

2. 临床表现特点 注意了解发热起病的缓急、发热的程度(热度的高低)、热型、频度(间歇性或持续性)、病程长短、有无规律等。

3. 对人体功能性健康型态的影响 主要包括:有无食欲下降、体重减轻、恶心、呕吐、脱水等营养与代谢型态的改变;有无谵妄、幻觉等意识障碍的发生。

4. 其他伴随症状 有无寒战、大汗、肌肉酸痛、咳嗽、咳痰、皮疹、黄疸、意识障碍、淋巴结肿大以及肝脾肿大等。如：伴寒战常见于大叶性肺炎、败血症、急性胆囊炎、急性肾盂肾炎、流行性脑脊髓膜炎、疟疾、钩端螺旋体病、药物热、急性溶血或输血反应等；伴淋巴结肿大常见于传染性单核细胞增多症、风疹、淋巴结核、局灶性化脓性感染、丝虫病、白血病、淋巴瘤、转移癌等；肝脾肿大常见于传染性单核细胞增多症、病毒性肝炎、肝及胆道感染、布氏杆菌病、疟疾、结缔组织病、白血病、淋巴瘤、黑热病、急性血吸虫病等；伴皮疹常见于麻疹、猩红热、风疹、水痘、斑疹伤寒、风湿热、结缔组织病、药物热等；先发热后昏迷常见于流行性乙型脑炎、斑疹伤寒、流行性脑脊髓膜炎、中毒性菌痢、中暑等；先昏迷后发热见于脑出血、巴比妥类药物中毒等。

5. 诊断、治疗与护理经过 包括：患者的就诊情况，做过哪些辅助检查，结果如何；是否用药，药物的种类、剂量及疗效；是否采取过物理或药物降温措施，方法及效果。

六、相关护理诊断

（1）体温过高　与病原体感染有关；与体温调节中枢功能障碍有关。
（2）体液不足　与体温下降期出汗过多和（或）入液量不足有关。
（3）营养失调：低于机体需要量　与长期发热致代谢率增高及营养物质摄入不足有关。
（4）口腔黏膜改变　与发热所致口腔黏膜干燥有关。
（5）潜在并发症：惊厥、意识障碍。

第二节　疼　　痛

一、概念

疼痛（pain）是机体由于受到伤害性刺激而产生的痛觉反应。常伴有不愉快的情绪反应，强烈、持久的疼痛可致生理功能紊乱，甚至导致休克。疼痛的生理意义在于提醒个体身体的某个部位已出现了异常状况，需提高警觉，及时去除引起疼痛的伤害源，使受损组织得以修复。

二、病因

（一）头痛

头痛（headache）是指额、顶、颞及枕部的疼痛。可见于多种疾病，大多无特异性，例如全身感染、发热性疾病往往伴有头痛，精神紧张、过度疲劳也可有头痛。但反复发作或持续的头痛，可能是某些器质性疾病的信号，应认真检查、明确诊断、及时治疗。头痛的病因主要有以下几种。

1. 颅脑病变
（1）感染：如脑膜炎、脑膜脑炎、脑炎、脑脓肿等。
（2）血管病变：如蛛网膜下腔出血、脑出血、脑血栓形成、脑栓塞、高血压脑病、脑供血不足、脑血管畸形、风湿性脑脉管炎和血栓闭塞性脑脉管炎等。
（3）占位性病变：如脑肿瘤、颅内转移瘤、颅内囊虫病或包虫病等。
（4）颅脑外伤：如脑震荡、脑挫伤、硬膜下血肿、颅内血肿、脑外伤后遗症。
（5）其他：如偏头痛、丛集性头痛、头痛型癫痫、腰椎穿刺后及腰椎麻醉后头痛。

2. 颅外病变

（1）颅骨疾病：如颅底凹陷症、颅骨肿瘤。

（2）颈部疾病：颈椎病及其他颈部疾病。

（3）神经痛：如三叉神经、舌咽神经及枕神经痛。

（4）其他：如眼、耳、鼻和齿疾病所致的头痛。

3. 全身性疾病

（1）急性感染：如流感、伤寒、肺炎等发热性疾病。

（2）心血管疾病：如高血压病、心力衰竭。

（3）中毒：如铅、酒精、一氧化碳、有机磷杀虫药、药物（如颠茄、水杨酸类）等中毒。

（4）其他：尿毒症、低血糖、贫血、肺性脑病、系统性红斑狼疮、月经及绝经期头痛、中暑等。

4. 神经症 如神经衰弱及癔症性头痛。

（二）胸痛

胸痛（chest pain）是指头颈以下，肋骨分布范围之内任何部位的疼痛。其疼痛性质可呈多种，为临床上常见的症状，主要由胸部疾病所致，少数由其他疾病引起。常见的病因如下。

1. 胸壁疾病 如急性皮炎、皮下蜂窝织炎、带状疱疹、肋间神经炎、肋软骨炎、流行性肌炎、肋骨骨折、多发性骨髓瘤、急性白血病等。

2. 心血管疾病 如冠状动脉硬化性心脏病（如心绞痛、心肌梗死）、心肌病、二尖瓣或主动脉瓣病变、急性心包炎、胸主动脉瘤（夹层动脉瘤）、肺栓塞（梗死）、肺动脉高压以及神经症等。

3. 呼吸系统疾病 如胸膜炎、胸膜肿瘤、自发性气胸、血胸、支气管炎、支气管肺癌等。

4. 纵隔疾病 如纵隔炎、纵隔气肿、纵隔肿瘤等。

5. 其他 如过度通气综合征、痛风、食管炎、食管癌、食管裂孔疝、膈下脓肿、肝脓肿、脾梗死等。

（三）腹痛

腹痛（abdominal pain）是一种常见症状，可以为功能性失常，也可以是器质性疾病，多数由腹部脏器疾病引起，但腹腔外疾病及全身性疾病也可引起。

1. 胃、食管疾病 如急慢性胃炎、消化性溃疡、胃穿孔、反流性食管炎等。

2. 肠道疾病 如急慢性肠炎、肠梗阻、肠套叠、溃疡性结肠炎等。

3. 肝、胆、脾疾病 如肝淤血、肝炎、肝脓肿、肝癌、肝破裂、胆道结石、胆道蛔虫症、胆囊炎及胆道感染、脾破裂等。

4. 胰腺疾病 如急慢性胰腺炎、胰腺癌等。

5. 腹膜及腹壁疾病 如急性腹膜炎、结核性腹膜炎，腹壁挫伤、脓肿及腹壁皮肤带状疱疹等。

6. 腹腔血管缺血 如肠系膜动脉血栓形成和门静脉血栓形成等。

7. 胸部疾病所致的腹部牵涉痛 如肺炎、心绞痛、心肌梗死、胸膜炎等。

8. 全身性疾病 如腹型过敏性紫癜、尿毒症、糖尿病酸中毒、铅中毒等。

三、发病机制

各种化学、物理因素及刺激因子均可刺激位于皮肤和其他组织内的游离神经末梢，达到一定程度时，受损部位的组织释放出乙酰胆碱、5-羟色胺、组胺、缓激肽、钾离子、氢离子及酸性代谢产物等致痛物质,痛觉感受器受到致痛物质的刺激后发出痛觉冲动,经脊髓后根沿脊髓丘脑侧束进入内囊并传至大脑皮质痛觉感觉区,引起痛觉。

根据发生的原始部位及传导途径不同,疼痛分为以下几类。

1. 皮肤痛(dermatodynia)　疼痛来自体表,多因皮肤黏膜受损而引起。其特点是"双重痛觉",即产生两种不同性质的疼痛。刺激后立即出现的尖锐刺痛即快痛,定位明确,去除刺激后疼痛很快消失,1～2 min后出现烧灼样痛即慢痛,痛感强烈,定位不够明确。

2. 内脏痛(visceralgia)　主要因内脏器官受到机械性牵拉、扩张或痉挛、炎症、化学性刺激等引起。内脏痛的发生缓慢而持久,可为钝痛、烧灼痛或绞痛,定位常不明确。

3. 牵涉痛(referred pain)　内脏痛常伴有牵涉痛,即内脏器官疾病引起疼痛的同时在体表某部位亦发生痛感或痛觉过敏。如:心绞痛可牵涉至左肩和左前臂内侧疼痛;胆囊疼痛可牵涉至右肩痛。牵涉痛的发生是由于原发病灶痛觉冲动,经传入神经使同一脊髓节段感觉神经兴奋,导致由其所支配的皮肤区域出现疼痛或痛觉过敏。

4. 躯体痛(somatalgia)　躯体痛是指肌肉、肌腱、筋膜和关节等深部组织引起的疼痛。这些组织的神经分布各有差异,对疼痛刺激的敏感性不同,其中以骨膜分布最密,痛觉最敏感。各种机械性与化学性刺激均可引起躯体痛。

5. 神经痛(neuralgia)　神经痛为神经受损所致,可表现为剧烈灼痛或酸痛。

四、临床表现

(一) 头痛

头痛的表现往往根据病因不同而有其不同的特点。

1. 发病情况　急性起病并有发热者常为感染性疾病所致。急剧的头痛,持续不减,并有不同程度的意识障碍而无发热者,提示颅内血管性疾病(如蛛网膜下腔出血)。长期的反复发作性头痛或搏动性头痛,多为血管性头痛(如偏头痛)或神经官能症。慢性进行性头痛合并有颅内压增高的症状(如呕吐、缓脉、视神经乳头水肿)应注意颅内占位性病变。青壮年慢性头痛,但无颅内压增高,常因焦急、情绪紧张而引起,多为肌收缩性头痛(或称肌紧张性头痛)。

2. 头痛部位　了解头痛部位是单侧或双侧、前额或枕部、局部或弥散、颅内或颅外对病因的诊断有重要价值。如:偏头痛及丛集性头痛多在一侧;颅内病变的头痛常为深在性且较弥散,颅内深部病变的头痛部位不一定与病变部位相一致,但疼痛多向病灶同侧放射;高血压引起的头痛多在额部或整个头部;全身性或颅内感染性疾病的头痛,多为全头部痛;蛛网膜下腔出血或脑脊髓膜炎除头痛外尚有颈痛;眼源性头痛为浅在性且局限于眼眶、前额或颞部;鼻源性或牙源性头痛也多为浅表性疼痛。

3. 头痛的程度与性质　头痛的程度一般分轻、中、重三种,但与病情的轻重并无平行关系。三叉神经痛、偏头痛及脑膜刺激的疼痛最为剧烈。脑肿瘤的头痛多为中度或轻度。有时神经功能性头痛也颇剧烈。高血压性、血管性及发热性疾病的头痛,往往带有搏动性。神经痛多呈电击样痛或刺痛,肌肉收缩性头痛多为重压感、紧箍感或钳夹样痛。

4. 头痛出现的时间与持续时间　某些头痛可发生在特定时间,如颅内占位性病变往往于清晨加剧,鼻窦炎的头痛也常发生于清晨或上午,丛集性头痛常在晚间发生,女性偏头痛常与月经期有关,脑肿瘤的头痛多为持续性并有长短不等的缓解期。

5. 加重、减轻头痛的因素　咳嗽、打喷嚏、摇头、俯身可使颅内高压性头痛、血管性头痛、颅内感染性头痛及脑肿瘤性头痛加剧。丛集性头痛在直立时可缓解。颈肌急性炎症所致的头痛可因颈部运动而加剧。慢性或职业性的颈肌痉挛所致的头痛,可因活动按摩颈肌而逐渐缓解。偏头痛在应用麦角胺后可得到缓解。

（二）胸痛

胸痛的程度因个体痛阈的差异而不同,与病情轻重程度不完全一致。

1. 发病年龄 青壮年胸痛多考虑结核性胸膜炎、自发性气胸、心肌炎、心肌病、风湿性心瓣膜病,40 岁以上则须注意心绞痛、心肌梗死和支气管肺癌。

2. 胸痛部位 大部分疾病引起的胸痛常有特定的部位和范围。例如:胸壁疾病所致的胸痛常固定在病变部位,且局部有压痛,若为胸壁皮肤的炎症性病变,局部可有红、肿、热、痛表现;带状疱疹所致胸痛,可见成簇的水疱沿一侧肋间神经分布并伴有剧痛,且疱疹不超过体表中线;肋软骨炎引起的胸痛,常在第 1、2 肋软骨处见单个或多个隆起,局部有压痛,但无红肿表现;心绞痛及心肌梗死的疼痛多在胸骨后方和心前区或剑突下,可向左肩和左臂内侧放射,甚至达环指与小指,也可放射于左颈或面颊部,易被误认为牙痛;夹层动脉瘤引起的疼痛多位于胸背部,向下放射至下腹、腰部与两侧腹股沟和下肢;胸膜炎引起的疼痛多在胸侧部;食管及纵隔病变引起的胸痛多在胸骨后;肝胆疾病及膈下脓肿引起的胸痛多在右下胸,侵犯膈肌中心部位时疼痛放射至右肩部;肺尖部肺癌（肺上沟癌）引起的疼痛多以肩部、腋下为主,向上肢内侧放射。

3. 胸痛性质 胸痛的程度可呈剧烈、轻微和隐痛。胸痛的性质可多种多样。例如:带状疱疹呈刀割样或灼热样剧痛;食管炎多呈烧灼痛;肋间神经痛为阵发性灼痛或刺痛;心绞痛呈绞窄样痛并有重压窒息感,心肌梗死则疼痛更为剧烈,并有恐惧、濒死感;气胸在发病初期有撕裂样疼痛;胸膜炎常呈隐痛、钝痛和刺痛;夹层动脉瘤常呈突然发生的胸背部撕裂样剧痛或锥痛;肺梗死亦可突然发生胸部剧痛或绞痛,常伴呼吸困难与发绀。

4. 疼痛持续时间 平滑肌痉挛或血管狭窄缺血所致的疼痛为阵发性,炎症、肿瘤、栓塞或梗死所致疼痛常呈持续性。如心绞痛发作时间短暂（持续 1～5 min）,而心肌梗死疼痛持续时间很长（数小时或更长）且不易缓解。

5. 影响疼痛的因素 主要为疼痛发生的诱因、加重与缓解的因素。例如,心绞痛可在劳力或精神紧张时诱发,休息后或含服硝酸甘油或硝酸异山梨酯后于 1～2 min 内缓解,而对心肌梗死所致疼痛则服药无效。食管疾病多在进食时发作或加剧,服用抗酸剂和促动力药物疼痛可减轻或消失。胸膜炎及心包炎所致胸痛可因咳嗽或用力呼吸而加剧。

（三）腹痛

临床上一般将腹痛按起病缓急、病程长短分为急性腹痛和慢性腹痛。腹痛的性质和程度,既受病变性质和刺激程度的影响,也受神经和心理因素的影响。由于原因较多,发病机制复杂,因此,必须认真了解病史,进行全面的体格检查和必要的辅助检查,并联系病理生理改变,进行综合分析,才能作出正确评估。

1. 腹痛部位 一般腹痛部位多为病变所在部位。如:胃、十二指肠和胰腺疾病,疼痛多在中上腹部;胆囊炎、胆石症、肝脓肿等疼痛多在右上腹部;急性阑尾炎,疼痛多在右下腹 McBurney 点;小肠疾病,疼痛多在脐部或脐周;结肠疾病,疼痛多在下腹或左下腹部;膀胱炎、盆腔炎及异位妊娠破裂,疼痛亦在下腹部。弥漫性或部位不定的疼痛见于急性弥漫性腹膜炎、机械性肠梗阻、急性出血性坏死性肠炎、血卟啉病、铅中毒、腹型过敏性紫癜等。

2. 腹痛性质和程度 突发的中上腹剧烈刀割样痛、烧灼样痛,多为胃十二指肠溃疡穿孔;

中上腹持续性隐痛多考虑慢性胃炎及胃十二指肠溃疡;上腹部持续性钝痛或刀割样疼痛呈阵发性加剧多为急性胰腺炎;胆石症或泌尿系统结石常为阵发性绞痛,相当剧烈,致使患者辗转不安;阵发性剑突下钻顶样疼痛是胆道蛔虫症的典型表现;持续性、广泛性剧烈腹痛伴腹壁肌紧张或板样强直,提示急性弥漫性腹膜炎。其中隐痛或钝痛多为内脏性疼痛,多由胃肠张力变化或轻度炎症引起,胀痛可能为实质脏器包膜牵张所致。

3. 诱发因素 胆囊炎或胆石症发作前常有进食油腻食物史;急性胰腺炎发作前则常有酗酒、暴饮暴食史;部分机械性肠梗阻多与腹部手术有关;腹部受暴力作用引起的剧痛并有休克者,可能是肝、脾破裂所致。

4. 发作时间 餐后痛可能由于胆胰疾病、胃部肿瘤或消化不良所致,周期性、节律性上腹痛见于胃十二指肠溃疡,子宫内膜异位症腹痛与月经来潮相关,卵泡破裂者发作在月经间期。

5. 与体位的关系 某些体位可使腹痛加剧或减轻,有可能成为诊断的线索。如:胃黏膜脱垂患者取左侧卧位可使疼痛减轻;十二指肠壅滞症患者取膝胸位或俯卧位可使腹痛及呕吐等症状缓解;胰体癌患者取仰卧位时疼痛明显,而前倾位或俯卧位时疼痛减轻;反流性食管炎患者烧灼痛在躯体前屈时明显,直立位时减轻。

五、护理评估要点

1. 病史特点 注意询问健康史中有无疼痛相关的疾病病史及诱发因素。

2. 临床表现特点 应注意了解疼痛的急缓、部位、性质、程度、加重或缓解因素及有无牵涉痛及其部位等。

3. 对人体功能性健康型态的影响 注意患者有无焦虑、恐惧等压力及压力应对型态的改变;有无睡眠与休息型态的改变等。

4. 其他伴随症状 例如:头痛伴剧烈呕吐提示颅内压增高;慢性头痛突然加剧并有意识障碍提示可能发生脑疝;头痛伴脑膜刺激征提示有脑膜炎或蛛网膜下腔出血;胸痛伴咳嗽、咳痰和(或)发热常见于气管、支气管和肺部疾病;胸痛伴呼吸困难常提示病变累及范围较大,如大叶性肺炎、自发性气胸、渗出性胸膜炎和肺栓塞等;胸痛伴咯血则主要见于肺栓塞、支气管肺癌;腹痛伴发热、寒战多见于急性胆道感染、胆囊炎、肝脓肿、腹腔脓肿;腹痛伴黄疸可能与肝、胆、胰疾病有关;腹痛伴休克同时有贫血可能为腹腔脏器破裂(如肝、脾或异位妊娠破裂),无贫血者则见于胃肠穿孔、绞窄性肠梗阻、肠扭转、急性出血性坏死性胰腺炎等;腹痛伴呕吐、反酸、腹泻多提示食管、胃肠病变,呕吐量大提示胃肠道梗阻;伴反酸、嗳气提示胃十二指肠溃疡或胃炎;伴腹泻提示消化吸收障碍或肠道炎症、溃疡或肿瘤;腹痛伴血尿可能为泌尿系统疾病(如泌尿系统结石)所致。

5. 诊断、治疗与护理经过 重点为止痛措施及其效果,慢性疼痛患者应注意有无药物滥用或依赖情况。

六、相关护理诊断

(1)急性/慢性疼痛 与各种刺激作用于机体引起的不适有关。

(2)睡眠型态紊乱 与疼痛有关。

(3)焦虑/恐惧 与疼痛迁延不愈,担心疾病预后不良有关。

(4)自理能力缺陷 与疼痛不适、身体虚弱、医疗受限有关。

(5)潜在并发症:心律失常、心源性休克。

第三节 水 肿

一、概念

组织间隙积液过多,即为水肿(edema)。液体在组织间隙呈弥漫性分布时为全身性水肿,积聚在身体某一局部组织间隙内时为局部性水肿。发生于体腔内称为积液,如胸腔积液、腹腔积液、心包积液等。水肿可显而易见,也可以呈隐蔽状态;可单独出现,也可伴有其他症状。组织间液积聚不明显,体重增加在 10% 以下,指压凹陷也不明显时,称为隐性水肿;组织间液积聚明显,体重增加在 10% 以上,指压凹陷也明显者,称为显性水肿。一般情况下,水肿这一术语不包括脑水肿、肺水肿等内脏器官的局部水肿。

二、病因

1. 全身性水肿

(1)心源性水肿:主要见于右心衰竭。

(2)肾源性水肿:见于各型肾炎。

(3)肝源性水肿:见于肝硬化肝功能失代偿期。

(4)营养不良性水肿:因长期热量摄入不足、蛋白质丢失过多或慢性消耗性疾病所致。

(5)其他:如甲状腺功能低下所致黏液性水肿、经前期紧张综合征所致水肿、药物性水肿、特发性水肿等。

2. 局限性水肿

如局部炎症、肢体静脉血栓形成或栓塞性静脉炎、上腔或下腔静脉阻塞综合征以及由丝虫病所致的象皮肿等。

三、发病机制

正常人体组织间液量通过机体内外和血管内外液体交换平衡维持恒定,肾脏在维持体内外液体交换平衡中起着很重要的作用。任何原因所致球-管失衡均可使肾脏排钠减少,从而引起水钠潴留和全身性水肿。毛细血管内静水压、血浆胶体渗透压、组织压和组织液的胶体渗透压是维持血管内外液体交换平衡的因素,当这些因素发生障碍,出现组织间液的生成大于回吸收时,则可产生水肿。产生水肿的主要因为为:①水与钠的潴留,如继发性醛固酮增多症等。②毛细血管静水压升高,如右心衰竭等。③毛细血管通透性增高,如局部炎症、创伤等。④血浆胶体渗透压降低,常继发于低蛋白血症,如肾病综合征等。⑤淋巴液或静脉回流受阻,如丝虫病或血栓性静脉炎等。

四、临床表现

1. 全身性水肿

(1)心源性水肿(cardiac edema):主要见于右心衰竭。主要是有效循环血量减少,肾血流量减少,继发醛固酮增多引起水钠潴留,以及静脉淤血致毛细血管静水压增高,组织液回吸收减少所致。水肿的特点是首先出现于身体下垂部位。能起床活动者,最早出现于踝内侧,行走活动后明显,休息后减轻或消失;经常卧床者以腰骶部较明显。水肿为对称性、凹陷性。严重时可发生全身性水肿合并胸腔积液、腹腔积液或心包积液。

（2）肾源性水肿（renal edema）：见于各型肾炎和肾病。水肿的特点是疾病早期晨间起床时有眼睑与颜面水肿，以后发展为全身水肿，常有尿常规改变、高血压、肾功能损害的表现。肾病综合征时为重度水肿，常伴胸腔积液和腹腔积液，指压凹陷明显。肾源性水肿与心源性水肿的鉴别要点见表3-3-1。

表 3-3-1　肾源性水肿与心源性水肿的鉴别

鉴别要点	肾源性水肿	心源性水肿
开始部位	从眼睑、颜面开始延及全身	从足部开始，向上延及全身
发展快慢	发展迅速	发展较缓慢
水肿性质	软而移动性大	比较坚实，移动性小
伴随病征	伴有其他肾脏病征，如高血压、蛋白尿、血尿、管型尿、眼底改变等	伴有心功能不全病征，如心脏增大、心脏杂音、肝肿大、静脉压升高等

（3）肝源性水肿（hepatic edema）：见于各种肝脏疾病肝功能失代偿期。失代偿期肝硬化主要表现为腹腔积液，也可首先出现踝部水肿，逐渐向上蔓延，而头、面部及上肢常无水肿。门脉高压症、低蛋白血症、肝淋巴液回流障碍、继发性醛固酮增多等因素是水肿与腹腔积液形成的主要机制。肝硬化在临床上主要有肝功能减退和门脉高压两方面表现。

（4）营养不良性水肿（nutritional edema）：由于慢性消耗性疾病长期营养缺乏、蛋白丢失性胃肠病、重度烧伤等所致低蛋白血症或维生素 B_1 缺乏，可产生水肿。其特点是水肿发生前常有消瘦、体重减轻等表现。皮下脂肪减少所致组织松弛，组织压降低，加重了水肿液的潴留。水肿多从组织疏松处开始，然后扩展至全身，以低垂部位显著。

（5）其他原因所致全身性水肿：①黏液性水肿（mucous edema）：其特点为非凹陷性水肿（由于组织液含蛋白量较高），以口唇、眼睑及下肢胫前较明显，可见于甲状腺功能减退。②经前期紧张综合征所致水肿：特点为月经前7～14天出现眼睑、踝部及手部轻度水肿，可伴乳房胀痛及盆腔沉重感，月经后水肿逐渐消退。③药物性水肿（pharmaco edema）：可见于糖皮质激素、雄激素、雌激素、胰岛素、萝芙木制剂、甘草制剂等的疗程中，一般认为与水钠潴留有关。④特发性水肿（idiopathic edema）：原因未明，几乎只发生于女性，主要表现在身体下垂部分，被认为是由内分泌功能失调与直立体位的反应异常所致，常于直立或劳累后出现，休息后减轻或消失。⑤其他：可见于妊娠中毒症、硬皮病、血清病、间脑综合征、血管神经性水肿及老年性水肿等。

全身性水肿者除了以上根据病因不同出现的相应表现特点外，无论隐性或显性均因体内水钠潴留而出现体重增加、尿量减少。重者因心脏前负荷增加，脉搏增快，血压升高，甚至发生急性肺水肿。中至大量胸、腹腔积液可致呼吸困难而使活动和运动能力减弱。长期水肿引起水肿区组织、细胞营养不良，抗御感染的能力下降，易发生皮肤破溃或继发感染。

2. 局限性水肿　常由于局部静脉、淋巴回流受阻或毛细血管通透性增加所致。如肢体静脉血栓形成或栓塞性静脉炎，上、下腔静脉阻塞综合征，丝虫病所致象皮肿，局部炎症、创伤、过敏等。

五、护理评估要点

1. 病史特点　注意询问有无与水肿相关的疾病史,如有无心、肾、肝、内分泌及过敏性疾病病史及用药史,以及水肿与药物、饮食、月经及妊娠的关系。

2. 临床表现特点　注意评估水肿的特点、程度、饮食、水钠摄入情况、体重、尿量的变化。

3. 对人体功能性健康型态的影响　主要注意有无心悸、气短等活动能力下降,有无皮肤破溃和继发感染等。

4. 其他伴随症状　注意了解有关水肿的相关伴随症状,如心悸、气促、咳嗽、咳痰、咯血、头晕、头痛、失眠、腹胀、腹痛、食欲、体重及尿量变化等。如:水肿伴肝肿大可为心源性、肝源性与营养不良性,而同时有颈静脉怒张则为心源性;水肿伴重度蛋白尿,则常为肾源性,而轻度蛋白尿也可见于心源性;水肿伴呼吸困难与发绀常提示由于心脏病、上腔静脉阻塞综合征等所致;水肿与月经周期有明显关系者可见于经前期紧张综合征;水肿伴消瘦、体重减轻者,可见于营养不良性。

5. 诊断、治疗与护理经过　重点注意有否使用利尿剂及其种类、剂量、疗效和不良药物反应。

六、相关护理诊断

(1)体液过多　与右心功能不全有关;与肾脏疾病所致水钠潴留有关。

(2)皮肤完整性受损/有皮肤完整性受损的危险　与持续水肿所致组织、细胞营养不良有关。

(3)活动无耐力　与胸、腹腔大量积液所致呼吸困难有关。

(4)自我形象紊乱　与水肿所致的颜面及形体的变化有关。

(5)潜在并发症:急性肺水肿。

第四节　咳嗽与咳痰

一、概念

咳嗽(cough)是呼吸道受到刺激后引发的紧跟在短暂吸气后的一种保护性反射动作。其目的是有效清除呼吸道分泌物及气道内异物。但是咳嗽也有不利的一面,例如咳嗽可使呼吸道内感染扩散,剧烈的咳嗽可导致呼吸道出血,甚至诱发自发性气胸等。因此,频繁的咳嗽若影响工作与休息,则为病理状态。

痰是气管、支气管的分泌物或肺泡内的渗出液,借助咳嗽将其排出称为咳痰(expectoration)。咳痰是一种病态现象。

咳嗽和咳痰是呼吸系统疾病常见症状。

二、病因

1. 呼吸道疾病　当鼻咽部至小支气管整个呼吸道黏膜受到刺激时,均可引起咳嗽。刺激效应以喉部杓状间隙和气管分叉部黏膜最敏感。当肺泡内分泌物、渗出物、漏出物进入小支气管即可引起咳嗽,如咽喉炎、喉结核、喉癌等可引起干咳,气管-支气管炎、支气管扩张、支气管哮喘、支气管内膜结核,以及各种物理(包括异物)、化学、过敏因素对气管、支气管的刺激,肺部细菌、结核杆菌、真菌、病毒、支原体或寄生虫感染,以及肺部肿瘤均可引起咳嗽和(或)咳痰。而呼吸道感染是引起咳嗽、咳痰最常见的原因。

2. 胸膜疾病　如各种原因所致的胸膜炎、胸膜间质瘤、自发性气胸或胸腔穿刺等均可引起咳嗽。

3. 心血管疾病　二尖瓣狭窄或其他原因所致左心衰竭引起肺淤血或肺水肿时,因肺泡及支气管内有浆液性或血性渗出物,可引起咳嗽。另外,右心或体循环静脉栓子脱落造成肺栓塞时也可引起咳嗽。

4. 神经、精神因素　中枢神经系统病变如脑炎、脑膜炎可影响大脑皮质或延髓咳嗽中枢,引起咳嗽;神经官能症如习惯性咳嗽、癔症等也可引起咳嗽。

5. 其他因素所致慢性咳嗽　如服用血管紧张素转化酶抑制剂后咳嗽、胃食管反流病所致咳嗽和习惯性及心理性咳嗽等。

三、发病机制

1. 咳嗽　咳嗽是由于延髓咳嗽中枢受到来自于呼吸道黏膜、肺泡与胸膜以及呼吸系统以外的器官刺激引起的。刺激经走神经、舌咽神经和三叉神经的感觉神经纤维传入。激动通过喉下神经、膈神经与脊神经分别传到咽肌、声门、膈与其他呼吸肌,引起咳嗽动作,首先是快速短促吸气,膈下降,声门迅速关闭,随即呼吸肌、膈肌、腹肌迅速收缩,使肺内压迅速升高,然后声门突然开放,肺内高压气流喷射而出,冲击声门裂隙而发生咳嗽动作和特殊声响,同时呼吸道内分泌物与异物随之被排出。

2. 咳痰　正常支气管黏膜腺体和杯状细胞只分泌少量黏液,以保持呼吸道黏膜的湿润。产生的黏液一般是通过呼吸道黏膜-纤毛转运机制从下呼吸道向咽部运送,并不断不自觉咽下。当呼吸道发生炎症时,黏膜充血、水肿,黏液分泌增多,毛细血管通透性增加,浆液渗出。此时含红细胞、白细胞、巨噬细胞、纤维蛋白等的渗出物与黏液、吸入的尘埃和某些组织破坏物等混合成痰,随咳嗽动作排出。在呼吸道感染和肺寄生虫病时,痰中可查到病原体。另外,在肺淤血和肺水肿时,肺泡和小支气管内有不同程度的浆液渗出,也可引起咳痰。

四、临床表现

咳嗽的临床表现因病因不同而异,应注意以下各点。

1. 咳嗽的性质　咳嗽无痰或少痰为干咳,见于急性咽喉炎、胸膜炎、急性支气管炎早期、肺结核等;咳嗽伴有痰液为湿咳,见于慢性支气管炎、肺炎、支气管扩张、肺脓肿等。

2. 咳嗽的时间与节律　咳嗽可于清晨起床体位改变时加剧,伴脓痰,常见于支气管扩张、肺脓肿;于夜间平卧时出现剧烈咳嗽及明显咳痰,常见于肺结核、左心衰竭;骤然出现的咳嗽,常见于突然吸入刺激性气体、急性咽喉炎或呼吸道异物;长期慢性咳嗽多提示有慢性呼吸系统疾病。

3. 咳嗽的音色　咳嗽声音嘶哑见于声带或喉部病变;金属音调咳嗽见于纵隔肿瘤、原发性支气管肺癌、主动脉瘤及淋巴瘤等压迫气管;阵发性连续剧烈咳嗽伴吸气回声(鸡鸣样咳嗽),见于百日咳、会厌、喉部疾病和气管受压;咳嗽声调低微或无声,常由极度虚弱或声带麻痹等所致;短促轻微咳嗽,可见于肺结核早期、干性胸膜炎、喉炎等。

4. 痰的性质、颜色和量 痰的性质可分为黏液性、浆液性、脓性和血性等。黏液性痰多见于急性支气管炎、支气管哮喘及大叶性肺炎初期,也可见于慢性支气管炎、肺结核等。浆液性痰见于肺水肿。脓性痰见于化脓性细菌性下呼吸道感染。血性痰是由于呼吸道黏膜受侵害、损害毛细血管或血液渗入肺泡所致。另外,上述各种痰液均可带血。

痰的颜色取决于其所含的成分:无色透明痰,见于急性支气管炎、支气管哮喘;黄色脓痰,提示化脓菌感染;铁锈色痰为典型肺炎球菌肺炎的特征;粉红色泡沫痰是肺水肿的特征;黄绿色或翠绿色痰,提示铜绿假单胞菌感染;痰白、黏稠且牵拉成丝难以咳出,提示有真菌感染;大量稀薄浆液性痰中含粉皮样物,提示棘球蚴病(包虫病);烂桃样痰可见于肺吸虫病。

健康人很少有痰,急性呼吸道炎症时痰量较少,痰量增多常见于支气管扩张、肺脓肿和支气管胸膜瘘,且排痰与体位有关,痰量多时静置后可出现分层现象:上层为泡沫,中层为浆液,下层为坏死组织。脓痰有恶臭气味者提示有厌氧菌感染。日咳数百至上千毫升浆液泡沫痰还需考虑肺泡癌的可能。

严重而长期的咳嗽可致呼吸肌疲劳及疼痛,使患者不敢有效地咳嗽和咳痰,并可致失眠、头痛、食欲不振、精神不安。剧烈的咳嗽可造成胸膜破裂而发生自发性气胸,或因呼吸道黏膜上皮受损而产生咯血,还可使胸、腹部手术伤口裂开。不能有效咳痰者,痰液潴留可诱发或加重肺部感染,并使通气及换气功能受损。

五、护理评估要点

1. 病史特点 注意询问有无与咳嗽、咳痰相关的疾病史或诱发因素,如既往有无高血压、心脏病、肺结核等病史,有无接触化学药品史、吸烟史以及药物过敏史等。

2. 临床表现特点 评估咳嗽的性质、时间与节律,音色及其与体位、睡眠的关系。评估痰液的性质、量、颜色、气味,能否有效咳出。

3. 对人体功能性健康型态的影响 主要包括:注意有无失眠等睡眠与休息型态的改变;有无食欲下降、日常活动能力受限;注意对胸、腹部手术后剧烈咳嗽者伤口情况进行评估。

4. 其他伴随症状 注意有无发热、呼吸困难、咯血、胸痛、杵状指(趾)等。如:咳嗽伴发热多见于急性上、下呼吸道感染,肺结核,胸膜炎等;咳嗽伴胸痛常见于肺炎、胸膜炎、支气管肺癌、肺栓塞和自发性气胸等;咳嗽伴呼吸困难可见于喉水肿、喉肿瘤、支气管哮喘、慢性阻塞性肺疾病、重症肺炎、肺结核、大量胸腔积液、气胸、肺淤血、肺水肿及气管或支气管异物;咳嗽伴咯血常见于支气管扩张、肺结核、肺脓肿、支气管肺癌、二尖瓣狭窄、支气管结石、肺含铁血黄素沉着症等;咳嗽伴大量脓痰常见于支气管扩张、肺脓肿、肺囊肿合并感染和支气管胸膜瘘;咳嗽伴有哮鸣音多见于支气管哮喘、慢性喘息性支气管炎、心源性哮喘、弥漫性泛细支气管炎、气管与支气管异物等;当支气管肺癌引起气管与支气管不完全阻塞时可出现呈局限性分布的吸气性哮鸣;咳嗽伴有杵状指(趾)常见于支气管扩张、慢性肺脓肿和脓胸;咳嗽伴随有进行性体重下降须考虑有无支气管肺癌或肺结核等。

5. 诊断、治疗与护理经过 评估是否服用过止咳祛痰药物,有无采取促进排痰的护理措施,疗效如何。

六、相关护理诊断

(1)清理呼吸道无效 与痰液黏稠、极度衰竭、咳痰无力有关。

(2)活动无耐力 与长期频繁咳嗽、营养摄入不足有关。

(3) 睡眠型态紊乱：睡眠剥夺　与夜间频繁咳嗽影响睡眠有关。

(4) 营养不良：低于机体需要量　与长期频繁咳嗽所致能量消耗增加、营养摄入不足有关。

(5) 潜在并发症：自发性气胸。

第五节　呼吸困难

一、概念

呼吸困难（dyspnea）是指患者主观感到空气不足、呼吸费力，客观表现为用力呼吸，严重者可有鼻翼扇动、张口耸肩甚至出现端坐呼吸及发绀，呼吸辅助肌参与呼吸运动并伴有呼吸频率、节律、深度的改变。

二、病因

引起呼吸困难的原因繁多，主要为呼吸系统和心血管系统疾病。

1. 呼吸系统疾病　①气道阻塞：支气管哮喘、慢性阻塞性肺疾病，以及喉、气管与支气管的炎症，水肿，肿瘤或异物所致狭窄或阻塞。②肺疾病：如肺炎、肺脓肿、肺淤血、肺水肿、肺不张等。③胸廓及胸膜腔疾病：如严重胸廓脊柱畸形、气胸、大量胸腔积液、胸廓外伤等。④神经肌肉疾病：如急性多发性神经根神经炎、脊髓灰质炎、重症肌无力、药物所致呼吸肌麻痹等。⑤膈运动障碍：如膈麻痹、大量腹腔积液、腹腔巨大肿瘤、妊娠末期。

2. 循环系统疾病　如各种原因所致心力衰竭、心包填塞、原发性肺动脉高压和肺栓塞等。

3. 中毒　如尿毒症、代谢性酸中毒、感染性中毒、一氧化碳中毒、吗啡或巴比妥类中毒、有机磷杀虫药中毒、氰化物中毒等。

4. 血液系统疾病　如重度贫血、高铁血红蛋白血症及硫化血红蛋白血症等。

5. 神经精神性疾病　如脑出血、脑外伤、脑肿瘤、脑炎、脑膜炎、脑脓肿等颅脑疾病引起呼吸中枢功能障碍和精神因素所致呼吸困难（如癔症等）。

三、发病机制

1. 肺源性呼吸困难　由于呼吸系统疾病引起的通气和（或）换气功能障碍，导致缺氧和（或）二氧化碳潴留而引起。常见的有以下三种类型。

(1) 吸气性呼吸困难（inspiratory dyspnea）：由于炎症、水肿、肿瘤、异物等引起的喉部、气管、大支气管的狭窄与阻塞等所致，以吸气显著困难为特点，重症患者可出现三凹征（three depression sign）。

(2) 呼气性呼吸困难（expiratory dyspnea）：由于慢性阻塞性肺疾病、支气管哮喘等导致的肺泡组织弹性减弱和（或）小支气管狭窄或痉挛等所致。

(3) 混合性呼吸困难（mixed dyspnea）：由于重症肺结核、大面积肺不张、弥漫性肺间质纤维化、大量胸腔积液、气胸及广泛性胸膜增厚等所致。

2. 心源性呼吸困难　主要由左心和（或）右心衰竭引起，尤其是左心衰竭时呼吸困难更为严重。

（1）左心衰竭：由于肺淤血和肺泡弹性减低，妨碍了肺组织的扩张与收缩，多由反射性兴奋呼吸中枢引起。

（2）右心衰竭：由于体循环淤血、肝肿大、腹腔积液、呼吸运动受限，或右心房与上腔静脉压增高及酸性代谢产物增多兴奋呼吸中枢所致。另外，也可见于各种原因所致的急性或慢性心包积液。其发生呼吸困难的主要机制是大量心包渗液致心包填塞或心包纤维性增厚、钙化、缩窄，使心脏舒张受限，引起体循环静脉淤血。

3. 中毒性呼吸困难 代谢性酸中毒可导致血中代谢产物增多，刺激颈动脉窦、主动脉体化学受体或直接兴奋刺激呼吸中枢，引起呼吸困难。某些药物如吗啡类、巴比妥类等中枢抑制药物和有机磷杀虫药中毒时，可抑制呼吸中枢，引起呼吸困难。化学毒物中毒可导致机体缺氧，引起呼吸困难，常见于一氧化碳中毒、亚硝酸盐和苯胺类中毒、氰化物中毒。其发病机制分别为：一氧化碳中毒时，吸入的一氧化碳与血红蛋白结合形成碳氧血红蛋白而失去携氧能力，导致缺氧而产生呼吸困难；亚硝酸盐和苯胺类中毒时，血红蛋白转变为高铁血红蛋白而失去携氧能力，导致缺氧；氰化物中毒时，氰离子抑制细胞色素氧化酶的活性，影响细胞呼吸作用，导致组织缺氧，引起呼吸困难，严重时可引起脑水肿并抑制呼吸中枢。

4. 神经精神性呼吸困难 在发生重症颅脑疾病如脑外伤、脑出血、脑炎、脑膜炎及脑肿瘤等，呼吸中枢因血流减少或颅内高压刺激，使呼吸慢而深，常伴呼吸节律改变；癔症患者由于受精神或心理因素的影响，出现发作性呼吸困难。其发病机制多为过度通气而发生呼吸性碱中毒，严重时也可出现意识障碍。

5. 血源性呼吸困难 重度贫血、高铁血红蛋白血症或硫化血红蛋白血症等使红细胞携氧减少，血氧含量降低，致呼吸加速，同时心率加速。急性大出血或休克时因缺血及血压下降，刺激呼吸中枢，也可使呼吸加速。

四、临床表现

1. 肺源性呼吸困难

（1）吸气性呼吸困难：主要表现为吸气显著费力，严重者吸气时可见三凹征，表现为胸骨上窝、锁骨上窝和肋间隙明显凹陷，此时亦可伴有干咳及高调吸气性喉鸣。三凹征的出现主要是由于呼吸肌极度用力、胸腔负压增加所致。

（2）呼气性呼吸困难：主要表现为呼气费力、呼气缓慢、呼吸时间明显延长，常伴有呼气期哮鸣音。常见于慢性支气管炎（喘息型）、慢性阻塞性肺气肿、支气管哮喘、弥漫性泛细支气管炎等。

（3）混合性呼吸困难：主要表现为吸气期及呼气期均感呼吸费力，呼吸频率增快、深度变浅，可伴有呼吸音异常或病理性呼吸音。常见于重症肺炎、重症肺结核、大面积肺栓塞（梗死）、弥漫性肺间质疾病、大量胸腔积液、气胸、广泛性胸膜增厚等。

2. 心源性呼吸困难

（1）左心衰竭：左心衰竭引起的呼吸困难特点如下。①有引起左心衰竭的基础病因，如风湿性心脏病、高血压性心脏病、冠状动脉硬化性心脏病等。②呈混合性呼吸困难，活动时呼吸困难出现或加重，休息时减轻或消失，卧位明显，坐位或立位时减轻，故而当患者病情较重时，往往被迫采取半坐位或端坐呼吸（orthopnea）。③两肺底部或全肺出现湿啰音。④应用强心剂、利尿剂和血管扩张剂改善左心功能后呼吸困难症状随之好转。

急性左心衰竭时，常可出现夜间阵发性呼吸困难，表现为夜间睡眠中突感胸闷气急，被迫坐起,惊恐不安。轻者数分钟至数十分钟后症状逐渐减轻、消失;重者可见端坐呼吸、发绀、大汗、有哮鸣音、咳浆液性粉红色泡沫痰,两肺底有较多湿啰音,心率加快,可有奔马律,此种呼吸困难称为心源性哮喘(cardiac asthma)。

(2)右心衰竭:临床上主要见于慢性肺源性心脏病、某些先天性心脏病,或由左心衰竭发展而来。另外,也可见于各种原因所致的急性或慢性心包积液。常取半坐位,以缓解呼吸困难。

3. 中毒性呼吸困难 在尿毒症、糖尿病酮症酸中毒时,由于酸性代谢产物增多,刺激呼吸中枢,出现深而规则的呼吸,可伴有鼾声,称为酸中毒大呼吸(Kussmaul 呼吸);急性感染性疾病,由于体温升高和毒性代谢产物刺激兴奋呼吸中枢,使呼吸频率增快;某些药物如吗啡类、巴比妥类等中枢抑制药物和有机磷杀虫药中毒时,可抑制呼吸中枢,引起呼吸困难。其主要特点为:①有药物或化学物质中毒史。②呼吸缓慢、变浅伴有呼吸节律异常的改变,如 Cheyne-Stokes 呼吸(潮式呼吸)或 Biots 呼吸(间停呼吸)。

4. 神经精神性呼吸困难 神经性呼吸困难主要是由于呼吸中枢受颅内压增高和供血减少的刺激,使呼吸变为慢而深,并常伴有呼吸节律的改变,如双吸气(抽泣样呼吸)、呼吸遏制(吸气突然停止)等。临床上常见于重症颅脑疾病,如脑出血、脑炎、脑膜炎、脑脓肿、脑外伤及脑肿瘤等。精神性呼吸困难主要表现为呼吸频率快而深度浅,伴有叹息样呼吸或出现手足搐搦。临床上常见于癔症患者,患者可突然发生呼吸困难。其特点为呼吸浅表而频率加快,常因过度通气而发生呼吸性碱中毒。

5. 血源性呼吸困难 表现为呼吸浅、心率快。临床常见于重度贫血、高铁血红蛋白血症、硫化血红蛋白血症、大出血或休克时。

呼吸困难时因能量消耗增加以及缺氧,患者可因活动耐力下降使日常生活活动能力(activity daily living,ADL)受到不同程度的影响。严重时不仅影响患者的正常生活,甚至危及生命,并由此产生不良情绪反应,如悲观、紧张等。

五、护理评估要点

1. 病史特点 倾听患者的主诉,注意有无引起呼吸困难的相关疾病史及诱因,如心肺疾病、肾病、代谢性疾病病史,有无药物、毒物摄入史,以及头痛、意识障碍、颅脑外伤史。

2. 临床表现特点 评估呼吸困难发生的速度、表现特点、持续的时间和严重程度及其对ADL 的影响,观察患者呼吸频率、节律和深度的改变及相关的表现。

3. 对人体功能性健康型态的影响 评估有无发绀,有无语言困难、烦躁不安、意识障碍等改变。

4. 其他伴随症状 注意有无如发热、咳嗽、咳痰、咯血、胸痛等。如:呼吸困难伴发热多见于肺炎、肺脓肿、肺结核、胸膜炎、急性心包炎等;发作性呼吸困难伴哮鸣音多见于支气管哮喘、心源性哮喘;突发性重度呼吸困难见于急性喉水肿、气管异物、大面积肺栓塞、自发性气胸等;呼吸困难伴一侧胸痛多见于大叶性肺炎、急性渗出性胸膜炎、肺栓塞、自发性气胸、急性心肌梗死、支气管肺癌等;呼吸困难伴咳嗽、咳痰可见于慢性支气管炎、阻塞性肺气肿继发肺部感染、支气管扩张、肺脓肿等;呼吸困难伴大量泡沫痰可见于有机磷杀虫药中毒;呼吸困难伴咳粉红色泡沫痰见于急性左心衰竭;呼吸困难伴意识障碍见于脑出血、脑膜炎、糖尿病酮症酸中毒、尿毒症、肺性脑病、急性中毒、休克型肺炎等危重疾病。

5. 诊断、治疗与护理经过 重点是了解是否采取氧疗及浓度、流量和疗效情况。

六、相关护理诊断

（1）低效性呼吸型态　与上呼吸道梗阻有关；与心功能不全有关。

（2）气体交换受损　与心肺功能不全、肺部感染等引起有效肺组织减少、肺弹性减退等有关。

（3）活动无耐力　与呼吸困难所致能量消耗增加和缺氧有关。

（4）语言沟通障碍　与严重喘息有关。

（5）自理能力缺陷　与呼吸困难有关。

第六节　咯　　血

一、概念

喉及喉部以下的下呼吸道任何部位的出血，经口腔咯出称为咯血（hemoptysis）。

少量咯血有时仅表现为痰中带血，大咯血时血液从口鼻涌出，常可阻塞呼吸道，造成窒息死亡。一旦出现经口腔排血，首先需仔细鉴别究竟是口腔、鼻腔出血或者是上消化道的出血引起的呕血，还是下呼吸道出血引起的咯血。鉴别时须首先检查口腔与鼻咽部，观察局部有无出血灶，鼻出血多自前鼻孔流出，常可在鼻中隔前下方发现出血灶；鼻腔后部出血，尤其是出血量较多，易与咯血混淆。此时由于血液经后鼻孔沿软腭与咽后壁下流，使患者在咽部有异物感，需由医生用鼻咽镜检查即可确诊。其次，还需要与呕血进行鉴别，呕血（hematemesis）是指上消化道出血经口腔呕出，出血部位多见于食管、胃及十二指肠。对于咯血与呕血，可根据病史、体征及其他检查方法进行鉴别。

二、病因

1. 呼吸系统疾病　呼吸系统疾病为咯血的常见病因。

（1）支气管疾病：常见的有支气管扩张、支气管肺癌、支气管结核和慢性支气管炎等；少见的有支气管结石、支气管腺瘤、支气管黏膜非特异性溃疡等。

（2）肺部疾病：常见的有肺结核、肺炎、肺脓肿等。在我国，咯血的主要原因首推肺结核；较少见于肺淤血、肺栓塞、肺寄生虫病、肺真菌病、肺泡炎、肺含铁血黄素沉着症和肺出血-肾炎综合征等。

2. 心血管疾病　较常见于二尖瓣狭窄，其次为先天性心脏病所致肺动脉高压或原发性肺动脉高压，另有肺栓塞、肺血管炎、高血压病等。

3. 全身性疾病　包括：①血液病：白血病、血小板减少性紫癜、再生障碍性贫血、血友病、弥散性血管内凝血。②急性传染病：流行性出血热、肺出血型钩端螺旋体病等。③风湿性疾病：如系统性红斑狼疮、白塞病、结节性多动脉炎等。

4. 其他疾病　如气管或支气管子宫内膜异位症等。

三、发病机制

（1）支气管疾病引发咯血的机制主要是炎症、肿瘤等损伤了支气管黏膜或病灶处的毛细血管,使其通透性增加或黏膜下血管破裂。

（2）肺部疾病引发咯血的机制为病变使毛细血管通透性增高,血液渗出,表现为痰中带血丝、血点或小血块;小血管因病变侵蚀破裂,表现为中等量咯血;空洞壁小动脉瘤破裂,或继发性支气管扩张形成的动静脉瘘破裂,可引起大量咯血,甚至危及生命。

（3）心血管疾病引发咯血的机制多因肺淤血造成肺泡壁或支气管内膜毛细血管破裂和支气管黏膜下层支气管静脉曲张破裂所致。小量咯血或痰中带血丝系由于肺淤血致肺泡壁或支气管内膜毛细血管破裂引起;大量咯血常见于支气管黏膜下层静脉曲张破裂;当出现急性肺水肿和任何性质心脏病所致的急性左心衰竭时,咳粉红色泡沫血痰;并发肺梗死时,咳黏稠暗红色血痰。

（4）全身性疾病及其他疾病引发咯血的机制多为凝血功能障碍或气管、支气管子宫内膜异位症等。

四、临床表现

1. 年龄 青壮年咯血多见于肺结核、支气管扩张;40 岁以上有大量吸烟史者咯血,要高度警惕支气管肺癌。儿童慢性咳嗽伴少量咯血与低色素贫血,须注意特发性含铁血黄素沉着症的可能。

2. 咯血量 咯血量有很大差异,每日咯血量在 100 mL 以内为少量咯血,仅表现为痰中带血。每日咯血量在 100～500 mL 为中等量咯血,咯血前可有喉痒、胸闷、咳嗽等先兆,咯出鲜红色血液。每日咯血量达 500 mL 以上,或一次咯血达 100～500 mL 为大量咯血。咯血量不一定与疾病的严重程度一致,但临床上可作为判定咯血严重程度和预后的重要依据。大量咯血主要见于空洞性肺结核、支气管扩张和慢性肺脓肿,常伴呛咳、脉速、出冷汗、呼吸急促、面色苍白、紧张不安及恐惧感。支气管肺癌少有大咯血,主要表现为痰中带血,呈持续或间断性。慢性支气管炎和支原体肺炎也可出现痰中带血或血性痰,但常伴有剧烈咳嗽。

大量咯血因血液在支气管滞留,易导致各种并发症,常见的有:①窒息:易发生在急性大咯血、极度衰弱、应用镇静及镇咳药和精神极度紧张患者。表现为咯血过程中突然咯血减少或停止,进而气促、胸闷、烦躁不安或紧张、惊恐、大汗淋漓、颜面青紫,重者出现意识障碍。②肺不张:咯血后出现呼吸困难、胸闷、发绀,呼吸音减弱或消失。③继发感染:咯血后持续发热、咳嗽加剧,伴肺部干、湿啰音。④失血性休克。

3. 性状 因肺结核、支气管扩张、肺脓肿和出血性疾病所致咯血,其颜色为鲜红色;铁锈色血痰可见于典型的肺炎球菌肺炎,也可见于肺吸虫病和肺泡出血;砖红色胶冻样痰见于典型的肺炎克雷伯杆菌肺炎;二尖瓣狭窄所致咯血多为暗红色;左心衰竭所致咯血为浆液性粉红色泡沫痰;肺栓塞引起咯血为黏稠暗红色血痰。

五、护理评估要点

1. 病史特点 询问与咯血相关的疾病病史或诱发因素,须注意有无结核病接触史、吸烟史、职业性粉尘接触史、生食海鲜史等。如肺寄生虫病所致咯血,气管、支气管子宫内膜异位症所致咯血均须结合上述病史作出诊断。

2. 临床表现特点 首先须鉴别是咯血还是呕血,注意询问出血有无明显病因及前驱症状,出血的颜色及其血中有无混合物等。咯血与呕血的鉴别见表 3-6-1。大量咯血者是否出现窒息、肺不张、继发感染、失血性休克等并发症。

3. 对人体功能性健康型态的影响 重点为有无焦虑、恐惧等压力及压力应对型态的改变及有无意识障碍等认知与感知型态的改变。

4. 其他伴随症状 询问有无伴随症状是进行护理评估的重要内容。如：咯血伴发热、胸痛、咳嗽、咳痰首先须考虑肺炎、肺结核、肺脓肿等；咯血伴杵状指（趾）须考虑支气管肺癌；咯血伴皮肤黏膜出血须注意血液病、风湿病及肺出血型钩端螺旋体病和流行性出血热等。

5. 诊断、治疗与护理经过 评估是否使用过止血药物，药物的种类、剂量及疗效如何；有无采取其他止血措施及其效果如何。

表 3-6-1 咯血与呕血的鉴别

鉴别要点	咯 血	呕 血
病因	肺结核、支气管扩张、肺炎、心脏病	消化性溃疡、肝硬化、食管胃底静脉曲张
出血前症状	喉部发痒、胸闷、咳嗽等	上腹部不适、恶心、呕吐等
出血方式	咯出	呕出，可呈喷射状
血的颜色	鲜红色	暗红、棕色，偶呈鲜红色
血中混有物	痰、泡沫	食物残渣、胃液
酸碱反应	碱性	酸性
黑便	无，如咽下可有	有，呕血停止后仍持续数日
出血后痰的性状	痰中带血，常持续数日	无痰

六、相关护理诊断

（1）有窒息的危险 与大量咯血所致呼吸道血液滞留有关；与意识障碍有关。

（2）有感染的危险 与血液潴留于支气管内有关。

（3）恐惧/焦虑 与咯血有关。

（4）体液不足 与大量咯血所致循环血量不足有关。

（5）潜在并发症：休克。

第七节 发 绀

一、概念

发绀（cyanosis）亦称紫绀，是指血液中还原血红蛋白增多，或出现异常血红蛋白衍化物（如高铁血红蛋白、硫化血红蛋白）时，皮肤黏膜呈青紫色的现象。

发绀在皮肤较薄、色素较少和毛细血管丰富的部位，如唇、舌、两颊、鼻尖、耳垂和甲床等处较明显，易于观察。

二、病因

发绀按不同病因分为以下两大类。

1. 血液中还原血红蛋白量增多（真性发绀）　真性发绀可分为以下三类：

（1）中心性发绀：由于心肺疾病导致动脉血氧饱和度降低而引起。包括：①肺性发绀：由呼吸系统疾病导致肺泡通气、换气功能及弥散功能障碍，血中还原血红蛋白增多。常见于严重的呼吸道阻塞、肺淤血、肺水肿、肺炎、大量胸腔积液等。②心性发绀：由于心与大血管之间存在异常通道，部分静脉血未经过肺氧合作用而混入体循环静脉血中，当分流量超过心排血量的 1/3 时，即可引起发绀。见于发绀型先天性心脏病，如法络（Fallot）四联症等。

（2）周围性发绀：由于周围循环血流障碍所致。包括：①淤血性周围性发绀：由于体循环淤血、周围血流缓慢，氧在组织中消耗过多，使还原血红蛋白增多所致。常见于右心功能不全、大量心包积液、缩窄性心包炎等。②缺血性周围性发绀：常见于严重休克，由于心排血量锐减，周围血管收缩，有效循环血量不足，周围组织缺血、缺氧所致。

（3）混合性发绀：中心性发绀与周围性发绀并存，常见于心功能不全。

2. 血液中存在异常血红蛋白衍化物（化学性发绀）　由于血红蛋白结构异常，使部分血红蛋白丧失携氧能力而出现发绀。

（1）药物或化学物质中毒所致高铁血红蛋白血症：常见于伯氨喹啉、亚硝酸盐、氯酸钾、苯及磺胺类药物中毒所致发绀。由于大量进食含亚硝酸盐的变质蔬菜而引起的中毒性高铁血红蛋白血症，也可出现发绀，称为肠源性青紫症。

（2）硫化血红蛋白血症：服用某些含硫药物或化学品后，同时有便秘或服用含硫药物在肠内形成大量硫化氢时可致发绀。

三、发病机制

发绀主要是由于血液中还原血红蛋白的绝对量增加所致，所以任何原因所致毛细血管内还原血红蛋白超过 50 g/L 时，即可出现发绀。另外，由于各种化学物质或药物中毒引起血红蛋白分子中二价铁被三价铁所取代，致使失去与氧结合的能力，只要血液中高铁血红蛋白达到 30 g/L 即可出现发绀，如服用某些化学制剂或药物（如伯氨喹啉、亚硝酸盐、氯酸钾、苯及磺胺类药物）中毒，或进食大量含有亚硝酸盐的变质蔬菜，由于血红蛋白分子中的二价铁被三价铁取代，失去与氧结合的能力，导致高铁血红蛋白血症。当有致高铁血红蛋白血症的药物或化学物质存在，如同时有便秘或服用硫化物，可产生硫化血红蛋白血症。只要血液中硫化血红蛋白达到 5 g/L，即可引起发绀。

需要注意的是，临床上所见发绀，有时并不一定能确切反映动脉血氧饱和度下降情况。如严重贫血患者即使氧合血红蛋白都处于还原状态，也不足以引起发绀。

四、临床表现

发绀主要表现为口唇、舌、甲床、鼻尖、颊部等部位皮肤黏膜青紫。中心性发绀表现为全身皮肤黏膜（包括颜面、四肢）出现青紫，也累及躯干的黏膜和皮肤，但受累部位的皮肤是温暖的，可伴有杵状指（趾）及红细胞增多。周围性发绀表现在发绀常出现于肢体的末端与下垂部位，如肢端、耳垂、鼻尖等部位的皮肤青紫、发凉，这些部位的皮肤是冷的，但若给予按摩或加温，使皮肤转暖，发绀可减轻或消退，此特点亦可作为与中心性发绀的鉴别点。

高铁血红蛋白血症发绀的特点是出现急剧，病情危重，抽出的静脉血呈深棕色，虽给予氧疗但发绀不能改善，只有给予静脉注射亚甲蓝或大量维生素 C，发绀方可消退，用分光镜检查可证实血中高铁血红蛋白存在。硫化血红蛋白血症发绀的特点是持续时间长，可达数月，血液呈蓝褐色,分光镜检查可证明有硫化血红蛋白存在。

五、护理评估要点

1. 病史特点 询问有无与发绀相关的疾病病史或药物、化学物品、变质蔬菜摄入史,以及在有便秘情况下服用含硫化物病史。自出生或幼年即出现发绀者,常见于发绀型先天性心脏病或先天性高铁血红蛋白血症。特发性阵发性高铁血红蛋白血症可见于育龄女性,且发绀出现多与月经周期有关。

2. 临床表现特点 注意了解发绀的部位、表现特点及严重程度,用以判断发绀的类型。如为中心性发绀,则须询问有无心脏和肺部疾病症状,如心悸、晕厥、胸痛、气促、咳嗽等。

3. 对人体功能性健康型态的影响 注意有无呼吸困难,有无焦虑、恐惧等压力及压力应对型态的改变。

4. 其他伴随症状 如:发绀伴呼吸困难常见于重症心肺疾病及急性呼吸道梗阻、大量气胸等,而高铁血红蛋白血症虽有明显发绀,但一般无呼吸困难;发绀伴杵状指(趾)提示病程较长,主要见于发绀型先天性心脏病及某些慢性肺部疾病;发绀伴意识障碍及衰竭主要见于某些药物或化学物质中毒、休克、急性肺部感染或急性心功能衰竭等。

5. 诊断、治疗和护理经过 了解有无采取氧疗、药物治疗及其治疗效果如何。

六、相关护理诊断

(1) 活动无耐力 与心肺功能不全所致机体缺氧有关。
(2) 气体交换受损 与心肺功能不全所致肺淤血有关。
(3) 低效性呼吸型态 与肺泡通气、换气、弥散功能障碍有关。
(4) 焦虑/恐惧 与缺氧所致呼吸困难有关。
(5) 潜在并发症:心力衰竭。

第八节 心 悸

一、概念

心悸(palpitation)是一种自觉心脏跳动的不适感或心慌感,常伴心前区不适。身体评估可发现心率增快、减慢,或心律失常,也可完全正常。

二、病因

1. 心脏搏动增强 心脏收缩力增强引起的心悸,可为生理性或病理性。生理性者见于:①健康人在剧烈运动或精神过度紧张时;②饮酒、喝浓茶或咖啡后;③应用某些药物,如肾上腺素、麻黄碱、咖啡因、阿托品、甲状腺片等。病理性者见下列情况。

(1) 心室肥大:高血压性心脏病、主动脉瓣关闭不全、二尖瓣关闭不全等引起的左心室肥大,心脏收缩力增强。动脉导管未闭、室间隔缺损回流量增多,增加心脏的负荷量,导致心室肥大,也可引起心悸。此外,脚气性心脏病,因维生素缺乏、周围小动脉扩张、阻力降低、回心血流增多、心脏工作量增加,也可出现心悸。

（2）其他引起心脏搏动增强的疾病：①甲状腺功能亢进：系由于基础代谢与交感神经兴奋性增高，导致心率加快引起。②贫血：以急性失血时心悸最为明显。贫血时血液携氧量减少，器官及组织缺氧，机体为保证氧的供应，通过增加心率、提高排出量来代偿，心率加快导致心悸。③发热：此时基础代谢率增高，心率加快、心排血量增加，也可引起心悸。④低血糖症、嗜铬细胞瘤等引起的肾上腺素释放增多，心率加快，也可发生心悸。

2. 心律失常 心动过速、过缓或其他心律失常时，均可出现心悸。

（1）心动过速：各种原因引起的窦性心动过速、阵发性室上性或室性心动过速等，均可发生心悸。

（2）心动过缓：高度房室传导阻滞（二、三度房室传导阻滞）、窦性心动过缓或病态窦房结综合征，由于心率缓慢，舒张期延长，心室充盈度增加，心搏强而有力，引起心悸。

（3）其他心律失常：期前收缩、心房扑动或颤动等，由于心脏跳动不规则或有一段间歇，患者感到心悸，甚至有停跳感觉。

3. 心脏神经症 由自主神经功能紊乱所引起，心脏本身并无器质性病变。多见于青年女性。临床表现除心悸外，尚常有心率加快、心前区或心尖部隐痛，以及疲乏、失眠、头晕、头痛、耳鸣、记忆力减退等神经衰弱表现，且在焦虑、情绪激动等情况下更易发生。

三、发病机制

心悸的发生机制尚未完全清楚，一般认为心脏活动过度是心悸发生的基础，常与心率及心搏出量改变有关。在心动过速时，舒张期缩短、心室充盈不足，当心室收缩时心室肌与心瓣膜的紧张度突然增加，可引起心搏增强而感心悸；心律失常如过早搏动，在一个较长的代偿期之后的心室收缩，往往强而有力，会出现心悸。心悸出现与心律失常出现及存在时间长短有关，如突然发生的阵发性心动过速，心悸往往较明显，而在慢性心律失常，如心房颤动可因逐渐适应而无明显心悸。心悸的发生常与精神因素及注意力有关，焦虑、紧张及注意力集中时易于出现。心悸可见于心脏病者，但与心脏病不能完全等同，心悸不一定有心脏病，反之心脏病患者也可不发生心悸，如无症状的冠状动脉粥样硬化性心脏病，就无心悸发生。

四、临床表现

心悸自身的表现是患者感觉心跳或心慌。不同病因所致的心悸，均有其原发病的表现。如：严重心律失常者常有头晕、晕厥等表现；由器质性心脏病引起者常有呼吸困难等。评估临床表现时，要详细了解：有无心脏活动过强、过快、过慢或不规则的情况；是持续性还是阵发性；是否伴有意识改变；注意周围循环状态如四肢温度、面色以及发作持续时间等；有无多食、怕热、易出汗、消瘦等；心悸发作与体位、体力活动、精神状态，以及麻黄素、胰岛素等药物的关系。

五、护理评估要点

1. 病史特点 注意询问有无嗜好浓茶、咖啡、烟酒情况，有无精神刺激史；有无心脏病、内分泌疾病、贫血性疾病、神经症等病史；心悸出现时有无先兆症状。

2. 临床表现特点 注意了解心悸是休息状态发生还是劳累时发生；是注意力集中时发生还是在紧张的时候发生等；心悸发作的频率、性质和程度，是偶发还是频发，是间断性发作还是持续性发作；心悸是自觉症状，依个人感受不同主诉方式各异，程度差异较大，须让患者详细描述发生心悸时的主观感受及伴随症状，如心跳快慢，有无不规则样感觉，是否伴有胸闷、胸痛、呼吸困难、头晕、晕厥等;注意观察心悸发生时脉搏、呼吸、血压等的变化。

3. 对人体功能性健康型态的影响 注意观察患者有无紧张、害怕、恐惧等情绪;神经官能症者,一般心理反应更大;由心悸导致的心理或情绪上的反应对日常生活、工作是否造成影响。

4. 其他伴随症状 心悸伴心前区疼痛可见于冠状动脉粥样硬化性心脏病(如心绞痛、心肌梗死)、心肌炎、心包炎,亦可见于心脏神经症等;伴发热见于急性传染病、风湿热、心肌炎、心包炎、感染性心内膜炎等;伴晕厥或抽搐者见于高度房室传导阻滞、心室颤动或阵发性室性心动过速、病态窦房结综合征等;伴贫血见于各种原因引起的急性失血,此时常有虚汗、脉搏微弱、血压下降或休克,慢性贫血者心悸多在劳累后较明显;伴呼吸困难见于急性心肌梗死、心肌炎、心包炎、心力衰竭、重症贫血等;伴消瘦及出汗见于甲状腺功能亢进。

5. 诊断、治疗和护理经过 包括是否用药,或采用电复率、人工起搏器治疗,已采取的护理措施及效果等。

六、相关护理诊断

(1) 恐惧 与心悸发作时情绪紧张有关。
(2) 焦虑 与心悸发作时所致不适及担心预后有关。
(3) 活动无耐力 与心悸发作所致不适有关。
(4) 睡眠型态紊乱 与心悸发作所致不适有关。
(5) 潜在并发症:心力衰竭。

第九节 恶心与呕吐

一、概念

恶心(nausea)、呕吐(vomiting)是临床常见症状。恶心为上腹部不适和紧迫欲吐的感觉,可伴有迷走神经兴奋的症状,如皮肤苍白、出汗、流涎、血压降低及心动过缓等,常为呕吐的前奏。一般恶心后随之呕吐,但也可仅有恶心而无呕吐,或仅有呕吐而无恶心。呕吐是通过胃的强烈收缩迫使胃或部分小肠的内容物经食管、口腔而排出体外的现象。二者均为复杂的反射动作,可由多种原因引起。

二、病因

引起恶心与呕吐的病因很多,按发病机制可归为下列几类。

1. 反射性呕吐(reflex vomiting)

(1) 咽部受到刺激:如吸烟、剧烈咳嗽、鼻咽部炎症或溢脓等。
(2) 胃、十二指肠疾病:如急慢性胃肠炎、消化性溃疡、功能性消化不良、急性胃扩张或幽门梗阻、十二指肠壅滞等。
(3) 肠道疾病:如急性阑尾炎、各型肠梗阻、急性出血性坏死性肠炎、腹型过敏性紫癜等。
(4) 肝、胆、胰疾病:如急性肝炎、肝硬化、肝淤血、急慢性胆囊炎或胰腺炎等。
(5) 腹膜及肠系膜疾病:如急性腹膜炎。
(6) 其他疾病:如肾输尿管结石、急性肾盂肾炎、急性盆腔炎、异位妊娠破裂等。急性心肌梗死早期、心力衰竭、青光眼、屈光不正等亦可出现恶心、呕吐。

2. 中枢性呕吐(central vomiting)

1)神经系统疾病

(1)颅内感染:如各种脑炎、脑膜炎、脑脓肿。

(2)脑血管疾病:如脑出血、脑栓塞、脑血栓形成、高血压脑病及偏头痛等。

(3)颅脑损伤:如脑挫裂伤或颅内血肿。

(4)癫痫,特别是持续状态。

2)全身性疾病　尿毒症、肝昏迷、糖尿病酮症酸中毒、甲状腺功能亢进危象、甲状旁腺危象、肾上腺皮质功能不全、低血糖、低钠血症及早孕均可引起呕吐。

3)药物　如某些抗生素、抗癌药、洋地黄、吗啡等可因兴奋呕吐中枢而致呕吐。

4)中毒　酒精、重金属、一氧化碳、有机磷杀虫药、鼠药等中毒均可引起呕吐。

5)精神因素　如胃神经症、癔症、神经性厌食等。

3. 前庭障碍性呕吐　若呕吐伴有听力障碍、眩晕等耳科症状者,需考虑前庭障碍性呕吐。常见疾病有:①迷路炎,是化脓性中耳炎的常见并发症;②梅尼埃病,为突发性的旋转性眩晕伴恶心、呕吐;③晕动病,一般在乘机、乘船和乘车时发生。

三、发病机制

呕吐是一个复杂的反射动作,其过程可分三个阶段,即恶心、干呕(vomiturition)与呕吐。恶心时胃张力和蠕动减弱,十二指肠张力增强,可伴或不伴有十二指肠液反流;干呕时胃上部放松而胃窦部短暂收缩;呕吐时胃窦部持续收缩,贲门开放,腹肌收缩,腹压增加,迫使胃内容物急速而猛烈地从胃反流,经食管、口腔而排出体外。呕吐与反食不同,后者是指无恶心与呕吐的协调动作而胃内容物经食管、口腔溢出体外。

呕吐中枢位于延髓,它有两个功能不同的结构:一是神经反射中枢,即呕吐中枢(vomiting center),位于延髓外侧网状结构的背部,接受来自消化道、大脑皮质、内耳前庭、冠状动脉以及化学感受器触发带的传入冲动,直接支配呕吐的动作;二是化学感受器触发带(chemoreceptor trigger zone),位于延髓第四脑室的底面,接受各种外来的化学物质或药物(如阿扑吗啡、洋地黄、吐根碱等)及内生代谢产物(如感染、酮中毒、尿毒症等)的刺激,并由此引发出神经冲动,传至呕吐中枢再引起呕吐。

四、临床表现

1. 呕吐的时间　闭经的育龄妇女晨起呕吐见于妊娠早期;尿毒症、慢性酒精中毒或功能性消化不良亦可出现晨起呕吐;鼻窦炎患者因起床后脓液经鼻后孔流出,刺激咽部,亦可致晨起恶心、干呕;晚上或夜间呕吐见于幽门梗阻。

2. 呕吐与进食的关系　进食过程中或餐后即刻呕吐,可能为幽门管溃疡或精神性呕吐;餐后1h以上呕吐称为延迟性呕吐,提示胃张力下降或胃排空延迟;餐后较久或数餐后呕吐,见于幽门梗阻,呕吐物可有隔夜宿食;餐后近期呕吐,特别是集体发病者,多由食物中毒所致。

3. 呕吐的特点　进食后立刻呕吐,恶心很轻或缺如,吐后又可进食,长期反复发作而营养状态不受影响,多为神经官能性呕吐。喷射状呕吐多见于颅内高压性疾病。

4. 呕吐物的性质　呕吐物带发酵、腐败气味提示胃潴留;带粪臭味提示低位小肠梗阻;不含胆汁说明梗阻平面多在十二指肠乳头以上,含多量胆汁则提示在此平面以下;含有大量酸性液体者多有胃泌素瘤或十二指肠溃疡,无酸味者可能为贲门狭窄或贲门失弛缓症所致。上消化道出血常呈咖啡色样呕吐物。

五、护理评估要点

1. 病史特点 注意询问呕吐的起病,如:急起或缓起,有无酗酒史、晕车晕船史以及既往同样的发作史、过去腹部手术史、女性患者的月经史等;呕吐的时间,是晨起还是夜间、间歇或持续,与饮食、活动等有无关系;有无应用某些药物,如抗生素与抗癌药物等。

2. 临床表现特点 注意了解呕吐症状的特点与变化,如:症状发作频率、持续时间、严重程度、加重与缓解因素等。发作的诱因,如体位、进食、药物、精神因素、咽部刺激等。呕吐物的特征及呕吐物的性质及气味,由此可以推测是否中毒,是否有消化道器质性梗阻等;根据是否有酸味可区别胃潴留与贲门失弛缓;根据是否有胆汁,可区分十二指肠乳头平面上、下梗阻;根据呕吐物的量可确定有无上消化道梗阻,并估计液体丢失量。

3. 对人体功能性健康型态的影响 主要包括有无进食、进水及体重变化,水、电解质及酸碱平衡紊乱等营养与代谢型态的改变;对于儿童、老人、病情危重和意识障碍患者,还应该对那些可能导致误吸的危险因素如体位进行评估,密切观察患者面色、有无呛咳及呼吸道通畅情况。

4. 其他伴随症状 呕吐伴腹痛、腹泻者多见于急性胃肠炎或细菌性食物中毒、霍乱、副霍乱及各种原因所致的急性中毒;伴右上腹痛及发热、寒战或有黄疸者应考虑胆囊炎或胆石症;伴头痛及喷射性呕吐者常见于颅内高压症或青光眼;伴眩晕、眼球震颤者,见于前庭器官疾病;已婚育龄妇女晨起呕吐应注意早孕的可能。

5. 诊断、治疗与护理经过 注意了解是否已做 X 线钡餐、胃镜、腹部 B 超、CT、血糖、尿素氮等检查及结果如何,已采取的治疗措施及效果等。

六、相关护理诊断

(1)营养失调:低于机体需要量 与长期呕吐和食物摄入量不足有关。
(2)舒适度减弱:恶心/呕吐 与急性胃炎有关;与幽门梗阻有关。
(3)体液不足/有体液不足的危险 与呕吐引起的体液丢失或水摄入量减少有关。
(4)有误吸的危险 与呕吐物误吸入肺有关。
(5)潜在并发症:窒息、肺部感染。

第十节 呕血与黑便

一、概念

呕血与黑便(hematemesis and melena)都是上消化道出血的症状。呕血是指屈氏韧带(又称 Treitz 韧带)以上的消化器官,包括食管、胃、十二指肠,以及肝脏、胰管和胆道出血,血液经口腔呕出。临床上须注意与鼻腔、口腔、咽喉等部位出血或下呼吸道出血引起的咯血相区别。有时大量呕血或咯血的同时因部分血液经肠道排出,形成便血(hematochezia),又因血红蛋白在肠道内与硫化物结合成硫化亚铁,色黑而形成黑便。由于黑便附有黏液而发亮,类似柏油,又称柏油便(tarry stool)。

一般情况下，Treitz韧带以上的消化道出血称为上消化道出血，以呕血为主；而下消化道出血以便血为主。但如果下消化道的出血量较多或肠内压力高于胃内压力，血性液可反流入胃和食管，亦可引起呕血。所以呕血一般都伴有黑便，而黑便不一定都伴有呕血。

二、病因

1. 消化系统疾病

(1) 食管疾病：食管炎、食管癌、食管异物及外伤。

(2) 胃及十二指肠疾病：消化性溃疡、慢性胃炎、服用非甾体类抗炎药及应激性因素。

(3) 肝、胆疾病：肝硬化门脉高压时，食管下端与胃底静脉曲张破裂引起出血；肝癌、胆囊或胆管结石、胆道寄生虫病、胆管癌等，出血量大时，血液流入十二指肠，导致呕血或黑便。

(4) 胰腺疾病：急性胰腺炎合并囊肿或脓肿、胰腺癌等。

2. 全身性疾病

(1) 血液疾病：血小板减少性紫癜、过敏性紫癜、白血病、血友病、霍奇金病、遗传性毛细血管扩张症、弥散性血管内凝血及其他凝血机制障碍(如应用抗凝药过量)等。

(2) 感染性疾病：流行性出血热、钩端螺旋体病、登革热、暴发型肝炎、败血症等。

(3) 结缔组织病：系统性红斑狼疮、皮肌炎、结节性多动脉炎累及上消化道。

(4) 其他：尿毒症、肺源性心脏病、呼吸功能衰竭等。

三、发病机制

呕血的原因较多，但是以消化性溃疡引起的最为常见，其次为食管胃底静脉破裂，排在第三位的是急性胃黏膜病变。急性胃黏膜病变引起的呕血的发病机制主要是急性胃十二指肠黏膜损害，胃癌晚期癌组织缺血性坏死、糜烂或溃疡侵蚀血管，或者由于血液疾病导致的出血倾向等所致。

四、临床表现

1. 呕血与黑便的表现　呕血前常有上腹部不适和恶心，随后呕出血性胃内容物。其颜色依出血量的多少、在胃内停留时间的长短以及出血的部位而不同。出血量大、在胃内停留时间短或出血位于食管则血液鲜红或混有血凝块，或为暗红色；当出血量较少或在胃内停留时间长，则因血红蛋白与胃酸作用形成酸化正铁血红蛋白，呕吐物可呈咖啡渣样棕褐色。呕血的同时部分血液经肠道排出体外，故可排黑便。黑便的颜色取决于出血的速度与肠蠕动的快慢：黑便在肠道内停留时间短，呈紫红色；在肠道内停留时间长则呈黑色。

2. 失血的表现　急性失血的程度与失血量有关，因此，根据失血的表现可估计失血量(表3-10-1)。

3. 血液学改变　血液学改变最初可不明显，随着组织液的渗出及输液等，血液被稀释，血红蛋白和红细胞可降低，出现贫血表现，出血停止后可逐步恢复正常。

表 3-10-1　失血表现及失血量估计

出血程度	症　　状	血压	脉搏/(次/分)	尿量	出血量/mL	占全身总血量/(%)
轻度	皮肤苍白、头晕、畏寒	正常	正常或稍快	减少	<500	10～15
中度	出冷汗、四肢湿冷、眩晕、口干、心悸	下降	100～110	明显减少	800～1000	20
重度	烦躁不安、出冷汗、四肢厥冷、呼吸急促、意识模糊	显著下降	>120	尿少或尿闭	>1500	30

五、护理评估要点

1. 病史特点　注意询问有无与呕血与黑便相关的疾病病史及其诱发因素,如过去是否有慢性上腹部疼痛、反酸、胃灼热、嗳气等消化不良病史,是否有肝病和长期药物摄入史,有否饮食不节、大量饮酒,是否有毒物或特殊药物摄入史,并注意药名、剂量及反应等。

2. 临床表现特点　注意呕血与黑便的次数、量、颜色及性质,结合出血后表现症状,可估计失血量。一般仅有粪便隐血试验阳性者,表示每日出血量大于 5 mL;出现黑便表示出血量在 50～70 mL 或以上;呕血表示胃内积血量达 250～300 mL。临床上多于 500 mL 的失血要结合全身表现症状来估计(表 3-10-1)。

3. 对人体功能性健康型态的影响　主要注意有无紧张、焦虑、恐惧等压力与压力应对型态的改变。

4. 其他伴随症状　中青年出现慢性反复发作的上腹痛,具有一定周期性与节律性,多为消化性溃疡;中老年的慢性上腹痛,且疼痛无明显规律性并伴有厌食、消瘦或贫血者,应警惕胃癌;脾肿大,皮肤有蜘蛛痣、肝掌、腹壁静脉曲张或有腹腔积液,检查有肝功能障碍,提示肝硬化门脉高压;肝区疼痛、肝肿大、质地坚硬、表面凹凸不平或有结节,血清甲胎蛋白(AFP)阳性者多为肝癌;黄疸、寒战、发热伴右上腹绞痛而呕血者,可能由胆道疾病所引起;黄疸、发热及全身皮肤黏膜有出血倾向者,见于某些感染性疾病,如败血症及钩端螺旋体病等;近期有服用非甾体类抗炎药物史、酗酒史、大面积烧伤、颅脑手术、脑血管疾病和严重外伤伴呕血者,应考虑急性胃黏膜病变;头晕、黑蒙、口渴、出冷汗则提示血容量不足。

5. 诊断、治疗与护理经过　密切监测患者的呼吸、血压、脉搏等生命体征,尤其要注意血压、脉搏、尿量的变化,以评估治疗和护理的效果。

六、相关护理诊断

(1)组织灌注量改变　与上消化道出血致血容量减少有关。

(2)活动无耐力　与呕血与黑便所致贫血有关。

(3)焦虑/恐惧　与大量呕血与黑便有关。

(4)有误吸的危险　与呕吐物误吸入肺有关。

(5)潜在并发症:休克。

第十一节 腹 泻

一、概念

腹泻(diarrhea)是指排便次数增多,粪质稀薄,水分增加,或带有黏液、脓血或未消化的食物。一般认为,解液状便每日 3 次以上,或每天粪便总量大于 200 g,其中粪便含水量大于 80%,则可认为是腹泻。腹泻可分为急性与慢性两种,病程在 2 个月以内者为急性腹泻,病程超过 2 个月者为慢性腹泻。

二、病因

1. 急性腹泻

(1)肠道疾病:常见的是由病毒、细菌、真菌、原虫、蠕虫等感染所引起的肠炎及急性出血性坏死性肠炎。此外,还有 Crohn 病或溃疡性结肠炎急性发作、急性缺血性肠病等。亦可见于因抗生素使用而发生的抗生素相关性小肠、结肠炎。

(2)急性中毒:食用毒蕈、桐油、河豚、鱼胆,以及误服化学药物如砷、磷、铅、汞等引起的腹泻。

(3)全身性感染:如败血症、伤寒或副伤寒、钩端螺旋体病等。

(4)其他:变态反应性肠炎、过敏性紫癜;服用某些药物如氟尿嘧啶、利血平及新斯的明等;某些内分泌疾病,如肾上腺皮质功能减退危象、甲状腺功能亢进危象。

2. 慢性腹泻

(1)消化系统疾病:①胃部疾病:如慢性萎缩性胃炎、胃大部切除术后胃酸缺乏等。②肠道感染:如肠结核、慢性细菌性痢疾、慢性阿米巴痢疾、血吸虫病、肠鞭毛原虫病、钩虫病、绦虫病等。③肠道非感染性病变:如 Crohn 病、溃疡性结肠炎、结肠多发性息肉、吸收不良综合征等。④肠道肿瘤:如结肠绒毛状腺瘤、肠道恶性肿瘤。⑤胰腺疾病:如慢性胰腺炎、胰腺癌、胰腺切除术后等。⑥肝胆疾病:如肝硬化、胆汁淤积性黄疸、慢性胆囊炎与胆石症。

(2)全身性疾病:感染性疾病,如败血症、伤寒、副伤寒等;甲状腺功能亢进、肾上腺皮质功能减退、尿毒症、食物中毒等;其他,如系统性红斑狼疮、硬皮病、放射性肠炎等。

(3)药物副作用:如利血平、甲状腺素、洋地黄类药物、消胆胺等。某些抗肿瘤药物和抗生素亦可导致腹泻。

(4)神经功能紊乱:如肠易激综合征、神经功能性腹泻。

三、发病机制

腹泻的发病机制较为复杂,从病理生理角度可归纳如下。

1. 分泌性腹泻(secretory diarrhea) 由胃肠黏膜分泌过多的水与电解质所致。常见于霍乱、沙门菌感染,由于细菌毒素刺激肠黏膜细胞内的腺苷环化酶,促使细胞内环磷酸腺苷(cAMP)含量增加,引起大量水和电解质分泌到肠腔从而导致腹泻。小肠部分切除术及某些胃肠道内分泌肿瘤,如胃泌素瘤也可引起分泌性腹泻。

2. 渗透性腹泻(osmotic diarrhea) 渗透性腹泻主要包括由肠腔内渗透压增高,阻碍肠内水与电解质吸收而引起的腹泻,如胃大部切除术后,以及服用不易吸收的药物,如硫酸镁、甘露醇等所致的腹泻。

3. 渗出性腹泻 由肠黏膜炎症、溃疡或肿瘤浸润,使病变部位血管通透性增加导致血浆、黏液、脓血渗出所致,如细菌性痢疾、肠炎、结肠癌等。

4. 动力性腹泻 由于肠蠕动亢进致肠内食糜停留时间缩短,未被充分吸收所致,如肠炎、胃肠功能紊乱及甲状腺功能亢进等。

5. 吸收不良性腹泻 由肠黏膜的吸收面积减少或吸收障碍所引起,如小肠大部切除术后、吸收不良综合征等。

四、临床表现

由于病因与发病机制不同,腹泻的次数、粪便的量及性质等也有所不同。了解临床表现,对明确病因和确定诊断有重要的意义。

1. 起病及病程 急性腹泻起病急,病程短,粪便量多,多为感染或食物中毒所致。慢性腹泻起病缓慢,病程较长,多见于慢性感染、非特异性炎症、吸收不良、消化功能障碍、肠道肿瘤或神经功能紊乱等。急性腹泻严重者可在短时间内丢失大量水分及电解质而引起脱水、电解质紊乱及代谢性酸中毒。长期慢性腹泻可导致营养障碍、维生素缺乏、体重下降,严重者可发生营养不良性水肿。频繁排便及粪便刺激,可致肛周皮肤糜烂及破损。长期不愈的腹泻可干扰患者休息、睡眠等正常生活,也会对学习和工作造成影响。

2. 腹泻次数及粪便性质 急性感染性腹泻常有不洁饮食史,于进食后 24 h 内发病,每天排便数次甚至数十次,多呈糊状或水样便,少数为脓血便。慢性腹泻表现为每天排便次数增多,可为稀便,亦可带黏液、脓血。阿米巴痢疾的粪便呈暗红色或果酱样。粪便中带黏液而无病理成分者常见于肠易激综合征。分泌性腹泻多为水样便,每日排便量大于 1000 mL,粪便无脓血或黏液,与进食无关,可伴有腹痛。渗出性腹泻粪便除含水量增加外,还可有脓血或黏液,多伴有腹痛及发热。渗透性腹泻粪便常有不消化食物、泡沫及恶臭,多不伴有腹痛,禁食后 1~2 天可缓解。动力性腹泻多不伴有腹痛,粪便较稀,亦无脓血及黏液。吸收不良性腹泻粪便内含有大量脂肪及泡沫,量多而臭。

3. 腹泻与腹痛的关系 急性腹泻常有腹痛,尤以感染性腹泻较为明显。小肠疾病的腹泻疼痛常在脐周,便后腹痛缓解不明显。结肠病变疼痛多在下腹,便后疼痛常可缓解。分泌性腹泻往往无明显腹痛。

五、护理评估要点

1. 病史特点 注意询问有无与腹泻相关的病史或不当、不洁饮食等诱因或加重因素。

2. 临床表现特点 评估腹泻的次数,粪便的量、颜色、气味和性质,加重或缓解因素等。

3. 对人体功能性健康型态的影响 主要为有无脱水、消瘦、肛周皮肤破损,以及对休息、睡眠有无影响等。

4. 其他伴随症状 注意了解腹泻发生的急缓、次数、粪便的量及性质,如:腹泻伴发热可见于急性细菌性痢疾、伤寒或副伤寒、肠结核、肠道恶性淋巴瘤、Crohn 病、溃疡性结肠炎急性发作期、败血症等;腹泻伴里急后重提示病变以结肠直肠为主,如痢疾、直肠炎、直肠肿瘤等;腹泻伴明显消瘦多提示病变位于小肠,如胃肠道恶性肿瘤、肠结核及吸收不良综合征;腹泻伴皮疹或皮下出血见于败血症、伤寒或副伤寒、麻疹、过敏性紫癜、糙皮病等;腹泻伴腹部包块见于胃肠恶性肿瘤、肠结核、Crohn 病及血吸虫性肉芽肿;腹泻伴重度失水常见于分泌性腹泻,如霍乱、细菌性食物中毒或尿毒症等。

5. 诊断、治疗与护理经过 重点包括了解是否已经做了粪便检查及其结果、已采取的措施及效果。

六、相关护理诊断

(1) 腹泻 与肠道感染有关;与胃大部切除有关等。
(2) 体液不足/有体液不足的危险 与腹泻所致体液丢失过多有关。
(3) 营养失调:低于机体需要量 与长期慢性腹泻有关。
(4) 有皮肤完整性受损的危险 与频繁排便及排泄物对肛周皮肤刺激有关。
(5) 焦虑 与慢性腹泻迁延不愈有关。

第十二节 便 秘

一、概念

便秘(constipation)是指大便次数减少,一周内大便次数少于 2～3 次,无规律性,粪便量少且干结,常伴排便困难。但有少数人平常习惯是 2～3 天排便一次,且大便性状正常,此种情况不应认为是便秘。便秘是临床上常见的症状,多长期持续存在,影响生活质量,病因多样,以肠道疾病最为常见。

二、病因

1. 功能性便秘
(1) 进食量少或食物缺乏纤维素或水分不足,对结肠运动的刺激减少。
(2) 因工作紧张、生活节奏过快、工作性质和时间变化、精神因素等打乱了正常的排便习惯。
(3) 结肠运动功能紊乱:常见于肠易激综合征,系由结肠及乙状结肠痉挛引起,部分患者可表现为便秘与腹泻交替。
(4) 腹肌及盆腔肌张力不足,排便推动力不足,难以将粪便排出体外。
(5) 其他:滥用泻药,形成药物依赖,造成便秘;年老体弱,活动过少,肠痉挛致排便困难;结肠冗长。

2. 器质性便秘
(1) 直肠与肛门病变引起肛门括约肌痉挛、排便疼痛造成惧怕排便,如痔疮、肛裂、肛周脓肿和溃疡、直肠炎等。
(2) 局部病变导致排便无力:如大量腹腔积液、膈肌麻痹、系统性硬化症、肌营养不良等。
(3) 结肠完全或不完全性梗阻:结肠良、恶性肿瘤,Crohn 病,先天性巨结肠症;各种原因引起的肠粘连、肠扭转、肠套叠等。
(4) 腹腔或盆腔内肿瘤的压迫(如子宫肌瘤)。
(5) 全身性疾病使肠肌松弛、排便无力:如尿毒症、糖尿病、甲状腺功能低下、脑血管意外、截瘫、多发性硬化、皮肌炎等。此外,血卟啉病及铅中毒引起的肠肌痉挛,亦可导致便秘。

（6）应用吗啡类药、抗胆碱能药、钙通道阻滞剂、神经阻滞药、镇静剂、抗抑郁药,以及含钙、铝的制酸剂等可使肠肌松弛,亦可引起便秘。

三、发病机制

食物在消化道经消化吸收后,剩余的食糜残渣从小肠输送至结肠,在结肠内再将大部分的水分和电解质吸收形成粪团,最后输送至乙状结肠及直肠,通过一系列的排便活动将粪便排出体外。从形成粪团到产生便意和排便动作的各个环节,均可因神经系统活动异常、肠平滑肌病变及肛门括约肌功能异常或病变而发生便秘。就排便过程而言,其生理活动包括:①粪团在直肠内膨胀所致的机械性刺激,引起便意及排便反射和随后一系列肌肉活动。②直肠平滑肌的推动性收缩。③肛门内、外括约肌的松弛。④腹肌与膈肌收缩使腹压增高,最后将粪便排出体外。若上述的任一环节存在缺陷即可导致便秘。便秘发生机制中,常见的因素有:①摄入食物过少特别是纤维素和水分摄入不足,致肠内的食糜和粪团的量不足以刺激肠道的正常蠕动。②各种原因引起的肠道内肌肉张力减低和蠕动减弱。③肠蠕动受阻碍致肠内容物滞留而不能下排,如肠梗阻。④排便过程的神经及肌肉活动障碍,如排便反射减弱或消失、肛门括约肌痉挛、腹肌及膈肌收缩力减弱等。

四、临床表现

便秘本身的表现是排便次数减少,粪便干结,排便困难。排便时可有左下腹痉挛性疼痛与下坠感,并可触及条块状物,便秘严重者可加重或诱发痔疮或肛裂出血。慢性便秘患者可有口苦、食欲减退、腹胀、下腹不适、头痛、头晕及疲乏等。急性便秘可有原发病的临床表现,如:便秘伴剧烈腹痛、腹胀与呕吐者,应考虑肠梗阻的可能;便秘伴腹部包块,可能为结肠肿瘤、腹腔内肿瘤压迫结肠、肠结核或肿大的淋巴结等;便秘与腹泻交替出现,脐周或中、下腹部隐痛,多提示肠结核或腹腔内结核、慢性溃疡性结肠炎等。

排便困难严重者可因痔疮加重及肛裂而有大便带血或便血,患者亦可因此而紧张、焦虑。慢性习惯性便秘多发生于中老年人,尤其是经产妇女,可能与肠肌、腹肌与盆底肌的张力降低有关。

五、护理评估要点

1. 病史特点 注意询问便秘发生的原因及诱因,如:饮食习惯,包括饮食种类及饮水量、食物是否含足量纤维素、有无偏食等;有无影响排便习惯的因素存在,如生活环境改变、情绪紧张等;是否长期滥用泻药或致便秘的其他药物;有无长期卧床、腹部手术、妊娠等;有无引起便秘的各种肠道疾病、腹腔或盆腔疾病等。

2. 临床表现特点 注意了解患者的排便状况,包括既往排便习惯及现在的排便次数、粪便性状、排便难易度,排便时有无腹部饱胀感、残便感,有无肛裂、出血等。可能由于粪便干硬,用力排便时易造成肛门及直肠损伤,如引起肛裂;心功能不全或腹部疝气患者,可因用力排便、腹压增加等诱发或加重病情;便秘致粪便长时间存留在肠道内,加之肠道细菌引起异常发酵、腐败等,大量有害毒素吸收入血,可引起患者失眠、注意力不集中、头痛、头晕、口臭、食欲不振、下腹饱胀及乏力等。

3. 对人体功能性健康型态的影响 主要为:有无肛周疼痛、缺乏预防长期便秘的知识等认知与感知型态的改变;有无肛裂等营养与代谢型态的改变;有无可使患者产生精神紧张、恐惧、烦躁、抑郁及焦虑等情绪变化。

4. 其他伴随症状　便秘伴呕吐、腹胀、肠绞痛等,可能为各种原因引起的肠梗阻;便秘伴腹部包块者应注意结肠肿瘤(注意勿将左下腹痉挛的乙状结肠或其内粪便块误为肿瘤)、肠结核及 Crohn 病;便秘与腹泻交替者应注意肠结核、溃疡性结肠炎、肠易激综合征;伴生活环境改变、精神紧张而出现的便秘,多为功能性便秘。

5. 诊断、治疗与护理经过　重点为是否采用促进排便的措施及其效果。

六、相关护理诊断

(1) 便秘　与滥用泻药有关;与长期卧床有关;与肠梗阻或肠道肿瘤等有关。

(2) 组织完整性受损/有组织完整性受损的危险　与粪便过于干硬有关。

(3) 疼痛　与机械性肠梗阻有关;与排便困难所致肠痉挛有关。

(4) 焦虑　与慢性便秘迁延不愈有关。

(5) 知识缺乏　缺乏保持定时排便及预防便秘的有关知识。

第十三节　排 尿 异 常

一、概念

正常成人 24 h 尿量为 1000~2000 mL。如 24 h 尿量少于 400 mL,或每小时尿量少于 17 mL 则称为少尿(oliguria);如 24 h 尿量少于 100 mL,12 h 完全无尿则称为无尿或尿闭(anuria);如 24 h 尿量超过 2500 mL 则称为多尿(polyuria)。

尿频(frequent micturition)是指单位时间内排尿次数增多。正常成人白天排尿 4~6 次,夜间 0~2 次。尿急(urgent micturition)是指患者一有尿意即迫不及待需要排尿,难以控制。尿痛(odynuria)是指患者排尿时感觉耻骨上区、会阴部和尿道内疼痛或烧灼感。尿频、尿急和尿痛合称为膀胱刺激征。

血尿(hematuria)包括镜下血尿和肉眼血尿。前者是指尿色正常,须经显微镜检查方能确定,通常离心沉淀后的尿液镜检每高倍视野有红细胞 3 个以上的血尿。后者是指尿呈洗肉水色或血色,肉眼即可见的血尿。

二、病因

1. 少尿、无尿

(1) 肾前性:多种原因引起的休克、重度失水、大出血、肾病综合征、肝肾综合征和烧伤等;各种原因所致的心功能不全、严重的心律失常、心肺复苏后体循环功能不稳定等;肾血管狭窄或炎症、肾病综合征、狼疮性肾炎、长期卧床不起所致的肾动脉栓塞或血栓形成;高血压危象、妊娠期高血压疾病等。

(2) 肾性:重症急性肾炎、急进性肾炎和慢性肾炎严重感染;急性间质性肾炎,包括药物性和感染性间质性肾炎;生物毒、重金属及化学毒所致的急性肾小管坏死;严重的肾盂肾炎并发肾乳头坏死。

（3）肾后性：结石，血凝块，坏死组织阻塞输尿管、膀胱进出口或后尿道；肿瘤、腹膜后淋巴瘤、特发性腹膜后纤维化、前列腺肥大；其他，如输尿管手术后、结核病或溃疡愈合后瘢痕挛缩、肾严重下垂，或游走肾所致的肾扭转、神经源性膀胱等。

2. 多尿

（1）暂时性多尿：短时内摄入过多水、饮料和含水分过多的食物，使用利尿剂后，可出现短时间多尿。

（2）持续性多尿：内分泌代谢障碍如垂体性尿崩症、糖尿病、原发性甲状旁腺功能亢进、原发性醛固酮增多症；肾脏疾病如肾性尿崩症、肾小管浓缩功能不全、急性肾功能衰竭多尿期等；精神因素如精神性多饮患者常自觉烦渴而大量饮水，引起多尿。

3. 尿频、尿急、尿痛

（1）生理性尿频：因饮水过多、精神紧张或气候寒冷而排尿次数增多属正常现象，特点是每次尿量不少，也不伴随尿频尿急等其他症状。

病理性尿频：常见的有以下几种情况。①多尿性尿频：排尿次数增多而每次尿量不少，全日总尿量增多。见于糖尿病、尿崩症、精神性多饮和急性肾功能衰竭多尿期。②炎症性尿频：尿频而每次尿量少，多伴有尿急和尿痛，尿液镜检可见炎性细胞。见于膀胱炎、尿道炎、前列腺炎和尿道旁腺炎等。③神经性尿频：尿频而每次尿量少，不伴尿急尿痛，尿液镜检无炎性细胞。见于中枢及周围神经病变如癔症、神经源性膀胱。④膀胱容量减少性尿频：表现为持续性尿频，药物治疗难以缓解，每次尿量少。见于膀胱占位性病变、妊娠子宫增大或卵巢囊肿等压迫膀胱、膀胱结核引起膀胱纤维性缩窄。⑤尿道口周围病变：尿道口息肉、处女膜伞和尿道旁腺囊肿等刺激尿道口可引起尿频。

（2）尿急：常见于下列情况。①炎症：急性膀胱炎、尿道炎，特别是膀胱三角区和后尿道炎症，尿急症状特别明显；急性前列腺炎常有尿急，慢性前列腺炎因伴有腺体增生肥大，故有排尿困难、尿线细和尿流中断。②结石和异物：膀胱和尿道结石或异物刺激黏膜产生尿频。③肿瘤：膀胱癌和前列腺癌。④高温环境下尿液高度浓缩，酸性高的尿可刺激膀胱或尿道黏膜产生尿急。

（3）尿痛：临床上凡可引起尿急的病因几乎都可以引起尿痛，疼痛部位一般多在耻骨上区、会阴部和尿道内，尿痛性质可为灼痛或刺痛。尿道炎多在排尿开始时出现疼痛；后尿道炎、膀胱炎和前列腺炎常出现终末性尿痛。

4. 血尿

（1）泌尿系统疾病：①肾小球疾病，如急、慢性肾小球肾炎，IgA肾病，遗传性肾炎和薄基底膜肾病。②各种间质性肾炎、尿路感染、泌尿系统结石、结核病、肿瘤、多囊肾。③其他，如血管异常、尿路憩室、息肉和先天性畸形等。

（2）全身性疾病：①感染性疾病：败血症、流行性出血热、猩红热、钩端螺旋体病和丝虫病等。②血液病：白血病、再生障碍性贫血、血小板减少性紫癜、过敏性紫癜和血友病。③免疫和自身免疫性疾病：系统性红斑狼疮、结节性多动脉炎、皮肌炎、类风湿关节炎、系统性硬化症等引起肾损害时。④心血管疾病：亚急性感染性心内膜炎、急进性高血压、慢性心力衰竭、肾动脉栓塞和肾静脉血栓形成等。

（3）其他：尿路邻近器官的疾病、化学物品或药品对尿路损害也可出现血尿。平时运动量小的健康人，突然加大运动量可出现运动性血尿。

三、发病机制

1. 少尿、无尿　有效血容量减少、心脏排血功能下降、肾血管病变导致肾血流减少或肾缺血是肾前性少尿、无尿的主要发病机制；肾小球、肾小管病变导致肾功能障碍是肾性少尿、无尿的主要发病机制；各种原因引起的机械性尿路梗阻、尿路的外压及肾扭转是肾后性少尿、无尿的主要发病机制。

2. 多尿　短时间内摄入过多水、饮料和含水分过多的食物或者使用利尿剂，是暂时性多尿的主要发病机制；内分泌代谢障碍、肾脏疾病导致肾小管浓缩功能不全是持续性多尿的主要发病机制。

3. 尿频、尿急、尿痛及血尿　一般情况下多为炎症、结石、肿瘤、结核病或损伤所致。

四、临床表现

1. 少尿　①少尿伴肾绞痛见于肾动脉血栓形成或栓塞、肾结石。②少尿伴心悸、气促、胸闷、不能平卧见于心功能不全。③少尿伴大量蛋白尿、水肿、高脂血症和低蛋白血症见于肾病综合征。④少尿伴有乏力、食欲不振、腹腔积液和皮肤黄染见于肝肾综合征。⑤少尿伴血尿、蛋白尿、高血压和水肿见于急性肾炎、急进性肾炎。⑥少尿伴发热、腰痛、尿频、尿急、尿痛见于急性肾盂肾炎。⑦少尿伴排尿困难见于前列腺肥大。

2. 多尿　①多尿伴烦渴多饮、排低比重尿见于尿崩症。②多尿伴多饮、多食和消瘦见于糖尿病。③多尿伴高血压、低血钾和周期性麻痹见于原发性醛固酮增多症。④多尿伴酸中毒、骨痛和肌麻痹见于肾小管性酸中毒。⑤少尿数天后出现多尿可见于急性肾小管坏死恢复期。⑥多尿伴神经症症状可能为精神性多饮。

3. 尿频　尿频伴尿急和尿痛多见于膀胱炎和尿道炎；膀胱刺激征存在但不剧烈而伴双侧腰痛见于肾盂肾炎；尿频伴会阴部、腹股沟和睾丸胀痛见于急性前列腺炎；尿频、尿急伴有血尿，午后低热、乏力、盗汗见于膀胱结核；尿频不伴尿急和尿痛，但伴有多饮、多尿和口渴见于精神性多饮、糖尿病和尿崩症；尿频、尿急伴无痛性血尿见于膀胱癌；老年男性尿频伴尿线细、进行性排尿困难见于前列腺增生；尿频、尿急、尿痛伴尿流突然中断，见于膀胱结石堵住出口或后尿道结石嵌顿。

4. 血尿　主要表现是尿颜色的改变，除镜下血尿颜色正常外，肉眼血尿根据出血量多少而呈不同颜色。尿呈淡红色洗肉水样，提示每升尿含血量超过 1 mL。出血严重时尿可呈血液状。肾脏出血时，尿与血混合均匀，尿呈暗红色；膀胱或前列腺出血尿色鲜红，有时有血凝块。但红色尿不一定是血尿，需仔细辨别。如：尿呈暗红色或酱油色，不混浊、无沉淀，镜检无或仅有少量红细胞，见于血红蛋白尿；尿呈棕红色或葡萄酒色，不混浊，镜检无红细胞见于卟啉尿；服用某些药物如大黄、利福平，或进食某些红色蔬菜也可排红色尿，但镜检无红细胞。将全程尿分段观察颜色，如尿三杯试验，用三个清洁玻璃杯分别留起始段、中段和终末段尿观察，如：起始段血尿提示病变在尿道；终末段血尿提示出血部位在膀胱颈部、三角区或后尿道的前列腺和精囊腺；三段尿均呈红色即全程血尿，提示血尿来自肾脏或输尿管。血尿的同时患者伴有全身或局部症状，而以泌尿系统症状为主。如伴有肾区钝痛或绞痛提示病变在肾脏。膀胱和尿道病变则常有尿频、尿急和排尿困难。部分患者血尿既无泌尿道症状也无全身症状，见于某些疾病的早期，如肾结核、肾癌或膀胱癌早期。

五、护理评估要点

1. 病史特点 注意询问排尿异常开始出现的时间、严重程度、同时伴有何种症状,有无慢性病史、用药史及疗效情况等。

2. 临床表现特点 应注意了解排尿异常的原发病和相关伴随症状。评估其变化特点及意义。

3. 对人体功能性健康型态的影响 注意了解有无焦虑、恐惧等压力与压力应对型态的改变,有无睡眠与休息型态的改变。

4. 其他伴随症状 少尿伴肾绞痛见于肾动脉血栓形成或栓塞、肾结石;少尿伴心悸、气促、胸闷、不能平卧见于心功能不全;少尿伴大量蛋白尿、水肿、高脂血症和低蛋白血症见于肾病综合征;少尿伴血尿、蛋白尿、高血压和水肿见于急性肾炎、急进性肾炎;少尿伴发热、腰痛、尿频、尿急、尿痛见于急性肾盂肾炎;少尿伴排尿困难见于前列腺肥大。

多尿伴烦渴多饮、排低比重尿见于尿崩症;多尿伴多饮、多食和消瘦见于糖尿病;多尿伴神经症症状可能为精神性多饮。

尿频伴尿急、尿痛和血尿为膀胱刺激征,见于泌尿系统感染。

血尿伴肾绞痛是肾或输尿管结石的特征;血尿伴尿流中断见于膀胱和尿道结石;血尿伴尿流细和排尿困难见于前列腺炎、前列腺癌;血尿伴皮肤黏膜及其他部位出血,可见于血液病和某些感染性疾病。

5. 诊断、治疗与护理经过 主要包括已做尿液、血液检查项目及结果,相应的治疗措施及效果。

六、相关护理诊断

(1)体液过多 与尿量减少、水钠潴留有关。
(2)睡眠型态紊乱 与排尿规律改变有关。
(3)发热 与急性膀胱炎、膀胱癌并发感染有关。
(4)焦虑 与预感自身受到疾病威胁有关。
(5)排尿疼痛/困难 与膀胱或尿路结石有关。
(6)活动无耐力 与发热、并发症有关。

第十四节 黄 疸

一、概念

黄疸(jaundice)是由于血清胆红素浓度增高,超过 $34.2\ \mu mol/L$ 时致皮肤、黏膜和巩膜发黄的症状和体征。正常血清胆红素最高为 $17.1\ \mu mol/L$;胆红素在 $17.1\sim34.2\ \mu mol/L$ 时,虽然高于正常,但是临床上不易察觉,称为隐性黄疸。

二、病因

1. 溶血性黄疸 溶血性黄疸又称肝前性黄疸,见于各种原因的溶血。

2. 肝细胞性黄疸 肝细胞性黄疸见于各种原因引起的肝脏损害,如病毒性肝炎、肝硬化、中毒性肝炎、钩端螺旋体病、败血症等。

3. 胆汁淤积性黄疸 胆汁淤积性黄疸又称肝后性黄疸,胆汁淤积可分为肝内性和肝外性。肝内性又可分为肝内阻塞性胆汁淤积和肝内胆汁淤积,前者见于肝内泥沙样结石、癌栓、寄生虫病(如华支睾吸虫病);后者见于病毒性肝炎、药物性胆汁淤积(如氯丙嗪、甲基睾丸酮和口服避孕药等)、原发性胆汁性肝硬化、妊娠期复发性黄疸等。肝外性胆汁淤积可由胆总管结石、狭窄,炎性水肿,肿瘤及蛔虫等阻塞所引起。

三、发病机制

体内的胆红素主要来源于血红蛋白,血液循环中衰老的红细胞经单核-巨噬细胞系统的破坏和分解而产生胆红素,正常人每日由红细胞破坏产生的胆红素占总胆红素的 80%～85%。另外的胆红素来源于骨髓幼稚红细胞的血红蛋白和肝内含有亚铁血红素的蛋白质(如过氧化氢酶、过氧化物酶及细胞色素氧化酶与肌红蛋白等),这些胆红素为旁路胆红素(bypass bilirubin),占总胆红素的 15%～20%。

上述产生的胆红素称为游离胆红素或非结合胆红素(unconjugated bilirubin,UCB)。非结合胆红素为脂溶性,不能溶于水,不能从肾小球滤出,当其经血循环到达肝脏时,被肝细胞摄取,经葡萄糖醛酸转移酶的催化作用与葡萄糖醛酸结合,形成结合胆红素(conjugated bilirubin,CB)。结合胆红素为水溶性,可通过肾小球滤过而从尿中排出,当其随胆汁排入肠道,由肠内细菌的脱氢作用还原为尿胆原,大部分尿胆原在肠道内进一步被氧化为尿胆素从粪便中排出,称为粪胆素。小部分(10%～20%)尿胆原在肠道内被重吸收,经门静脉回到肝脏,其中大部分再转变为结合胆红素,又随胆汁排入肠道,形成胆红素的肝肠循环,小部分经体循环由肾脏排出体外(图 3-14-1)。

正常情况下,胆红素进入与离开血循环保持着动态平衡,因而血中胆红素的浓度保持相对恒定,总胆红素(TB)1.7 μmol/L～17.1 μmol/L,其中 CB 0～3.42 μmol/L,UCB 1.7～13.68 μmol/L。胆红素产生过多,肝细胞对胆红素的摄取、结合、排泄出现障碍及肝内外胆管阻塞等,均可致血清胆红素浓度增高而发生黄疸。临床上将黄疸分为三种类型。

1. 溶血性黄疸 凡能引起溶血的疾病都可产生黄疸,见于:①先天性溶血性贫血,如遗传性球形红细胞增多症、海洋性贫血等。②获得性免疫性贫血,如自身免疫性溶血性贫血、不同血型输血后溶血以及毒蕈中毒等。大量红细胞被破坏,形成大量的 UCB,超过了肝细胞的摄取、结合和排泄能力,同时溶血造成贫血、缺氧和红细胞破坏产物的毒性作用,降低了肝细胞对胆红素代谢的能力,使 UCB 在血液中滞留,导致黄疸(图 3-14-2)。

2. 肝细胞性黄疸 各种使肝细胞广泛损害的疾病均可发生黄疸,如病毒性肝炎、肝硬化、中毒性肝炎、钩端螺旋体病、败血症等。由于肝细胞的损伤使其对胆红素的摄取、结合及排泄功能降低,导致血 UCB 增加。同时,未受损的肝细胞仍能够将 UCB 转化为 CB,但由于肝细胞肿胀、坏死及小胆管内胆栓形成等,胆汁排泄受阻而反流入血循环,导致血中 CB 也增加,从而引起黄疸(图 3-14-3)。

3. 胆汁淤积性黄疸 ①肝内性,如肝内泥沙样结石、毛细胆管型病毒性肝炎、原发性胆汁性肝硬化等。②肝外性,如胆总管结石、狭窄,炎性水肿,肿瘤及蛔虫等。由于胆道受阻,阻塞上方胆管内压力增高、胆管扩张,最终导致小胆管与毛细胆管破裂,胆汁中的胆红素反流入血而使血中 CB 升高(图 3-14-4)。

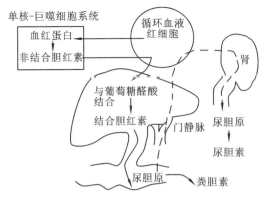

图 3-14-1 胆红素正常代谢

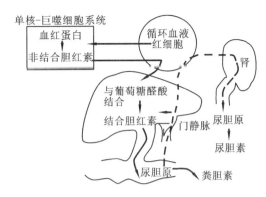

图 3-14-2 溶血性黄疸发病机制

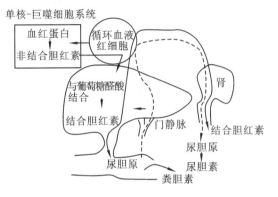

图 3-14-3 肝细胞性黄疸发病机制

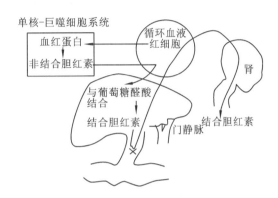

图 3-14-4 胆汁淤积性黄疸发病机制

四、临床表现

1. 溶血性黄疸 黄疸较轻,皮肤呈浅柠檬黄色。急性溶血时可有发热、寒战、头痛、腰背及四肢酸痛,并有不同程度的贫血和血红蛋白尿(尿呈酱油色或浓茶色),严重者可发生肾功能衰竭。慢性溶血多为先天性,可有贫血和脾肿大。

2. 肝细胞性黄疸 皮肤、黏膜呈浅黄至深黄色,伴乏力、恶心、食欲减退、腹胀、肝区胀痛等症状,严重者有出血倾向。

3. 胆汁淤积性黄疸 皮肤呈暗黄色,胆道完全梗阻者可呈黄绿或绿褐色,并有皮肤瘙痒及心动过缓、尿色深、粪便颜色变浅或呈白陶土色。由于胆汁不能进入肠道,食物中脂肪的消化和吸收出现障碍而致腹胀、消化不良,同时因脂溶性维生素 K 吸收障碍,影响某些凝血因子合成,常有出血倾向。

五、护理评估要点

1. 病史特点 注意了解黄疸的起病缓急,有否群集发病,有无外出旅游史、药物使用史,有无长期酗酒或肝病史。注意与假性黄疸鉴别,进食过多胡萝卜、南瓜、橘子等可导致皮肤黏膜黄染,但以手掌、足底、前额及鼻部等处明显,一般不发生巩膜及口腔黏膜黄染。长期服用阿的平、呋喃类等含黄色素的药物也可引起皮肤、黏膜黄染,其巩膜黄染的特点是近角膜缘处较明显。

2. 临床表现特点　注意观察皮肤颜色的深浅,粪、尿颜色的改变以及是否伴有皮肤瘙痒等。一般黄染越深,病情越重;梗阻越完全,皮肤瘙痒越严重,粪颜色越浅。

3. 对人体功能性健康型态的影响　主要注意有无因皮肤瘙痒所致的睡眠与休息型态的改变;皮肤、黏膜及巩膜黄染引起的自我概念型态的改变;有无因原发病及面临的检查所引起的焦虑、恐惧等压力及压力应对型态的改变。

4. 其他伴随症状　黄疸伴发热见于急性胆管炎、肝脓肿、钩端螺旋体病、败血症、大叶性肺炎、病毒性肝炎;急性溶血可先有发热而后出现黄疸;黄疸伴上腹剧烈疼痛可见于胆道结石、肝脓肿或胆道蛔虫病;右上腹剧痛、寒战高热和黄疸为夏科(Charcot)三联征,提示急性化脓性胆管炎;持续性右上腹钝痛或胀痛可见于病毒性肝炎、肝脓肿或原发性肝癌;黄疸伴肝肿大,若呈轻度至中度肿大,质地软或中等硬度且表面光滑,见于病毒性肝炎、急性胆道感染或胆道阻塞;若肝明显肿大,质地坚硬,表面凹凸不平并有结节见于原发或继发性肝癌;若肝肿大不明显,而质地较硬、边缘不整、表面有小结节见于肝硬化;伴胆囊肿大者,提示胆总管有梗阻,常见于胰头癌、壶腹癌、胆总管癌、胆总管结石等;伴脾肿大者,见于病毒性肝炎、钩端螺旋体病、败血症、疟疾、肝硬化、各种原因引起的溶血性贫血及淋巴瘤等;伴腹腔积液见于重症肝炎、肝硬化失代偿期、肝癌等。

5. 诊断、治疗与护理经过　包括:患者的就诊情况,已做过哪些辅助检查,结果如何;是否用药,药物的种类、剂量及疗效。

六、相关护理诊断

(1) 舒适度改变:皮肤瘙痒　与胆红素排泄障碍、血中胆盐升高有关。
(2) 有皮肤完整性受损的危险　与皮肤瘙痒有关。
(3) 自我形象紊乱　与黄疸所致皮肤、黏膜和巩膜黄染有关。
(4) 焦虑　与严重黄疸、病因不明等有关。

第十五节　抽搐与惊厥

一、概念

抽搐(tic)与惊厥(convulsion)均属于不随意运动,是神经科常见的临床症状。抽搐是指全身或局部成群骨骼肌非自主的抽动或强烈收缩,常可引起关节运动和强直。当肌群收缩表现为强直性和阵挛性时,称为惊厥。惊厥表现的抽搐一般为全身性、对称性、伴有或不伴有意识丧失。

需要注意的是,临床上惊厥的概念与癫痫有相同点也有不相同点。癫痫大发作与惊厥的概念相同,而癫痫小发作则不应称为惊厥。

二、病因

抽搐与惊厥根据病因不同可分为特发性与症状性。特发性常由于先天性脑部不稳定状态所致。症状性的病因有如下几种。

1. 脑部疾病

（1）感染：如脑炎、脑膜炎、脑脓肿、脑结核瘤、脑灰质炎等。

（2）外伤：如产伤、颅脑外伤等。

（3）肿瘤：包括原发性肿瘤、脑转移瘤。

（4）血管疾病：如脑出血、蛛网膜下腔出血、高血压脑病、脑栓塞、脑血栓形成、脑缺氧等。

（5）寄生虫病：如脑型疟疾、脑血吸虫病、脑包虫病、脑囊虫病等。

（6）其他：先天性脑发育障碍；原因未明的大脑变性，如结节性硬化、播散性硬化、核黄疸（nuclear icterus）等。

2. 全身性疾病

（1）感染：如急性胃肠炎、中毒型菌痢、链球菌败血症、中耳炎、百日咳、狂犬病、破伤风等。小儿高热惊厥主要由急性感染所致。

（2）中毒：①内源性，如尿毒症、肝性脑病。②外源性，如酒精、苯、铅、砷、汞、氯喹、阿托品、樟脑、白果、有机磷杀虫药等中毒。

（3）心血管疾病：高血压脑病或 Adams-Stokes 综合征等。

（4）代谢障碍：如低血糖、低钙及低镁血症、急性间歇性血卟啉病、子痫、维生素 B_6 缺乏等。其中低血钙可表现为典型的手足搐搦症。

（5）风湿病：如系统性红斑狼疮、脑血管炎等。

（6）其他：如突然撤停安眠药、抗癫痫药，还可见于热射病、溺水、窒息、触电等。

3. 神经症 如癔症性抽搐和惊厥。

此外，尚有一重要类型，即小儿惊厥（部分为特发性，部分由于脑损害引起），高热惊厥多见于小儿。

三、发病机制

目前抽搐与惊厥的发生机制尚未完全明了，多认为可能是由于运动神经元的异常放电所致。这种病理性放电主要是由神经元膜电位的不稳定引起，并与多种因素相关，可由代谢、营养、脑皮质肿物或瘢痕等激发，与遗传、免疫、内分泌、微量元素、精神因素等有关。

根据引起肌肉异常收缩的兴奋信号的来源不同，基本上可分为两种情况：①大脑功能障碍，如癫痫大发作等。②非大脑功能障碍，如破伤风、士的宁中毒、低钙血症性抽搐等。

四、临床表现

不同病因所致的抽搐和惊厥，临床表现形式也各有特点，一般可分为全身性和局限性两种。

1. 全身性抽搐 以全身骨骼肌痉挛为主要表现，典型者为癫痫大发作（惊厥），表现为患者突然意识模糊或丧失、全身强直、呼吸暂停，继而四肢发生阵挛性抽搐，呼吸不规则，尿便失控，发绀，发作约半分钟可自行停止，也可反复发作或呈持续状态。发作时可有瞳孔散大，对光反射消失或迟钝、病理反射阳性等。发作停止后不久意识恢复。如为肌阵挛性，一般只是意识障碍。由破伤风引起者为持续性强直性痉挛，伴肌肉剧烈疼痛。

2. 局限性抽搐 以身体某一局部连续性肌肉收缩为主要表现，多见于口角、眼睑、手足等。而低钙血症所致的手足搐搦症则表现间歇性双侧强直性肌痉挛，以上肢手部腕及手掌指关节屈曲、指间关节伸直、拇指内收最典型，呈"助产士手"表现；踝关节伸直、足呈弓状，似"芭蕾舞足"。

五、护理评估要点

1. 病史特点 注意询问有无脑部疾病、全身性疾病、癔症、毒物接触、高热、外伤等病史及相关症状。患儿应询问分娩史、生长发育异常史。

2. 临床表现特点 应注意了解抽搐与惊厥患者的年龄、病程,是否孕妇;发作的诱因、持续时间、发作频率;部位是全身性还是局限性,性质是呈持续强直性还是呈间歇阵挛性;发作时的意识状态,以及有无血压增高,是否伴脑膜刺激征、剧烈头痛、大小便失禁、舌咬伤、跌伤、肌痛等。

3. 对人体功能性健康型态的影响 有无排尿、排便失禁;有无个人或家庭无效处理突发抽搐和惊厥所致压力与压力应对型态的改变。

4. 其他伴随症状 抽搐与惊厥伴发热,多见于小儿急性感染,也可见于胃肠功能紊乱、重度失水等,但须注意,惊厥也可引起发热;伴血压增高,可见于高血压病、肾炎、子痫、铅中毒等;伴脑膜刺激征,可见于脑膜炎、脑膜脑炎、假性脑膜炎、蛛网膜下腔出血等;伴瞳孔扩大与舌咬伤,可见于癫痫大发作;惊厥发作前有剧烈头痛,可见于高血压、急性感染、蛛网膜下腔出血、颅脑外伤、颅内占位性病变等;伴意识丧失,见于癫痫大发作、重症颅脑疾病等。

5. 诊断、治疗与护理经过 包括患者已接受的诊断性检查及其结果,已采用的治疗措施及效果,包括是否用药,药物的种类、剂量及疗效。

六、相关护理诊断

(1) 有受伤的危险 与惊厥发作所致的不受控制的强直性肌肉收缩和意识障碍有关。
(2) 有窒息的危险 与抽搐和惊厥发作伴意识障碍所致的分泌物误吸、舌后坠堵塞呼吸道有关。
(3) 排尿障碍/排便失禁 与抽搐和惊厥发作所致的短暂意识障碍有关。
(4) 恐惧 与不可预知的抽搐和惊厥发作及发作后的困窘有关。
(5) 个人/家庭应对无效 与无能力处理突发抽搐和惊厥有关。

第十六节 意 识 障 碍

一、概念

意识障碍(disturbance of consciousness)是指人对周围环境及自身状态的识别和觉察能力出现障碍。多由于高级神经中枢功能活动(意识、感觉和运动)受损所引起,可表现为嗜睡、意识模糊和昏睡,严重的意识障碍为昏迷。

二、病因

1. 感染性因素
(1) 颅内感染:各种脑炎、脑膜脑炎、脑型疟疾等。
(2) 全身严重感染:败血症、肺炎、中毒性痢疾、伤寒等。

2. 非感染性因素

（1）颅脑疾病：①脑血管疾病，如脑出血、蛛网膜下腔出血、脑栓塞、脑血栓形成、高血压脑病。②脑肿瘤。③脑外伤，如脑震荡、脑挫裂伤、颅骨骨折等。④癫痫。

（2）内分泌与代谢障碍：如肝性脑病、肺性脑病、尿毒症、糖尿病酮症酸中毒、低血糖、甲状腺功能亢进危象、甲状腺机能减退等。

（3）心血管疾病：如严重心律失常引起的 Adams-Stokes 综合征、重度休克等。

（4）水、电解质平衡紊乱：如稀释性低钠血症、低氯性碱中毒、高氯性酸中毒等。

（5）外源性中毒：如安眠药、有机磷、酒精、一氧化碳、氯化物等中毒。

（6）物理性或缺氧性损害：如高温中暑、日射病、触电、溺水等。

三、发病机制

脑缺血、缺氧，葡萄糖供给不足，酶代谢异常等因素可引起脑细胞代谢紊乱，从而导致网状结构功能减退，产生意识障碍。意识由意识内容和其"开关"组成。意识的"开关"系统包括经典的感觉传导径路（特异性上行投射系统）及脑干网状结构（非特异性上行投射系统）。意识的"开关"系统激活大脑皮质并使之维持一定水平的兴奋性，使机体处于觉醒状态。意识内容就是大脑皮质功能活动，在意识觉醒状态下产生，包括记忆、思维、理解、定向和情感等精神活动，以及通过视、听、语言和复杂运动等与外界保持紧密联系的能力。清醒的意识活动有赖于大脑皮质和皮质下网状结构功能的完整，任何原因导致大脑皮质弥漫性损害或脑干网状结构损害，均可发生意识障碍。

四、临床表现

意识障碍可有以下不同程度的表现。

1. 嗜睡（somnolence） 嗜睡是程度最轻的意识障碍，是一种病理性嗜睡，患者处于持续睡眠状态，可被唤醒，醒后能正确回答问题和作出各种反应，但当刺激去除后很快又再入睡。

2. 意识模糊（confusion） 意识模糊是程度深于嗜睡的意识障碍。患者能保持简单的精神活动，但对时间、地点、人物的定向力发生障碍，思维和语言不连贯。

3. 昏睡（stupor） 昏睡是接近于不省人事的意识状态。患者处于熟睡状态，不容易被唤醒。但在压迫眶上神经、晃动身体等强烈刺激下可被唤醒，但很快又再入睡，醒时答话含糊或答非所问。

4. 昏迷（coma） 昏迷为最严重的意识障碍，按其程度不同可分为以下几种。

（1）轻度昏迷：意识大部分丧失，无自主运动，对声、光刺激无反应，对疼痛刺激尚可出现痛苦的表情或肢体退缩等防御反应。角膜反射、瞳孔对光反射、眼球运动、吞咽反射等可存在。

（2）中度昏迷：对周围事物及各种刺激均无反应，对强烈刺激可出现防御反应，角膜反射减弱，瞳孔对光反射迟钝，眼球无转动。

（3）深度昏迷：意识完全丧失，全身肌肉松弛，对外界任何刺激完全无反应，深、浅反射均消失。

此外，还有一种以兴奋性增高为主的高级神经中枢急性活动失调状态，称为谵妄（delirium）。临床上表现为意识模糊、定向力丧失、感觉错乱（幻觉、错觉）、躁动不安、言语杂乱。谵妄可发生于急性感染的发热期间，也可见于某些药物中毒（如颠茄类药物中毒、急性酒精中毒）、代谢障碍（如肝性脑病）、循环障碍或中枢神经系统疾病等。由于病因不同，有些患者可以康复,有些患者可发展为昏迷状态。

意识障碍者感知能力、对外界环境的识别能力及日常生活活动能力均发生改变,尤其是昏迷患者,由于脑功能严重障碍所致的咳嗽、吞咽等各种反射减弱或消失,无自主运动能力,不能自主排便和排尿,需要留置导尿等,除了体温、脉搏、呼吸、血压等生命体征有改变外,常易并发肺部及尿路感染、口腔炎、结膜炎、角膜炎、角膜溃疡、营养不良、压疮及肢体挛缩畸形等。

五、护理评估要点

1. 病史特点 了解询问意识障碍的起病时间、发病前后情况、诱因、病程、程度,有无急性感染性休克、高血压、动脉硬化、糖尿病、肝肾疾病、肺源性心脏病、癫痫、颅脑外伤、肿瘤等病史,以及有无服毒及毒物接触史。

2. 临床表现特点 注意确定意识障碍的程度及进展,注意生命体征的变化,可根据患者的语言反应、对答是否切题、对疼痛刺激的反应、肢体活动、瞳孔大小及对光反射、角膜反射等判断意识障碍的程度。也可按 Glasgow 昏迷评分量表对意识障碍的程度进行评估。评估项目包括睁眼反应、运动反应、语言反应三个项目,将各项目所测的分值相加求其总分,即可得到意识障碍的客观评分,见表 3-16-1。GCS 总分为 3~15,14~15 分为正常,8~13 分表示意识障碍,≤7 分为浅昏迷,<3 分为深昏迷。

评估中应注意运动反应的刺激部位应以上肢为主,以其最佳反应计分,并通过动态观察或动态的 GCS 评分和记录了解意识障碍的演变,以确定其进展情况。

表 3-16-1 Glasgow 昏迷评分量表

评分项目	反应	得分
	正常睁眼	4
睁眼反应	对声音刺激有睁眼反应	3
	对疼痛刺激有睁眼反应	2
	对任何刺激无睁眼反应	1
	可按指令动作	6
	对疼痛刺激能定位	5
运动反应	对疼痛刺激有肢体退缩反应	4
	疼痛刺激时肢体过度屈曲	3
	疼痛刺激时肢体过度伸展	2
	疼痛刺激无反应	1
	能准确回答时间、地点、人物等定向问题	5
	能说话,但不能准确回答时间、地点、人物等定向问题	4
语言反应	言语不当,但语意可辨	3
	言语模糊不清,语意难辨	2
	任何刺激均无语言反应	1

3. 对人体功能性健康型态的影响 主要包括:有无口腔炎、角膜炎、结膜炎、角膜溃疡、压疮等营养与代谢型态的影响;有无肌肉萎缩、关节强直、肢体畸形所致的活动与运动型态的改变;有无排便、排尿失禁等排泄型态的改变等。

4. 其他伴随症状 先发热然后有意识障碍,可见于重症感染性疾病;先有意识障碍然后有发热,见于脑出血、蛛网膜下腔出血、巴比妥类药物中毒等;意识障碍伴呼吸缓慢多为呼吸中枢受抑制的表现,可见于吗啡、巴比妥类、有机磷杀虫药等中毒,银环蛇咬伤等;伴瞳孔散大可见于颠茄类、酒精、氰化物等中毒,以及癫痫、低血糖状态等;伴瞳孔缩小可见于吗啡类、巴比妥类、有机磷杀虫药等中毒;伴心动过缓可见于颅内高压症、房室传导阻滞,以及吗啡类、毒蕈等中毒;伴高血压可见于高血压脑病、脑血管意外、肾炎尿毒症等;伴低血压可见于各种原因所致的休克;伴皮肤黏膜改变如出血点、淤斑和紫癜等可见于严重感染和出血性疾病;口唇呈樱红色提示一氧化碳中毒;伴脑膜刺激征可见于脑膜炎、蛛网膜下腔出血等。

5. 诊断、治疗与护理经过 注意了解已接受过的诊断性检查及结果,已采取的措施及其效果。

六、相关护理诊断

(1)急性意识障碍 与各种原因所致脑组织损害有关。

(2)清理呼吸道无效 与意识障碍所致咳嗽、吞咽反射减弱或消失有关。

(3)有误吸的危险 与意识障碍所致咳嗽、吞咽反射减弱或消失有关。

(4)营养失调:低于机体需要量 与意识障碍不能正常进食有关。

(5)口腔黏膜改变 与意识障碍所致吞咽反射减弱或消失有关。

(6)完全性尿失禁 与意识障碍所致排尿失控有关。

(7)排便失禁 与意识障碍所致排便失控有关。

(8)废用综合征 与肌肉萎缩、关节僵硬、肢体畸形有关。

(9)有外伤的危险 与意识障碍所致躁动不安有关。

(10)有皮肤黏膜完整性受损的危险 与意识障碍所致自主运动消失有关;与意识障碍所致排便、排尿失控有关。

(11)有感染的危险 与意识障碍所致咳嗽、吞咽反射减弱或消失有关。

小结

症状(symptom)是机体发生疾病后患者对机体生理功能异常的主观感受和体验,如痒、痛、胀、闷、恶心、眩晕等,这种异常感受出现的早期,在临床上往往尚不能客观地查出,但在问诊时可由患者的陈述中获得,所以症状是病史中的重要成分;而能被觉察到的客观表现称为体征(sign),如啰音、肝脾肿大、血压升高等,是通过体格检查可以获取的重要内容。所以,症状和体征是描述疾病的重要参数,是医护人员诊断疾病的客观标志和重要依据。正确理解和掌握临床常见症状和体征的概念、定义,了解其病因及发病机制,研究其发生、发展及演变,对形成初步诊断或印象(impression)起着重要的主导作用。但是,在临床上,疾病是千变万化的,症状表现也是错综复杂的,因此,在诊断时必须结合临床所有资料,进行综合分析,切忌单凭某一个或几个症状而作出错误的诊断。

思考题

一、简答题

1. 简述常见症状的概念、临床表现特点。

2. 解释各常见症状的病因及发病机制。

3. 阐述常见症状的主要护理诊断及护理评估要点。

二、案例分析题

（1）患者，陈先生，男，72 岁。因反复双下肢水肿 13 年，加重 2 天入院。患者 13 年前开始反复出现双下肢凹陷性水肿。清晨减轻，夜晚加重。伴有心慌、气促，常有夜间胸闷、呼吸困难，坐起后症状减轻，多次来院就诊，诊断为右心功能不全。此次因劳累后患者再次出现上述症状而前来就诊。请问：

① 该患者的主要症状是什么？其发病机制是什么？

② 能引起上述症状的主要原因有哪些？

③ 患者的主要护理诊断有哪些？

（2）患者，罗女士，48 岁。因右上腹疼痛 2 天，发热、皮肤黄染 1 天入院。患者 2 天前进食油煎蛋后出现右上腹剧烈疼痛，呈阵发性加剧。1 天又后出现寒战、发热，体温达 39.2 ℃，尿黄，皮肤黄染。既往体健。经检查初步诊断为急性化脓性胆管炎。请问：

① 该患者的症状、体征各有哪些？

② 该患者的黄疸属于哪种类型？其发病机制是什么？

③ 患者的主要护理诊断有哪些？

（邱洪流 谢 琴 刘 娟）

第四章 体格检查

学习目标

识记：体格检查的内容与方法；各系统体格检查正常表现及阳性体征的临床意义。

理解：体格检查常见异常体征的产生机制。

应用：能够正确运用所学知识对患者进行体格检查。

案例分析

陈某，女，47岁。劳累后心慌、气短7年，10天前因大扫除后受凉，之后休息时亦感心慌、气短，不能平卧。体格检查发现：口唇轻度发绀，二尖瓣面容，半卧位，颈静脉怒张，呼吸节律整，双肺底可闻及细湿啰音，心尖搏动不明显，未触及震颤，心界向两侧扩大，心率102次/分，节律整，心尖部可闻及Ⅲ级收缩期吹风样杂音及舒张期雷鸣样杂音，双下肢可见凹陷性水肿。请问：

（1）针对该患者应如何实施体格检查？重点评估哪些内容？

（2）该患者出现二尖瓣面容、细湿啰音、心界扩大、心尖杂音的原因是什么？有何临床意义？

（3）该患者的主要护理诊断有哪些？

第一节 概 述

一、体格检查的目的

体格检查（physical examination）是护士通过自己的感官或借助检查器具对患者进行全面检查，以评估其身体状况的重要方法之一。护士所做的体格检查有别于医生，是以护理问题为中心进行的，目的是发现患者的阳性体征，从而为提出护理诊断提供依据，是每个护士必须掌握的基本方法和技巧。一般在病史采集后进行，可以验证问诊中获得的具有临床意义的症状，发现患者存在的阳性体征。

二、体格检查的注意事项

(1) 检查环境应安静、温暖;光线应适宜,最好是自然光线;必要时使用屏风等设施以保护患者隐私。

(2) 准备好各项检查器具,包括体温计、血压计、皮尺、压舌板、手电筒、叩诊锤、听诊器、棉签等。

(3) 护士应仪表端庄,举止大方,态度和蔼,怀有爱伤观念,关心、体贴患者。

(4) 检查前护士需洗手,向患者介绍自己,并说明检查的目的和要求,以取得其配合。

(5) 按一定的顺序进行检查,通常先观察一般状况,然后依次检查头面部、颈部、胸部、腹部、脊柱、四肢、生殖器和肛门、神经系统,避免不必要的重复或遗漏,并应避免反复改变患者的体位。

(6) 检查过程中适当的交流可转移患者的注意力,消除其紧张情绪,取得其信任及配合,同时也可借此建立良好的护患关系。

(7) 检查应仔细、准确、全面,做到重点突出、操作规范、动作轻柔、手脑并用,边检查边思考其解剖位置关系和病理生理意义。如病情危急,应在进行重点检查后先行抢救,待病情平稳后再作补充。

(8) 根据病情变化的需要随时进行复查以便发现新的体征,不断补充和修正检查结果,据此调整和完善护理诊断及相应的护理措施。

三、体格检查的基本方法

体格检查的基本方法包括视诊、触诊、叩诊、听诊和嗅诊。护士必须反复练习和实践这些方法,并结合丰富的医学基础知识和护理专业知识,熟练掌握和运用体格检查方法,以获得准确可靠的检查结果。

(一) 视诊

1. 方法及应用范围 视诊(inspection)是护士通过视觉观察患者的全身或局部状态的检查方法。视诊方法简单,适用范围广,可用于全身和许多局部状态的检查,能提供重要的评估资料。全身状态包括年龄、性别、发育、营养、面容、表情、体位、步态等,局部表现包括皮肤及黏膜颜色,头部、颈部、胸廓、腹部、肌肉、脊柱和四肢的外形等。

2. 注意事项

(1) 视诊时应充分暴露被检查部位,必要时还应显露对侧相应部位以便对比。

(2) 最好在自然光线下进行,避免因光线不适宜影响某些重要体征(如轻度黄疸、发绀和某些皮疹等)的观察。

(3) 除了通过眼睛直接观察外,必要时需借助检查工具,检查深暗部位(如咽部、外耳道、鼻腔等)时需借助照明工具(如手电筒或额镜),检查某些特殊部位(如眼底等)时需使用某些仪器(如眼底镜等)。

(二) 触诊

1. 方法及应用范围 触诊(palpation)是护士通过手与患者被检查部位接触后的感觉或观察患者的反应来判断其身体某部位有无异常的检查方法。手的不同部位对触觉的敏感度不同,其中以指腹和掌指关节部位的触觉最敏感,而手背对温度较为敏感,因此触诊时多采用这些部位。触诊的适用范围很广,可遍及全身各部位,尤以腹部检查最常用。触诊可明确和补充视诊所不能确定的体征,如皮肤温度与湿度,心前区震颤,包块的大小、形态、表面性质,压痛及质地等。触诊时由于目的不同所需施加的压力也不同,因此又分为浅部触诊法和深部触诊法。

1) 浅部触诊法(light palpation) 主要适用于体表病变的检查,如压痛、浅表包块等。将一手轻置于被检查部位,利用掌指关节和腕关节的协同动作,轻柔地进行滑动触诊,可触及的深度为 1~2 cm(图 4-1-1)。

2) 深部触诊法(deep palpation) 主要适用于检查腹腔内病变及脏器情况。将一手或两手重叠置于被检查部位,由浅入深逐渐施加压力直至达深部,可触及的深度多在 2 cm 以上,有时可达 4~5 cm。根据检查目的和手法不同,又将深部触诊法分为以下几种。

(1) 深部滑行触诊法:常用于腹腔深部包块或某些脏器的触诊。检查时嘱患者张口平静呼吸,使其腹肌放松,护士以并拢的示指、中指和环指指端逐渐触向腹腔脏器或包块,并在其上做上下、左右滑动触摸。护士

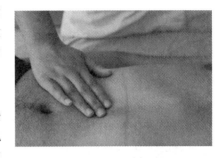

图 4-1-1 浅部触诊法

利用指、腕关节的小幅度屈伸动作,随患者每次呼气,逐渐压向深部。如果为肠管或条索状包块,需做与长轴相垂直方向的滑动触诊。

(2) 双手触诊法:多用于肝、脾、肾及腹腔移动性较大的肿物的触诊。护士左手置于被检查脏器或包块后方,将被检查部位推向右手方向,这样既可起到固定作用,又可使被检查的脏器或包块更接近体表而有利于右手触诊(图 4-1-2)。

(3) 深压触诊法:适用于检查腹腔深在病变的部位、确定腹部压痛点及反跳痛。检查压痛(如胆囊压痛点、阑尾压痛点等)时,以拇指或并拢的示指、中指和环指逐渐深压被检查部位直至深度达 4~5 cm。检查反跳痛时,应在深压的基础上迅速抬起手指,同时询问患者有无疼痛加剧或观察其面部是否出现痛苦表情(图 4-1-3)。

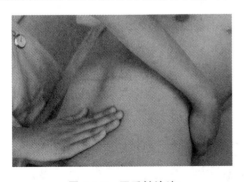

图 4-1-2 双手触诊法

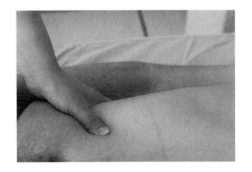

图 4-1-3 深压触诊法

(4) 冲击触诊法:又称浮沉触诊法。一般只用于大量腹腔积液导致肝、脾难以触及时。检查时示指、中指和环指并拢,并与被检查部位成 70°~90°角,连续进行数次急促而有力的冲击动作,冲击时会出现腹腔内脏器在指端浮沉的感觉。应注意勿用力过猛,以免给患者带来不适。

2. 注意事项

(1) 触诊前应向患者说明检查目的、可能造成的不适及需要其配合的方式,以减轻其紧张

情绪。进行下腹部触诊前嘱患者排尿、排便,以免影响触诊结果的判断。

（2）护士与患者均需取合适的体位。如检查腹部时,患者宜取仰卧位,双手置于身体两侧,双腿稍屈曲以利于腹肌放松,护士应立于患者的右侧以利触诊。检查肝、脾、肾时患者也可取侧卧位。如检查后胸部,患者宜取坐位,护士应站于被检查部位的正面或侧面。

（3）触诊时应保持手部温暖、干燥,动作轻柔,随时观察患者的表情。

（4）一般先从健侧开始触诊,然后逐渐到达疑有病变处,动作应由浅入深。

（三）叩诊

1. 方法及应用范围 叩诊(percussion)是护士通过手指叩击或手掌拍击被检查部位表面,使之震动而产生音响,根据所感到的震动和所听到的音响特点来判断被检查脏器有无异常的检查方法。叩诊可用于分辨被检查部位组织或器官的位置、大小、形状及密度,如确定肺下界位置、心界大小与形状、胸腔积液和腹腔积液的有无及多少、膀胱有无充盈等,在胸、腹部检查中尤为重要。根据叩诊目的与手法不同,可分为直接叩诊法和间接叩诊法。

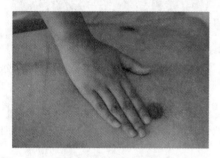

图 4-1-4 直接叩诊法

（1）直接叩诊法(direct percussion):护士用右手指掌面直接拍击被检查部位,根据拍击的音响和指下的震动感来判断病变情况。主要适用于胸、腹部面积广泛的病变,如大面积肺实变、大量胸腔积液、气胸或腹腔积液等。用拳或叩诊锤直接叩击被检查部位,观察有无疼痛反应也属于直接叩诊法(图 4-1-4)。

（2）间接叩诊法(indirect percussion):使用最广泛,较常用于胸、腹部检查,包括指指叩诊和锤叩诊。

指指叩诊时,护士左手中指第二指节紧贴叩诊部位,其余手指稍抬起,勿与体表接触,右手自然弯曲,以中指指端叩击左手中指第二指节远端。叩诊时应以腕关节与掌指关节的活动为主,肘关节和肩关节保持不动。叩击方向应与体表垂直,力度应均匀适中,动作应灵活、短促、富有弹性。叩击后右手立即抬起,每个叩诊部位连续叩击 2～3 次。变换叩诊部位时,左手中指第二指节应抬离皮肤,不可在皮肤表面移动(图 4-1-5)。

锤叩诊时,护士将左手掌平放于被检查部位,用握拳状的右手尺侧缘叩击左手手背,观察并询问患者有无疼痛,主要用于检查肝区、肾区或脊柱叩击痛(图 4-1-6)。

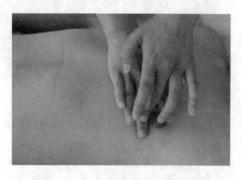

图 4-1-5 间接叩诊法——指指叩诊

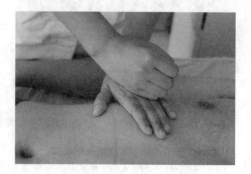

图 4-1-6 间接叩诊法——锤叩诊

2. 叩诊音 叩诊音(percussion sound)即叩诊部位产生的音响。由于被叩击部位的组织或脏器的密度、弹性、含气量及与体表的距离不同,产生的叩诊音也不同。根据音响的强度(振幅)、音调(频率)及持续时间的不同,临床上将其分为清音(resonance)、浊音(dullness)、实音(flatness)、鼓音(tympany)和过清音(hyperresonance)。这五种叩诊音的音响特点、分布及临床意义如下(表4-1-1)。

表 4-1-1 叩诊音的音响特点、分布及临床意义

叩诊音	音响特点			分 布	临 床 意 义
	强度	音调	持续时间		
清音	较强	较低	较长	正常肺组织	无
浊音	较弱	较高	较短	被肺组织覆盖的心脏、肝脏表面	肺炎、肺不张、胸膜增厚等
实音	弱	高	短	无肺组织覆盖的心脏、肝脏表面	肺实变等
鼓音	强	低	长	腹部、胃泡区	肺空洞、气胸、气腹等
过清音(介于鼓音与清音之间)	强	低	长	正常无	肺气肿

3. 注意事项

(1)尽量保持周围环境安静,以免影响对叩诊音的判断。

(2)根据叩诊部位不同,选择适当的叩诊方法和体位。病变范围小、部位浅表时宜轻叩;病变范围大、部位较深时叩诊力度应稍大些。叩诊胸部时可取坐位或卧位,叩诊腹部则常取卧位。

(3)充分暴露被检查部位,使局部肌肉放松,并注意与对称部位的比较。

(4)除注意辨别叩诊音的变化外,还要注意板指震动感的差异。

(四)听诊

1. 方法及应用范围 听诊(auscultation)是直接通过耳或借助听诊器听取检查部位的组织或脏器发出的声音来判断其是否正常的检查方法,常用于心血管、肺、胃肠道等部位的检查。可分为直接听诊和间接听诊两种方法。

(1)直接听诊法(direct auscultation):用耳直接贴在检查部位表面进行听诊的方法。因听到的声音微弱,临床上较少用,仅用于某些特殊或紧急情况时。

(2)间接听诊法(indirect auscultation):借助听诊器进行听诊的方法。由于听诊器对声音有放大作用,且能阻隔环境中的噪音,故听诊效果好。间接听诊法应用范围广泛,除可用于心、肺、腹部的听诊外,还可听取血管音、关节活动音、骨折面摩擦音等。

听诊器由耳件、体件和软管三部分组成。体件分膜型和钟型两种:膜型适用于听诊高调音,如主动脉瓣关闭不全的舒张期高调叹气样杂音;钟型适用于听诊低调音,如二尖瓣狭窄的舒张期隆隆样杂音。

2. 注意事项

(1)应选择在安静、温暖的环境下进行听诊,避免由寒冷引起肌束震颤产生的附加音影响听诊。

(2)根据病情嘱患者选择适宜体位,对衰弱不能起床者应减少翻身。

(3)正确使用听诊器。听诊前应检查耳件方向是否正确,软管有无扭曲、是否通畅,体件应固定并紧贴于听诊部位,避免与皮肤摩擦而产生附加音。

(4)听诊时应集中注意力,排除外界音响对听诊的干扰,必要时嘱患者控制呼吸。配合听诊。

（五）嗅诊

嗅诊（smelling）是利用嗅觉来判断来自患者身体的气味是否异常的检查方法。来自于皮肤、黏膜、呼吸道、胃肠道呕吐物或排泄物、脓液与血液等的异常气味，常常为护理诊断提供重要依据。嗅诊时护士应将气味轻轻地扇向自己的鼻部，仔细辨别其性质和特点。常见的异常气味及临床意义见表 4-1-2。

表 4-1-2 常见的异常气味及临床意义

来源	气 味	临 床 意 义
汗液	酸味	发热性疾病如风湿热，或长期服用阿司匹林、水杨酸等解热镇痛药
	狐臭味	腋臭
	脚臭味	脚癣
呼气	酒味	饮酒后
	大蒜味	有机磷杀虫药中毒
	烂苹果味	糖尿病酮症酸中毒
	氨味	尿毒症
	腥臭味	肝性脑病
痰液	血腥味	大量咯血
	恶臭味	厌氧菌感染，如支气管扩张或肺脓肿
脓液	恶臭味	厌氧菌感染，如气性坏疽
呕吐物	酸腐味	幽门梗阻
	粪臭味	低位肠梗阻
粪便	腐臭味	消化不良
	腥臭味	痢疾
尿液	浓烈的氨味	膀胱炎或尿潴留
	鼠尿味	苯丙酮尿症

第二节 一般状态检查

一般状态（general body state）检查是对患者全身状况的概括性观察，以视诊为主，配合触诊、听诊和嗅诊。检查内容包括性别、年龄、生命体征、发育与体型、营养状态、意识状态、面容与表情、体位、步态等。

一、性别

性别（sex）主要根据外生殖器和第二性征的发育情况进行判断。正常成人性征明显，性别不难判断。不同疾病存在着发病率的性别差异，如甲状腺疾病、系统性红斑狼疮多见于女性，胃癌、食管癌、甲型血友病多见于男性。临床上对性别和性征产生影响的情况主要有以下两种。

1. 性染色体异常引起性征改变 染色体的数目和结构异常可致两性畸形。

2. 疾病或药物引起性征改变 如:肝功能严重损害可使男性患者出现乳房发育等女性化表现;肾上腺皮质肿瘤或长期应用肾上腺皮质激素、雄激素治疗再生障碍性贫血等均可使女性出现长胡须等男性化表现。

二、年龄

年龄(age)可以通过问诊获知,在某些特殊情况如患者死亡、意识障碍、精神障碍、无家属或故意隐瞒时,需通过观察毛发的分布及颜色、皮肤的弹性与光泽、面颈部是否存在皱纹、肌肉以及牙齿的状态等进行粗略估计。年龄与疾病的发生和预后密切相关,如:佝偻病、麻疹、猩红热、白喉等多见于儿童;结核病、风湿热等多见于青少年;心脑血管疾病、肿瘤等多见于中老年。年龄也是影响疾病预后的重要因素,青年人患病后易康复,而老年人康复则相对较缓慢。

三、生命体征

生命体征(vital sign)是评估生命活动存在与否及其质量如何的重要征象,包括体温(temperature)、脉搏(pulse)、呼吸(respiration)和血压(blood pressure),是监测患者病情变化的常用指标之一。

临床上体温的测量常分为口测法、腋测法和肛测法。脉搏和呼吸常同时测定,通过触诊桡动脉来评估脉搏的频率、强弱、节律及呼吸对脉搏的影响等,同时视诊患者胸廓或腹部随呼吸运动出现的运动情况以评估呼吸的类型、频率、深度、节律及有无其他异常。血压的测定需借助血压计,因血压易受周围动脉收缩舒张及其他因素的影响,检查时应操作规范。测得的生命体征各项数值应及时准确地进行记录。

体温、脉搏、呼吸和血压的测量方法详见《护理学基础》中的相关章节,其正常值参考范围及临床意义详见第三章临床常见症状评估、第四章第五节胸部检查及第六节血管检查的相关内容。

四、发育与体型

(一) 发育

发育(development)正常与否通常根据年龄、智力和体格成长状态(身高、体重和第二性征)之间的关系进行综合判断,通常受种族、遗传、营养代谢、内分泌、生活条件、体育锻炼等多种因素的影响。

1. 发育正常 发育正常者,其年龄、智力和体格的成长状态应均衡一致。成人发育正常的指标主要包括:①头部的长度为身高的1/8～1/7;②胸围约为身高的1/2;③两上肢展开左、右两中指指端之间的长度约等于身高;④身体的上部量(头顶至耻骨联合上缘的距离)与下部量(耻骨联合上缘至足底的距离)大致相等;⑤坐高约为下肢的长度。

在整个儿童时期,随着年龄的增长,生长发育不断进行,出现婴儿期和青春期两个生长高峰,各年龄组的身高和体重之间具有一定的对应关系。

2. 发育异常 发育异常主要与内分泌疾病关系密切。生长激素是影响体格生长的重要因素,在发育成熟前,如腺垂体功能亢进、生长激素分泌过多,可表现为体格异常高大,称为巨人症;反之,腺垂体功能减退、生长激素分泌过少,则表现为体格异常矮小,称为垂体性侏儒症。甲状腺对体格发育有促进作用,在发育成熟前,如甲状腺功能减退,可引起体格矮小且智力低下,称为呆小症。性激素决定第二性征的发育,当肿瘤、结核病等疾病引起性腺功能异常使性激素分泌障碍时,可引起第二性征的改变,男性患者表现为四肢过长、骨盆宽大、毛发稀少、无胡须、皮下脂肪丰满、外生殖器发育不良、发音似女声,称为"阉人"症;女性患者则表现为乳房发育不良、闭经、多毛、体格及发音男性化。性激素对体格发育也有一定的影响,性早熟儿童患病初期体格发育可较同龄儿童快,但因骨骺过早闭合反而限制了其后期的体格发育。婴幼儿时期营养不良也可影响发育,如维生素 D 缺乏可导致佝偻病。

（二）体型

体型（habitus）是指身体各部分发育的外观表现,包括骨骼、肌肉的生长与脂肪的分布状态等。临床上将成人的体型分为以下三种。

1. 正力型（匀称型）（ortho-sthenic type）　身体各部分匀称适中,腹上角在 90°左右,一般成人多为此型。

2. 无力型（瘦长型）（asthenic type）　身高瘦削,颈细长,肩窄下垂,胸廓扁平,腹上角小于 90°。

3. 超力型（矮胖型）（sthenic type）　身矮粗壮,颈粗短,肩宽而平,胸廓宽大,腹上角大于 90°。

五、营养状态

营养状态（nutritional status）与食物的摄入、消化、吸收及代谢等因素有关,并受心理、社会和文化等因素的影响,是评价健康和疾病严重程度的指标之一。营养过度或营养不良均可引起营养状态异常。

1. 检查方法　营养状态可根据皮肤、毛发、皮下脂肪、肌肉的发育情况,结合身高和体重进行综合判断。常用的可测量的评价指标如下。

（1）体重（weight）：监测一定时期内体重的变化是评价营养状态最常用的方法。体重测量应于清晨、空腹、排尿和排便后进行。宜着单衣裤,在同一体重秤上进行测量。成人标准体重粗略的计算公式为：标准体重（kg）＝身高（cm）－105。

一般认为体重在标准体重±10％范围内为正常,超过标准体重的 10％～20％为超重（overweight）,超过标准体重的 20％为肥胖（obesity）,低于标准体重的 10％为消瘦（emaciation）,低于标准体重的 20％为明显消瘦,极度消瘦称为恶病质（cachexia）。

（2）体重质量指数（body mass index，BMI）：简称体质指数。由于体重受身高影响较大,目前常用体质指数来衡量体重是否正常。计算方法为：BMI＝体重（kg）/身高（m）^{2}。我国成人 BMI 正常范围为 18.5～24,BMI＜18.5 为消瘦,BMI 在 24～28 之间为超重,BMI≥28 为肥胖。

（3）皮褶厚度（skinfold thickness）：皮下脂肪可直接反映体内的脂肪量,与营养状态关系密切,可作为评估营养状态的参考。常用的测量部位有肱三头肌、肩胛下和脐部,成人以肱三头肌最常用。测量时患者呈站立位,两上肢自然下垂,护士以拇指和示指在尺骨鹰嘴与肩峰连线中点上方 2 cm 处捏起皮褶,捏起点两侧皮肤应对称,用重量压力为 10 g/mm^2 的皮褶计进行测量,于夹住后 3 s 内读数,一般进行三次测量,然后取平均值。正常范围为男性（13.1±6.6）mm,女性（21.5±6.9）mm。

2. 临床评价　临床上常用良好、中等、不良三个等级对营养状态进行描述。

（1）良好：皮肤光泽、弹性良好,黏膜红润,指甲、毛发润泽,皮下脂肪丰满且有弹性,肌肉结实,肋间隙及锁骨上窝深浅适中,肩胛部和股部肌肉丰满。

(2)不良:皮肤黏膜干燥、弹性降低,指甲粗糙无光泽,毛发稀疏,皮下脂肪菲薄,肌肉松弛无力,肋间隙及锁骨上窝凹陷,肩胛骨和髂骨嶙峋突出。

(3)中等:介于良好与不良之间。

3. 异常表现

(1)营养不良:主要由摄食不足和(或)消耗增多,营养低于机体需要量引起,多见于长期或严重疾病。摄食不足常见于消化道疾病引起的摄食障碍或消化吸收不良,神经系统与肝、肾疾病引起的严重恶心和呕吐;消耗增多常见于各种慢性消耗性疾病,如结核病、恶性肿瘤、糖尿病、甲状腺功能亢进症等。

(2)营养过度:体内中性脂肪积聚过多,表现为超重或肥胖。根据病因将肥胖分为单纯性和继发性两种类型。单纯性肥胖主要与摄食过多、营养过剩有关,有一定的遗传倾向,与生活方式和精神因素等也有一定的关系,表现为全身脂肪分布均匀,一般无明显内分泌与代谢异常,儿童期体格生长较快,青少年期可出现外生殖器发育迟缓。继发性肥胖多与某些内分泌与代谢性疾病有关,如肾上腺皮质功能亢进(Cushing 综合征)、腺垂体功能减退症、甲状腺功能减退症、皮质醇增多症和胰岛素瘤等,其脂肪分布多有一定的特征性,如 Cushing 综合征患者表现为向心性肥胖,下丘脑病变引起的肥胖性生殖无能综合征(Frohlich 综合征)表现为脂肪集中积聚在面部、腹部、臀部和大腿。

六、意识状态

意识状态(consciousness status)是人对周围环境及自身状态的认知和觉察能力,是大脑功能活动的综合表现,包括记忆、思维、定向力和情感,以及通过视、听、语言和复杂运动等与外界保持紧密联系的能力。正常人意识清晰,反应敏锐,思维合理,定向力和情感活动正常,语言准确、流畅、表达能力良好。所有影响大脑功能活动的疾病都可引起不同程度的意识改变,称为意识障碍。主要通过问诊和痛觉试验、瞳孔反射等来判断意识障碍的程度。临床上根据意识障碍的程度分为嗜睡、意识模糊、昏睡、昏迷、谵妄等。详见第三章第十六节意识障碍的相关内容。

七、面容与表情

面容(facial feature)是指面部呈现的状态,表情(expression)是面部情感的表现。两者是评估个体身体状况和情绪状态的重要指标。正常人表情自然,神态安逸。情绪与疾病可引起面容与表情的变化,当疾病发展到一定程度时,可出现特征性的面容与表情,对临床诊断具有重要价值。临床上常见的异常面容及其临床意义如下。

1. 急性面容(acute disease facies) 面色潮红、表情痛苦、呼吸急促、躁动不安,可有鼻翼扇动、口唇疱疹等,见于急性发热性疾病,如肺炎球菌肺炎、流行性脑脊髓膜炎、急腹症等。

2. 慢性面容(chronic disease facies) 面容憔悴、面色晦暗或苍白、目光暗淡、精神萎靡,见于慢性消耗性疾病,如恶性肿瘤、肝硬化、严重结核病等。

3. 二尖瓣面容(mitral facies) 面色晦暗、双颊紫红、口唇发绀,见于风湿性心脏病二尖瓣狭窄。

4. 甲状腺功能亢进面容(hyperthyroidism facies) 表情惊愕、眼裂增宽、眼球突出、目光闪烁、烦躁易怒、兴奋不安,见于甲状腺功能亢进症。

5. 黏液性水肿面容（myxedema facies）　面色苍黄、颜面水肿、睑厚面宽、目光呆滞、反应迟钝、毛发稀疏，见于甲状腺功能减退症。

6. 肢端肥大症面容（acromegaly facies）　头颅增大、面部变大、下颌增大前突、眉弓及颧部隆起、唇舌肥厚、耳鼻增大，见于肢端肥大症。

7. 满月面容（moon facies）　面圆如满月、皮肤发红，常伴痤疮和胡须生长，见于Cushing综合征及长期应用糖皮质激素者。

8. 面具面容（masked facies）　面部呆板，无表情，似面具样，见于震颤性麻痹、脑炎等。

9. 贫血面容（anemic facies）　面色苍白、唇舌色淡、表情疲惫，见于各种贫血。

10. 肝病面容（hepatic facies）　面色晦暗，额部、鼻背、双颊有褐色色素沉着，有时可见蜘蛛痣，见于慢性肝病。

11. 肾病面容（nephrotic facies）　面色苍白，眼睑、颜面水肿，舌色淡，舌缘有齿痕，见于慢性肾病。

12. 病危面容（critical facies）　面部消瘦、面色铅灰或苍白、目光晦暗、表情淡漠、眼窝凹陷、鼻骨峭耸，见于大出血、严重休克、脱水、急性腹膜炎等。

八、体位

体位（position）是指患者身体所处的状态，常见体位有以下几种。

1. 自动体位（active position）　身体活动自如，不受限制，见于正常人、轻症或疾病早期患者。

2. 被动体位（passive position）　患者自己不能随意调整或变换肢体或躯体的位置，见于极度衰弱或意识丧失者。

3. 强迫体位（compulsive position）　患者为减轻疾病的痛苦而被迫采取的体位。

（1）强迫仰卧位（compulsive supine position）：患者仰卧，双下肢屈曲，以减轻腹肌紧张，缓解腹部疼痛，见于急性腹膜炎。

（2）强迫俯卧位（compulsive prone position）：患者俯卧以减轻腰背部肌肉的紧张度，见于脊柱疾病。

（3）强迫侧卧位（compulsive lateral position）：胸膜疾病如一侧胸膜炎、气胸、大量胸腔积液患者，多采取患侧卧位，以限制患侧胸廓活动而减轻疼痛，并有利于健侧代偿呼吸以减轻呼吸困难。

（4）强迫坐位（compulsive sitting position）：又称端坐呼吸。患者坐于床沿，两手置于膝盖或床沿，可使膈肌下降，有助于胸廓和辅助呼吸肌运动，增加肺通气量，同时可减少回心血量，减轻心脏负荷，缓解呼吸困难，见于心肺功能不全。

（5）强迫蹲位（compulsive squatting position）：患者在活动过程中，因呼吸困难和心悸突然停止活动并采用蹲踞体位或膝胸位以缓解症状，见于发绀型先天性心脏病。

（6）强迫停立位（forced standing position）：患者步行时因心前区疼痛突然发作而被迫即刻站立，并以手按抚心前区，待症状缓解后才继续前行，见于心绞痛发作。

（7）辗转体位（restless position）：患者辗转反侧，坐卧不安，见于胆石症、胆道蛔虫症、肾绞痛等。

（8）角弓反张位（opisthotonos position）：因颈及脊背肌肉强直，患者头后仰，背过伸，胸腹前凸，躯干呈弓形，见于破伤风及小儿脑膜炎。

九、步态

步态（gait）是指走动时所表现的姿态。正常人步态因年龄、健康状态、所受训练、精神状态等因素的影响而表现不同，如小儿喜急行或小跑，青壮年步态稳健快速，老年人小步慢行。某些疾病可引起步态出现特征性的改变，常见异常步态有以下几种。

1. 醉酒步态（drunken gait） 行走时身体重心不稳，步态紊乱如醉酒状，见于小脑疾病、酒精和巴比妥类药物中毒等。

2. 蹒跚步态（wadding gait） 行走时身体左右摇摆如鸭步，见于佝偻病、大骨节病、进行性肌营养不良和先天性双侧髋关节脱位等。

3. 慌张步态（festination gait） 起步困难，起步后身体前倾，小步急行，难以止步，双上肢缺少摆动，见于震颤麻痹等。

4. 共济失调步态（ataxic gait） 行走时一脚高抬，骤然垂落，两脚间距很宽，双眼向下注视，以防身体倾斜，闭目则不能保持平衡，见于脊髓结核等。

5. 跨阈步态（steppage gait） 因踝部肌腱、肌肉弛缓，患足下垂，行走时须抬高下肢才能起步，见于腓总神经麻痹等。

6. 剪刀步态（scissors gait） 因双下肢肌张力增高，尤以伸肌和内收肌张力增高较明显，行走时下肢内收过度，两下肢交叉呈剪刀状，见于脑性瘫痪、截瘫等。

7. 间歇性跛行（intermittent claudication） 行走时因下肢突发性酸痛乏力而被迫停止行进，见于高血压、动脉硬化等。

十、常见护理诊断

（1）体温过高　与机体感染有关。

（2）体温过低　与使用麻醉剂有关。

（3）营养失调：低于机体需要量　与摄食过少或消耗增多有关。

（4）营养失调：高于机体需要量　与摄食过多或运动减少有关。

（5）有营养失调的危险：高于机体需要量　与父母肥胖有关；与不良生活习惯有关。

（6）急性意识障碍　与脑外伤、肝性脑病等有关。

（7）慢性意识障碍　与脑血管疾病有关。

（8）有急性意识障碍的危险　与血氨浓度增高有关。

（9）活动无耐力：贫血面容/慢性面容　与慢性消耗性疾病有关。

（10）有活动无耐力的危险　与慢性消耗性疾病有关。

（11）移动能力障碍：被动体位　与瘫痪引起躯体活动受限有关。

（12）行走障碍：偏瘫步态　与脑血管疾病引起下肢肌力减退有关。

第三节　皮肤、浅表淋巴结检查

一、皮肤

皮肤（skin）是机体与外界环境之间的屏障，具有重要的生理功能。外界环境改变、皮肤本身病变或全身性疾病均可引起皮肤功能和(或)结构发生变化。皮肤检查以视诊为主,必要时需配合触诊。检查内容包括颜色、湿度、温度、弹性、水肿,以及各种皮疹、压疮、皮下出血、蜘蛛痣与肝掌等皮肤损害等。

(一)颜色

皮肤颜色(color)与种族和遗传有关,受色素量、毛细血管分布、血液充盈度及皮下脂肪厚度等因素的影响。正常皮肤颜色均匀,暴露部位稍深,无黄染、发绀、色素沉着及脱失。常见的皮肤颜色异常有以下几种情况。

1. 苍白(pallor) 由于血红蛋白减少、末梢毛细血管痉挛或充盈不足引起,见于贫血、寒冷、惊恐、休克、虚脱以及主动脉瓣关闭不全等。四肢末端的局限性苍白多因肢体动脉痉挛或阻塞所致,常见于雷诺病、血栓闭塞性脉管炎等。

2. 发红(redness) 由于毛细血管扩张充血、血流加速或红细胞数量增多引起。生理情况下可见于运动、饮酒后或情绪激动时,病理情况下可见于发热性疾病或阿托品、一氧化碳中毒。皮肤持久性发红见于 Cushing 综合征、长期应用糖皮质激素或真性红细胞增多症。

3. 发绀(cyanosis) 表现为皮肤黏膜呈青紫色,常出现于口唇、舌、耳垂、面颊及肢端,主要由于单位容积血液中还原血红蛋白增多或异常血红蛋白血症引起。见于心、肺疾病和亚硝酸盐中毒等。

4. 黄染(stained yellow) 表现为皮肤黏膜发黄,常见的原因有以下几种。

(1)黄疸:由于溶血性疾病、肝细胞损害或胆道梗阻引起血清胆红素水平增高,皮肤黏膜乃至体液及其他组织出现黄染。其特点是黄染首先出现于巩膜、硬腭后部及软腭黏膜,随着血中胆红素浓度继续增高,黄染明显时才见于皮肤。其引起的巩膜黄染是连续的,靠近角膜边缘处黄染较浅,远离角膜边缘处黄染较深。

(2)食物影响:过多食用胡萝卜、南瓜、橘子等食物使血中胡萝卜素含量增高也可引起皮肤黄染。其特点是黄染多出现于手掌、足底、前额及鼻部皮肤,一般不出现在巩膜和口腔黏膜。停止食用后,黄染可逐渐消退。

(3)药物影响:长期服用阿的平、呋喃类等含有黄色素的药物也可引起皮肤黄染。其特点是黄染首先出现于皮肤,严重时可出现于巩膜,靠近巩膜边缘处黄染较深,远离巩膜边缘处黄染较浅。

5. 色素沉着(pigmentation) 由于表皮基底层的黑色素增多,引起部分或全身皮肤色泽加深称为色素沉着。生理情况下,身体的外露部分、乳头、乳晕、腋窝、关节、肛门周围及外阴部分皮肤色泽较深。如上述部位的皮肤色泽明显加深,或其他部位(如口腔黏膜等)出现色素沉着则为病理征象,常见于肾上腺皮质功能减退症、肝硬化、肝癌,以及长期使用某些药物(如砷剂和抗肿瘤药物等)。妊娠期女性面部、额部可有棕褐色对称性色素沉着,称为妊娠斑(cyasma)。老年人面部或全身可出现散在的色素沉着,称为老年斑(senile plaque)。

6. 色素脱失(depigmentation) 由于体内缺乏酪氨酸酶,酪氨酸不能转化为多巴,黑色素合成减少,使皮肤原有色素丧失,称为色素脱失,常见于白癜风(vitiligo)、白斑(leukoplakia)和白化病(albinismus)。白癜风是指在身体外露部位出现多形性大小不等的色素脱失斑片,进展缓慢,常无自觉症状。白斑多呈圆形或椭圆形,常发生于口腔黏膜和女性外阴部,部分可癌变。白化病是一种遗传性疾病,因先天性酪氨酸酶合成障碍而引起全身皮肤和毛发色素脱失。

(二)湿度

皮肤湿度(moisture)主要与汗腺的排泄功能、外界环境的温度和湿度有关。当外界环境温度高、湿度大时,出汗增多为正常的生理调节反应。一般正常人秋冬季时皮肤较为干燥,而夏季时皮肤较为湿润;出汗少者皮肤较干燥,出汗多者皮肤较湿润。常见的异常情况有:①出汗过少或无汗,见于维生素 A 缺乏、甲状腺功能减退症、尿毒症、脱水和硬皮病等。②出汗过多,见于风湿病、结核病、甲状腺功能亢进症、佝偻病等。③冷汗,即大汗淋漓伴四肢皮肤发凉,见于休克和虚脱。④盗汗,即夜间入睡后出汗,见于结核病。

（三）温度

通常以手背触摸来评估皮肤的温度(temperature)。正常人皮肤温暖,外界环境寒冷时四肢末端温度可稍低。常见的异常情况有:①全身皮肤发热,见于发热性疾病、甲状腺功能亢进症。②全身皮肤发冷,见于休克、甲状腺功能减退症等。③局部皮肤发热,见于疖、痈、丹毒等炎症。④四肢末端皮肤发冷,见于雷诺病。

（四）弹性

皮肤弹性(elasticity)即皮肤紧张度,与年龄、营养状态、皮下脂肪及组织间隙含液量有关。儿童与青年人皮肤弹性好;中年人皮肤弹性逐渐减退;老年人皮肤弹性差。检查时用示指和拇指将手背或上臂内侧部位皮肤捏起,然后松手观察皮肤皱褶平复的速度(图 4-3-1)。正常人皮肤皱褶平复迅速。若皮肤皱褶平复缓慢则提示皮肤弹性减退,见于长期消耗性疾病、营养不良或严重脱水。

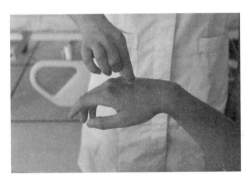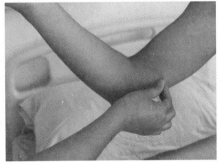

图 4-3-1　皮肤弹性检查

（五）水肿

水肿(edema)的病因及特点详见第三章第三节相关内容。检查时需视诊和触诊相结合。触诊时,手指按压局部组织发生明显凹陷,称为凹陷性水肿,如心源性、肝源性、肾源性及营养不良性水肿。视诊颜面、胫骨前内侧,以及手、足背皮肤水肿,伴苍白、干燥、粗糙,但触诊时指压局部组织后无凹陷,称为黏液性水肿,如甲状腺功能减退症。丝虫病可引起下肢不对称性皮肤增厚、粗糙、毛孔增大,有时出现皮肤皱褶,可累及阴囊、大阴唇和上肢,称为象皮肿(elephantiasis)。根据全身性水肿的程度不同可分为轻、中、重三度。

1. 轻度水肿　仅见于眼睑、眶下、踝部、胫前等皮下组织,指压后组织轻度凹陷,平复较快。全身性水肿早期可仅表现为体重明显、迅速增加而无水肿征象。

2. 中度水肿　全身组织均可见明显水肿,指压后出现明显的组织凹陷,平复缓慢。

3. 重度水肿　全身组织严重水肿,身体低垂部位皮肤紧张发亮,甚至有液体渗出,可伴胸腔、腹腔和鞘膜腔积液,外阴部也可见明显水肿。

（六）皮肤损害

皮肤损害（skin lesion）包括原发性、继发性和血管性，可由皮肤本身病变引起，也可以是全身性疾病在局部皮肤的表现。

1. 皮疹（skin rash） 皮疹为原发性皮肤损害，多为全身性疾病的征象之一，是诊断某些疾病的重要依据，常见于传染病、皮肤病、药物及其他物质引起的过敏反应。检查时应仔细观察皮疹的形态、大小、颜色、平坦或隆起、压之是否褪色、有无瘙痒及脱屑、出现与消退的时间、分布部位、发展顺序等。临床常见的皮疹类型如下。

（1）斑疹（macula）：局部皮肤颜色发红，一般不凸出皮肤表面，见于斑疹伤寒、丹毒、风湿性多形性红斑等。

（2）丘疹（papule）：局部皮肤颜色改变，且凸出于皮肤表面，见于药物疹、麻疹、湿疹等。

（3）斑丘疹（maculopapule）：在丘疹周围有皮肤发红的底盘，见于风疹、药物疹、猩红热等。

（4）玫瑰疹（roseola）：一种鲜红色的圆形斑疹，直径为 2～3 mm，压之褪色，松开复现，多出现于胸腹部，是伤寒或副伤寒的特征性皮疹。

（5）荨麻疹（urticaria）：又称风团，是隆起于局部皮肤表面的暂时性水肿，大小不等，形态不一，呈苍白或淡红色，伴瘙痒，消退后不留痕迹，由速发性皮肤变态反应引起。常见于各种食物、药物或其他物质过敏。

2. 压疮（pressure sore） 压疮又称压力性溃疡，是由于局部组织长期受压，持续缺血、缺氧引起的继发性皮肤损害。好发于身体易受压部位，如枕部、耳廓、肩胛部、肘部、髋部、骶尾部、膝关节内外侧、内外踝和足跟等处，主要见于长期卧床者。其形成原因详见《护理学基础》相关章节内容。临床上压疮评估量表（表 4-3-1）常用于高危人群的筛查，从而预测压疮发生的可能性。根据组织损害程度不同，常见压疮可分为以下 4 期。

表 4-3-1　压疮评估量表

项目						得分
意识状态	活动能力	肢体活动度	进食情况	尿失禁/ 皮肤受潮	皮肤情况	
意识清醒	行动自如	活动自如	进食充足	皮肤干爽	皮肤正常	4
反应迟钝	辅助行走	稍微受限	进食不足	偶尔受潮	颜色异常	3
意识模糊	能够坐起	明显受限	进食较少	经常受潮	温度异常	2
昏迷	长期卧床	完全受限	不能进食	持续受潮	干燥/脱 水/水肿	1

注：总分范围为 6～24 分。根据总分将压疮发生危险的等级分为高度危险（6～12 分）、中度危险（13～18 分）、低度危险（19～23 分）和无危险（24 分）。

（1）1 期：皮肤完整，有不变色的红斑形成及其他皮肤溃疡的先兆损害，在不同个体可表现为皮肤发黑、变色，皮肤温度改变、水肿或硬化。

（2）2 期：表皮和（或）真皮缺失，出现表层水疱、破皮或浅表溃疡。

（3）3 期：皮肤破溃扩展，通过真皮层达脂肪组织，溃疡表面出现较深凹陷，可继发感染。

（4）4 期：皮肤全层广泛坏死，累及肌肉、骨筋和其他支撑组织，形成窦道、坏死。

3. 皮下出血(subcutaneous hemorrhage)　皮下出血为血管性皮肤损害,其特点为局部皮肤呈青紫色或黄褐色(陈旧性),压之不褪色,除血肿外一般不高出皮肤表面。根据其直径大小及伴随情况可分为以下几种:直径小于 2 mm 称为淤点,直径在 3～5 mm 称为紫癜,直径大于 5 mm 称为淤斑,片状出血伴皮肤显著隆起称为血肿。常见于血液系统疾病、严重感染、某些毒物或药物中毒及外伤等。检查时较大的皮下出血易于明确,较小的淤点应与红色的皮疹及小红痣相鉴别,皮疹受压后可褪色或消失,淤点和小红痣受压后均不褪色,但小红痣触诊时稍高于皮肤表面,且表面光亮。

4. 蜘蛛痣和肝掌(spider angioma and liver palm)　蜘蛛痣是皮肤小动脉末端分支性扩张所形成的血管痣,形似蜘蛛,大小不等,主要见于面部、颈部、手背、上臂、前胸和肩部等上腔静脉分布的区域内。其特点为用棉签等压迫痣中心,其辐射状小血管网立即消失,去除压力后又复现。肝掌的手掌的大、小鱼际处皮肤发红,压之褪色。一般认为蜘蛛痣和肝掌的出现与肝脏对雌激素的灭活作用减弱、体内雌激素水平增高有关,多见于急、慢性肝炎及肝硬化,也可见于健康的妊娠期女性。

二、淋巴结

淋巴结(lymph node)分布于全身,一般只能检查身体各部的浅表淋巴结。正常浅表淋巴结体积较小,直径多为 0.2～0.5 cm,质地柔软,表面光滑,无压痛,与周围组织无粘连,常不易触及。

(一)浅表淋巴结的分布部位和收集淋巴液的范围

浅表淋巴结的分布部位和收集淋巴液的范围见表 4-3-2。

表 4-3-2　浅表淋巴结的分布部位和收集淋巴液的范围

淋　巴　结	分　布　部　位	收　集　范　围
耳前淋巴结	耳屏前方	头皮
耳后淋巴结	耳后乳突表面,胸锁乳突肌止点处	头皮
枕后淋巴结	枕部皮下,斜方肌起点与胸锁乳突肌止点之间	头皮
颌下淋巴结	颌下腺附近,下颌骨和颏部的中间部位	口底、颊黏膜、牙龈
颏下淋巴结	颏下三角内,下颌舌骨肌表面,两侧下颌骨前端中点后方	颏下三角区内组织、唇及舌部
颈前淋巴结	胸锁乳突肌表面及下颌角处	鼻咽部
颈后淋巴结	斜方肌前缘	咽喉、气管、甲状腺等
锁骨上淋巴结	锁骨与胸锁乳突肌形成的夹角处	食管、胃、气管、胸膜及肺
腋窝淋巴结	分为五群:①外侧淋巴结群,位于腋窝外侧壁;②胸肌淋巴结群,位于胸大肌下缘深部;③肩胛下淋巴结群,位于腋窝后皱襞深部;④中央淋巴结群,位于腋窝内侧壁近肋骨及前锯肌处;⑤腋尖淋巴结群,位于腋窝顶部	乳房、前后胸壁、臂部
滑车上淋巴结	上臂内侧,内上髁上方 3～4 cm 处,肱二头肌与肱三头肌之间的间沟内	肘部

续表

淋 巴 结	分 布 部 位	收集范围
腹股沟淋巴结	腹股沟韧带下方股三角内,分为上群和下群。①上群:位于腹股沟韧带下方,与韧带平行排列,又称腹股沟韧带横组或水平组。②下群:位于大隐静脉上端,沿静脉走向排列,又称腹股沟淋巴结纵组或垂直组	会阴及下肢
腘窝淋巴结	小隐静脉和腘静脉汇合处	小腿及足部

（二）检查方法

淋巴结检查以触诊为主,视诊为辅。触诊时应使检查部位的皮肤、肌肉呈放松状态,护士以并拢的示指、中指和环指紧贴检查部位,按照一定顺序由浅入深地进行滑动触诊,依次触诊耳前、耳后、枕后、颈前、颈后、颌下、颏下、锁骨上窝、腋窝、滑车上、腹股沟和腘窝淋巴结。若触及肿大的淋巴结,应注意其部位、大小、数目、硬度、活动度,有无压痛和粘连,局部皮肤有无红肿、瘢痕、瘘管等,并注意寻找引起淋巴结肿大的原发病灶。

检查颈部淋巴结时,护士可站在患者对面或背面,嘱其头稍低或偏向检查侧以方便触诊,也可采取卧位进行。检查锁骨上淋巴结时,患者可取坐位或仰卧位,头稍向前屈,左手触诊右侧,右手触诊左侧(图4-3-2)。检查腋窝淋巴结时,护士应以手扶患者检查侧前臂,使前臂稍外展,左手触诊右侧,右手触诊左侧,一般按照腋窝顶部、后壁、内侧壁、前壁、外侧壁的顺序由浅入深进行触诊,触诊腋窝外侧壁时应使原先外展的手臂自然下垂以利于触诊(图4-3-3)。对滑车上淋巴结,检查左侧时左手托扶患者左前臂,右手在滑车上由浅及深进行触诊,再用相同的方法检查右侧。

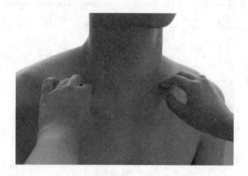

图4-3-2　锁骨上淋巴结检查

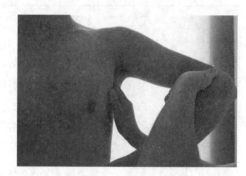

图4-3-3　腋窝淋巴结检查

（三）淋巴结肿大的临床意义

1. 局部淋巴结肿大

（1）非特异性淋巴结炎:由淋巴结引流区域的急、慢性炎症引起。如:扁桃体炎、牙龈炎可引起颈部或颌下淋巴结肿大;胸壁和乳腺炎症可引起腋窝淋巴结肿大;会阴部、臀部和小腿炎症可引起腹股沟淋巴结肿大。急性炎症初期肿大的淋巴结一般质软、有压痛、表面光滑、无粘连。慢性炎症时淋巴结质地较硬。

（2）淋巴结结核:常发生于颈部血管周围,呈多发性,质地较硬,大小不等,可相互粘连或与周围组织粘连。晚期破溃后形成瘘管,愈合后形成瘢痕。

（3）恶性肿瘤淋巴结转移:淋巴结质地坚硬,表面光滑,一般无压痛,与周围组织粘连,不易推动。如:肺癌多转移到右侧锁骨上淋巴结或腋窝淋巴结群;胃癌、食管癌多转移到左侧锁骨上淋巴结群(Virchow 淋巴结);乳腺癌常转移到腋窝淋巴结群。

2. 全身淋巴结肿大 可遍及全身,大小不等,无粘连,多见于急性和慢性淋巴结炎、淋巴瘤、白血病、结缔组织病、传染性单核细胞增多症等。

三、常见护理诊断

(1) 体液不足:皮肤弹性减退 与腹泻有关;与慢性消耗性疾病引起严重营养不良有关。

(2) 有体液不足的危险:皮肤弹性减退 与高热引起液体丢失过多有关。

(3) 有体液失衡的危险:皮肤弹性减退 与频繁呕吐有关。

(4) 体液过多:全身水肿 与右心衰竭引起体循环淤血有关。

(5) 皮肤完整性受损:压疮 与长期卧床有关。

(6) 有皮肤完整性受损的危险 与心功能不全引起下肢水肿有关。

第四节 头部和颈部检查

一、头部检查

头部及其器官是机体最重要的外部特征之一,是护士最先和最容易观察到的部分,应认真、全面地检查以获得有临床意义的客观资料,检查方法以视诊和触诊为主,必要时可结合听诊,检查内容包括头发和头皮、头颅、颜面部及其器官。

(一) 头发和头皮

检查头发(hair)时应注意其颜色、质地、疏密度、有无脱发等,如有脱发应注意观察其类型和特点。头发的颜色、曲直和疏密度受种族、遗传、年龄等因素的影响而不同。儿童和老年人头发相对稀疏,头发逐渐变白是衰老的表现。一般通过视诊进行检查,并结合询问遗传、饮食、化学品接触等情况。病理性脱发常见于脂溢性皮炎、发癣、甲状腺功能减退症、伤寒及肿瘤的放疗或化疗后。某些疾病可引起头发异常增多,如肾上腺皮质功能亢进或长期使用肾上腺皮质激素者。

检查头皮时需拨开头发进行视诊,应注意观察头皮的颜色,有无头皮屑、头癣、外伤、血肿、瘢痕及疖痈等。同时触诊有无缺损和皮下肿块等。正常人头皮呈白色,可有少量头皮屑。

(二) 头颅

头颅检查时应视诊其大小、形态及运动情况,触诊头颅有无压痛及异常隆起等。

1. 头颅大小及形态 通常以头围(head circumference)来评估头颅的大小,测量时以软尺经眉间和枕骨粗隆绕头一周,正常成人头围在 53 cm 以上。头颅大小异常或畸形常是某些疾病的典型体征,临床上常见的异常头颅及其临床意义如下。

(1) 小颅(microcephalia):前囟过早闭合可引起小头畸形,同时伴有智力发育障碍。

(2) 尖颅(oxycephaly):又称塔颅(tower skull),因矢状缝与冠状缝闭合过早导致头顶部尖突高起,与颜面比例异常,见于先天性疾病尖颅并指(趾)畸形,即 Apert 综合征。

(3) 方颅(squared skull):前额左右突出,头顶平坦呈方形,多见于小儿佝偻病、先天性梅毒等。

（4）巨颅（large skull）：额部、顶部、颞部及枕部突出、膨大呈圆形，相比之下颜面部显得很小，颈静脉充盈，因颅内压增高，压迫眼球，导致双目下视，巩膜外露，称为落日现象（setting sun phenomenon），多见于脑积水。

（5）长颅（dolichocephalia）：颅顶到下颌部的长度明显增大，见于马凡氏综合征和肢端肥大症。

（6）前囟隆起及凹陷：前囟隆起提示颅内压增高，多见于脑膜炎、颅内出血等；前囟凹陷多见于严重脱水和极度消瘦者。

 知识链接

头围在婴幼儿期评估意义较大，新生儿头围约 34 cm，随着生长发育的进行，头围逐渐增大，1 岁时约 46 cm，2 岁时约 48 cm，到 18 岁可达成人水平（约 53 cm 或以上），以后几乎不再变化。颅缝一般在出生后 6 个月时骨化，过早骨化会影响颅脑的发育。此外，婴幼儿头颅检查时应注意囟门情况，正常小儿前囟平坦，多于生后 12～18 个月闭合。

2. 头颅运动　正常人头部活动自如。头部活动受限，见于颈椎病；头部不随意颤动，见于震颤麻痹；与颈动脉搏动节律一致的点头运动，称为 Musset 征，见于严重的主动脉瓣关闭不全。

（三）颜面部及其器官

颜面部是指头部前面不被头发遮盖的部分。除面部器官本身的病变以外，很多全身性疾病在颜面部及其器官上可出现特征性的变化，因此颜面部及其器官的检查对于某些疾病的诊断具有重要的临床意义。

1. 眼（eye）　检查内容包括外眼、内眼、视功能及相应的附属器官，主要通过视诊进行。

1）眉毛（eyebrow）　正常人眉毛的内侧和中间比较浓密，外侧则较为稀疏。眉毛特别稀少或脱落，见于麻风病；外 1/3 部分的眉毛过于稀疏或脱落，见于黏液性水肿或腺垂体功能减退。

2）眼睑（eyelid）　眼睑分为上眼睑和下眼睑。正常人睁眼时两侧眼裂相等，闭眼时上下眼睑闭合，无眼睑水肿。检查时注意有无眼睑水肿、眼睑内翻、上睑下垂、眼睑闭合障碍等。常见异常表现及临床意义如下。

（1）眼睑水肿（blepharoedema）：因眼睑皮下组织疏松，水肿初期或轻度水肿时常出现眼睑水肿，多见于肾炎、肝炎、营养不良、贫血、血管神经性水肿等。

（2）眼睑内翻（entropion）：因瘢痕形成使睑缘向内翻转，多见于沙眼。

（3）上睑下垂（ptosis）：单侧上睑下垂见于蛛网膜下腔出血、脑炎、脑脓肿、脑外伤等引起的动眼神经瘫痪；双侧上睑下垂见于先天性眼睑下垂、重症肌无力等。

（4）眼睑闭合障碍（eyelid closure disorder）：双侧眼睑闭合障碍见于甲状腺功能亢进症，单侧眼睑闭合障碍见于面神经麻痹。

3）结膜（conjunctiva）　结膜分为睑结膜、穹隆结膜和球结膜三部分。检查上眼睑结膜时，嘱患者向下方看，用示指和拇指捏住患者上眼睑的中部边缘，并轻轻向前下方牵拉，示指轻压睑板上缘的同时，拇指向上捻转翻开上眼睑，如另一手示指向上推压下眼睑，可察看上眼睑穹隆结膜；检查下眼睑结膜时，嘱患者向上方看，拇指置于下眼睑的中部边缘，向下轻轻按压暴露下眼睑及其穹隆结膜;将上、下眼睑分开即可观察球结膜。正常睑结膜呈粉红色,球结膜湿润而透明。检查时应注意有无充血、苍白、出血、水肿等。

常见异常表现及临床意义如下:①充血,见于结膜炎、角膜炎;②苍白,见于贫血;③散在出血点,见于感染性心内膜炎;④大片出血,见于高血压、动脉硬化;⑤水肿,见于颅内压增高,⑥颗粒与滤泡,见于沙眼。

4)巩膜(sclera) 正常巩膜为瓷白色。巩膜黄染常见于黄疸,老年人可因脂肪沉着而于内眦处出现淡黄色斑块,分布不均匀,应注意与黄疸相鉴别。长期服用某些含黄色素的药物也可出现巩膜黄染,也应与黄疸进行鉴别。

5)角膜(cornea) 正常角膜无色透明,表面光滑、湿润、无血管。检查时应注意其透明度,有无白斑、云翳、溃疡、软化、新生血管等。

常见异常表现及临床意义如下:①白斑和云翳,如发生在角膜的瞳孔部位可引起不同程度的视力障碍。②角膜软化,见于婴幼儿营养不良、维生素 A 缺乏。③角膜溃疡,见于感染和外伤。④角膜新生血管,见于严重沙眼。⑤老年环(arcus senilis),为角膜边缘及周围出现的灰白色混浊环,由类脂质沉积引起,见于老年人。⑥Kayser-Fleischer 环,为角膜边缘出现的宽 2～3 mm 的黄色或棕褐色色素环,环的外缘较清晰而内缘较模糊,由铜代谢障碍引起,见于肝豆状核变性(Wilson 病)。

6)虹膜(iris) 正常虹膜纹理呈放射状排列。纹理模糊或消失见于炎症、水肿或萎缩;虹膜形态异常或有裂孔,常见于虹膜后粘连、外伤、先天性虹膜缺损。

7)瞳孔(pupil) 瞳孔是虹膜中央的孔洞,反映中枢神经系统的一般功能状况,是危重症患者的重要监测项目。检查时应注意瞳孔的形状、大小,双侧是否等圆、等大,对光反射和集合反射是否正常等。

(1)形状和大小:正常瞳孔直径为 3～5 mm,双侧等大、等圆。生理情况下,婴幼儿和老年人瞳孔较小,青少年瞳孔较大;在明亮处瞳孔较小,在暗处或兴奋时瞳孔较大。病理情况下,瞳孔缩小常见于虹膜炎症、有机磷农药中毒和毒蕈中毒、某些药物(如吗啡、毛果芸香碱、氯丙嗪)反应等;瞳孔扩大常见于外伤、青光眼、视神经萎缩、颈交感神经受刺激、某些药物(如阿托品、可卡因)反应等。椭圆形瞳孔常见于青光眼或眼内肿瘤,瞳孔形状不规则常见于虹膜粘连,双侧瞳孔大小不等常见于脑外伤、脑肿瘤、脑疝等颅内病变。

(2)对光反射:通常用手电筒作为光源照射瞳孔,观察照射前后瞳孔的变化,包括直接和间接对光反射两种。嘱患者正视前方,护士用手电筒照射一侧瞳孔,若被照侧瞳孔立即缩小,移开光源后迅速复原,称为直接对光反射;若照射一侧瞳孔时,另一侧瞳孔立即缩小,移开光源后瞳孔迅速复原,称为间接对光反射。正常人受光源刺激后,双侧瞳孔均立即缩小,移开光源后双侧瞳孔均迅速复原。瞳孔对光反射迟钝或消失,见于昏迷患者;双侧瞳孔散大伴对光反射消失为濒死状态的表现。

(3)调节与集合反射:嘱患者注视 1 m 以外的目标,然后将目标迅速移向距眼球 5～10 cm 处,正常反应是瞳孔逐渐缩小,称为调节反射,同时双侧眼球向内聚合,称为集合反射。调节和集合反射消失,见于动眼神经受损。

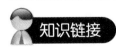

知识链接

虹膜中有两种肌肉:一种是瞳孔括约肌,围绕在瞳孔的周围,主管瞳孔的缩小,受动眼神经中的副交感神经支配;另一种称为瞳孔扩大肌,在虹膜中呈放射状排列,主管瞳孔的扩大,受交感神经支配。这两条肌肉相互协调,彼此制约,一张一缩,调节瞳孔的大小,以适应不同的光线环境。

8) 眼球(eyeball) 检查时注意眼球的外形和运动。

(1) 外形:正常人两侧眼球对称,无突出或凹陷。常见异常表现及临床意义如下:①眼球突出(exophthalmos):双侧眼球突出见于甲状腺功能亢进症,患者除突眼外还可出现下视时上睑不能下垂、瞬目减少、眼球内聚能力减弱和上视时无额纹等眼部特征;单侧眼球突出见于眶内占位性病变或局部炎症。②眼球下陷(enophthalmos):双侧眼球下陷见于严重脱水或慢性消耗性疾病,单侧眼球下陷见于 Horner 综合征和眶尖骨折。

(2) 运动:嘱患者头部固定不动,眼球随距离患者 30～40 cm 处的目标(如护士的手指或棉签)按左、左上、左下、右、右上、右下的顺序运动。眼球运动受动眼(Ⅲ)、滑车(Ⅳ)和外展(Ⅵ)神经支配。这三对脑神经麻痹可引起眼球运动障碍伴复视(diplopia)。由支配眼球运动的神经麻痹所致的斜视,称为麻痹性斜视(paralytic squint),多见于脑炎、脑肿瘤、脑外伤、脑血管病变等。眼球出现规律的水平或垂直方向的快速往返运动称为眼球震颤(nystagmus),可在患者眼球随护士手指往返运动数次后出现。自发性眼球震颤常见于耳源性眩晕、小脑疾病等。

9) 视功能

(1) 视力(visual acuity):分远视力和近视力,一般采用国际通用标准视力表检查,两眼分别测量。检查远视力时使用远距离视力表,患者距视力表 5 m 处,以能看清"1.0"行视标者为正常;如在 1 m 处不能看清"0.1"行视标者,改为辨认护士所示手指;如手指距离眼前 5 cm 处仍不能辨认,则改为指动测试;如不能看到眼前手动者,应到暗室中检测其光感是否存在,如光感消失则提示失明。近视者除测裸眼视力外,还需测配戴眼镜后的矫正视力。检查近视力时使用近距离视力表,患者距视力表 33 cm 处,以能看到"1.0"行视标者为正常。临床上屈光不正(如散光、近视、远视)和老视可影响视力,此外某些器质性病变如白内障、眼底病变等也可导致视力异常。

(2) 视野(visual field):眼球向正前方固视不动时所能看见的空间范围,反映黄斑中心凹以外的视网膜功能。可采用手试对比检查法或应用视野计测定视野。手试对比检查法是粗略测定视野的方法,检查时护士与患者相距 1 m 左右相对而坐,检查左眼时将患者右眼遮住,同时护士遮住自己的左眼,在护士与患者距离的中间处,护士以手指分别从上、下、左、右四个不同方向由外周逐渐向眼中央部移动,嘱患者发现手指立即示意。如患者和护士在各方向均能同时看到手指,表示视野大致正常。如对比结果出现异常或存在视野缺损,可进一步利用视野计进行精确测定。视野缺损可表现为视野缩小、偏盲、象限盲、暗点等,视野在各方向均缩小者称为向心性视野缩小,视野的一半缺损称为偏盲,在视野内的视力缺损区称为暗点。视觉传导通路不同位置损伤可出现不同类型的视野缺损,双眼视野颞侧偏盲见于视神经交叉后的中枢病变,单侧不规则的视野缺损见于视神经或视网膜病变。

(3) 色觉(color sensation):对颜色的识别能力。色觉应在适宜的光线下使用色盲表进行测定。患者在距色盲表 0.5 m 处读出上面的数字或图像,如在 5～10 s 内无法读出,则可判断为色盲或某种色弱。色盲(color blindness)是指对某种颜色的识别能力丧失,色弱(color weakness)是指对某种颜色的识别能力下降。色觉异常分为先天性和后天性两种类型,前者多由遗传性疾病引起,后者多由视网膜病变、视神经萎缩和球后视神经炎导致。

10) 眼压 可通过触诊或眼压计进行检查。触诊时依靠手指感觉到的眼球硬度来推测眼压高低,该法虽简单易行,但是不够准确。眼压计则能精确地测量出眼压水平。检查时嘱患者静眼向下看,护士将示指放于患者上睑眉弓和睑板上缘之间,轻压眼球,感觉眼球波动的抗力,以此判断其软硬度。正常眼压范围为 1.46～2.79 kPa(11～21 mmHg)。眼压降低伴双侧眼球内陷,见于眼球萎缩或脱水;眼压增高,见于眼压增高性疾病,如青光眼等。

11)眼底 借用眼底镜可观察全身性疾病引起的不同眼底改变,主要用于高血压动脉硬化、糖尿病、慢性肾功能衰竭、白血病和颅内压增高等病变的协助诊断。检查内容包括视神经乳头、视网膜血管、黄斑区和视网膜各象限。正常视神经乳头呈圆形或卵圆形,边缘清晰,颜色淡红,颞侧较鼻侧稍淡,中央凹陷。动脉呈鲜红色,静脉呈暗红色,正常动静脉管径之比约为2:3。视神经乳头水肿见于脑出血、脑炎、脑膜炎、脑脓肿、脑肿瘤等引起的颅内压增高,高血压、动脉硬化、慢性肾炎、糖尿病等均可引起视神经乳头和视网膜血管的特征性改变。

2. 耳(ear) 耳是听觉和平衡器官,包括外耳、中耳和内耳三部分。

(1)耳廓和外耳道(auricle and external auditory canal):检查时注意耳廓的外形、大小、位置和对称性,注意有无畸形、红肿、瘢痕、结节、瘘管等;注意外耳道皮肤有无红肿及异常分泌物。

常见的异常表现及临床意义如下:①血肿、瘢痕多提示外伤。②耳廓红肿并伴局部发热和疼痛,见于感染。③耳廓上触及小而硬的黄白色痛性结石,是尿酸钠沉着引起的痛风结节,见于痛风。④外耳道有浆液或脓性分泌物流出,见于外耳道炎或中耳炎。⑤外耳道内局部红肿热痛,并伴耳廓牵拉痛,见于疖肿。⑥外伤后外耳道见血液或脑脊液流出,提示颅底骨折。⑦耳鸣患者应注意外耳道是否有瘢痕、狭窄以及有无耵聍或异物堵塞。

(2)中耳:先向后上方牵拉耳廓,再插入耳镜进行观察。正常鼓膜呈灰白色,圆形、光滑且平坦。检查时注意鼓膜是否穿孔以及穿孔的位置。如有溢脓并伴恶臭,可能为胆脂瘤。

(3)乳突(mastoid):外壳由致密骨质组成,内腔与中耳相通。正常乳突区表面皮肤无红肿、压痛。化脓性中耳炎引流不畅时可蔓延并引起乳突炎,乳突表面皮肤出现红肿,伴有明显压痛,有时可见瘘管,严重时可继发耳源性脑脓肿或脑膜炎。

(4)听力(audition):可分别用粗测法及精测法了解患者的听力。粗测法即在安静环境下,嘱患者闭目,取坐位,用手掌堵塞一侧耳道,护士持机械表或将拇指与示指相互摩擦,从1 m以外逐渐移近患者耳部,直至听到声音为止,测量患者能听到声音时的最远距离。如约在1 m处听到表声或捻指声,表示听力大致正常。如发现听力减退需做进一步的精确检查。精测法是采用规定频率的音叉或电测听设备进行精确的测试。听力减退见于耳道阻塞、听神经损害、中耳炎、耳硬化等。

3. 鼻(nose)

1)鼻部外形和颜色 鼻部外形特征因民族、人种的不同而异,鼻部颜色与面部其他部位一致。检查时注意观察鼻部外形和颜色有无改变。常见的异常表现及临床意义如下。

(1)蝶形红斑:鼻梁部出现高于皮肤表面的红色斑块,并向两侧面颊部扩展呈蝴蝶状,见于系统性红斑狼疮。

(2)酒渣鼻(rosacea):鼻尖和鼻翼处皮肤发红,并伴有毛细血管扩张和组织肥厚。

(3)鞍鼻(saddle nose):鼻梁塌陷,见于鼻骨骨折、鼻骨发育不良、先天性梅毒等。

(4)蛙状鼻(frog shaped nose):鼻腔部分或完全堵塞、外鼻饱满、鼻梁宽平如蛙状,见于鼻息肉。

(5)鼻翼扇动(nasal ala flap):吸气时鼻孔开大,呼气时鼻孔回缩,见于严重的呼吸困难,如肺炎、支气管哮喘、心源性哮喘等。

2）鼻腔

（1）鼻中隔：检查鼻中隔有无偏曲或穿孔。正常人鼻中隔均稍有偏曲，如出现明显偏曲可导致呼吸困难，引起神经性头痛，需给予纠正。当鼻中隔出现空洞，检查时用手电筒照射一侧鼻孔，对侧鼻孔有亮光透过提示鼻中隔穿孔，多见于鼻腔慢性炎症、外伤等。

（2）鼻黏膜：正常人鼻黏膜湿润呈粉红色，无充血、肿胀或萎缩。鼻黏膜充血肿胀，并伴鼻塞和流涕，见于急性鼻炎；鼻黏膜肿胀、组织肥厚，见于慢性鼻炎；鼻黏膜萎缩，鼻甲缩小，分泌物减少，鼻腔干燥、宽大，嗅觉减退或丧失，见于慢性萎缩性鼻炎。

（3）鼻出血：单侧鼻出血多见于局部病变引起的血管损伤，如外伤、感染、鼻咽癌等；双侧鼻出血多见于全身性疾病，如发热性传染病（流行性出血热、伤寒等），血液系统疾病（再生障碍性贫血、白血病、血友病、血小板减少性紫癜等），原发性高血压，维生素 C、维生素 K 缺乏，慢性肾功能衰竭，慢性肝病等。女性出现的周期性鼻出血可由子宫内膜异位症引起。

3）鼻窦（nasal sinus）　鼻窦是鼻腔周围含气的骨质空腔，包括额窦、筛窦、上颌窦和蝶窦，共四对。鼻窦通过窦口与鼻腔相通，因此引流不畅时易引起鼻窦炎，表现为鼻塞、流涕、头痛和鼻窦压痛。各鼻窦区压痛的检查方法如下。

（1）额窦：双手固定患者头部，拇指分别置于眼眶上缘内侧，向后上方按压，询问其有无疼痛。

（2）筛窦：双手固定患者头部，拇指分别置于鼻根部与内眦之间，向后方按压，询问其有无疼痛。

（3）上颌窦：双手固定患者头部，拇指分别置于左、右颧部，向后按压，询问其有无疼痛。

（4）蝶窦：因解剖位置较深，不能进行体表检查。

4. 口（mouth）　检查内容包括口唇、口腔黏膜、牙齿及牙龈、舌、咽部及扁桃体、腮腺、口腔气味等。

1）口唇　检查时注意口唇颜色，有无疱疹、皲裂、口角糜烂或口角歪斜等。正常人口唇红润而有光泽。常见的异常表现及临床意义有：①颜色改变：口唇苍白提示毛细血管充盈不足或血红蛋白含量下降，见于贫血、虚脱、主动脉瓣关闭不全；口唇发绀提示血液中还原血红蛋白含量增高，见于心肺功能不全，如法洛四联症、先天性肺动静脉瘘、肺动脉栓塞、心力衰竭、休克等；口唇深红提示血液循环加速、毛细血管过度充盈，见于急性发热性疾病；口唇呈樱桃红色，见于一氧化碳中毒。②口唇干燥伴皲裂：见于严重脱水。③口唇疱疹：口唇黏膜与皮肤交界处成簇的小水疱，呈半透明状，初期伴有痒感，随后出现疼痛，约 1 周后结痂，愈后不留瘢痕，多为单纯疱疹病毒引起，见于大叶性肺炎、流行性脑脊髓膜炎、疟疾等。④口角糜烂：见于核黄素（维生素 B_2）缺乏。⑤口角歪斜：见于面神经麻痹或脑血管意外。⑥非炎性无痛性肿胀：见于血管性水肿。⑦唇裂（兔唇）：见于先天性畸形。⑧口唇肥厚增大：见于黏液性水肿、肢端肥大症和呆小症。

2）口腔黏膜　检查应在充分的自然光线下进行，或用手电筒进行照明。检查口底黏膜时，可让患者舌头上抬并触及硬腭。注意观察口腔黏膜的颜色，有无出血点、斑点、溃疡等。正常口腔黏膜光洁，呈粉红色。常见的异常表现及临床意义有：①口腔黏膜色素沉着：出现斑片状蓝黑色色素沉着，见于肾上腺皮质功能减退。②口腔黏膜损害：在相当于第二磨牙的颊黏膜处出现直径 $0.5\sim1$ mm 大小的白色斑点，周围绕以红晕，称为麻疹黏膜斑（Koplik 斑），是麻疹的早期特征；黏膜出现大小不等的淤点、淤斑，见于维生素 C 缺乏或各种出血性疾病；黏膜溃疡常见于口腔炎症,无痛性黏膜溃疡可见于系统性红斑狼疮;黏膜肿胀、出血伴小出血点,称为黏膜疹,多为对称性,见于猩红热、风疹及某些药物中毒;黏膜上有白色或灰白色凝乳块状物为鹅口疮,由于白色念珠菌感染引起,见于重症衰弱者、长期应用广谱抗生素或抗肿瘤药物者。

3)牙齿及牙龈(teeth and gums)

(1)牙齿:注意牙齿的形状、色泽,有无龋齿(dental caries)、残根(residual root)、缺牙和义齿(artificial tooth)等。牙齿如出现异常,可按下列格式标明病变部位(图4-4-1)。

正常牙齿呈瓷白色,排列整齐,无龋齿、残根或缺牙。牙齿呈黄褐色为斑釉牙,可因长期饮用的水中含氟量较高或儿童长期服用四环素引起,称含氟牙或四环素牙。中切牙切缘凹陷呈月牙形伴牙间隙过宽,称哈坎森(Hutchinson)牙,见于先天性梅毒。单纯性牙间隙过宽见于肢端肥大症。

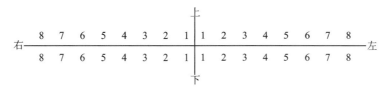

图 4-4-1 牙列的标注

注:1表示中切牙;2表示侧切牙;3表示尖牙;4表示第一前磨牙;5表示第二前磨牙;6表示第一磨牙;7表示第二磨牙;8表示第三磨牙。

(2)牙龈:注意牙龈颜色,有无肿胀、溢脓、溃疡及出血。正常牙龈与牙颈部紧密贴合,呈粉红色,质坚韧,压迫后无出血和溢脓。牙龈水肿、溢脓见于慢性牙周炎;牙龈出血见于牙石、牙周炎、维生素C缺乏症、肝脏疾病或血液系统疾病等;牙龈游离缘处的蓝灰色点线称铅线,见于慢性铅中毒。

4)舌(tongue) 检查时嘱患者伸舌,舌尖上抬,左右侧移,注意观察舌质、舌苔及舌的活动状态。正常舌质柔软,呈粉红色,表面湿润,舌苔薄白,伸舌居中,活动自如,无震颤。常见的异常表现及临床意义如下。

(1)镜面舌(smooth tongue):舌乳头萎缩,舌体变小,舌面光滑,呈粉红色或红色,见于贫血、慢性萎缩性胃炎、重度营养不良。

(2)草莓舌(strawberry tongue):舌乳头肿胀,呈鲜红色,形似草莓,见于猩红热或长期发热。

(3)牛肉舌(beefy tongue):舌面绛红如生牛肉,见于烟酸缺乏引起的糙皮病。

(4)地图舌(geographic tongue):舌面上出现黄色上皮细胞堆积形成的边缘不规则隆起,形似地图,数日后可剥落,见于核黄素缺乏。

(5)干燥舌(dry tongue):舌面出现纵向裂纹,舌体缩小,可伴有皮肤干燥、弹性减退等其他体征。见于鼻腔疾病出现张口呼吸时、大量吸烟、阿托品作用或严重脱水等。

(6)裂纹舌(wrinkled tongue):舌面出现横向裂纹,见于先天愚型、核黄素缺乏等。

(7)毛舌(hairy tongue):舌面上覆盖黑色或黑褐色毛状物,见于久病体弱或长期应用广谱抗生素。

(8)运动异常:伸舌出现细微震颤见于甲状腺功能亢进症,伸舌偏斜见于舌下神经麻痹。

5)咽部及扁桃体 咽部分为鼻咽、口咽和喉咽三部分。鼻咽位于软腭平面以上、鼻腔之后。口咽位于软腭平面之下、会厌上缘之上,软腭向下延伸形成两层黏膜皱襞,前面的是舌腭弓,后面的是咽腭弓,扁桃体因位于舌腭弓和咽腭弓之间的扁桃体窝中而不易看见。喉咽位于口咽和喉腔之间。

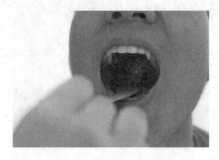

图 4-4-2 咽部及扁桃体检查

检查时患者取坐位,头稍后仰,嘱患者张口,发"啊"音,护士用压舌板在舌的中、后 1/3 交界处迅速下压,配合照明观察软腭、腭垂、舌腭弓、咽腭弓、扁桃体及咽后壁等(图 4-4-2)。检查时注意咽部颜色、对称性、有无充血、肿胀、分泌物及扁桃体肿大。正常人咽部无充血、红肿及黏液分泌物增多,扁桃体不肿大。

急性咽炎时,咽部充血肿胀,黏液分泌增多。慢性咽炎时,咽部充血,表面粗糙,咽后壁淋巴滤泡呈簇状增生。急性扁桃体炎时,扁桃体充血肿大,隐窝内可见黄白色分泌物或渗出物形成的苔片状假膜,易于剥离且不留创面,此与咽白喉在扁桃体上所形成的假膜不同,是两者鉴别的重要特征。扁桃体肿大分为三度(图 4-4-3):未超过咽腭弓者为Ⅰ度;超过咽腭弓但未达咽后壁中线者为Ⅱ度;达到或超过咽后壁中线者为Ⅲ度。急性喉炎可有急性失音,喉结核或喉癌可引起慢性失音,喉返神经损伤可引起声音嘶哑或失音,喉头水肿可引起呼吸困难甚至窒息。

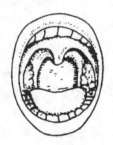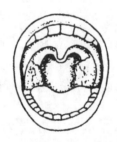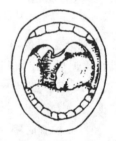

图 4-4-3 扁桃体肿大示意图

6)口腔气味 正常口腔无特殊气味。牙龈炎、牙周炎、牙龈脓肿、龋齿等可引起口臭;尿毒症时可出现氨味;糖尿病酮症酸中毒时可出现烂苹果味;有机磷杀虫药中毒时可出现大蒜味;肝性脑病者可出现肝臭味。

5. 腮腺(parotid) 腮腺位于耳屏、下颌角和颧弓构成的三角区内,正常腮腺体软薄,其轮廓不易触诊清楚,腮腺导管开口于上颌第二磨牙对应的颊黏膜处。腮腺肿大时可见以耳垂为中心的隆起,并可触及包块,腮腺导管口可红肿。腮腺异常病变的临床特征有以下几种。

(1)流行性腮腺炎:一侧或双侧腮腺肿大,触诊边缘不清,有轻压痛,腮腺导管口红肿。

(2)化脓性腮腺炎:单侧腮腺肿大,腮腺导管口加压后有脓性分泌物流出。

(3)腮腺混合瘤:腮腺肿大,触诊质韧,呈结节状,边界清楚,可移动。

(4)腮腺恶性肿瘤:腮腺肿大,增长较快,触诊质硬、固定,有痛感,可伴有面瘫。

二、颈部检查

(一)颈部外形与运动

正常人颈部直立,两侧对称,屈伸、转动自如。男性的甲状软骨上喉结比较突出,而女性的则不显著。颈部两侧各分为两个三角区,即颈前三角(胸锁乳突肌内缘、下颌骨下缘和前正中线之间的区域)和颈后三角(胸锁乳突肌后缘、锁骨上缘和斜方肌前缘之间的区域)。检查时注意颈部外形及活动有无异常、颈部有无异常包块,颈部皮肤有无蜘蛛痣、瘢痕、疖痈等。

头部不能抬起,见于严重消耗性疾病晚期、重症肌无力、进行性肌萎缩等。头部向一侧偏斜,见于先天性颈肌挛缩或斜颈、颈肌外伤、瘢痕收缩等。颈部运动受限并伴疼痛,见于软组织炎症、颈肌扭伤及颈椎疾病。颈项强直提示脑膜受到炎症刺激,是脑膜刺激征之一,见于各种脑膜炎、蛛网膜下腔出血等。

(二)颈部血管

注意观察有无颈静脉怒张、颈动脉异常搏动和颈静脉搏动。

1. 颈静脉 正常人安静坐位及立位时颈外静脉不显露,去枕平卧时稍充盈,但充盈水平仅限于锁骨上缘至下颌角距离的下 2/3 内。如 30°～45°半卧位时静脉充盈超过正常水平,或坐位及立位时可见明显的颈静脉充盈,称为颈静脉怒张(distention of jugular vein),提示体静脉压力增高,见于右心衰竭、心包积液、缩窄性心包炎及上腔静脉阻塞综合征等。平卧位时如无颈静脉充盈,提示血容量偏低。正常人颈静脉不会出现搏动,三尖瓣关闭不全时可见颈静脉搏动,其搏动范围弥散、柔和,触诊时无搏动感,可与颈动脉搏动相鉴别。

2. 颈动脉 正常人颈动脉搏动不易看到,仅在剧烈活动引起心搏出量增加时可见微弱搏动。如在安静状态下可见明显的颈动脉搏动,即颈动脉异常搏动,提示心排血量增加或脉压增加,常见于主动脉瓣关闭不全、甲状腺功能亢进症、高血压和严重贫血等。如在颈部大血管区听到明显的收缩期血管性杂音,提示动脉硬化或大动脉炎导致的血管管腔狭窄。

(三)甲状腺

甲状腺(thyroid)呈 H 形,分左、右两个侧叶,中间以峡部相连,位于甲状软骨下方和两侧。甲状腺表面光滑,质地柔软,不易触及,青春期时可略有增大。甲状腺可随吞咽动作上下移动,常以此将颈前的其他包块与甲状腺病变相鉴别。甲状腺检查可采用视诊、触诊和听诊等方法。

1. 检查方法

1)视诊 观察甲状腺的大小和对称性。正常人甲状腺外观不明显,不易辨认时嘱患者双手置于枕后,头后仰,再进行观察。也可嘱患者进行吞咽动作,可见甲状腺随吞咽动作上下移动。

2)触诊 触诊是检查甲状腺的主要方法,包括双手触诊法和单手触诊法。

(1)双手触诊法:护士站在患者背后,将双手拇指置于其颈后,其余四指置于甲状软骨下方气管两侧,并同时嘱其做吞咽动作,肿大的甲状腺可随之上下移动(图 4-4-4)。

(2)单手触诊法:护士站在患者面前,将右手拇指和其余四指分别置于甲状软骨下方的气管两侧,并同时嘱其做吞咽动作,肿大的甲状腺可随之上下移动(图 4-4-5)。

若触及甲状腺,应注意甲状腺肿大的程度、质地,表面是否光滑,有无结节、震颤及压痛等。

3)听诊 正常甲状腺区听不到血管杂音。将钟型听诊器体件直接放在肿大甲状腺所在部位,如听到连续的低音调"嗡鸣"音,提示甲状腺功能亢进。

2. 甲状腺肿大的临床意义 甲状腺肿大分为三度:不能看到肿大但能触及者为Ⅰ度;既能看到肿大又能触及,但在胸锁乳突肌以内者为Ⅱ度;肿大超过胸锁乳突肌外缘者为Ⅲ度。临床上常见于甲状腺功能亢进症、单纯性甲状腺肿及甲状腺肿瘤等。

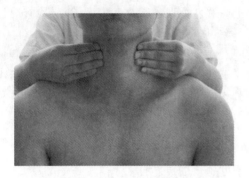

图 4-4-4　甲状腺双手触诊法

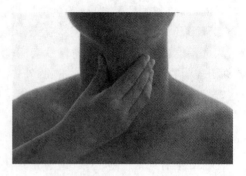

图 4-4-5　甲状腺单手触诊法

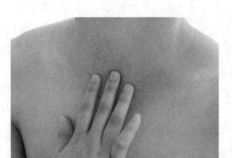

图 4-4-6　气管检查方法

(四) 气管

正常人气管位于颈前正中部。检查时患者取坐位或仰卧位,颈部保持直立,护士将示指和环指分别置于两侧胸锁关节上,中指在胸骨上窝触到气管并置于气管正中处,观察中指与示指、环指的间距是否相等,从而判断气管有无移位(图 4-4-6)。如中指与其余两指间距相等说明气管居中,如不等则提示气管移位。根据气管偏移的方向可推断病变的性质,如:一侧大量胸腔积液、气胸或纵隔肿瘤时,气管移向健侧;肺不张、肺纤维化、胸膜粘连时,气管移向患侧。

三、常见护理诊断

(1) 体液不足:双侧眼球下陷/口唇干燥皲裂　与腹泻引起的消化液丢失有关。

(2) 体液过多:双侧眼睑水肿　与肾病综合征引起的血浆清蛋白减少有关。

(3) 急性意识障碍:瞳孔对光反射消失　与脑血管疾病有关。

(4) 慢性意识障碍　与脑血管疾病有关。

(5) 体像紊乱:口角歪斜　与脑血管引起的面瘫有关。

(6) 牙齿受损:龋齿　与不良生活习惯有关。

(7) 口腔黏膜受损:口腔黏膜溃疡　与口腔炎症有关。

(8) 有跌倒的危险:视力下降　与白内障引起的视力受损有关。

(9) 体像紊乱:斜颈　与颈部肌肉受损有关。

(10) 体液过多:颈静脉怒张　与右心功能不全引起的体循环淤血有关。

(11) 体液不足:平卧时不能看到颈静脉充盈　与低血容量有关。

第五节　胸 部 检 查

一、概　述

胸部即颈部以下和腹部以上的区域,上界为锁骨、第 1 肋骨及胸椎,下界以膈肌与腹部相连,两侧为胸骨、肋骨及脊柱。胸部检查按视诊、触诊、叩诊及听诊的顺序进行,依次完成前胸、侧胸及后胸的评估,注意左右对称部位的对比检查。检查时环境应安静、温暖、光线充足,患者尽可能暴露全部胸部,视病情及检查需要选择卧位或坐位。为保护患者隐私,注意以围帘或被单适当遮挡,避免过度暴露。护士立于患者右侧,必要时可使视线与胸廓同高,以便更好地了解胸廓情况。

为标记正常胸廓内各脏器的轮廓和位置,并记录或描述异常体征的部位和范围,可参照人体某些特殊的解剖学标志或在体表人工划线进行确定。

(一)骨骼标志

胸部骨骼是由 12 个胸椎、12 对肋骨以及锁骨和胸骨共同构成胸部的骨骼系统,见图4-5-1。

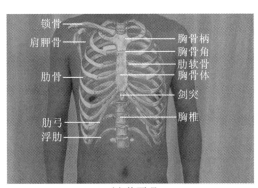
(a) 前面观

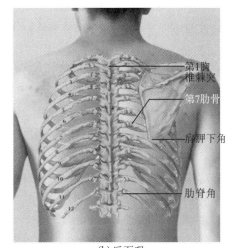
(b)后面观

图 4-5-1 胸部骨骼标志

1. 胸骨柄(manubrium sterni) 胸骨柄是位于胸骨上端的六角形骨块,其上部两侧与左右锁骨胸骨端相连,下部与胸骨体连接。

2. 胸骨上切迹(suprasternal notch) 胸骨上切迹位于胸骨柄上方,正常情况下,气管位于切迹正中。

3. 胸骨角(sternal angel) 胸骨角又称 Louis 角,即胸骨柄两侧与左右第 2 肋软骨连接的骨突处,是前胸计数肋骨和肋间隙顺序的主要标志,同时是左、右支气管分叉,心房上缘及上下纵隔交界的标志,并对应后胸第 5 胸椎。

4. 剑突(xiphoid process) 剑突为胸骨体下端的突出部分,呈倒三角形,其底部与胸骨体相连。正常人剑突的长短存在较大差异。

5. 肋骨(rib) 肋骨共 12 对,与背部和相应的胸椎相连,由后上方向前下方倾斜,倾斜度上方略小,下方稍大。第 1～7 肋骨在前胸部与各自的肋软骨连接,第 8～10 肋骨与 3 个联合一起的肋软骨连接后,再与胸骨相连,构成胸廓的骨性支架。第 11～12 肋骨不与胸骨连接,其前端为游离缘,即为浮肋(free rib)。

6. 肋间隙(intercostal space) 肋间隙即两个相邻肋骨之间的间隙,前胸壁的水平位置多以肋间隙为标志。第 1 肋骨下的间隙为第 1 肋间隙,第 2 肋骨下的间隙为第 2 肋间隙,依此类推。通常以胸骨角确定第 2 肋骨,其下间隙为第 2 肋间隙。

7. 胸骨下角 胸骨下角又称腹上角(epigastric angle),正常值为 70°～110°,与个体体型相关,体型瘦长者较锐,矮胖者较钝,其后方为肝脏左叶、胃及胰腺所在区域。

8. 肩胛下角(subscapular angle) 肩胛下角即肩胛骨的下端。患者直立,两上肢自然下垂时,肩胛下角一般位于第 7 或第 8 肋骨水平,或相当于第 8 胸椎水平,为后胸壁计数肋骨的重要标志。

9. 脊柱棘突(spinous process) 脊柱棘突为后正中线的标志。患者低头时第 7 颈椎棘突最为突出,其下为第 1 胸椎,即胸椎起点,常作为胸椎计数的标志。

10. 肋脊角(costal spinal angle) 肋脊角为后胸第 12 肋骨与脊柱构成的夹角,其前方为肾脏和输尿管上端所在区域。

(二)自然陷窝和解剖区域

胸部包括 4 个自然陷窝和 3 个解剖区域。

1. 胸骨上窝(suprasternal fossa) 胸骨上窝为胸骨柄上方的凹陷处,气管位于其后正中。

2. 锁骨上窝(supraclavicular fossa) 锁骨上窝为左、右锁骨上方的凹陷处,左、右各一,相当于两肺尖的上部。

3. 锁骨下窝(infraclavicular fossa) 锁骨下窝为左、右锁骨下方的凹陷处,下界为第 3 肋骨下缘,左、右各一,相当于两肺尖的下部。

4. 腋窝(axillary fossa) 腋窝为左、右上肢内侧与胸壁相连的凹陷处,左、右各一。

5. 肩胛上区(suprascapular region) 肩胛上区为左、右肩胛冈上方的区域,左、右各一,其外上界为斜方肌的上缘,相当于上叶肺尖的下部。

6. 肩胛下区(infrascapular region) 肩胛下区为两肩胛下角连线与第 12 胸椎水平线之间的区域,后正中线将此区分为左、右两部分。

7. 肩胛间区(interscapular region) 肩胛间区为两肩胛骨内缘之间的区域,后正中线将此分为左、右两部分。

(三)人工划线

自前胸部、侧胸部到后胸部,共有 16 条人工划线,见图 4-5-2。

1. 前正中线(anterior midline) 前正中线即胸骨中线,为通过胸骨正中的垂直线,其上端位于胸骨柄上缘中点,向下通过剑突中央。

2. 锁骨中线(midclavicular line) 锁骨中线为通过左、右锁骨的肩峰端与胸骨端两者中点,即锁骨中点向下的垂直线,左、右各一。

3. 胸骨线(sternal line) 胸骨线为沿左、右胸骨边缘与前正中线平行的垂直线,左、右各一。

4. 胸骨旁线(parasternal line) 胸骨旁线为通过胸骨线和左、右锁骨中线中点的垂直线,左、右各一。

5. 腋前线、腋后线(anterior axillary line,posterior axillary line) 腋前线和腋后线为通过左右腋窝前、后皱襞,沿前、后胸壁向下的垂直线,各两条。

6. 腋中线(midaxillary line) 腋中线为自腋窝顶端通过腋前线和腋后线之间中点向下的垂直线,左、右各一。

7. 后正中线(posterior midline) 后正中线即脊柱中线,为通过椎骨棘突或沿脊柱正中下

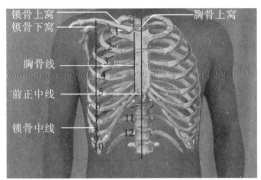

(a) 正面观

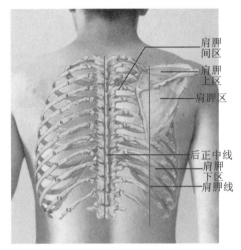

(b) 后面观

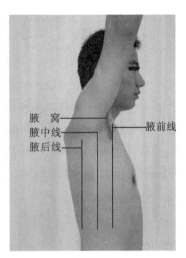

(c) 侧面观

图 4-5-2　胸部自然陷窝和人工划线

行的垂直线。

8. 肩胛线（scapular line）　肩胛线为双臂自然下垂时通过肩胛下角与后正中线平行的垂直线，左、右各一。

二、视诊

（一）胸壁

胸壁视诊时除注意皮肤、淋巴结、营养状态等项目外，还应重点检查以下内容。

1. 静脉（vein）　正常胸壁静脉多无明显显露。当上腔静脉或下腔静脉血流受阻建立侧支循环时，胸壁静脉可充盈或曲张。

2. 皮下气肿（subcutaneous emphysema）　正常胸壁无皮下气肿，当胸部皮下组织有气体积存时称为皮下气肿，多由自发性气胸、纵隔气肿、胸部外伤等引起。视诊可见胸壁肿胀。

3. 肋间隙　视诊时注意肋间隙有无回缩或膨隆。吸气时肋间隙回缩提示呼吸道阻塞，使吸气时气体不能顺利进入肺内。肋间隙膨隆见于大量胸腔积液、张力性气胸或严重慢性阻塞性肺疾病患者用力呼气时。此外，胸壁肿瘤、主动脉瘤或婴幼儿时期心脏明显肿大者，其相应局部的肋间隙亦常膨出。

（二）胸廓

胸廓评估主要是通过视诊评估胸廓外形。正常成人胸廓呈椭圆形，两侧大致对称。胸廓前后径和左右径之比约为1∶1.5，小儿和老年人胸廓前后径略小于左右径或几乎相等，呈圆柱形。常见的胸廓外形改变见图4-5-3。

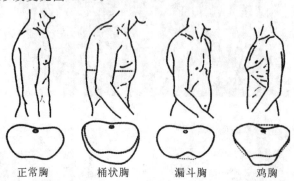

正常胸   桶状胸   漏斗胸   鸡胸

图 4-5-3 常见胸廓外形改变

1. 扁平胸（flat chest） 胸廓呈扁平状，前后径不及左右径的一半，见于瘦长体型者，或慢性消耗性疾病患者，如肺结核、肿瘤晚期等。

2. 桶状胸（barrel chest） 胸廓呈圆桶状，前后径增加，接近左右径，肋骨斜度变小，其与脊柱的夹角常大于45°，肋间隙增宽饱满，腹上角增大，见于老年人、小儿、矮胖体型者或严重肺气肿患者。

3. 佝偻病胸（rachitic chest） 佝偻病胸为佝偻病所致的胸廓改变，多见于儿童，包括以下情况。

（1）鸡胸（pigeon chest）：胸廓前后径略长于左右径，上下距离较短，胸骨下端常前突，胸骨前侧壁肋骨凹陷，形如鸡的胸廓。

（2）佝偻病串珠（rachitic rosary）：前胸部各肋骨及肋软骨交界处呈串珠状隆起。

（3）肋膈沟（Harrisons groove）：下胸部前面的肋骨外翻，自剑突沿膈附着部位的胸壁向内凹陷形成的沟状带。

（4）漏斗胸（funnel chest）：胸骨剑突处明显内陷，形似漏斗，多为先天性。

4. 胸廓一侧变形 胸廓一侧膨隆常见于大量胸腔积液、气胸或一侧严重的代偿性肺气肿等。胸廓一侧平坦或凹陷见于肺纤维化、肺不张、广泛性胸膜增厚和粘连等。

5. 胸廓局部隆起 胸廓局部隆起见于胸壁炎症、肿瘤、心脏扩大、心包积液或主动脉瘤等。此外，还可见于肋软骨炎或肋骨骨折等，前者于肋软骨突起处常有压痛，后者于前后挤压胸廓时出现局部剧痛，骨折断端处可闻及骨摩擦感。

6. 脊柱畸形（spinal deformity） 脊柱前凸、后凸或侧凸可导致胸廓两侧不对称，肋间隙增宽或变窄。严重脊柱畸形所致的胸廓外形改变可引起呼吸、循环功能障碍。常见于先天性畸形、脊柱外伤和结核病等，见图4-5-4。

（三）乳房

乳房（breast）上界为第2或第3肋骨，下界为第6或第7肋骨，内界起自胸骨缘，外界止于腋前线。评估乳房应按规定的顺序进行，避免仅检查患者不适的部位，以免漏诊。此外，除检查乳房外，还应注意引流乳房部位的淋巴结有无改变。

正常儿童和男性乳房一般不明显，乳头约位于锁骨中线第4肋间隙处。正常女性乳房在

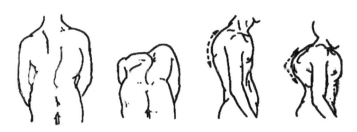

图 4-5-4 脊柱畸形所致胸廓改变

青春期逐渐增大,呈半球形,乳头也逐渐增大,呈圆柱状,乳头和乳晕色泽较深。妊娠和哺乳期乳腺增生,乳房明显增大,乳晕扩大,颜色加深。乳房视诊的主要内容如下。

1. 对称性(symmetry) 一般情况下,正常女性坐位时两侧乳房基本对称,亦有轻度不对称者。一侧乳房明显增大见于先天畸形、炎症、囊肿或肿瘤等;一侧乳房明显缩小多因发育不全所致。

2. 乳房皮肤(skin of breast) 正常乳房皮肤无红肿、下陷、溃疡、瘢痕或色素沉着等。皮肤发红提示局部炎症,常伴局部肿、热、痛;癌性淋巴管炎者皮肤呈深红色,不伴热、痛。癌细胞侵犯致乳房淋巴管阻塞引起淋巴水肿,由于此时毛囊明显下陷,局部皮肤外观呈"橘皮样"。局部皮肤下陷,可能是乳腺癌的早期体征,于双臂上举过头或双手叉腰时更为明显。乳房溃疡常提示皮肤及皮下组织破坏,为乳腺癌晚期的典型表现,亦可继发于外伤、感染或放射性损伤。

3. 乳头(nipple) 注意乳头位置、大小,两侧是否对称,有无回缩与分泌物。正常乳头呈圆柱形,颜色相似,两侧大小相等、对称,无回缩和分泌物。乳头回缩如系自幼发生,为发育异常;如近期发生,则可能为乳癌。乳头出现血性分泌物见于导管内良性乳头状瘤、乳癌,黄色分泌物见于慢性囊性乳腺炎等。肾上腺皮质功能减退时乳晕可出现明显色素沉着。

(四)肺和胸膜

1. 呼吸运动(respiratory movement) 通过膈肌和肋间肌的收缩和松弛完成。胸廓随着呼吸运动扩大和缩小,带动肺的扩张和收缩。正常情况下吸气为主动运动,吸气时肋间肌收缩,胸廓前部向上外方移动,同时膈肌收缩使横膈下降、腹壁向外隆起,胸廓外张;呼气为被动运动,此时肋间肌放松,肋骨向下内方移动,同时膈肌松弛,腹壁回缩。

正常成年男性和儿童的呼吸以膈肌运动为主,胸廓下部及上腹部的运动幅度较大,称为腹式呼吸(diaphragmatic respiration);成年女性呼吸以肋间肌运动为主,形成胸式呼吸(thoracic respiration)。通常两种呼吸运动不同程度同时存在。某些疾病可改变呼吸运动或引起呼吸困难。

(1)呼吸运动改变:①胸式呼吸减弱,腹式呼吸增强,见于肋间神经痛、肺不张、肺炎、胸膜炎、重症肺结核、肋骨骨折等。②腹式呼吸减弱,胸式呼吸增强,见于腹膜炎、大量腹腔积液、腹腔内巨大肿瘤及妊娠晚期。③呼吸运动减弱或消失,见于肺实变、肺部肿瘤、肺部空洞、肺气肿、胸腔积液、气胸、胸膜增厚或粘连等。④呼吸运动增强见于代偿性肺气肿、酸中毒深大呼吸等。

(2)呼吸困难:①吸气性呼吸困难:上呼吸道部分阻塞患者,气流进入肺内困难,吸气时肺内负压增高,引起胸骨上窝、锁骨上窝及肋间隙向内凹陷,称为三凹征(three depression sign),因吸气时间延长,称为吸气性呼吸困难。常见于气管阻塞如气管肿瘤、气管异物等。②呼气性呼吸困难:下呼吸道阻塞时,气流流出不畅,呼气费力,从而引起肋间隙膨隆,表现为呼气时间延长,称为呼气性呼吸困难。常见于支气管哮喘或阻塞性肺气肿。③混合性呼吸困难:广泛肺组织病变时,呼吸面积减少,影响肺换气功能,吸气和呼气均感费力,呼吸频率增加,称为混合性呼吸困难。

2. 呼吸频率(respiratory frequency)　正常成人在静息状态下,呼吸频率为 16～20 次/分,呼吸与脉搏之比为 1:4。新生儿呼吸频率为 40～60 次/分,随年龄增加而逐渐减慢。某些疾病可引起呼吸频率改变。呼吸频率低于 12 次/分时称为呼吸过缓(bradypnea),见于麻醉剂或镇静剂过量和颅内压增高等;呼吸频率超过 24 次/分时称为呼吸过速(tachypnea),见于剧烈运动、发热、大叶性肺炎、气胸及心力衰竭等。一般体温升高 1 ℃,呼吸大约增加 4 次/分。

3. 呼吸深度(respiratory depth)　正常人呼吸深度适度,某些生理或病理情况下可出现深度改变。

(1) 呼吸深慢:又称库什摩(Kussmaul)呼吸,见于严重代谢性酸中毒患者,其发生是由于细胞外液 HCO_3^- 不足,pH 值降低,通过深大呼吸肺排出过多的二氧化碳进行代偿,以调节体内酸碱平衡。主要见于糖尿病酮症酸中毒、尿毒症酸中毒等。

(2) 呼吸浅快:见于肺炎、胸膜炎、呼吸肌麻痹、严重鼓肠、腹腔积液、肥胖等。

(3) 呼吸深快(hyperpnea):见于剧烈运动、情绪激动、过度紧张等。

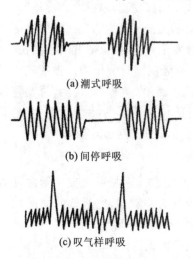

(a) 潮式呼吸

(b) 间停呼吸

(c) 叹气样呼吸

图 4-5-5　呼吸节律的变化

4. 呼吸节律(respiratory rhythm)　正常成人在静息状态下呼吸节律基本均匀而整齐,病理状态下可出现呼吸节律的变化,见图 4-5-5。

(1) 潮式呼吸:又称陈-施呼吸(Cheyne-Stokes breathing),表现为呼吸由浅慢逐渐变为深快,再由深快转为浅慢,随之出现一段呼吸暂停后,又开始出现如上周期性呼吸变化,如此周而复始,每周期长达 30 s～2 min,暂停期可持续 5～30 s。其发生机制是由于呼吸中枢兴奋性降低,导致调节呼吸的反馈系统失常,常提示病情危重,预后不良。多见于脑炎、脑膜炎、脑卒中、脑肿瘤、脑外伤等中枢神经系统疾病,亦可见于尿毒症、巴比妥中毒及糖尿病酮症酸中毒等。老年人深睡时出现轻度潮式呼吸,为脑动脉硬化、中枢神经系统供血不足的表现。

(2) 间停呼吸:又称毕奥呼吸(Biots breathing),表现为经过一段规律呼吸后,突然出现时间长短不一的呼吸暂停,然后又开始规则呼吸,如此循环。其发生机制与潮式呼吸大致相同,但呼吸中枢抑制更重,病情更为严重,多在呼吸完全停止前出现。

(3) 叹气样呼吸:表现为在一段正常呼吸中出现一次深大呼吸,常伴有叹气声。此类呼吸多为功能性改变,见于神经衰弱、精神紧张或抑郁等。

(4) 抑制性呼吸:此为胸部发生剧烈疼痛所致的吸气相突然中断,呼吸运动短暂地突然受到抑制,患者表情痛苦,呈断续性浅快呼吸。多见于急性胸膜炎、胸膜恶性肿瘤、肋骨骨折等。

(五) 心脏

心脏视诊的目的在于了解心前区有无异常隆起或异常搏动等。

1. 心前区外形　正常人心前区外形与右侧相应部位对称,无异常隆起或凹陷。心前区隆起主要见于某些先天性心脏病如法洛四联症,或在儿童期患风湿性心脏病伴有右心室增大者。

成人大量心包积液时,心前区外观饱满。

2. 心尖搏动(apical impulse) 心脏收缩时,心尖冲击心前区胸壁,使相应部位肋间软组织向外搏动,称为心尖搏动。坐位时,正常成人心尖搏动位于左侧第5肋间锁骨中线内0.5～1.0 cm处,搏动范围的直径为2.0～2.5 cm,但有相当 部分正常人心尖搏动不明显。一般情况下,除心尖搏动外,心前区其他部位无明显搏动,仅部分正常的青年人可见胸骨左缘第2肋间搏动。心尖搏动位置、强度及范围受到生理和病理因素影响。

1) 心尖搏动移位

(1) 生理因素:体型、体位、年龄、妊娠等可改变心尖搏动位置,如:超力型者心尖搏动向外上方移位可达第4肋间,无力型者心尖搏动向内下移位可达第6肋间;仰卧位时,心尖搏动位置稍上移,左侧卧位时,心尖搏动可向左移2～3 cm,右侧卧位时,心尖搏动可向右移1.0～2.5 cm。

(2) 病理因素:①心脏疾病:左心室增大时可使心尖搏动向左下移位;右心室增大时,因心脏呈顺钟向转位,心尖搏动向左移位;全心增大引起心尖搏动向左下移位,伴心界向两侧扩大。②胸部疾病:一侧胸腔积液或气胸,心尖搏动随心脏移向健侧;一侧肺不张或胸膜粘连时心尖搏动向患侧移位。③腹部疾病:大量腹腔积液或腹腔巨大肿瘤等使横膈抬高,心尖搏动向上移位。

2) 心尖搏动强度及范围改变

(1) 生理因素:心尖搏动的强弱和范围与胸壁厚度、肋间隙的宽窄及心脏活动的强度等有关。体胖、肋间隙较窄者,心尖搏动较弱,范围较小;体瘦、肋间隙较宽者,心尖搏动较强,范围较大;剧烈运动或情绪激动时,心脏活动增加,心尖搏动较强,范围较大。

(2) 病理因素:心肌炎、急性心肌梗死和心包积液等心脏因素可使心尖搏动减弱;心尖搏动减弱或消失还可见于左侧胸腔大量积液、气胸或肺气肿等心脏以外因素。心尖搏动增强,范围增大见于左心室肥厚、甲状腺功能亢进、发热和严重贫血,尤以左心室肥厚较明显。

3. 心前区其他部位的搏动 胸骨左缘第2肋间搏动,见于肺动脉高压,有时也可见于正常青年人在体力活动或情绪激动时;右心室肥大时可见于胸骨左缘第3～4肋间搏动;剑突下搏动,可见于肺气肿或肺气肿伴右心室肥大,或腹主动脉瘤。

三、触诊

(一) 胸壁评估

1. 静脉 上腔静脉阻塞时,静脉血流方向自上而下;下腔静脉阻塞时,血流方向则自下而上。

2. 皮下气肿 皮下气肿触诊时能感觉到气体在皮下组织内移动,出现捻发感或握雪感;听诊可听到类似捻动头发的声音。

3. 胸部压痛 正常胸壁与胸骨下端无压痛。胸壁软组织炎、肋骨骨折、肋软骨炎、肋间神经炎时,胸壁受累局部可有压痛。骨髓异常增生者,胸骨常有压痛和叩击痛,见于白血病。

(二) 乳房

触诊乳房时,患者可取坐位或仰卧位。坐位时,患者两臂先自然下垂,然后双臂高举过头或双手叉腰。仰卧位时,在肩下置一小枕,抬高肩部,手臂置于枕后,使乳房能对称地位于胸壁上,以便于检查。为便于记录病变部位,通常以乳头为中心作一垂直线和一水平线,将乳房分为外上象限、外下象限、内下象限和内上象限。触诊时先由健侧乳房开始,然后检查患侧。护士并拢食指、中指和无名指,指腹轻施压力,以来回滑动或旋转的方式进行触诊。检查左侧乳房时,由外上象限开始,沿顺时针方向由浅入深触诊,直至四个象限检查完毕,最后触诊乳头。沿逆时针方向以同样方法检查右侧乳房。乳房触诊应重点注意有无红、肿、热、痛和包块,乳头有无硬结、弹性消失和分泌物。触诊内容如下。

1. 质地和弹性(consistency and elasticity) 正常乳房触诊时有弹性,具有模糊的颗粒感或柔韧感,随不同年龄而有区别。青年人乳房柔软,质地均匀一致;中年人可触及乳腺小叶;老年人多呈纤维结节感。月经期乳房小叶充血,触诊有紧张感;妊娠期乳房增大,饱满,有柔软感;哺乳期有结节感。乳房受炎症或新生物浸润时局部硬度增加,弹性消失。当乳晕下有癌肿存在时,该区域的皮肤弹性常消失。

2. 压痛(tenderness) 乳房局部压痛提示其下有炎症存在,月经期乳房可较敏感,而恶性病变较少出现压痛。

3. 包块(masses) 触及乳房包块时应注意其部位、大小、外形、数目、硬度、活动度及有无压痛等。

因乳房炎症或恶性肿瘤可扩散和转移至双侧腋窝、锁骨上窝及颈部淋巴结,乳房触诊后,还应常规检查上述部位淋巴结有无肿大或其他异常。

(三)肺和胸膜

1. 胸廓扩张度(thoracic expansion) 胸廓扩张度即呼吸时胸廓的动度,因胸廓前下部呼吸动度较大,一般在该处检查。检查前胸廓扩张度时,护士双手置于患者胸廓前下部对称部位,左右拇指分别沿两侧肋缘指向剑突,拇指尖在前正中线两侧对称位置,手掌和其余四指伸展,置于前侧胸壁;检查后胸廓扩张度时,将两手平置于患者背部,约在第10肋骨水平,拇指与中线平行,并将两侧皮肤向中线轻推。嘱患者做深呼吸运动,观察和比较两手动度是否一致。正常人平静呼吸或深呼吸时,两侧胸廓呈对称性张缩,见图4-5-6。

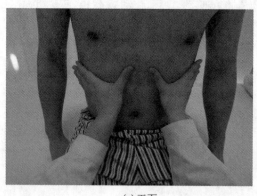 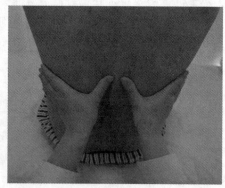

(a) 正面   (b) 背面

图 4-5-6 胸廓扩张度检查

一侧胸廓扩张度增强,见于对侧肺扩张受限,如对侧膈肌麻痹、肺不张和肋骨骨折等;一侧胸廓扩张度降低,见于同侧大量胸腔积液、气胸、胸膜增厚和肺不张等;双侧胸廓扩张度降低,见于双侧胸膜增厚、肺气肿和双侧胸膜炎等。

2. 语音震颤(vocal fremitus) 语音震颤是指患者发出语音时,所产生的声波沿气管、支气管及肺泡传至胸壁引起的共鸣震动,在胸壁可用手触及,又称触觉语颤(tactile fremitus)。

根据其强度变化可判断胸内病变性质。

检查时,护士以两手掌掌面或两手尺侧缘轻置于患者胸壁的对称部位,嘱其用同等的强度重复发"yi"的长音,并双手交叉重复触诊,自上而下,先前胸后背部,比较两侧对称部位语音震颤的异同,注意有无增强、减弱或消失,见图4-5-7。

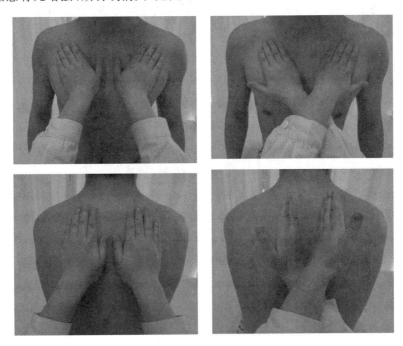

图 4-5-7 语音震颤检查

正常人双侧语音震颤基本一致,其强度受发音强弱、音调高低、胸壁厚度以及支气管至胸壁距离等因素的影响。通常前胸壁胸骨角附近及背部肩胛区声音最强,由上至下呈对称性逐渐减弱。成年男性和消瘦者较儿童、女性和肥胖者为强,前胸上部较下部强,右胸上部较左胸上部强。

语音震颤的检查对判断检查部位肺组织密度及胸腔病变有重要价值。语音震颤增强主要见于肺组织实变,如大叶性肺炎实变期和肺梗死等;或靠近胸壁的大空腔及周围有炎性浸润,如空洞性肺结核、肺脓肿等;或压迫性肺不张,如胸腔积液压迫引起肺组织变致密时。语音震颤减弱或消失多见于肺泡内含气量过多如肺气肿,支气管阻塞如阻塞性肺不张,大量胸腔积液或气胸,胸膜高度增厚粘连,胸壁皮下气肿或皮下水肿。

3. 胸膜摩擦感(sense of pleural friction) 护士右手平置于患者胸壁,嘱其做深呼吸运动,此时若有两层皮革相互摩擦的感觉,即为胸膜摩擦感,一般在胸廓的下前侧部或腋中线第5～6肋间最易触及。正常时,胸膜脏层和壁层之间滑润,呼吸运动时不产生摩擦感。当胸膜炎、胸膜肿瘤、胸膜高度干燥时,纤维蛋白沉积于胸膜,使其表面粗糙,呼吸时脏、壁两层胸膜互相摩擦,即可触及胸膜摩擦感,多见于胸膜炎早期和晚期。

(四)心脏

心脏触诊是为了进一步证实心脏视诊所见,可发现心脏病特有的震颤及心包摩擦感。通常先以右手全手掌置于患者心前区进行触诊,必要时可用手掌尺侧(小鱼际)或示指与中指指腹并拢进行触诊以确定具体位置,见图4-5-8。

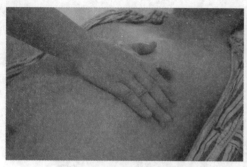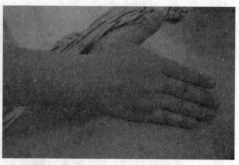

图 4-5-8 心脏触诊

1. 心前区搏动 触诊较视诊能更准确地确定心尖搏动及心前区其他搏动的位置、强弱和范围。左心室肥大明显者,心脏收缩时,触诊的手指可被强有力的心尖搏动抬起,称为抬举性心尖搏动(heaving apex impulse),为左心室肥厚的重要体征。

2. 心前区震颤 心前区震颤(thrill)为触诊时感觉到的一种微细的震动感,因似猫喘时在其喉部触到的震动,故又称"猫喘"。震颤是因血液经口径狭窄处流向宽大部位或循不正常通道流动形成湍流场(漩涡),使瓣膜、心壁或血管壁产生振动,传至胸壁所致。震颤的强度与瓣膜狭窄的程度、血流速度及心脏两腔室之间的压力差的大小有关。发现震颤时,需注意其出现的部位及处于心动周期中的时相(收缩期、舒张期或连续性)。震颤为器质性心血管疾病的特征性体征,多见于心脏瓣膜狭窄及某些先天性心脏病(表 4-5-1)。

表 4-5-1 心前区震颤的临床意义

部 位	时 期	常 见 疾 病
胸骨右缘第 2 肋间	收缩期震颤	主动脉瓣狭窄
胸骨左缘第 2 肋间	收缩期震颤	肺动脉瓣狭窄
胸骨左缘 3~4 肋间	收缩期震颤	室间隔缺损
胸骨左缘第 2 肋间	连续性震颤	动脉导管未闭
心尖区	舒张期震颤	二尖瓣狭窄
心尖区	收缩期震颤	重度二尖瓣关闭不全

3. 心包摩擦感 心包摩擦感(pericardium friction rub)是指急性心包炎时心包膜纤维素渗出使其表面粗糙,心脏收缩时,脏层与壁层心包摩擦产生振动并传至胸壁,可在心前区触知的一种连续性振动感。以胸骨左缘第 4 肋间处最易触及,多呈收缩期与舒张期双相,以收缩期、坐位前倾或深呼气末使心脏靠近胸壁时更明显。当心包渗出液较多时,心包脏层与壁层分离,摩擦感消失。

四、叩诊

(一) 肺

1. 叩诊方法

(1) 间接叩诊(indirect percussion):患者取坐位或仰卧位。为充分暴露检查部位,叩诊前胸壁时,胸部稍向前挺;叩诊侧胸壁时,双臂抱头;叩诊背部时,上身略前倾,头稍低,双手交叉抱肘。护士以左手中指第 2 指节为叩诊板,与肋骨平行,平贴肋间隙;叩诊肩胛区时,扳指与脊柱平行。用右手中指指端以垂直的方向叩击扳指,每次叩击 2～3 次。叩诊力量均匀,轻重适宜,循自上而下、由外向内的顺序,左右对比叩诊。

(2)直接叩诊(direct percussion):护士右手指并拢,以指腹对胸壁进行直接拍击。主要用于判断大量胸腔积液或积气的大致含量及病变所在部位。

2. 胸部叩诊音的类型 胸部叩诊音包括清音、鼓音、浊音、实音及过清音。

1)正常胸部叩诊音 正常胸部叩诊音为清音,其音响强弱和音调高低因胸壁厚薄、肺脏含气量以及邻近器官的影响而不同。前胸上部较下部叩诊音稍浊,右上肺较左上肺叩诊音稍浊,背部较前胸部叩诊音稍浊,左侧腋前线下方因靠近胃泡叩诊呈鼓音,右侧腋下部受肝脏影响叩诊音稍浊,见图 4-5-9。

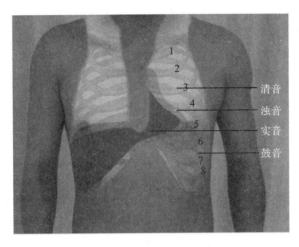

图 4-5-9 正常前胸部叩诊音

2)异常胸部叩诊音 正常肺脏的清音区范围内出现浊音、实音、鼓音或过清音时称为胸部叩诊音异常,提示肺、胸膜、膈或胸壁存在病理改变。异常叩诊音的类型取决于病变的性质、范围的大小及部位的深浅。但一般距胸部表面 4 cm 以上的深部病灶、直径小于 3 cm 的小范围病灶或少量胸腔积液时,不能发现叩诊音的改变(表 4-5-2)。

(1)浊音或实音:见于肺部含气量减少的病变,如肺炎、肺不张、肺水肿、肺梗死及肺硬化等;或肺内不含气的占位性病变,如肺结核、肺肿瘤、肺包虫或囊虫病等;或胸膜病变,如胸腔积液、胸膜增厚等。

(2)过清音:见于肺弹性减弱或含气量增多时,如肺气肿。

(3)鼓音:见于肺内空腔性病变,空腔直径大于 3～4 cm,且靠近胸壁时,如空洞性肺结核、肺脓肿等;或胸膜腔积气,如气胸。

表 4-5-2 五种肺部叩诊音的特征比较

类型	强度	音调	时限	性质	生 理 状 态	病 理 状 态
清音	响亮	低	长	空响	正常肺	—
过清音	极响亮	极低	较长	回响	不会出现	慢性阻塞性肺疾病
鼓音	响亮	高	中等	鼓响样	胃泡区及腹部	气胸、气腹
浊音	中等	中至高	中等	重击声样	心、肝脏被肺覆盖部分	肺炎
实音	弱	高	短	极钝	肌肉、实质性脏器	大量胸腔积液或肺实变

3）肺界叩诊

（1）肺上界：肺尖宽度，其内侧为颈肌，外侧为肩胛带。叩诊时，自斜方肌前缘中点开始逐渐叩向外侧，当清音变为浊音时，即为肺上界的外界，然后自斜方肌前缘中点向颈部方向叩诊，当清音变为浊音时，即为肺上界内界。肺上界内外界两点之间的距离即为肺尖宽度，又称Kroning峡。正常肺尖宽度为4～6 cm。肺尖宽度变窄或叩诊浊音常见于肺结核所致的肺尖浸润、纤维性变及萎缩；肺尖宽度变宽常见于肺气肿患者。

（2）肺前界：正常肺前界相当于心脏的绝对浊音界。右肺前界位于胸骨线位置，左肺前界位于胸骨旁线第4～6肋间隙的位置。左、右肺前界浊音区扩大见于心脏扩大、主动脉瘤、心包积液及肺门淋巴结明显肿大；左、右肺前界浊音区缩小见于肺气肿。

（3）肺下界：患者平静呼吸时，自肺野清音区开始，分别从锁骨中线第2肋间、腋窝顶部、肩胛线上第8肋间隙开始向下叩诊，当叩诊音由清音转为浊音时即为肺下界。正常人平静呼吸时两侧肺下界大致相等，于锁骨中线、腋中线和肩胛线上分别为第6、8、10肋间隙，但因体型、发育情况不同，肺下界位置可稍有差异。病理情况下，肺下界上移见于肺不张、膈肌麻痹、鼓肠、腹腔积液、腹腔巨大肿瘤等；肺下界下移见于肺气肿、腹腔内脏器下垂等。

（4）肺下界移动范围：正常人肺下界移动范围相当于膈肌的移动范围。叩诊时先于患者平静呼吸时在肩胛线上叩出肺下界的位置，作一标记，然后分别于患者深吸气与深呼气后屏住呼吸，重新叩出肺下界的位置并作标记。最高点与最低点之间的距离即为肺下界移动范围，正常时为6～8 cm，见图4-5-10。肺下界移动范围减小见于肺组织萎缩如肺纤维化、肺不张；或肺组织弹性消失如肺气肿；或肺组织炎症和水肿，如肺炎和肺水肿。当大量胸腔积液、积气及广泛胸膜粘连时肺下界及其移动范围不能叩得，膈神经麻痹者肺下界移动度亦消失。

（二）心脏

心脏叩诊用于确定心界，判断心脏大小、形状及其在胸腔内的位置。心脏为不含气的器官，其不被肺遮盖的部分叩诊时呈绝对浊音（实音），其左右缘被肺遮盖的部分叩诊呈相对浊音。叩心界是指叩诊心脏的相对浊音界，相当于心脏在前胸壁的投影，反映心脏的实际大小，见图4-5-11。

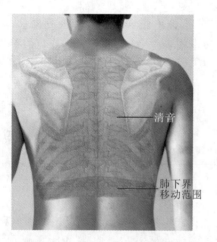

图4-5-10　正常肺下界移动范围

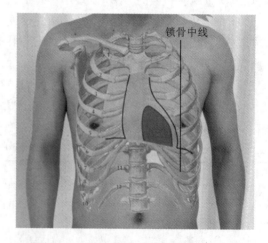

图4-5-11　心脏绝对浊音界和相对浊音界

1. 叩诊方法　患者多取平卧位，护士左手扳指与肋间平行；取坐位时，板指与肋间垂直。叩诊力度适宜、均匀；循先左后右、由外向内、自下而上顺序逐一行肋间叩诊。

叩诊心左界时,自心尖搏动最强点外 2～3 cm 处(一般为第 5 肋间左锁骨中线稍外),由外向内叩诊,至叩诊音由清音变为浊音时,表示已达心脏边界,作一标记,如此向上逐一肋间隙叩诊,直至第 2 肋间。叩诊心右界时,先沿右锁骨中线自上而下叩出肝上界,然后于其上一肋间(通常为第 4 肋间)开始,由外向内叩出浊音界,作一标记,然后向上逐一肋间叩诊,直至第 2 肋间。用硬尺测量前正中线至各标记点的垂直距离,再测量左锁骨中线至前正中线的垂直距离,以记录心脏相对浊音界的位置。

2. 正常心脏浊音界 正常心左界在第 2 肋间几乎与胸骨左缘相一致,第 3 肋间以下向左下逐渐形成一向外凸起的弧形。心右界与胸骨右缘基本平齐,但在第 4 肋间处可在胸骨右缘稍外处。正常成人心脏左右相对浊音界与前正中线的平均距离(垂直距离)见表 4-5-3。

表 4-5-3 正常成人心脏相对浊音界

右界/cm	肋间	左界/cm
2～3	2	2～3
2～3	3	3.5～4.5
3～4	4	5～6
—	5	7～9

注:左锁骨中线距胸骨中线为 8～10 cm

3. 心脏浊音界的各部组成 心左界第 2 肋间处相当于肺动脉段,第 3 肋间为左心耳,第 4～5 肋间为左心室,其中大血管与左心室交接处向内凹陷,称为心腰。心右界第 2 肋间相当于升主动脉和上腔静脉,第 3 肋间以下为右心房。

4. 心脏浊音界的改变及其临床意义 心脏本身病变或心外因素可使心浊音界的大小、形态和位置发生改变(表 4-5-4)。

表 4-5-4 心浊音界改变的心脏因素和临床常见疾病

因 素	心 浊 音 界	临床常见疾病
左心室增大	向左下扩大,心腰部近似直角,心界呈靴形	主动脉瓣关闭不全
右心室增大	轻度增大:绝对浊音界扩大,相对浊音界无明显变化显著增大:相对浊音界向左右两侧扩大	肺心病
双心室增大	心界两侧扩大,且左界向左下扩大,称为普大型心	扩张型心肌病
左心房增大或合并肺动脉段扩大	左心房显著增大:胸骨左缘第 3 肋间心浊音界扩大,使心腰消失左心房与肺动脉段均扩大:胸骨左缘第 2～3 肋间心界向外扩大,心腰更饱满或膨出,心界呈梨形	二尖瓣狭窄
主动脉扩张	胸骨右缘第 1～2 肋间浊音界增宽,常伴收缩期搏动	升主动脉瘤
心包积液	心界向两侧扩大,且随体位改变而变化,坐位时心界呈烧瓶形,卧位时心底部浊音界增宽	心包积液

1)心脏本身病变

(1)左心室增大:心脏浊音界向左下扩大,心腰部由钝角变为近似直角,使心浊音界呈靴形,见图 4-5-12。因其常见于主动脉瓣关闭不全,又称主动脉型心。亦可见于高血压性心脏病。

（2）右心室增大：轻度增大时，心绝对浊音界扩大，相对浊音界无明显变化；显著增大时，相对浊音界向左右两侧扩大，由于心脏沿时钟顺钟向转位，故以向左扩大明显，常见于肺心病。

（3）双心室增大：心浊音界向两侧扩大，且左界向左下扩大，称为普大型心。常见于扩张型心肌病、全心衰竭、克山病等。

（4）左心房与肺动脉段扩大：左心房显著增大时，胸骨左缘第 3 肋间心浊音界扩大，使心腰消失。当左心房与肺动脉段均扩大时，胸骨左缘第 2～3 肋间心浊音界向外扩大，心腰部更为饱满或膨出，使心浊音界呈梨形，见图 4-5-13。因其常见于二尖瓣狭窄，也称为二尖瓣型心。

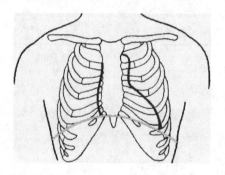

图 4-5-12　主动脉型心浊音界（靴形心）

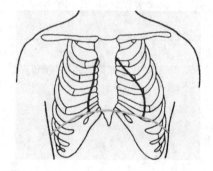

图 4-5-13　二尖瓣型心浊音界（梨形心）

（5）心包积液：心界向两侧扩大，且随体位改变而变化，坐位时心浊音界呈烧瓶形，仰卧位时心底部浊音界明显增宽，此为心包积液的特征性改变。

2）心外因素　一侧胸腔大量积液或气胸时，患侧心界叩不出，健侧心界向外移位。肺气肿时，心浊音界缩小或叩不出。肺实变、肺肿瘤等如与心浊音界重叠，真正的心浊音界不易叩出。腹腔大量积液或巨大肿瘤，膈肌上升，心脏呈横位，心界向左扩大。

五、听诊

（一）肺

听诊肺部时，患者取坐位或卧位，微张口均匀呼吸。听诊一般从肺尖开始，自上而下、左右交替逐一肋间依次听诊前胸、侧胸和背部，听诊前胸时沿锁骨中线和腋前线，听诊侧胸应沿腋中线和腋后线，听诊背部时沿肩胛间区、肩胛线。每一部位听诊 1～2 个呼吸周期，注意上下、左右对称部位对比，必要时请患者做深呼吸或咳嗽动作。

1. 正常呼吸音（normal breath sound）

（1）气管呼吸音：为空气进出气管时发出的声音，无临床意义，一般不作评价。

（2）支气管呼吸音（bronchial breath sound）：为吸入的气流经声门、气管、主支气管形成湍流所产生的声音，颇似抬舌后经口腔呼气时所发出的"ha"音。其特点为音响强且高调，吸气相短于呼气相。正常人于喉部、胸骨上窝、背部第 6～7 颈椎及第 1～2 胸椎附近可闻及支气管呼吸音。

（3）支气管肺泡呼吸音（bronchovesicular breath sound）：又称混合性呼吸音，兼有支气管呼吸音与肺泡呼吸音的特点，表现为吸气音与肺泡呼吸音相似，但音调较高且较响亮，呼气音与支气管呼吸音相似，但强度较弱、音调较低、时间较短。吸气相与呼气相基本相等。正常人于胸骨两侧第 1～2 肋间、肩胛间区第 3～4 胸椎水平及肺尖前后部可闻及支气管肺泡呼吸音。

（4）肺泡呼吸音(vesicular breath sound)：吸气或呼气时气流进出细支气管和肺泡，肺泡由松弛变为紧张，或由紧张变为松弛，由肺泡的弹性变化和气流振动产生的声音，类似上齿咬下唇吸气时发出的"fu"声。其特点为柔和吹风样，吸气时音响较强、音调较高，呼气时音响较弱、音调较低，吸气相长于呼气相。正常人除支气管呼吸音和支气管肺泡呼吸音以外的部位均可闻及，以乳房下部、肩胛下部最强，其次为腋窝下部，肺尖和肺下缘较弱。矮胖者肺泡呼吸音较瘦长者弱，男性肺泡呼吸音较女性强。几种正常呼吸音的分布见图 4-5-14 及表 4-5-5。

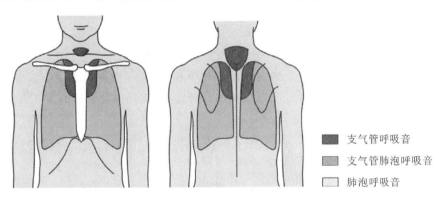

■ 支气管呼吸音
▨ 支气管肺泡呼吸音
□ 肺泡呼吸音

图 4-5-14 正常呼吸音分布示意图

表 4-5-5 四种正常呼吸音特征的比较

特 征	气管呼吸音	支气管呼吸音	支气管肺泡呼吸音	肺泡呼吸音
强度	极响亮	响亮	中等	柔和
音调	极高	高	中等	低
吸：呼	1：1	1：3	1：1	3：1
性质	粗糙	管样	沙沙声，管样	轻柔的沙沙声
正常听诊区域	胸外气管	胸骨柄	主支气管	大部分肺野

2. 异常呼吸音(abnormal breath sound)

1）异常肺泡呼吸音(abnormal vesicular breath sound) 病理情况下，肺泡呼吸音的强度、性质或时间会发生变化。

（1）肺泡呼吸音增强：多因呼吸运动及肺泡通气功能增强，进入肺泡的空气流量增多或流速加快所致。双侧肺泡呼吸音增强见于剧烈运动、发热、贫血、酸中毒或代谢亢进等；一侧肺泡呼吸音增强可因肺结核、肺炎、肺肿瘤、气胸、胸腔积液等一侧肺或胸膜病变，健侧代偿性通气功能增强引起。

（2）肺泡呼吸音减弱或消失：主要因进入肺泡的空气流量减少、气体流速减慢及呼吸音传导障碍引起，可于局部、单侧或双侧出现。常见于胸廓活动受限，如胸痛、肋间神经痛、肋骨骨折等；或呼吸肌病变，如重症肌无力、膈肌麻痹、膈肌痉挛等；或呼吸道阻塞，如喉头水肿、气管肿瘤、慢性支气管炎等；或压迫性肺不张，如胸腔积液、气胸等；或腹部疾病影响膈下降，如腹腔积液、肠胀气、腹腔内巨大肿瘤等。

（3）呼吸音延长：多因下呼吸道部分阻塞或肺组织弹性减退导致呼吸相延长，常见于慢性阻塞性肺气肿、支气管哮喘等。

（4）粗糙性呼吸音：为支气管黏膜轻度水肿或炎症浸润引起气道内壁不光滑或狭窄，气流进出不畅所致,见于支气管或肺部炎症早期。

(5) 断续性呼吸音:由于肺组织局部炎症或支气管狭窄,使空气不能均匀地进入肺泡,出现不规则断续的呼吸音所致,又称齿轮状呼吸音(cogwheel breath sound),见于支气管炎和肺炎早期。

2) 异常支气管呼吸音(abnormal bronchial breath sound)　在正常肺泡呼吸音部位闻及支气管呼吸音,即为异常支气管呼吸音,或称管状呼吸音(tubular breath sound)。

(1) 肺组织实变:使支气管呼吸音容易通过致密的肺实变组织传至体表而易于闻及。异常支气管呼吸音的部位、范围及强弱与病变部位、大小及深浅有关。肺组织实变范围越大,位置越浅表,声音越强,反之则越弱。常见于大叶性肺炎实变期。

(2) 肺内大空腔:当肺内有较大的空腔与支气管相通,且同时周围肺组织发生实变,使吸入气体在空腔中产生共鸣,并能通过实变组织的良好传导,故可闻及清晰的支气管呼吸音。常见于肺脓肿或空洞性肺结核。

(3) 压迫性肺不张:胸腔积液时,压迫肺脏,发生压迫性肺不张,由于肺组织致密,利于支气管音传导,所以于积液上方可闻及支气管呼吸音。

3) 异常支气管肺泡呼吸音(abnormal bronchovesicular breath sound)　异常支气管肺泡呼吸音即在正常肺泡呼吸音的部位闻及支气管肺泡呼吸音。多由于肺实变部位较小且与正常肺组织混合存在,或肺实变部位较深且被正常肺组织覆盖所致。常见于支气管肺炎、大叶性肺炎早期、肺结核或胸腔积液上方肺膨胀不全的区域。

3. 啰音(crackles,rales)　啰音是呼吸音之外的附加音(adventitious sound),正常情况下并不存在,按性质不同分为干啰音和湿啰音两种类型。

1) 干啰音(wheezes,rhonchi)

(1) 形成机制:由于气流通过狭窄或部分阻塞的气道发生湍流产生的声音。引起呼吸道狭窄或部分阻塞的原因包括气管、支气管炎症使管壁黏膜充血水肿、分泌物增加;或支气管平滑肌痉挛;或管腔内异物或肿瘤部分阻塞以及管壁外肿大的淋巴结或纵隔肿瘤压迫等。

(2) 听诊特点:干啰音音调较高,持续时间较长,吸气与呼气相均可闻及,以呼气时明显,强度、性质和部位易改变,瞬间内数量可明显增减。

(3) 分类:干啰音按音响性质不同可分为低调和高调两种。低调干啰音又称鼾音(rhonchus rale),如同熟睡中的鼾声或呻吟声,多发生在气管或主支气管。发生于主支气管以上大气道的干啰音,有时不用听诊器也可闻及,称为喘鸣(wheeze)。高调干啰音又称哨笛音,类似于鸟叫、飞箭或哨笛音,多发生于较小的支气管或细支气管。

(4) 临床意义:干啰音可局限或广泛分布,局限分布的干啰音由于局部支气管狭窄所致,常见于支气管内膜结核、支气管肺癌和支气管异物等。广泛分布于双侧肺部的干啰音见于支气管哮喘、慢性喘息型支气管炎、心源性哮喘等。

2) 湿啰音(moist rales)

(1) 形成机制:系呼吸道的稀薄分泌物如渗出液、痰液、血液、黏液或脓液等形成水泡,吸入的气流通过时使水泡破裂产生的声音,又称水泡音(bubble sound);或由于小支气管、细支气管及肺泡壁因分泌物黏着而陷闭,吸气时突然张开重新充气所产生的爆裂音(crackles),宛如水煮沸时冒泡音或用小管插入水中吹水的声响。

(2) 听诊特点:断续而短暂,一次常连续多个出现,于吸气时或吸气终末较为明显,也可出现于呼气早期,部位较恒定、性质不易变化,大、中、小水泡音可同时存在,咳嗽后可减轻或消失。

（3）分类：湿啰音按其发生的呼吸道口径分为大、中、小水泡音和捻发音。大水泡音又称粗湿啰音（coarse rales），发生于气管、主支气管或空洞部位，多出现于吸气早期。常见于肺气肿、支气管扩张症、肺结核及肺脓肿空洞。昏迷或濒死者无力咳出呼吸道分泌物，可在气管处闻及大水泡音，有时不用听诊器亦可闻及，称痰鸣音（wheezy phlegm）。中水泡音又称中湿啰音（medium rales），发生于中等大小的支气管，多出现于吸气中期，常见于支气管炎、支气管肺炎。小水泡音又称细湿啰音（fine rales），发生在小支气管和细支气管，多出现于吸气后期，常见于细支气管炎、支气管肺炎、肺梗死及肺淤血。捻发音（crepitus）是一种极细而均匀一致的湿啰音，多出现于吸气末，颇似在耳边用手搓捻一束头发所发出的声音，系由于细支气管或肺泡壁因分泌物存在而相互黏着陷闭，当吸气时被气流冲开重新充气所产生的极细的高调爆裂音。常见于细支气管和肺泡充血及炎症，如肺淤血或肺炎早期等。老年人或长期卧床者，初次深呼吸时，可在肺底闻及捻发音，经数次深呼吸或咳嗽后消失，一般无临床意义。

（4）临床意义：局部湿啰音多由支气管扩张、肺结核或肺炎等局部病变引起。两肺底部湿啰音见于左心功能不全所致的肺淤血、支气管肺炎；两肺满布湿啰音见于急性肺水肿或严重支气管肺炎。

4. 语音共振 语音共振又称听觉语音（vocal resonance），其产生机制与语音震颤相似，但听诊较触诊敏感。检查时嘱患者用一般的声音强度重复发"yi"的长音，同时听诊，一般在气管和大支气管附近最强，听诊时注意上下左右对比。正常人闻及的语音共振音节含糊难辨。语音共振增强、减弱或消失的临床意义同语音震颤。

5. 胸膜摩擦音（pleural friction sound） 正常胸膜表面光滑，胸膜腔内有微量液体起润滑作用，呼吸时无声响。当胸膜发生炎症时，纤维素渗出，胸膜表面粗糙，随着呼吸运动脏层和壁层胸膜互相摩擦产生的声音即为胸膜摩擦音，其听诊特点为吸气和呼气时均可闻及，以吸气末或呼气初最为明显，屏气时消失，深呼吸及听诊器加压时声音可增强。摩擦音于前下侧胸壁最易闻及，可随体位的改变消失或复现。胸膜摩擦音常见于纤维素性胸膜炎、肺梗死、胸膜肿瘤和尿毒症，亦可见于严重脱水。胸腔积液增多时，两层胸膜被分开，摩擦音可消失。

（二）心脏

听诊是心脏检查最重要和较难掌握的方法。听诊时患者取仰卧位或坐位，必要时可改变体位，或做深吸气、深呼气，或做适当运动后再听诊，以更好地辨别心音或杂音。

1. 心脏瓣膜听诊区 心脏各瓣膜开放与关闭时产生的声音，沿血流方向传导至胸壁不同的部位，于体表听诊最清楚处即为该瓣膜听诊区。心脏各瓣膜听诊区与其瓣膜口在胸壁上的投影并不完全一致。

（1）二尖瓣区（mitral valve area）：位于心尖搏动最强点。心脏大小正常时，多位于第5肋间左锁骨中线稍内侧。心脏增大时，心尖搏动向左或左下移位，听诊部位也随之移位。

（2）肺动脉瓣区（pulmonary valve area）：位于胸骨左缘第2肋间。

（3）主动脉瓣区（aortic valve area）：位于胸骨右缘第2肋间。

（4）主动脉瓣第二听诊区（the second aortic valve area）：位于胸骨左缘第3～4肋间

（5）三尖瓣区（tricuspid valve area）：位于胸骨体下端左缘，即胸骨左缘第4～5肋间。

2. 听诊顺序 心脏听诊通常按逆时针方向自二尖瓣区开始，依次为肺动脉瓣区、主动脉瓣区、主动脉瓣第二听诊区和三尖瓣区；也可按病变好发部位的次序自二尖瓣区开始，依次为主动脉瓣区、主动脉瓣第二听诊区、肺动脉瓣区和三尖瓣区，见图4-5-15。

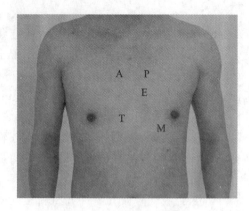

图 4-5-15　心脏瓣膜听诊区

M:二尖瓣区　A:主动脉瓣区　E:主动脉瓣第二听诊区　P:肺动脉瓣区　T:三尖瓣区

3. 听诊内容　听诊内容包括心率、心律、心音、额外心音、杂音及心包摩擦音。

1) 心率(heart rate)　心率是指每分钟的心搏次数,一般以心尖部第一心音为准计数 1 min。正常成人心率为60～100次/分,3 岁以下儿童多在 100 次/分以上,老年人偏慢。凡成人心率超过 100 次/分,婴幼儿心率超过 150 次/分称为心动过速。生理情况下可见于运动、情绪激动等;病理情况下可见于发热、贫血、甲状腺功能亢进、心力衰竭和休克等。心率低于 60 次/分称为心动过缓,可见于运动员和长期从事体力劳动的健康人群;或见于甲状腺功能减退、颅内压增高、胆汁淤积性黄疸、房室传导阻滞或服用普萘洛尔等药物的病理情况。

2) 心律(cardiac rhythm)　心律是指心脏跳动的节律。正常成人心律基本规整,部分青年和儿童可出现窦性心律不齐,即心律随呼吸运动而改变,吸气时增快,呼气时减慢,一般无临床意义。听诊能发现的最常见的心律失常是期前收缩和心房颤动。

期前收缩(premature beat)是指在规则心律的基础上,突然提前出现一次心跳。其听诊特点为:①规则的节律中心音提前出现,其后有一较长间歇。②提前出现的心跳第一心音增强,第二心音减弱或消失。③长间歇后出现的第一个心跳,第一心音减弱。若每一次正常心搏后出现一次期前收缩,称为二联律;每两次正常心搏后出现一次期前收缩,或每一次正常心搏后连续出现两次期前收缩,称为三联律。二联律和三联律多为病理性,常见于器质性心脏病、洋地黄中毒、低钾血症等。

心房颤动(atrial fibrillation)常见于二尖瓣狭窄、冠心病或甲状腺功能亢进症等。其听诊特点为:①心室律绝对不规则;②第一心音强弱不等;③脉率小于心率,这种脉搏脱漏现象,称为脉搏短绌(pulse deficit)。

3) 心音(cardiac sound)　按心音在心动周期中出现的先后次序将其命名为第一心音(first heart sound,S_1)、第二心音(second heart sound,S_2)、第三心音(third heart sound,S_3)和第四心音(fourth heart sound,S_4)。通常只能闻及 S_1 和 S_2,部分儿童和青少年可闻及 S_3,S_4 多属病理性,一般不易听到。

S_1 和 S_2 是心脏听诊的首要环节,正确区分 S_1 和 S_2 才能确定心室收缩期和舒张期、额外心音或杂音所处的心动周期时相以及与 S_1 和 S_2 的时间关系。S_1 出现于心室收缩早期,标志着心室收缩的开始,主要由二尖瓣和三尖瓣关闭引起的瓣膜振动所产生。S_2 出现于 S_1 之后,是心室舒张的开始标志,主要由主动脉瓣和肺动脉瓣关闭引起的瓣膜振动所产生。S_1 和 S_2 的听诊特点见表 4-5-6。

表 4-5-6　心音听诊特点

项　　目	第　一　心　音	第　二　心　音
音调	较低	较高
强度	较响	较 S_1 弱
性质	较钝	较清脆
所占时间	较长,持续约 0.1 s	较短,持续约 0.08 s
听诊部位	心尖部最响	心底部最响
S_1、S_2 间隔	S_1 与 S_2 间隔较短	S_2 与下一个 S_1 间隔较长
与心尖搏动关系	与心尖搏动同时出现	在心尖搏动之后出现

正常儿童及青少年肺动脉瓣区第二心音(P_2)较主动脉瓣区第二心音(A_2)强($P_2 > A_2$),老年人则相反($A_2 > P_2$),中年人两者几乎相等($A_2 = P_2$)。

常见的心音改变及其临床意义如下。

(1)心音强度改变:①S_1改变:S_1的变化与心室肌收缩力、心室充盈情况、瓣膜弹性及位置有关。S_1增强见于心肌收缩力增强,如高热、甲状腺功能亢进等;也可见于二尖瓣狭窄,系由于左心室充盈减少,舒张期二尖瓣位置较低,收缩时间亦相应缩短,左心室内压上升迅速,使低位的二尖瓣关闭速度加快,产生较大的振动所致。此时,在心尖部可闻及高调、清脆、呈拍击声的第一心音,称"拍击性"第一心音。S_1减弱见于心室肌收缩力减弱,如心肌炎、心肌病、心肌梗死和左心衰竭等;也可见于二尖瓣关闭不全,系由于左心室过度充盈,二尖瓣位置较高,活动幅度减小所致。S_1强弱不等见于心房颤动和完全性房室传导阻滞。②S_2改变:S_2的变化主要与主动脉、肺动脉内的压力及半月瓣的完整性与弹性有关。主动脉瓣区第二心音(A_2)增强,由主动脉内压力增高所致,主要见于高血压、主动脉粥样硬化等;主动脉瓣区 S_2 减弱,由主动脉内压降低所致,主要见于主动脉瓣狭窄或关闭不全等,听诊呈高调金属撞击音。肺动脉瓣区第二心音(P_2)增强,由肺动脉内压增高所致,主要见于肺心病、二尖瓣狭窄伴肺动脉高压、左向右分流的先天性心脏病如房间隔缺损、室间隔缺损、动脉导管未闭等;肺动脉瓣区 S_2 减弱,由肺动脉内压降低所致,主要见于肺动脉瓣狭窄或关闭不全等。③S_1、S_2 同时改变:S_1、S_2 同时增强,见于心脏活动增强如运动后、情绪激动、贫血等;S_1、S_2 同时减弱见于心肌炎、心肌病、心肌梗死等心肌严重受损,左侧胸腔大量积液、肺气肿或休克等循环衰竭时。

(2)心音性质改变:当心肌有严重病变时,S_1失去原有低钝特征而与 S_2 相似,且多有心率增快,致收缩期与舒张期时间几乎相等,听诊有如钟摆的"滴答"声,呈钟摆律(pendulum rhythm)或胎心律,为大面积急性心肌梗死和重症心肌炎的重要体征。

(3)心音分裂(splitting of heart sounds):正常生理情况下,心室收缩与舒张时两个房室瓣与两个半月瓣并非同步关闭,三尖瓣迟于二尖瓣 0.02~0.03 s,肺动脉瓣迟于主动脉瓣约0.03 s。由于人耳不能分辨,听诊仍为一个声音。当 S_1 或 S_2 的两个主要成分之间的间隔延长,以致听诊时闻及其分裂为两个声音,这种情况称为心音分裂。S_1 分裂偶见于健康儿童和青年,病理情况下见于完全性右束支传导阻滞。S_2 分裂临床较常见,以肺动脉瓣区明显。生理性分裂常见于健康儿童和青年,于深吸气末可闻及。病理性分裂见于某些使右室排血时间延长的疾病,如二尖瓣狭窄伴肺动脉高压、肺动脉瓣狭窄等;或见于左心室射血时间缩短,使主动脉瓣关闭时间提前的疾病,如二尖瓣关闭不全、室间隔缺损等。

4)额外心音(extra cardiac sound)　额外心音是指在 S_1、S_2 之外闻及的病理性附加音,可出现于收缩期和舒张期,以舒张早期额外心音最多见,临床意义也较大。由于其出现在 S_2 之后,与原有的 S_1 和 S_2 组成的节律,在心率＞100 次/分时,有如马奔跑的蹄声,故又称舒张早期奔马律(protodiastolic gallop rhythm)。其发生原因是心室舒张期负荷过重,心肌张力降低,顺应性减退,以致心室舒张时,血液充盈引起室壁振动。舒张早期奔马律按来源不同又可分为左室奔马律和右室奔马律,以左室奔马律占多数。左室奔马律的听诊特点为:出现于 S_2 之后,音调较低,强度较弱,以心尖部或其内上方及呼气末最清楚。舒张早期奔马律的出现提示心脏功能失去代偿,常见于心力衰竭、急性心肌梗死、中毒性心肌炎与心肌病等严重心功能不全时。

5)心脏杂音(cardiac murmurs) 心脏杂音是指除心音和额外心音以外,在心脏收缩或舒张过程中出现的异常声音,其特点为持续时间较长,强度、频率不同,可以与心音完全分开或连续,甚至完全掩盖心音。

(1)杂音产生的机制:由于血流速度加快、瓣膜口狭窄或关闭不全、异常血流通道、血管管径异常或心腔内漂浮物,使血流由层流变为湍流,进而形成漩涡,撞击心壁、瓣膜、腱索或大血管壁,使之产生振动,从而在相应部位产生声音,见图4-5-16。

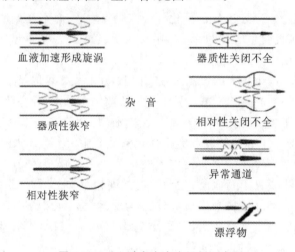

血液加速形成旋涡　　　　　器质性关闭不全

器质性狭窄　　杂音　　相对性关闭不全

相对性狭窄　　　　　　　异常通道

漂浮物

图 4-5-16　心脏杂音产生机制示意图

(2)杂音听诊的要点:杂音听诊应按以下要点进行,以明确杂音特点,判断其临床意义。①最响部位与传导方向:明确杂音的最响部位及其传导方向有助于判断杂音的来源及其病理性质。一般杂音在某瓣膜区最响,提示病变部位就在该区相应瓣膜。如:杂音在心尖部最响,提示二尖瓣病变;杂音在主动脉瓣区最响,提示主动脉瓣病变。杂音的传导方具有一定规律,如二尖瓣关闭不全产生的杂音向左腋下传导;主动脉瓣狭窄的杂音向颈部传导,而二尖瓣狭窄的杂音则局限于心尖区。②出现在心动周期中的时期:发生在 S_1 和 S_2 之间的杂音称为收缩期杂音(systolic murmur,SM);发生在 S_2 与下一个心动周期 S_1 之间的杂音称为舒张期杂音(diastolic murmur,DM);连续出现在收缩期和舒张期的杂音称为连续性杂音(continuous murmur)。一般认为,舒张期和连续性杂音均为器质性杂音,而收缩期杂音则有功能性和器质性两种可能。③杂音性质:杂音的音色常以吹风样、隆隆样(雷鸣样)、叹气样、机器样、乐音样等来描述。杂音按音调高低又可分为柔和与粗糙两种。功能性杂音较柔和,器质性杂音较粗糙。临床上常根据杂音的性质推断不同病变,如:二尖瓣区收缩期粗糙的吹风样杂音,提示二尖瓣关闭不全;二尖瓣区舒张期隆隆样杂音是二尖瓣狭窄的特征性杂音;主动脉瓣区舒张期叹息样杂音提示主动脉瓣关闭不全;机器样杂音见于动脉导管未闭;乐音样杂音见于感染性心内膜炎、梅毒性心脏病。④杂音强度:杂音的响度,与多种因素有关。一般来说,狭窄程度越重、血流速度越快、狭窄口两侧压力差越大,心肌收缩力越强,则杂音越强;反之,则越弱。但若严重狭窄以致通过血流极少,杂音反而减弱或消失。⑤收缩期杂音强度:一般采用 Levine 6 级分级法表示。记录时,以杂音级别为分子,6 级为分母,例如杂音强度为 3 级,则记录为 3/6 级杂音。一般认为 3/6 级及以上的收缩期杂音多为器质性,但应结合杂音性质、粗糙程度等综合判断。舒张期杂音多为器质性,一般不分级,如需分级,分级标准仍采用 Levine 6 级分级法。⑥杂音与体位、运动、呼吸的关系:改变体位可使某些杂音的强度发生变化,如左侧卧位可使二尖瓣狭窄的杂音更明显;前倾坐位可使主动脉瓣关闭不全的杂音更明显;仰卧位可使二尖瓣关闭不全、三尖瓣关闭不全和肺动脉关闭不全的舒张期杂音更明显。呼吸可改变心脏的位置及左、右心室的排血量,从而影响杂音的强度。深吸气时,胸腔负压增加,回心血量增加,可使三尖瓣关闭不全、肺动脉瓣关闭不全等与右心相关的杂音增强;吸气后紧闭声门,用力做呼气动作,胸腔压力增高,回心血量减少,可使经瓣膜产生的杂音减弱,肥厚型梗阻性心肌病的杂音增强。运动时心率加快、心排出量增加,可使器质性杂音增强,如二尖瓣狭窄舒张期杂音于活动后增强。杂音强度分级见表 4-5-7。

表 4-5-7 杂音强度分级

级别	响度	听诊特点	震颤
1	最轻	很弱、安静环境下需仔细听诊才能听到	无
2	轻度	较易听到	无
3	中度	明显的杂音	无或可能有
4	响亮	杂音响亮	常有
5	很响亮	杂音很响,但听诊器离开胸壁即听不到	明显
6	最响	极响亮的杂音、震耳,即使听诊器离开胸壁一定距离也能听到	强烈

(3) 杂音的临床意义:有无杂音对心血管疾病的诊断和鉴别诊断具有重要价值,但有杂音不一定有心脏病,而有心脏病也可无杂音。杂音有器质性与功能性之分:产生杂音的部位有器质性病变者为器质性杂音;产生杂音的部位无器质性病变者为功能性杂音,包括生理性杂音、全身疾病所致血流动力学改变引起的杂音,以及有心脏病理意义的相对性关闭不全或狭窄引起的杂音(相对性杂音)。相对性杂音虽然没有器质性病变,但其与器质性杂音合称为病理性杂音。应该注意的是,生理性杂音只限于收缩期,无心脏增大,杂音柔和、呈吹风样、无震颤。

收缩期杂音:①二尖瓣区:包括功能性、相对性和器质性收缩期杂音。功能性杂音可见于部分健康人、剧烈运动、发热、贫血、甲状腺功能亢进症等,听诊特点为吹风样、杂音柔和,强度一般在 2/6 级以下。相对性杂音因左心室扩大所引起,见于高血压性心脏病、贫血性心脏病、扩张型心肌病,听诊特点为呈吹风样,杂音较粗糙,强度(2~3)/6 级。器质性杂音主要见于风湿性心脏病二尖瓣关闭不全,听诊特点为呈吹风样,杂音粗糙、响亮、高调,强度常在 3/6 级以上,多占据全收缩期,可遮盖 S_1,并向左腋下传导,呼气及左侧卧位时明显。②主动脉瓣区:以主动脉瓣狭窄引起的器质性杂音多见,听诊特点为呈喷射样或吹风样,性质粗糙,向颈部传导,常伴震颤及主动脉瓣区 S_2 减弱。③肺动脉瓣区:以功能性杂音多见,器质性杂音少见。功能性杂音见于儿童及青少年,听诊特点为柔和、呈吹风样、短促、2/6 级以下;器质性杂音见于先天性肺动脉瓣狭窄,听诊特点为喷射性、响亮、粗糙、伴有震颤。④三尖瓣区:相对性杂音见于右心室扩大引起三尖瓣相对关闭不全时,听诊特点为柔和、吹风样、短促、3/6 级以下;器质性杂音极少见。⑤其他部位：室间隔缺损时，可在胸骨左缘第 3～4 肋间闻及响亮而粗糙的收缩期杂音，常伴震颤。

舒张期杂音：①二尖瓣区：可因器质性或相对性狭窄引起，器质性主要见于风湿性心脏病二尖瓣狭窄，听诊特点为舒张中晚期隆隆样杂音，较局限，常伴有震颤、S_1 增强或开瓣音。相对性舒张期杂音又称为 Austin Flint 杂音，常见于主动脉瓣关闭不全所致的相对性二尖瓣狭窄，其听诊特点为性质柔和，不伴有震颤和开瓣音。②主动脉瓣区：主要见于各种原因所致的主动脉瓣关闭不全，听诊特点为舒张早期叹气样杂音，于胸骨左缘第 3～4 肋间（主动脉瓣第二听诊区）最清晰，向心尖部传导，坐位及呼气末屏住呼吸时更明显。③肺动脉瓣区：器质性病变引起者少见，多由于肺动脉高压、肺动脉扩张致肺动脉瓣相对关闭不全所引起，听诊特点为呈吹风样或叹气样，于胸骨左缘第 2 肋间最响，平卧或吸气时增强。常见于二尖瓣狭窄伴肺动脉高压、肺源性心脏病等。

6) 心包摩擦音（pericardial friction sound）　正常心包膜表面光滑，壁层与脏层之间有少量液体起润滑作用，不会因摩擦而发出声音。当心包膜因炎症或其他原因发生纤维蛋白沉着而变得粗糙，心脏搏动时，壁层与脏层心包互相摩擦而出现的声音称为心包摩擦音。听诊特点为音质粗糙，似用指腹摩擦耳廓声，与心搏一致，在心脏收缩期及舒张期均可闻及，与呼吸无关，屏气时摩擦音仍存在，可据此与胸膜摩擦音相鉴别。心包摩擦音可在整个心前区闻及，但以胸骨左缘第 3～4 肋间处最易闻及，坐位前倾或呼气末更明显。心包摩擦音常见于各种感染性心包炎，或急性心肌梗死、尿毒症、放射损伤性等非感染性情况。当心包腔积液达一定量时，摩擦音消失。

六、相关护理诊断

（1）气体交换受损：呼吸过速　与肺部感染有关。

（2）气体交换受损：两肺底湿啰音　与左心功能不全所致肺淤血有关。

（3）低效性呼吸型态：桶状胸/呼吸费力/呼吸时间延长/双侧胸廓扩张度降低/语音震颤减弱或消失/肺部叩诊呈过清音/肺下界下移　与阻塞性肺气肿所致呼吸困难有关。

（4）心输出量减少：心动过速/第一心音减弱　与左心功能不全有关。

（5）外周组织灌注无效：血压下降/脉搏细速/第一、第二心音减弱　与血容量不足所致休克有关。

（6）有心脏组织灌注不足的危险　与冠状动脉狭窄有关。

（7）有脑组织灌注无效的危险　与心功能不全有关。

（8）有胃肠道灌注无效的危险　与右心功能不全有关。

（9）有肾脏灌注无效的危险　与心功能不全有关。

（10）有休克的危险　与心功能衰竭有关。

（11）自主呼吸障碍：双侧呼吸运动减弱/心率增快　与呼吸衰竭有关。

（12）呼吸机依赖：撤机后出现呼吸困难　与患者对撤机信心不足有关。

（13）沐浴/卫生自理缺陷：呼吸困难　与呼吸衰竭有关。

（14）穿着/修饰自理缺陷：呼吸困难　与呼吸衰竭有关。

（15）进食自理缺陷：呼吸困难　与呼吸衰竭有关。

（16）如厕自理缺陷：呼吸困难　与呼吸衰竭有关。

（17）清理呼吸道无效：肺部干啰音　与痰液多而黏稠有关。

第六节　血　管　检　查

一、脉搏

触诊浅表动脉是检查脉搏（pulse）的主要方法，多选择桡动脉，以并拢的示指、中指和环指指腹进行触诊，注意两侧脉搏的强弱及出现时间是否相同，一般两侧脉搏差异很小。

（一）脉率

脉率的生理与病理改变及其临床意义与心率基本一致，但在心房颤动、频发性室性期前收缩等心律失常时，由于部分心搏的心排出量明显减少，不能使周围血管产生搏动，以致脉率低于心率，即脉搏短绌。

（二）脉律

脉律可反映心脏冲动的节律。正常人脉律规则，窦性心律不齐者脉律可随呼吸改变，吸气时增快，呼气时减慢。各种原因所致的心律失常均可影响脉律，有时具有一定规律，如：期前收缩呈二联律或三联律者可形成二联脉或三联脉，有时完全无规律，如心房颤动；Ⅱ度房室传导阻滞者，心搏和脉搏均出现脱漏，脉律不规则，称脱落脉。

（三）脉搏紧张度与动脉壁状态

脉搏紧张度与动脉收缩压高低有关，可根据手指按压桡动脉所施加的压力和感知的血管壁弹性来评估。检查时示指、中指和环指指腹置于桡动脉上，用近心端手指压迫阻断血流，如需较大力量按压方可使远端手指触不到脉搏，提示脉搏的紧张度较大。正常人动脉壁光滑、柔软，并有一定弹性。动脉硬化时，可触知动脉壁弹性消失，呈条索状；动脉硬化严重时，动脉壁硬且迂曲，呈结节状。

（四）脉搏强弱

脉搏强弱与心排出量、脉压和周围血管阻力的大小有关。心排出量增加、脉压增大、周围血管阻力减低时，脉搏有力而振幅大，称为洪脉（bounding pulse），见于高热、甲状腺功能亢进症、主动脉瓣关闭不全等；反之，脉搏减弱，称为细脉（small pulse），见于心力衰竭、休克、主动脉瓣狭窄等。

（五）脉搏波形

脉搏波形是将血流通过动脉时，动脉内压上升和下降的情况用脉搏波形计描计出来的曲线，也可根据触诊动脉感知。常见异常脉搏波形的特征和临床意义如下。

1. 水冲脉（water hammer pulse） 护士紧握患者腕部掌面桡动脉处，将其前臂高举过头，感受桡动脉的搏动。若可明显感知脉搏骤起骤落、急促而有力，有如潮水冲涌，即为水冲脉。主要见于主动脉瓣关闭不全、甲状腺功能亢进症、严重贫血等，为脉压增大的表现。

2. 交替脉（pulse alternans） 交替脉是指节律规则而强弱交替出现的脉搏。其产生与左心室收缩强弱交替有关，是左心衰竭的重要体征。可见于高血压性心脏病、急性心肌梗死和主动脉瓣关闭不全等。

3. 奇脉（paradoxical pulse） 奇脉是指吸气时脉搏显著减弱或消失的现象，见于心包积液和缩窄性心包炎,是心包填塞的重要体征之一。其产生主要与左心室排血量减少有关。正常人脉搏强弱不受呼吸周期的影响。当有心包积液或缩窄性心包炎时,吸气时由于右心舒张受限,回心血量减少,继而使右心排出量减少,肺静脉血液流入左心房的血量也随之减少,因而左心室排血量也减少,形成吸气时脉搏减弱或消失。

4. 脉搏消失 脉搏消失即无脉(pulseless),见于严重休克、多发性大动脉炎或肢体动脉栓塞。

二、血压

血压的测量方法和注意事项见《护理学基础》。

（一）血压的标准

正常成人血压水平的分类和定义见表4-6-1。

表 4-6-1　成人血压水平的分类和定义

类　　型	收缩压/mmHg		舒张压/mmHg
正常血压	<120	和	<80
正常高值	120~139	和(或)	80~89
高血压	≥140	和(或)	≥90
1级高血压(轻度)	140~159	和(或)	90~99
2级高血压(中度)	160~179	和(或)	100~109
3级高血压(重度)	≥180	和(或)	≥110
单纯收缩期高血压	≥140	和	<90

（二）血压变动的临床意义

1. 高血压(hypertension) 血压高于正常标准,称为高血压。高血压原因不明者称为原发性高血压,临床多见。高血压也可为某些疾病的临床表现之一,称为继发性高血压或症状性高血压,多见于肾动脉狭窄、肾实质病变、嗜铬细胞瘤、原发性醛固酮增多症、皮质醇增多症、妊娠中毒症等。

2. 低血压(hypotension) 血压低于90/60 mmHg,称为低血压。部分健康人,其血压长期低于90/60 mmHg,但无任何不适症状,长期随访无组织器官缺血和缺氧等损害,称为生理性低血压状态,常见于经常从事较大运动量的人群,如运动员、重体力劳动者,也可见于瘦长体型的女性。病理性低血压可见于休克、急性心肌梗死、心包填塞等。

3. 双侧上肢血压差别显著 正常人双侧肢体的血压相似或有轻度差异。若双侧上肢血压相差10 mmHg以上则属异常,见于多发性大动脉炎、先天性动脉畸形、血栓闭塞性脉管炎等。

4. 上下肢血压差异常 采用袖带法测量时,正常人下肢血压较上肢血压高 20~40 mmHg。若下肢血压等于或低于上肢血压,提示相应部位动脉狭窄或闭塞。

5. 脉压增大或减小 脉压大于 40 mmHg 称为脉压过大,多见于主动脉瓣关闭不全、动脉导管未闭、甲状腺功能亢进症、严重贫血等。脉压小于 30 mmHg 称为脉压减小,见于主动脉瓣狭窄、心力衰竭、低血压、心包积液等。

三、周围血管征

1. 枪击音(pistol shot sound) 正常人颈动脉及锁骨下动脉可听到相当于 S_1、S_2 的两个声音,称为正常动脉音。若在四肢动脉处听到短促的,如射枪的"嗒嗒"声,称为枪击音。听诊部位常选择股动脉,部分患者在肱动脉、足背动脉处也可闻及。

2. Duroziez 双重音 将听诊器体件置于股动脉上,稍加压力,可在收缩期与舒张期闻及吹风样的杂音,称为 Duroziez 双重音。

3. 毛细血管搏动征(capillary pulsation sign) 用手指轻压甲床末端,或以清洁玻片轻压其口唇黏膜,若见到受压部分的边缘有红、白交替的节律性微血管搏动现象,称为毛细血管搏动征。

枪击音、Duroziez 双重音、毛细血管搏动征及水冲脉统称为周围血管征,主要见于脉压增大的疾病,如主动脉瓣关闭不全、甲状腺功能亢进症和严重贫血等。

四、血管杂音

血管杂音的产生机制同心脏杂音,主要由于血流加速或血流紊乱,形成湍流,致血管壁振动而引起。动脉杂音较为多见,如:甲状腺功能亢进症患者,在其肿大的甲状腺上,可闻及连续性动脉杂音;肾动脉狭窄所致原发性高血压患者,可在其腹部及腰背部闻及收缩期动脉杂音。静脉杂音较为少见。

五、相关护理诊断

(1)外周组织灌注无效:无脉/血压下降 与低血容量有关。
(2)有休克的危险:细脉/无脉/血压下降/脉压减小 与大量失血有关。

第七节 腹 部 检 查

腹部主要由腹壁、腹腔和腹腔内脏器组成。腹部位于胸部与骨盆之间,其范围上起横膈,下至骨盆入口,前面及侧面为腹壁,后面为脊柱及腰肌。腹部体表上自两侧肋弓下缘及胸骨剑突,下至两侧腹股沟韧带及耻骨联合。

腹部检查是体格检查的重要组成部分,以触诊尤为重要。为避免触诊引起胃肠蠕动增加,使肠鸣音发生变化,腹部检查按视诊、听诊、叩诊和触诊的顺序进行。

一、腹部的体表标志及分区

为准确描述和记录腹腔脏器及病变的位置和范围,需借助某些体表标志以及对腹部进行人为的分区。

(一)体表标志

常用的腹部体表标志如下(图 4-7-1):

1. 肋弓下缘(costal margin) 肋弓下缘是由第 8~10 肋软骨连接形成的肋缘,为腹部体表的上界,常用于腹部分区、肝脾测量及胆囊的定位。

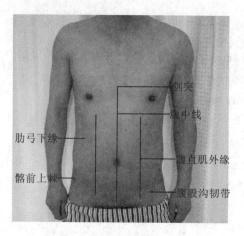

图 4-7-1　腹部体表标志示意图

2. 剑突(xiphoid process)　剑突为胸骨下端的软骨,是体表腹部的上界,常用于肝脏测量的定位。

3. 腹上角(upper abdominal angle)　腹上角为两侧肋弓于剑突根部汇合所形成的夹角,常用于判断体型及肝脏测量的定位。

4. 脐(umbilicus)　脐位于腹部中心,后平第 3～4 腰椎,常用于腹部分区及阑尾压痛点的定位。此处易发生脐疝。

5. 髂前上棘(anterior superior iliac spine)　髂前上棘为髂嵴前方的凸出点,常用于腹部九区分法及阑尾压痛点的定位。

6. 腹直肌外缘(lateral border of rectus muscles)　腹直肌外缘相当于锁骨中线的延续,常用于胆囊点的定位。

7. 腹中线(midabdominal line)　腹中线为前正中线至耻骨联合的延续,是腹部四区分法的垂直线。

8. 耻骨联合(pubic symphysis)　耻骨联合为两耻骨间的纤维软骨连接,与耻骨共同构成腹部体表的下界。

9. 腹股沟韧带(inguinal ligament)　腹股沟韧带为腹部体表的下界,常作为寻找股动脉、股静脉的标志。

10. 肋脊角(costovertebral angle)　肋脊角为背部两侧第 12 肋与脊柱所形成的夹角,常作为检查肾区叩痛的定位。

（二）分区

1. 四区分法　四区分法即十字法,以脐为中心画一水平线和一垂直线,两线相交,将腹部分为四个区域,即左上腹部、左下腹部和右上腹部、右下腹部(图 4-7-2),各区所含主要脏器见表4-7-1。四区分法简单易行,但较为粗略,难以准确定位。

表 4-7-1　腹部四区分法各区所含脏器

分　区	脏　器
左上腹部	肝左叶、脾脏、胃、小肠、胰体、胰尾、左肾上腺、左肾、结肠脾曲、部分横结肠、腹主动脉、大网膜

续表

分 区	脏 器
右上腹部	肝脏、胆囊、幽门、十二指肠、小肠、胰头、右肾上腺、右肾、结肠肝曲、部分横结肠、腹主动脉、大网膜
左下腹部	乙状结肠、部分降结肠、小肠、左输尿管、胀大的膀胱、女性左侧卵巢及输卵管、增大的子宫、男性左侧精索
右下腹部	盲肠、阑尾、部分升结肠、小肠、右输尿管、胀大的膀胱、女性右侧卵巢及输卵管、增大的子宫、男性右侧精索

2. 九区分法 九区分法即井字法，以两侧肋弓下缘连线和两侧髂前上棘连线为两条水平线，由左、右髂前上棘至腹中线连线的中点作两条垂直线，四线相交，将腹部划分为井字形九区，即左上腹部（左季肋部）、右上腹部（右季肋部）、左侧腹部（左腰部）、右侧腹部（右腰部）、左下腹部（左髂部）、右下腹部（右髂部）、上腹部、中腹部（脐部）和下腹部（耻骨上部）（图4-7-3）。各区脏器分布情况见表4-7-2。该法定位准确，但因各区较小，包含脏器常超过一个分区，加之体型不同，脏器位置可略有差异，因此临床常用四区分法，其不足之处，以九区分法补充。

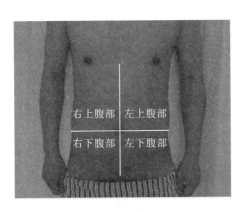

图 4-7-2 腹部体表分区示意图（四区分法）

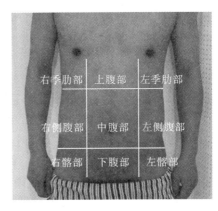

图 4-7-3 腹部体表分区示意图（九区分法）

表 4-7-2 腹部九区分法各区所含脏器

分 区	脏 器
左上腹部（左季肋部）	脾脏、胃、胰尾、结肠脾曲、左肾及左肾上腺
左侧腹部（左腰部）	降结肠、空肠、回肠、左肾
左下腹部（左髂部）	乙状结肠、女性左侧卵巢及输卵管、男性左侧精索
上腹部	胃、肝左叶、十二指肠、胰头、胰体、横结肠、腹主动脉、大网膜
中腹部（脐部）	十二指肠下段、空肠、回肠、下垂的肾或横结肠、肠系膜、输尿管、腹主动脉、大网膜
下腹部（耻骨上部）	回肠、乙状结肠、输尿管、胀大的膀胱、增大的子宫
右上腹部（右季肋部）	肝右叶、胆囊、结肠肝曲、右肾及右肾上腺
右侧腹部（右腰部）	升结肠、空肠、右肾
右下腹部（右髂部）	盲肠、阑尾、回肠下段、女性右侧卵巢及输卵管、男性右侧精索

二、视诊

腹部视诊前,嘱患者排空膀胱,以免充盈的膀胱致下腹部微隆而干扰视诊。患者取仰卧位,两上肢自然置于身体两侧,充分暴露全腹,上自剑突,下至耻骨联合。护士位于患者右侧,按一定顺序自上而下进行全面视诊。检查时,光线应充足适宜,以自然光线为佳。当观察腹部有细小隆起、蠕动波和搏动时,护士应将视线降低至腹平面,从侧面呈切线方向加以观察。

腹部视诊的主要内容包括腹部外形、呼吸运动、腹壁静脉、腹壁皮肤、胃肠型、蠕动波及疝等。

(一)腹部外形

注意腹部外形是否对称,有无全腹或局部膨隆或凹陷,有腹腔积液或腹部包块时,应测量腹围大小。正常成年人腹部双侧对称,其外形可表现为腹部平坦、腹部饱满和腹部低平。正常成年人取平卧位时前腹壁大致处于肋缘与耻骨联合同一平面或略低,称为腹部平坦。坐起时脐以下部分可稍前凸。肥胖及小儿前腹壁稍高于肋缘与耻骨联合平面,称为腹部饱满。腹壁皮下脂肪少,腹部下凹,前腹壁稍低于肋缘与耻骨联合的平面,称为腹部低平,常见于消瘦者及老年人。

1. 腹部膨隆(abdominal distension) 平卧时前腹壁明显高于肋缘与耻骨联合平面,外形呈凸起状,称为腹部膨隆。可为生理性如妊娠、肥胖,或为病理性如腹腔积液、腹内积气、巨大肿瘤等。根据膨隆范围不同可分为全腹膨隆和局部膨隆。

(1)全腹膨隆:腹部弥漫性膨隆,呈球形或椭圆形(图4-7-4)。除因肥胖所致腹壁皮下脂肪明显增多、脐部凹陷外,多因腹腔内容物增多引起。常见于:①腹腔积液:腹腔内有积液称为腹水(ascites)。大量腹腔积液者,仰卧位时因重力作用,液体沉于腹腔两侧,致腹部外形宽而扁,称为蛙腹(frog belly)。变换体位时,腹形明显改变。常见于肝硬化门脉高压症,亦可见于心力衰竭、缩窄性心包炎、肾病综合征、结核性腹膜炎、腹膜转移癌等。严重者因腹内压增高可引起脐疝。腹膜炎症或肿瘤浸润时,因腹肌紧张致脐部突出,腹部外形呈尖凸状,称为尖腹(apical belly)。②腹内积气:腹内积气多为胃肠道积气,见于各种原因引起的肠梗阻或肠麻痹。腹腔内积气,称为气腹(pneumoperitoneum),见于胃肠穿孔或治疗性人工气腹。大量积气可引起全腹膨隆,腹部呈球形,两腰部膨出不明显,变换体位时,腹形无明显改变。③腹内巨大肿块:如巨大卵巢囊肿、畸胎瘤等。该类腹部外形特点基本同大量腹内积气,严重者可伴有脐疝。

为观察全腹膨隆的程度及其变化,常需测量腹围。测量时嘱患者排尿后平卧,用软尺经脐水平绕腹一周,测得的周长为脐周腹围,简称腹围(abdominal perimeter),也可经腹部最膨隆处绕腹一周,测得的周长为最大腹围(图4-7-5)。腹围通常以cm为单位。

(2)局部膨隆:腹部局限性膨隆常因脏器肿大、腹内肿瘤、炎性包块、腹壁上肿物或疝等所致。视诊时应注意膨隆的部位、外形、是否随呼吸而移位或随体位而改变。脏器肿大一般都在该脏器所在部位,并保持该脏器的外形特征。

左上腹部膨隆常见于脾肿大、巨结肠;上腹部膨隆常见于肝左叶肿大、胃扩张、胃癌、胰腺囊肿或肿瘤;右上腹膨隆常见于肝肿大(肿瘤、脓肿、淤血等)或胆囊肿大;左下腹部膨隆常见于乙状结肠肿瘤,亦可因干结粪块所致,后者灌肠后可消失;下腹部膨隆多见于子宫增大(妊娠、子宫肌瘤等)、尿潴留等,后者排尿后可消失;右下腹部膨隆见于阑尾周围脓肿、回盲部结核或肿瘤、克罗恩病等。

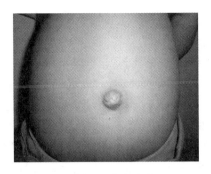

图 4-7-4 全腹膨隆

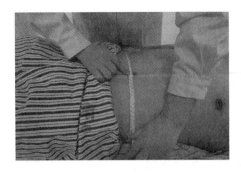

图 4-7-5 腹围测量

腹部局部隆起有时是因腹壁上肿块如皮下脂肪瘤、纤维瘤、结核性脓肿等所致,而非腹腔内病变。其鉴别方法是嘱患者取仰卧位,双手托于枕部,做屈颈抬肩动作,使腹壁肌肉紧张。若肿块更加明显,说明肿块位于腹壁上;若肿块变得不明显或消失,说明肿块位于腹腔内,腹壁肌肉收缩时,肿块被收缩变硬的腹肌所掩盖。

2. 腹部凹陷(abdominal concavity) 仰卧时前腹壁明显低于肋缘与耻骨联合平面,称为腹部凹陷。腹部凹陷也可分为全腹凹陷和局部凹陷。

(1)全腹凹陷:主要见于消瘦和脱水者。严重者前腹壁凹陷几乎贴近脊柱,肋弓、髂嵴和耻骨联合显露,腹外形如舟状,称为舟状腹(scaphoid abdomen),见于恶性肿瘤、结核病等慢性消耗性疾病所致的恶病质,亦可见于糖尿病、严重的甲状腺功能亢进症、神经性畏食等。

(2)局部凹陷:较少见,多由于腹部手术或外伤后瘢痕收缩所致,患者立位或腹压增大时,凹陷更加明显。

(二)呼吸运动

正常人呼吸时腹壁上下起伏,吸气时上抬,呼气时下陷,此即腹式呼吸运动。成年男性及小儿以腹式呼吸为主,成年女性以胸式呼吸为主。

腹式呼吸减弱常见于腹膜炎症、急性腹痛、大量腹腔积液、腹腔内巨大肿物或妊娠等。腹式呼吸消失常见于胃肠穿孔所致的急性腹膜炎或膈肌麻痹等。腹式呼吸增强较少见,常由肺部或胸膜疾病等使胸式呼吸受限所致。

(三)腹壁静脉

正常人腹壁皮下静脉一般不显露。较瘦者或皮肤薄而松弛的老年人,腹壁静脉有时隐约可见,但较直,不迂曲。腹壁静脉明显可见或迂曲变粗,称为腹壁静脉曲张(abdominal wall varicosis),常见于门静脉高压致循环障碍或上、下腔静脉回流受阻有侧支循环形成时。门静脉高压显著时,可于脐部见到一簇曲张静脉向四周放射,形如水母头(caput medusae),在此处常可听到血管杂音。

为判断腹壁静脉曲张的来源,需检查其血流方向。正常时脐水平线以上的腹壁静脉血流自下而上经胸壁静脉和腋静脉进入上腔静脉,脐水平线以下的腹壁静脉血流自上而下经大隐静脉进入下腔静脉。门静脉高压时,腹壁曲张静脉血流常以脐为中心呈放射状向四周伸展(图4-7-6);下腔静脉阻塞时,曲张的静脉多位于腹壁两侧,脐以下的腹壁静脉血流方向转流向上(图4-7-7);上腔静脉阻塞时,上腹壁或胸壁的浅静脉血流方向转流向下(图4-7-8)。

通过简单的指压法即可鉴别静脉血流方向。选择一段无分支的腹壁静脉,护士将右手示指和中指并拢压在该段静脉上,然后一手指紧压不动,另一只手指紧压静脉并向外滑动,挤出

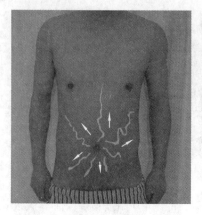

图 4-7-6　门静脉高压时腹壁浅静
脉血流方向示意图

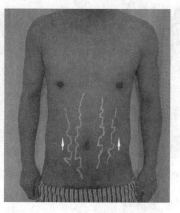

图 4-7-7　下腔静脉阻塞时腹
壁浅静脉血流方向
示意图

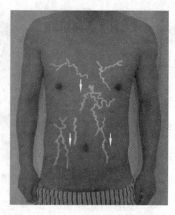

图 4-7-8　上腔静脉阻塞时腹
壁浅静脉血流方向
示意图

该段静脉内血液,至一定距离时放松该手指,观察挤空的静脉是否快速充盈,若迅速充盈,则血流方向是从放松手指端流向紧压的手指端。再用同法放松另一手指,即可判断血流方向。

（四）胃肠型与蠕动波

正常情况下,腹部一般看不到胃、肠的轮廓及蠕动波形。腹壁菲薄或松弛的老年人、极度消瘦者偶可见到。

胃肠道梗阻时,梗阻近端的胃或肠段因内容物积聚而饱满隆起,显出各自的轮廓,称为胃型（gastric pattern）或肠型（intestinal pattern）,同时伴有该部位蠕动增强,可以看到蠕动波（peristalsis）。幽门梗阻时,可见到胃蠕动波自左肋缘下开始,缓慢向右推进,到达右腹直肌旁消失,此为正蠕动波。有时也可见到自右向左运行的逆蠕动波。小肠梗阻时,可于腹中部出现横行排列呈多层梯形的肠型,并可见到运行方向不一致、此起彼伏的较大蠕动波。结肠梗阻时,宽大的肠型多出现于腹壁周边。若发生肠麻痹,则蠕动波消失。观察蠕动波时,从侧面呈切线方向更易察见,亦可用手轻拍腹壁诱发后观察。

（五）腹壁其他情况

1. 皮疹　腹部皮疹常见于某些传染病和药物过敏,不同皮疹常提示不同疾病。如一侧腹部或腰部沿脊神经走行分布的疱疹提示带状疱疹。

2. 皮肤颜色改变　腹股沟及系腰带部位等皮肤皱褶处褐色素沉着见于肾上腺皮质功能减退。左腰部皮肤呈蓝色,常见于急性出血性胰腺炎,为血液自腹膜后间隙渗到侧腹壁皮下所致。脐周或下腹壁呈蓝色,常为腹腔大出血的体征,见于宫外孕破裂等。下腹部紫纹见于皮质醇增多症,因糖皮质激素引起蛋白分解增强和被迅速沉积的皮下脂肪膨胀,真皮层中结缔组织胀裂,致紫纹处真皮萎缩变薄,上覆较薄的一层表皮,而皮下毛细血管网丰富,红细胞偏多,故条纹呈紫色,出现部位除下腹部外,还可见于臀部、股外侧和肩背部。

3. 腹纹　腹纹多分布于下腹部和左、右下腹部,白纹为腹壁真皮结缔组织因张力增高断裂所致,呈银白色条纹,多见于肥胖者或经产妇女。妊娠纹出现于下腹部和髂部,下腹部者以耻骨为中心略呈放射状,条纹处皮肤较薄,妊娠期呈淡蓝或粉红色,产后转为银白色而长期存在。

4. 瘢痕　腹部瘢痕多为外伤、手术或皮肤感染后遗留在某些特定部位的手术瘢痕,常提示患者的手术史。

5. 疝　疝为腹腔内容物经腹壁或骨盆壁间隙或薄弱部分向体表突出而形成,可分为腹内疝和腹外疝,前者少见,后者较多见。脐疝多见于婴幼儿或成人大量腹腔积液者;股疝位于腹股沟韧带中部,多见于女性;腹股沟疝偏于内侧,男性腹股沟斜疝可下降至阴囊,于直立位或咳嗽用力时明显,卧位可缩小或消失;此外,手术瘢痕愈合不良处可有切口疝。

三、听诊

腹部听诊时,应全面听诊腹部各区,尤其注意上腹部、脐部和右下腹部,听诊内容主要包括肠鸣音、振水音、血管杂音等。

（一）肠鸣音

肠蠕动时,由于肠管内气体和液体移动,相互碰撞而产生的一种断断续续的咕噜声(或气过水声),称为肠鸣音(bowel sound)。肠鸣音听诊可在全腹任何部位进行,但以脐周最清楚,听诊时应注意其频率、强度和音调。正常情况下,肠鸣音每分钟 4～5 次,其频率、声响和音调变异较大,餐后频繁且明显,休息时稀疏而微弱。为准确评估肠鸣音的次数和性质,应至少听诊 1 min。

1. 肠鸣音活跃　肠鸣音每分钟超过 10 次,音调不特别高亢。见于急性胃肠炎、服泻药后或胃肠道大出血等。

2. 肠鸣音亢进　肠鸣音次数增多,响亮、高亢,甚至呈叮当声或金属音调。见于机械性肠梗阻。主要由于患者肠腔扩大,肠壁变薄且极度紧张,活跃的肠鸣音产生共鸣所致。

3. 肠鸣音减弱　肠鸣音次数明显少于正常,或数分钟才能听到 1 次。常见于老年性便秘、腹膜炎、低钾血症及胃肠动力低下等。

4. 肠鸣音消失　若持续听诊 2 min 以上仍未闻及肠鸣音,用手指轻叩或搔弹腹壁仍不能闻及肠鸣音者,称为肠鸣音消失。常见于急性腹膜炎、腹部大手术后或麻痹性肠梗阻。

（二）振水音

当胃内有大量液体和气体时可出现振水音(succussion splash)。检查时嘱患者仰卧,护士以一耳凑近患者上腹部或将听诊器体件放于此处,然后用稍弯曲的手指以冲击触诊法连续迅速冲击患者上腹部,即可听到液体与气体撞击产生的"咣啷"声,此即振水音(图 4-7-9)。正常人餐后或饮用大量液体时,可出现振水音。若清晨空腹或餐后 6～8 h 以上仍能听到振水音,常提示幽门梗阻或胃扩张。

（三）血管杂音

腹部血管杂音有动脉性和静脉性两种。腹中部的收缩期杂音常提示腹主动脉瘤或狭窄;左右上腹部的收缩期杂音常提示肾动脉狭窄;髂动脉狭窄时,可在左右下腹部闻及收缩期杂音。腹部动脉性杂音的听诊部位见图 4-7-10。

门脉高压侧支循环形成,特别是腹壁静脉曲张时,可在脐部或上腹部闻及连续性嗡嗡样的静脉性杂音。

四、叩诊

腹部叩诊的主要目的是了解腹腔内实质脏器的大小、位置、有无叩痛,了解胃肠道胀气情况,以及腹腔内有无积气、积液和肿块等。腹部叩诊一般采用间接叩诊法,检查振水音及叩击

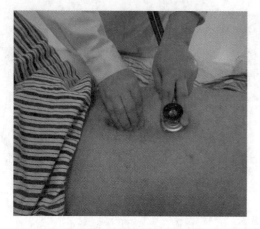

图 4-7-9　振水音检查

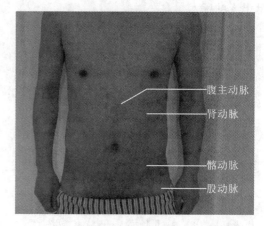

腹主动脉
肾动脉
髂动脉
股动脉

图 4-7-10　腹部动脉性杂音听诊部位示意图

痛时,也可使用直接叩诊法。

(一)腹部叩诊音

正常情况下,由于胃、小肠、结肠中有气体,因此腹部大部分区域叩诊呈鼓音,肝脏、脾脏、充盈的膀胱和子宫所占据的部位为浊音或实音。

鼓音区缩小见于肝脏、脾脏或其他实质性脏器极度增大、腹腔内肿瘤或大量积液;鼓音范围明显增大见于胃肠高度胀气、胃肠穿孔致气腹或人工气腹等情况。

(二)肝脏叩诊

1. 肝界叩诊　叩诊肝脏上下界时,嘱患者平静呼吸,一般沿右侧锁骨中线自肺清音区向下叩,当由清音转为浊音时,即为肝上界。此处相当于被肺遮盖的肝脏顶部,故又称肝相对浊音界。继续向下叩第1～2肋间,当浊音变为实音时,此处的肝脏不再被肺遮盖,称为肝绝对浊音界(亦为肺下界)。也可由腹部鼓音区沿右锁骨中线向上叩,鼓音转为浊音处即为肝下界(图4-7-11)。由于肝脏下缘菲薄,且与含气的胃、结肠等重叠,很难叩准,故多采用触诊法确定。在评估肝上、下界时需注意结合患者体型。通常情况下,匀称体型者的肝上下界在右锁骨中线分别为第5肋间和右季肋下缘,肝上下径为9～11 cm;在右腋中线上,其上界为第7肋间,下界相当于第10肋骨水平;在右肩胛线上,其上界相当于第10肋间。瘦长体型者,肝上下界均可低1个肋间,而矮胖体型者的肝上下界可高1个肋间。

肝浊音界扩大见于肝癌、肝脓肿、肝炎、肝淤血及多囊肝等;肝浊音界缩小见于肝硬化、急性重型病毒性肝炎、胃肠胀气等;肝浊音界消失代之以鼓音者,多为肝表面覆有气体所致,是急性胃肠穿孔的重要征象之一。肝浊音界上移见于右肺纤维化、右肺切除术后、右下肺不张、腹部巨大肿物、腹腔大量积液、气腹等。肝浊音界下移见于肺气肿、右侧张力性气胸等。

2. 肝区叩击痛　采用捶叩诊法检查。护士将左手掌置于患者右前胸下部,右手握拳叩击左手背(图4-7-12)。正常人肝区无叩击痛。肝区叩击痛阳性见于肝炎、肝脓肿、急性肝炎或肝癌。

(三)肾脏叩诊

患者取坐位或侧卧位,护士将左手掌平贴于患者肾区(肋脊角处),右手握拳轻叩左手背。正常人肾区无叩击痛。肾炎、肾盂肾炎、肾结石、肾结核及肾周围炎等肾脏病变时,肾区可有不同程度的叩击痛。

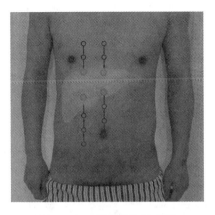

图 4-7-11　肝界叩诊示意图

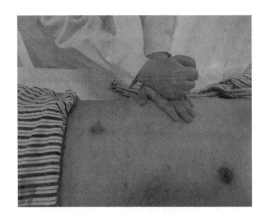

图 4-7-12　肝区叩击痛检查方法

（四）膀胱叩诊

当膀胱触诊结果不满意时，可用叩诊法来判断膀胱充盈的程度。叩诊在下腹部从上往下进行。因耻骨上方有肠管存在，膀胱空虚时，叩诊呈鼓音；当膀胱充盈时，叩诊耻骨上方呈圆形浊音区。排尿或导尿后复查，若浊音区转为鼓音，即为尿潴留所致膀胱增大。此可与妊娠子宫、卵巢囊肿或子宫肌瘤等所致该区出现的浊音相鉴别。

（五）移动性浊音叩诊

腹腔内有较多液体存留时，因重力作用，液体积聚于腹腔的低处，仰卧位时，液体多积聚在腹腔两侧，此处叩诊呈浊音，而腹中部由于含气的肠管在液面浮起而使叩诊呈鼓音。检查移动性浊音时，自腹中部脐平面开始向患者左侧叩诊，当鼓音变为浊音时，板指固定不动，嘱患者取右侧卧位，再度叩诊，如呈鼓音，表明浊音移动。采用同样方法向右侧叩诊，叩得浊音后嘱患者取左侧卧，以核实浊音是否移动（图 4-7-13）。这种因体位不同而出现浊音区变动的现象，称为移动性浊音（shifting dullness），是判断腹腔内有无积液的重要方法。当腹腔内游离积液达1000 mL 以上时，可出现移动性浊音阳性。

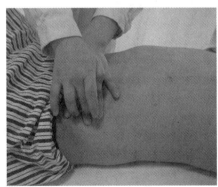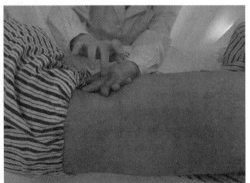

图 4-7-13　移动性浊音检查方法

五、触诊

触诊是腹部检查的主要方法。触诊时，嘱患者取低枕仰卧位，两臂自然置于身体两侧，屈起两腿并稍分开，使腹肌放松。护士位于患者右侧，先触诊全腹，后触诊脏器。全腹触诊时，一般自左下腹开始沿逆时针方向依次检查腹部各区,先浅触诊,后深触诊;先触诊健侧,再逐渐移向病变区域,以免造成患者感受上的错觉。注意一边触诊一边观察患者的反应与表情。

浅触诊时用手指掌面轻触腹壁(图 4-7-14),使腹壁下陷约 1 cm,主要用于检查腹壁的紧张度、抵抗感、有无浅表压痛、包块等。深触诊时应使腹壁下陷至少大于 2 cm,甚至达 4~5 cm 或以上(图 4-7-15)。深触诊主要用于了解腹腔内脏器的情况,包括深压触诊、滑动触诊和双手触诊(图 4-7-16)。深压触诊主要检查腹腔深在病变的压痛点和反跳痛;滑动触诊是在被触及脏器或肿块上做上下、左右的滑动触摸,以了解脏器或肿块的大小和形态;双手触诊常用于肝、脾、肾和腹腔内肿块的检查。

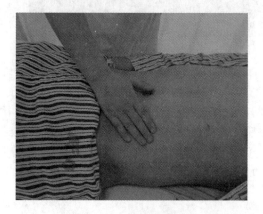

图 4-7-14　腹部浅触诊

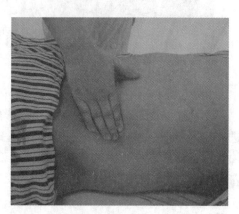

图 4-7-15　腹部深触诊

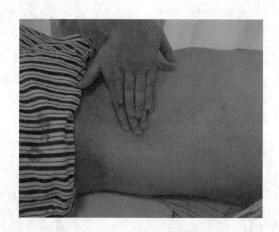

图 4-7-16　双手深触诊

（一）腹壁紧张度

正常人的腹壁有一定张力,触之柔软,较易压陷,称为腹壁柔软。腹壁紧张度可因年龄、性别和职业稍有差异。

1. 腹壁紧张度增加　根据范围可分为全腹紧张度增加和局部腹壁紧张度增加。

(1) 全腹紧张度增加:常因弥漫性腹膜炎症刺激引起腹肌痉挛所致,也可因腹腔内容物增加,如肠胀气、腹腔内大量积液或巨大腹腔肿块等导致张力增高所引起,但后者无腹肌痉挛和压痛。腹肌痉挛引起的全腹紧张度增加多见于:①急性胃肠穿孔或脏器破裂所致的急性弥漫性腹膜炎,其特点为腹壁紧张度明显增加,触之甚至硬如木板,称板状腹(board-like rigidity)。②结核性腹膜炎或癌性腹膜炎,因炎症刺激缓和,且有腹膜增厚,并与肠管、肠系膜粘连,触诊时感腹壁柔韧,有抵抗力,不易压陷,称揉面感(dough kneading sensation)或柔韧感。

（2）局部腹壁紧张度增加:常因腹内脏器炎症累及腹膜所致,如急性胆囊炎时右上腹壁紧张,急性阑尾炎可见右下腹壁紧张。

2. 腹壁紧张度减弱 按压时腹壁松软无力,无弹性,多因腹肌张力减低或消失所致。常见于慢性消耗性疾病、严重脱水、大量放腹腔积液后或年老体弱者。

（二）压痛及反跳痛

1. 压痛 正常情况下腹部触诊不引起疼痛。腹部压痛(abdominal tenderness)常见于腹部炎症,肿瘤,脏器淤血、破裂、扭转等病变。压痛部位常为病变所在部位,如右上腹压痛多见于肝胆疾病,左上腹压痛多见于胃部疾病,右下腹压痛多见于盲肠、阑尾、女性右侧卵巢及男性右侧精索病变等。一些位置较固定的压痛点常提示特定的疾病,如位于右侧腹直肌外缘与肋缘交界处的胆囊点压痛为胆囊病变的标志,位于脐与右髂前上棘连线中、外 1/3 交界处的麦氏点(McBurney point)压痛为阑尾病变的标志。

2. 反跳痛 当触诊腹部出现压痛后,用并拢的示指、中指或示指、中指、环指在压痛处稍停片刻,待压痛感觉趋于稳定,然后迅速抬起手指,若此时患者感觉疼痛骤然加重,并常伴痛苦表情或呻吟,称为反跳痛(rebound tenderness)。反跳痛是腹膜壁层受炎症累及的征象,见于急、慢性腹膜炎。腹膜炎患者常有腹肌紧张、压痛、反跳痛并存,称为腹膜刺激征(peritoneal irritation sign)。

（三）肝脏触诊

1. 触诊方法 肝脏可采用单手或双手触诊法,以单手触诊法较为常用。护士将右手的四指并拢,伸直掌指关节,平置于右锁骨中线上估计肝下缘处,与患者的呼吸运动配合进行触诊。患者深呼气时,腹壁松弛下陷,指端压向腹壁深部;深吸气时,腹壁隆起,触诊的手指稍落后于腹壁缓慢抬起,并以指端向前上迎触随膈肌下移的肝脏。如此反复进行,自下而上逐渐触向肋缘,直到触及肝缘或肋缘为止(图 4-7-17)。以相同方法于前正中线上触诊肝左叶。双手触诊时护士右手位置同单手法,四指并拢的左手置于患者右腰部,向上托起肝脏,拇指张开置于右季肋部,以限制右下胸扩张,增加膈肌下移幅度,使吸气时下移的肝脏更易被触及(图 4-7-18)。

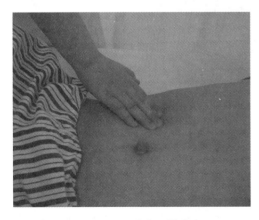

图 4-7-17 肝脏单手触诊法

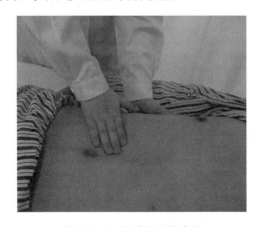

图 4-7-18 肝脏双手触诊法

2. 触诊内容 触诊肝脏时,应注意其大小、质地、表面状态及边缘、有无压痛等。

（1）大小:正常成人的肝脏在肋缘下一般不能触及,腹壁松软且体型瘦长者,于深吸气时可在肋弓下触及肝下缘,但不超过1 cm,剑突下不超过3 cm。若肝下缘肋下超出1 cm,剑突下超出3 cm,且肝上界正常或升高,提示肝肿大(hepatomegaly)。肝肿大可分为弥漫性和局限性两种。弥漫性肝肿大常见于肝炎、脂肪肝、肝淤血、血吸虫病等;局限性肝肿大多见于肝肿瘤、肝脓肿、肝囊肿等。肝脏缩小见于急性和亚急性重型肝炎、门脉性肝硬化晚期,病情极为严重。

(2)质地:肝脏的质地一般分三级。①质软:触之如口唇。②质韧:触之如鼻尖,见于慢性肝炎、肝淤血。③质硬:触之如前额,见于肝癌、肝硬化。正常人肝脏质地柔软,液化的肝脓肿或肝囊肿呈囊性感。

(3)表面状态及边缘:正常肝脏表面光滑、边缘整齐、厚薄一致。脂肪肝、肝淤血时肝脏边缘圆钝;肝脏边缘锐利,表面扪及细小结节,多见于肝硬化;肝脏边缘不规则,表面呈不均匀结节状,多见于肝癌、多囊肝等。

(4)压痛:正常肝脏无压痛。肝肿大时因肝包膜受到牵拉,或肝包膜因炎症反应而有压痛。

当右心衰竭引起肝淤血、肿大,用手压迫肝脏时,因回心血量增加,已充血的右心房不能接受回心血液而使颈静脉压上升,表现为颈静脉怒张更明显,称为肝-颈静脉回流征(hepatojugular reflux sign)阳性。检查时嘱患者卧床,头下垫枕,张口平静呼吸。护士将右手掌紧贴于患者右上腹肝区,逐渐加压持续10 s,同时观察颈静脉怒张程度(图4-7-19)。正常人颈静脉不扩张,或仅有施压之初轻度扩张,但随即降至正常水平。颈静脉怒张者,应抬高床头30°~45°,使颈静脉怒张水平位于颈根部。

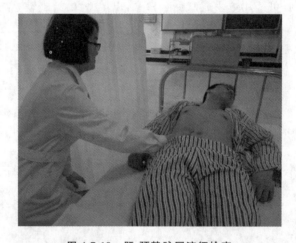

图4-7-19 肝-颈静脉回流征检查

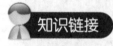

肝脏触诊:①以示指前端桡侧指腹触诊;②配合呼吸动作,患者吸气时手指的抬起速度慢于腹壁抬起速度;③右手宜置于腹直肌外缘稍外侧;④从髂前上棘水平开始触诊;⑤肝肿大者应与肝下移鉴别。肝下移是指肝下缘超出正常范围,同时伴肝上界下移,常见于肺气肿、右胸腔大量积液、内脏下垂等;⑥腹腔大量积液者可采用冲击触诊法。

（四）胆囊触诊

正常时胆囊隐存于肝脏的胆囊窝内,不能触及。胆囊肿大超出肝缘及肋缘时,可在右肋缘下、腹直肌外缘处触及,肿大的胆囊一般呈梨形或卵圆形,表面光滑,张力较高,可随呼吸上下移动。若肿大的胆囊呈囊性感并伴明显压痛,常见于急性胆囊炎;呈囊性感而无压痛者,多见于壶腹周围癌;胆囊肿大呈实性感,多见于胆囊结石或胆囊癌。当胆囊肿大未超过肋缘下时,不能触及胆囊,可检查胆囊有无触痛。检查时,护士将左手掌平置于患者右肋缘部,以拇指指腹勾压于右肋缘与腹直肌外缘交界的胆囊点处,嘱患者缓慢深吸气。吸气过程中,有炎症的胆囊下移时碰到用力按压的拇指,即可引起疼痛,此为胆囊触痛。若因剧烈疼痛而致患者吸气中止,为墨菲征(Murphy sign)阳性(图 4-7-20),提示胆囊炎症。

（五）脾脏触诊

正常情况下脾脏不能触及。有内脏下垂或左侧胸腔积液、积气时因膈下降,脾脏可向下移位。除此以外,能触及脾脏则提示脾脏肿大。脾脏明显肿大而位置又较表浅时,单手触诊即可查到,手法同肝脏触诊。若肿大的脾脏位置较深,常用双手法进行检查。双手触诊时,患者仰卧,两腿稍屈曲,护士左手绕过患者腹前方,手掌置于其左胸下部第9~11肋处,将脾脏由后向前托起。右手掌平放于脐部,与左肋弓大致呈垂直方向,配合呼吸,迎触脾尖,直至左肋缘(图 4-7-21)。轻度脾肿大时仰卧位不易触及,可嘱患者取右侧卧位,右下肢伸直,左下肢屈髋、屈膝,此时脾脏因重力作用向前下移位,采用双手触诊法较易触及。触到脾脏时,应注意其大小、质地、边缘、表面情况及有无压痛等。

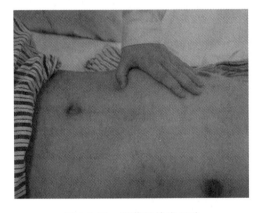

图 4-7-20 墨菲征检查手法

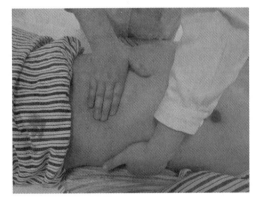

图 4-7-21 脾脏双手触诊法

脾脏大小的描述,临床上常采用第Ⅰ线、第Ⅱ线、第Ⅲ线三条线测量,以 cm 为单位记录。第Ⅰ线又称甲乙线,为左锁骨中线与左肋缘交点至脾下缘的距离;第Ⅱ线又称甲丙线,指左锁骨中线与左肋缘交点至脾脏最远点(脾尖)的距离,一般应大于第Ⅰ线;第Ⅲ线又称丁戊线,指脾右缘与前正中线的距离(图 4-7-22)。若脾高度肿大向右超过前正中线,则测量脾右缘至前正中线的最大距离,以"+"表示;若脾高度肿大未超过前正中线,则测量脾右缘与前正中线的最短距离,以"-"表示。轻度脾肿大时只做第Ⅰ线测量,脾脏明显肿大时需进行第Ⅱ线和第Ⅲ线测量。临床上根据脾下缘至肋下缘的距离,常将脾脏肿大分为轻、中、高三度,具体分度及临床意义见表 4-7-3。

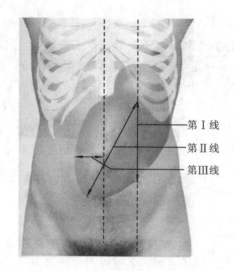

第Ⅰ线
第Ⅱ线
第Ⅲ线

图 4-7-22　脾肿大测量法

表 4-7-3　脾肿大分度及临床意义

分度	判 断 标 准	临 床 意 义
轻度	深吸气末脾下缘不超过肋下 3 cm	急慢性肝炎、伤寒、急性疟疾、感染性心内膜炎、败血症等
中度	深吸气末脾下缘超过肋下 3 cm,但未过脐水平	肝硬化、慢性淋巴细胞性白血病、慢性溶血性黄疸、淋巴瘤、系统性红斑狼疮等
高度	深吸气末脾下缘超过脐水平或向右超过前正中线	慢性粒细胞性白血病、骨髓纤维化、黑热病和慢性疟疾等

知识链接

　　脾脏触诊比较困难,初学者常不能掌握要领以致漏诊。需注意按压不要太重,否则可能将脾脏挤开。脾脏肿大形态不一,有的薄且软,有时触到后也不易察觉。有的呈狭长形,紧贴腰肌前面,故需沿左肋缘仔细触诊,认真体会。

（六）膀胱触诊

　　正常膀胱空虚时隐于盆腔内,不易触到。只有当膀胱充盈,超出耻骨联合上缘时才能在下腹部触及。膀胱触诊多采用单手滑行法。嘱患者仰卧并屈曲双下肢,护士以右手自脐开始向耻骨联合方向触摸,触及包块后应仔细辨别其性质。充盈胀大的膀胱,呈扁圆形或圆形,触之有囊性感,不能被推移。按压时有尿意,排空膀胱后,该肿物缩小或消失,借此可与妊娠子宫、卵巢囊肿及直肠肿物等相鉴别。

六、相关护理诊断

　　(1) 营养失调:低于机体需要量　与慢性消耗性疾病有关;与严重腹泻有关。
　　(2) 营养失调:高于机体需要量　与不良生活习惯所致肥胖有关。
　　(3) 有营养失调的危险:高于机体需要量　与不良生活习惯所致肥胖有关。

（4）体液过多　与肝硬化有关。

（5）排尿障碍　与尿道梗阻有关;与服用抗胆碱药物有关;与神经系统疾病有关。

（6）便秘/有便秘的危险　与排便习惯不规律有关;与低钾血症有关。

（7）腹泻　与急性胃肠炎有关;与服用泻药有关;与胃肠道大出血有关。

第八节　肛门、直肠和生殖器检查

一、肛门与直肠

肛门与直肠检查是全身检查的一部分,检查方法以视诊和触诊为主,必要时辅以内镜检查,常能发现很多有价值的临床体征。

（一）检查体位

为达到不同的评估目的,常采用不同的体位。

1. 肘膝位(genucubital position)　此体位适用于前列腺、精囊及内镜检查。患者两肘关节屈曲俯于检查台,胸部尽量靠近检查台,两膝关节屈曲成直角跪于检查台上,臀部抬高。

2. 左侧卧位(left recumbent position)　此体位适用于女性、病重或年老体弱者。患者取左侧卧位,左下肢伸直,右下肢向腹部屈曲,臀部靠近检查台边,护士位于患者的背后进行检查。

3. 仰卧位或截石位(lithotomy position)　此体位适用于膀胱直肠窝的检查,也可进行直肠双合诊。患者仰卧于检查台上,臀部垫高,两下肢屈曲、抬高并外展。

4. 蹲位(kneeling squatting position)　此体位适用于检查直肠脱出、内痔及直肠息肉等。嘱患者下蹲,屏气并向下用力。

肛门和直肠检查结果及所发现的病变部位按时钟方向进行记录,同时注明患者体位。如肘膝位时肛门后正中点为 12 点,前正中点为 6 点,而仰卧位时的时钟位则与此相反(图 4-8-1)。

（二）视诊

仔细观察肛门及其周围皮肤的颜色与皱褶,有无皮肤损伤、黏液、脓血、溃疡、外痔、肛裂、瘘管口等。正常肛门周围皮肤颜色较深,皱褶呈放射状。检查时用戴好手套或指套的手指分开患者臀部,嘱被检查者用力屏气,有内痔、息肉或直肠脱出时则较易观察到。

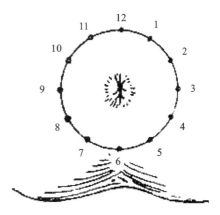

图 4-8-1　肛门、直肠检查结果时钟位
记录示意图

1. 肛门外伤及感染　肛门处有创口或瘢痕,提示患者可能有外伤或手术史;肛门周围红肿、压痛,见于肛门周围脓肿(perianal abscess)。

2. 肛裂(anal fissure)　肛裂是肛管下段(齿状线以下)皮肤层裂伤后形成的小溃疡,方向与肛管纵轴平行,呈梭形或椭圆形,常引起肛周剧痛,排便时更甚。

3. 痔(hemorrhoid)　痔为肛门和直肠下段的静脉丛淤血、扩张和屈曲所形成的静脉团。

按发生部位分为内痔、外痔和混合痔。位于肛管皮肤与直肠黏膜连接处的齿状线以上的为内痔(internal hemorrhoid),表面被直肠黏膜覆盖;位于齿状线以下者为外痔(external hemorrhoid),表面被皮肤所覆盖,视诊可见肛门外口有紫红色柔软包块;兼有内痔和外痔表现者为混合痔(mixed hemorrhoid)。

4. 肛门直肠瘘 肛门直肠瘘简称肛瘘(archosyrinx),是直肠、肛管与肛门周围皮肤相通的瘘管。大部分肛瘘由直肠肛管周围脓肿引起。肛瘘有内口及外口,内口位于直肠或肛管内,瘘管经肛门软组织开口于肛门周围皮肤。视诊可见肛门周围皮肤有瘘管开口,有时可见脓性分泌物流出。

5. 直肠脱垂(proctoptosis) 直肠脱垂又称脱肛(hedrocele),是指肛管、直肠或乙状结肠下端的肠壁,部分或全层外翻而脱出于肛门外。检查时嘱患者取蹲位,观察肛门外有无突出物。若无突出物或突出不明显,可让患者屏气做排便动作。若患者向下屏气时能见到肛门外紫红色球状突出物,为直肠部分脱垂(黏膜脱垂),停止屏气后突出物常可回复至肛门内;若突出物呈椭圆形块状,表面有环形皱襞,为直肠完全脱垂(直肠全层脱垂),停止屏气亦不易回复。

(三)触诊

肛门、直肠的触诊称为肛诊或直肠指检。根据检查目的,患者可取肘膝位、左侧卧位或仰卧位。触诊时,护士右手戴手套或右手示指戴指套,涂适量润滑剂(如凡士林或液状石蜡,将示指置于肛门外口轻柔按摩,待患者肛门括约肌适当放松后,再缓慢将示指插入肛门、直肠内。先检查肛门及括约肌的紧张度,再检查肛管及直肠内壁。注意肛管、直肠内壁有无触痛、肿块、狭窄,注意肿块的大小、质地、表面光滑度、活动度等。退出示指时,注意观察指套有无染上血迹或黏液。直肠指检可在直肠前壁扪及男性的前列腺,女性可扪及子宫颈。因此,此检查法不仅对肛门、直肠病变,而且对盆腔的其他疾病如前列腺与精囊病变、子宫及输卵管病变等都有重要的诊断价值。注意检查时动作轻柔,仅露出检查部位。检查女性患者时,必须有女性医务人员陪同。

二、男性生殖器

男性生殖器包括阴茎、阴囊、前列腺和精囊等。阴囊内有睾丸、附睾和精索。生殖器的检查主要采用视诊和触诊进行。检查时患者取仰卧位或站立位,暴露外阴部,两腿稍分开。

(一)视诊

1. 阴茎(penis)

(1)阴茎大小与形态:正常成年男性阴茎长7~10 cm,检查时应注意其大小。成人阴茎过小呈婴儿型,见于垂体功能或性腺功能不全;儿童期阴茎过大呈成人型,见于性早熟。

(2)包皮:阴茎的皮肤在阴茎颈前向内翻转覆盖于阴茎表面称为包皮(prepuce)。正常情况下,成年男性的包皮不掩盖尿道口,翻起包皮后应露出阴茎头。检查包皮时应注意有无过长或包茎。上翻包皮后仍不能露出尿道外口或阴茎头者称包茎(phimosis),多因先天性包皮口狭窄或炎症、外伤后粘连所致。包皮长过阴茎头,但翻起后能露出尿道口或阴茎头者,称包皮过长(prepuce redundant)。包皮过长或包茎易引起尿道外口或阴茎头感染、嵌顿;阴茎颈部易于残留污垢,长期的污垢刺激常被认为是阴茎癌的重要致病原因之一。

(3)阴茎头与阴茎颈:阴茎前端膨大部分称阴茎头(glans penis),俗称龟头。阴茎头、颈交界部的环形浅沟为阴茎颈(neck of penis),也称阴茎头冠(corona of glans penis)。检查时应翻起包皮,使阴茎头及阴茎颈全部暴露,观察其表面颜色,有无充血、水肿、分泌物及结节等。正常阴茎头红润、光滑,无红肿、结节。如有硬结并伴暗红色溃疡、易出血或融合成菜花状,应考虑阴茎癌的可能。阴茎颈部有单个椭圆形质硬溃疡,称下疳(chancre),愈后留有瘢痕,常见于梅毒。阴茎头部若出现淡红色小丘疹融合成蕈样,呈乳突状突起,多为尖锐湿疣。

(4)尿道口:用示指和拇指轻轻挤压龟头,使尿道张开,观察尿道口有无红肿、分泌物、狭窄及溃疡。正常尿道口黏膜红润、无分泌物、无触痛及压痛。若尿道口红肿、有分泌物或溃疡,伴触痛,多见于淋球菌或其他病原体感染所致的尿道炎。尿道口狭窄多因先天性畸形或炎症粘连所致。若尿道口位于阴茎腹面,多因尿道下裂所致。

2. 阴囊(scrotum) 阴囊为腹壁的延续部分,阴囊内有一隔膜将其分为左、右两个囊腔,每个囊腔内含有睾丸、附睾及精索。正常阴囊皮肤呈深暗色,多皱褶。视诊时应将其抬起以便于全面观察,注意阴囊皮肤有无皮疹、水肿及溃烂。阴囊常见的异常改变包括:①阴囊湿疹(scroti eczema):阴囊皮肤增厚呈苔藓样,并有小片鳞屑,或皮肤糜烂,呈暗红色,有大量浆液渗出,有时形成软痂,伴顽固性奇痒。②阴囊水肿(edema of scrotum):可为全身性水肿的一部分,也可因局部炎症、过敏反应或静脉血液回流受阻等局部因素所致。③阴囊象皮肿(scrotum elephantiasis):阴囊皮肤肿胀、粗糙、增厚,如象皮样,多为丝虫病引起的淋巴管炎或淋巴管阻塞所致。

(二)触诊

1. 阴茎(penis) 注意有无触痛及结节。

2. 阴囊(scrotum) 检查者双手拇指置于患者阴囊前方,其余手指于阴囊后托起阴囊,以拇指来回滑动进行触诊。①阴囊疝(scrotal hernia):由肠管或肠系膜经腹股沟管下降至阴囊内所形成。表现为一侧或双侧阴囊肿大,触之呈囊样感,有时可推回腹腔,但腹腔内压增高如用力咳嗽时可再降入阴囊。②鞘膜积液:正常情况下,鞘膜囊内有少量液体,当鞘膜本身或邻近器官病变时,鞘膜腔内液体分泌增多形成积液。此时阴囊肿大,触之不痛,有水囊样感。透光试验有助于鉴别鞘膜积液与阴囊疝或睾丸肿瘤。方法是将一张不透明的纸片卷成圆筒,一端置于肿大的阴囊部位,以电筒照射对侧阴囊,从纸筒另一端观察阴囊透光情况。鞘膜积液时阴囊透光呈橙红色、均质的半透明状,阴囊疝和睾丸肿瘤则不透光。

3. 睾丸(testis) 睾丸左、右各一,呈椭圆形,表面光滑柔韧,一般左侧略低于右侧。触诊时应注意其大小、形状、硬度,以及有无触痛、压痛等,作两侧对比。睾丸急性肿痛、压痛明显多见于急性睾丸炎,常继发于流行性腮腺炎、淋病等;睾丸慢性肿痛多由结核病引起。一侧睾丸肿大、质硬并有结节,应考虑睾丸肿瘤;睾丸过小常为先天性或内分泌异常引起;睾丸萎缩可因流行性腮腺炎或外伤后遗症及精索静脉曲张所致。若阴囊内未触及睾丸,应触诊腹股沟管内或阴茎根部、会阴部等处,如睾丸隐藏在以上部位,称为隐睾症(cryptorchism)。先天性无睾症常因性染色体数目异常所致,可为单侧或双侧发生。双侧无睾症患者生殖器官及第二性征均发育不良。

4. 附睾(epididymis) 附睾位于睾丸后外侧,是储存精子和促进精子成熟的器官。触诊时应注意附睾的大小、有无结节及压痛。急性炎症时肿痛明显,并常伴睾丸肿大,附睾与睾丸分界不清;慢性附睾炎可触及附睾肿大、轻压痛。若附睾肿胀质硬、无压痛、表面有结节感,伴输精管增粗呈串珠状,应考虑附睾结核的可能。

5. 精索(spermatic cord) 左、右阴囊腔内各一条,位于附睾上方,是由输精管、提睾肌、动脉、静脉、精索神经及淋巴管等组成的条索状圆形结构。正常精索柔软、无压痛,呈条索状。若触诊呈串珠样改变,见于输精管结核;若有挤压痛且局部皮肤红肿,多为精索急性炎症;靠近附睾的精索触及硬结,常因丝虫病所致;精索有蚯蚓团样感,多为精索静脉曲张的特征。

6. 前列腺(prostate)   前列腺位于膀胱下方,耻骨联合后约 2 cm 处,上端宽大,下端窄小,后面较平坦,呈前后稍扁的栗子状。正中有一纵行浅沟将其分为左、右两叶,尿道纵行穿越前列腺,开口于尿道前列腺部。检查时嘱患者取肘膝位,检查者右手戴手套或指套,示指端涂润滑剂后缓慢插入肛门,向腹侧触诊。注意前列腺的大小、质地、活动度,表面是否光滑,有无结节或压痛。正常成人前列腺距肛门约 4 cm,质韧、富有弹性、无压痛。①良性前列腺肥大:前列腺增大,表面光滑、质韧、富有弹性、无压痛及粘连,中央沟变浅或消失。多见于老年人前列腺肥大,常伴排尿困难或不畅。②急性前列腺炎:前列腺增大伴明显压痛。③前列腺癌:前列腺肿大、质硬、表面有结节。

7. 精囊(seminal vesicle)   精囊为棱锥形囊状非成对的附属性腺,位于前列腺外上方。正常精囊光滑柔软,其排泄管与输精管末端汇合成射精管。肛诊一般不易触及。如可触及则视为病理状态。

三、女性生殖器

女性生殖器包括内、外生殖器两部分。外生殖器由阴阜、大阴唇、小阴唇、阴蒂、阴道前庭组成,统称外阴(vulva);内生殖器由阴道、子宫、输卵管、卵巢组成。女性生殖器的检查方法主要有视诊和触诊两种方法,触诊可采用双合诊、三合诊、肛腹诊,必要时需采用器械辅助检查。未婚女性禁止行阴道检查,必要时可行肛腹诊。检查前嘱患者排空膀胱,取截石位。

(一)视诊

1. 阴阜(mons pubis)   阴阜为耻骨联合前方的皮肤隆起,皮下脂肪丰富。青春期该部开始生长呈倒三角形分布的阴毛,为女性第二性征。阴毛的疏密、色泽因种族和个体不同存在一定差异。阴毛明显稀少或缺如,见于性功能减退症或席汉病等;阴毛明显增多,呈男性分布,常见于肾上腺皮质功能亢进症的患者。

2. 大阴唇(labium majus)   大阴唇为两股内侧的一对纵行隆起的皮肤皱襞,自阴阜向后延伸至会阴,皮下组织松软,富含脂肪及弹力纤维。性成熟后皮肤表面有色素沉着和阴毛。未生育妇女两侧大阴唇自然合拢,经产妇两侧大阴唇常分开,老年人或绝经后则常萎缩。

3. 小阴唇(labium minus)   小阴唇为位于大阴唇内侧的一对较薄的皮肤皱襞,表面光滑,呈浅红色或褐色,无毛,富含神经末梢。两侧小阴唇前端融合并分为前后两叶,前叶包绕阴蒂,后叶形成阴蒂系带。小阴唇红肿、疼痛多见于炎症;局部色素脱失见于白斑症;局部有乳突状或蕈样突起见于尖锐湿疣;若有结节、溃烂应考虑癌变可能。

4. 阴蒂(clitoris)   阴蒂为两侧小阴唇前端会合处与大阴唇前连合间的隆起部分。阴蒂过小见于性发育不全;阴蒂过大则考虑两性畸形或雄激素水平过高。

5. 阴道前庭(vaginal vestibule)   阴道前庭为两侧小阴唇间的菱形区域,前方有尿道口,后部有阴道口。前庭大腺分别位于阴道口两侧,如黄豆粒大,开口于小阴唇与处女膜间的沟内。若腺管口阻塞,可形成前庭大腺囊肿或前庭大腺脓肿,局部红肿、触痛。

(二)触诊

1. 阴道(vagina)   阴道为生殖通道,上宽下窄,前壁长 7～9 cm,与膀胱和尿道相邻;后壁长 10～12 cm,紧贴直肠。阴道前后壁平常相互贴近,但富于收缩和伸展性,分娩时可高度伸展。检查时,注意其紧张度,阴道壁有无瘢痕、肿块等,并观察宫颈有无溃烂及新生物形成。

2. 子宫(uterus)　子宫为中空的肌性器官,位于骨盆腔中央,呈前后略扁的倒梨形。触诊子宫应以双合诊法进行。正常宫颈表面光滑,妊娠时质软呈紫色,检查时应注意宫颈有无充血、糜烂、肥大及息肉。成年未孕子宫大小约 7.5 cm×4 cm×2.5 cm,产后妇女子宫增大,触之较韧、光滑、无压痛。子宫体积匀称性增大见于妊娠,非匀称性增大见于各种肿瘤。

3. 输卵管(oviduct)　输卵管长 8～14 cm。正常输卵管表面光滑、质韧、无压痛,不能触及。输卵管肿胀、增粗,或有结节,明显弯曲或僵直,且常与周围组织粘连、固定,明显触压痛者,多见于急、慢性炎症或结核病;明显肿大可为输卵管积脓或积水。

4. 卵巢(ovary)　卵巢为一对扁椭圆形性腺,成年女性的卵巢约 4 cm×3 cm×1 cm 大小,表面光滑、质软。绝经后卵巢萎缩,变小、变硬;卵巢炎症时卵巢增大、有压痛。

四、相关护理诊断

(1) 皮肤完整性受损　与长期便秘有关。
(2) 有皮肤完整性受损的危险　与腹泻致肛周皮肤炎症有关;与长期便秘有关。
(3) 性生活型态无效　与生殖器病变有关。
(4) 便秘　与直肠、肛门病变有关。
(5) 尿潴留　与前列腺肥大有关;与急性前列腺炎有关。
(6) 焦虑　与排便疼痛有关;与便血有关。

第九节　脊柱与四肢评估

一、脊柱

脊柱(vertebral column)属于人体的中轴骨骼,是身体的支柱,具有负重、减震、保护和运动等功能。人类脊柱由 24 块椎骨(颈椎 7 块,胸椎 12 块,腰椎 5 块)、1 块骶骨和 1 块尾骨借韧带、关节及椎间盘连接而成。脊柱病变通常指脊柱损伤、功能紊乱等,常表现为疼痛、活动受限或形态异常等。近年来,该病的发患者群增大,年龄减小,症状更加复杂。脊柱评估通常以视、触、叩诊相互结合,其主要内容包括脊柱的弯曲度、有无畸形、脊柱的活动度,以及有无压痛、叩击痛等。

(一)脊柱弯曲度

1. 生理性弯曲　正常人直立位时从侧面观察脊柱有四个弯曲部位,即颈椎段稍向前凸、胸椎段稍向后凸、腰椎段明显向前凸、骶椎段明显向后凸,类似"S"形。评估方法:患者取坐位或站立位,首先,护士从侧面观察脊柱有无前后突出畸形;然后,护士用手指沿其脊椎棘突自上而下划压皮肤,观察按压出现的红色压痕是否位于正中,以判断脊柱有无侧弯。正常人脊柱无前后突出畸形,无侧弯。

2. 病理性变形
1) 脊柱后凸(kyphosis)　脊柱后凸即脊柱过度向后弯,也称驼背,多发生于胸段。
(1) 小儿脊柱后凸:多见于佝偻病,其特点为坐位时胸段呈明显均匀性向后弯曲,仰卧位时弯曲可消失。

（2）青少年脊柱后凸：多见于脊柱结核，病变常在胸椎下段，早期如纽扣样，以后逐渐变大，形成成角畸形，如"驼峰"样。坐位时为了减轻对脊椎的压痛，常以两手支撑躯干，行走或站立位时，也呈尽量仰头和躯干后倾的姿态。

（3）成年人脊柱后凸：见于强直性脊柱炎，胸段呈弧形（或弓形）后凸，常有脊柱强直固定，仰卧位时脊柱也不能伸平。

（4）老年人脊柱后凸：由骨质退行性变、胸椎椎体被压缩所致，多发生在胸段上半部，其躯干多稍前倾，头前伸，肩前移。

（5）其他：外伤致脊椎骨折、青少年发育期姿势不良及患脊椎骨软骨炎也可致脊柱后凸。

2）脊柱前凸（lordosis）　脊柱前凸即脊柱过度向前弯曲，多发生于腰椎。常见于晚期妊娠、腹腔巨大肿瘤、大量腹腔积液、髋关节结核及先天性髋关节后脱位等病变。

3）脊柱侧凸（scoliosis）　脊柱侧凸即脊柱离开正中线向两侧偏曲。根据侧凸的性质分为姿势性侧凸和器质性侧凸两种。

（1）姿势性侧凸：改变体位可使其纠正，见于儿童发育期坐立姿势不端正、椎间盘突出及脊髓灰质炎后遗症等。

（2）器质性侧凸：改变体位不能使其纠正，见于佝偻病、肩或胸廓畸形、慢性胸膜粘连及肥厚等。

（二）脊柱活动度

脊柱活动度以颈椎段与腰椎段的活动范围最大，胸椎段活动范围较小，骶椎、尾椎各节几乎无活动性。

1. 评估方法　评估时，患者做屈曲、伸展、侧屈、旋转等动作。已有外伤、可疑骨折或关节脱位者，应避免脊柱活动，防止损伤脊髓。

（1）屈曲：嘱患者用颏部去触胸前，从而评估颈椎的活动度，主动活动时正常颈椎可屈曲约45°。

（2）伸展：嘱患者尽量仰头，正常能后伸约45°。

（3）侧屈：嘱患者用右耳触碰右肩，左耳触碰左肩，正常两耳至同侧肩峰的距离相等，侧屈约为45°，注意两肩要等高，动作时肩不可抬起。

（4）旋转：嘱患者用颏部分别去触左右肩，但不能抬高肩部去触颏部，正常的旋转每侧为60°～80°。

2. 脊柱活动受限的常见病因

（1）软组织损伤：如肌纤维炎、韧带劳损。

（2）骨质增生：如颈、腰椎的增生性关节炎。

（3）骨质破坏：见于脊椎结核或肿瘤。

（4）脊椎骨折或外伤：评估时应避免做脊柱运动，以免损伤脊髓。

（5）椎间盘脱出：主要发生于腰段，腰部有异常疼痛的人群需要评估。

（三）脊柱压痛与叩击痛

1. 压痛　患者取坐位，身体稍向前倾。护士从枕骨粗隆开始，自上而下逐个按压脊椎棘突及椎旁肌肉，若某一部位有压痛，则以第7颈椎棘突为骨性标志，计数病变椎体位置。正常人每个棘突及椎旁肌肉均无压痛，常见病因包括脊椎结核、椎间盘脱出及脊椎外伤或骨折，若椎旁肌肉有压痛常为腰背肌劳损。

2. 叩击痛 ①直接叩击法:用手指或叩诊锤直接叩击各个脊椎棘突,多用于评估胸、腰段,但脊椎病变特别是颈椎骨关节损伤,禁用此法。②间接叩击法:又称为传导痛或冲击痛,患者取端坐位,护士用左手掌面放在患者的头顶,右手半握拳以小鱼际肌部叩击左手,如脊椎某处疼痛,则表示该处有病变。脊柱叩击痛阳性见于脊柱结核、脊柱骨折及椎间盘突出等,且叩击痛部位多为病变部位。

二、四肢与关节

四肢与关节的评估以视诊和触诊为主,评估内容包括四肢与关节的形态、肢体位置、活动度及运动情况等,以关节检查为主。

(一)形态

正常人四肢与关节左右对称,形态正常。

1. 匙状甲(koilonychia) 匙状甲又称反甲,特点是指甲中央凹陷,边缘翘起,指甲变薄,表面粗糙,有条纹。多见于缺铁性贫血、高原疾病,偶见于风湿热及甲癣等。

2. 杵状指(趾)(acropachia) 手指或足趾末端增生、肥厚、膨大呈杵状,特点是末端指(趾)节明显增宽增厚,指(趾)甲从根部到末端呈拱形隆起,使指(趾)端背面的皮肤与指(趾)甲所构成的基底角大于或等于180°。常见于支气管扩张、支气管肺癌、慢性肺脓肿、脓胸等呼吸系统疾病,以及发绀型先天性心脏病、亚急性感染性心内膜炎等心血管疾病。

3. 指关节变形(knuckles deformation) 指关节变形包括:①梭形关节:最常见,指间关节增生、肿胀呈梭形畸形,活动受限,重者手指及腕部向尺侧偏移,多为双侧性,见于类风湿关节炎。②爪形手:掌指关节过伸,指间关节屈曲,骨间肌和大小鱼际萎缩,手呈鸟爪样,见于尺神经损伤、进行性肌萎缩或麻风病等。③猿掌:手指不能外展、对掌,鱼际萎缩,手掌平坦,见于正中神经损伤。

4. 腕关节畸形(wrist joint deformity) 腕关节畸形是指腕关节失去正常的结构关系,可分为骨性结构导致的畸形,或软组织导致的畸形,或两者兼具。腕关节畸形包括:①腕垂症:由桡神经损伤所致。②餐叉样畸形:见于Colles骨折。

5. 肘关节变形 正常人肘关节伸直时,尺骨鹰嘴和肱骨内、外上髁三点呈一直线,屈肘时则呈一等腰三角形,称肘后三角。当肘关节脱位时上述关系被破坏,肱骨内外上髁位于肱骨下端。外上髁有压痛时,称"网球肘";内上髁有压痛时,称"高尔夫肘"。

6. 膝关节变形 ①关节炎:表现为两侧膝关节形态不对称,出现红、肿、热、痛及活动障碍,如风湿性关节炎活动期。②关节积液:表现为关节明显肿胀,当膝关节屈曲90°时,髌骨两侧的凹陷消失,可有浮髌现象。浮髌试验方法(图4-9-1):患者平躺,放松患肢,护士左手固定在肿胀关节上方的两侧,并加压压迫髌上囊,使关节液积聚于髌骨后方,右手示指连续轻压髌骨,若压下时有髌骨与关节面碰触感,放开有髌骨随手浮起感觉,即浮髌试验阳性。浮髌试验可用于确定膝关节损伤时是否出现关节积液,以诊断膝关节损伤的程度。关节积液多见于结核性关节炎所致。

7. 膝内翻、膝外翻 膝内翻指双踝并拢时,双膝分离呈"O"形,膝外翻指双膝靠拢时,双踝分离呈"X"形。见于佝偻病及大骨节病。

8. 足内翻、足外翻 正常人足内、外翻均可达35°,畸形者表现为足掌部活动受限,呈固定性内翻、内收位或外翻、外展位,足跟不能着地,多见于先天畸形、脊髓灰质炎后遗症等。

9. 肢端肥大症 其特点为肢体末端异常粗大,见于青春期发育成熟后,腺垂体功能亢进,

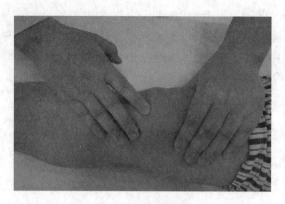

图 4-9-1 浮髌试验示意图

生长激素分泌过多所致。

10. 肌肉萎缩 肌肉萎缩是指横纹肌营养障碍,肌肉纤维变细甚至消失等导致的肌肉体积缩小,病因主要包括神经源性肌萎缩、肌源性肌萎缩、废用性肌萎缩和其他原因性肌萎缩。

11. 下肢静脉曲张 病变浅静脉表现为伸长、扩张和蜿蜒屈曲,多发生于从事持久站立工作和体力劳动的人群。

12. 水肿 水肿是指组织间隙内的体液增多,水肿可表现为局部性或全身性,全身性水肿时常伴有浆膜腔积液,如腹腔积液、胸腔积液和心包积液。

（二）运动

四肢运动是在神经的协调下由肌肉、肌腱带动关节来完成的,任何一个环节发生病变,均将导致运动功能障碍。评估时,嘱患者做屈、伸、内收、外展、旋转等动作,对关节活动范围、有无疼痛及活动受限等进行评估,用于诊断是否有关节活动异常状况。

1. 肩关节 患者尽可能将上肢从前方上抬并超过头部高度,正常前屈 90°,患者尽可能将上肢从下方向后上方运动,正常后伸 45°;内收肘部可至正中线,外展可达 90°;患者屈肘后做外展动作,先将手置于脑后,再向下运动置于腰后侧,检查肩关节内旋和外旋功能,正常内旋为 90°,外旋为 30°。

2. 肘关节 护士一手握持患者的一侧肘关节,另一手握住其手腕,使前臂尽量屈向肩部,用同样方法检查另一侧,正常屈曲为 130°~150°,缓慢伸直前臂,过伸为 5°~10°;于屈曲位把持住患者的肘关节,嘱其旋转手臂至手掌向下(旋前),然后又反向旋转至手掌向上(旋后),正常旋前、旋后为 80°~90°。

3. 腕关节 患者的前臂处于旋前位,以一手握持,另一手轻轻将腕关节向下屈曲,正常为 50°~60°,再让患者腕关节背伸,正常为 30°~60°;患者前臂旋前,护士一手握住其前臂,让患者的手向其身体方向活动(内收),正常为 25°~30°,然后向离开身体的方向活动(外展),正常为 30°~40°。

4. 指关节 要求患者展开五指,然后并拢,正常各指关节均可伸直,屈曲可握拳。

5. 髋关节 患者仰卧,护士一手按压髂嵴,另一手将屈曲的膝关节推向前胸,髋关节正常屈曲为 130°~140°;患者俯卧,护士一手按压臀部,另一手握小腿下端,屈曲 90° 后上提,正常后伸为 15°~30°;患者仰卧,双下肢伸直平放,护士将一侧下肢自中立位向对侧肢体活动,正常内收为 20°~30°,将下肢自中立位外移,远离躯体中线,正常外展为 30°~45°;保持患者下肢伸直,髌骨和足尖向上,护士双手置于患者大腿下部和膝部,旋转大腿,或患者屈髋屈膝,向内侧或外侧转动下肢,髋关节可内旋或外旋,范围为 $40°\sim50°$。

6. 膝关节 屈曲患者的膝关节,正常膝关节可屈曲 $120°\sim150°$,护士握住患者的膝和踝关节,从屈曲位尽力伸直膝关节,正常情况下膝关节能完全伸直,有时甚至有 $5°\sim10°$ 的过伸。

7. 踝关节 握住患者足部,并将之向上方和下方推动,正常背伸为 $20°\sim30°$,跖屈为 $40°\sim50°$;护士一手握住患者的踝部,另一手握住患者的足部并将踝部向左右两侧活动,正常足内、外翻可达 $35°$。

三、相关护理诊断

(1)自理缺陷 与关节病变有关。

(2)活动障碍 与脊柱病变有关;与关节病变有关。

(3)有废用综合征的危险:肌肉萎缩 与关节病变有关;与肢体外伤有关。

(4)有跌倒的危险 与脊柱病变有关;与关节病变有关。

(5)有受伤的危险 与脊柱病变有关;与关节病变有关。

第十节 神经系统评估

神经系统是起主导作用的功能调节系统,包括中枢神经系统和周围神经系统。中枢神经系统由脑和脊髓组成,周围神经系统由 12 对脑神经和 31 对脊神经组成。神经系统评估是判断神经系统有无损害、损害部位及其程度的重要方法,主要包括脑神经、运动神经、感觉神经、神经反射以及自主神经的评估。评估时,应在患者意识清楚的状态下按顺序进行。

一、脑神经

脑神经共有 12 对,脑神经评估对颅脑损害的定位诊断具有重要意义,评估时,注意两侧对比观察。脑神经功能及损伤后临床表现见表 4-10-1。

表 4-10-1 脑神经功能及损伤后临床表现

脑神经	功 能	损伤后临床表现
嗅神经	嗅觉	嗅觉减退、缺失
视神经	视觉	视力障碍、视野缺损
动眼神经	眼球运动	上睑下垂,眼球向内、上、下方活动受限,瞳孔扩大,对光反射及调节反射消失
滑车神经	眼球运动	眼球向下及外展运动减弱,眼睛向外下方向看时伴有复视
外展神经	眼球运动	眼球不能外展,出现内斜视和复视
三叉神经	面部、头皮感觉,咀嚼运动	同侧面部感觉减退或消失,咀嚼肌瘫痪、萎缩,张口时下颌偏向患侧
面神经	面部表情,唾液腺的分泌,舌前 2/3 味觉	表情肌麻痹,面肌瘫痪,舌前 2/3 味觉障碍

续表

脑神经	功 能	损伤后临床表现
位听神经	听觉、平衡	耳聋、耳鸣、头晕、眼球震颤
舌咽神经	咽喉部黏膜的感觉,唾液腺分泌,舌后1/3味觉	舌后1/3味觉障碍,咽麻痹,口发干
迷走神经	咽喉部肌肉运动,心脏、血管、胃肠道平滑肌运动	吞咽困难、声音嘶哑、上腭麻痹
副神经	发声、头颈肩运动	胸锁乳突肌与斜方肌萎缩,肌无力
舌下神经	舌运动	舌偏斜、舌肌萎缩或震颤

（一）嗅神经

评估之前,先检查患者鼻道是否通畅,然后测试嗅觉。评估时,嘱患者闭目,用手指压闭一侧鼻孔,然后护士选用日常生活中不同气味的物品(如酒、醋、薄荷等)置于另一侧鼻孔前,要求患者说出所闻到的气味,然后试另一侧。

嗅觉正常时可明确分辨出测试物品的气味,嗅觉障碍时可表现为一侧或双侧嗅觉减退或消失,偶有嗅觉过敏或嗅觉倒错。凡发现嗅觉障碍时,应评估是鼻腔病变还是嗅神经病变所致。嗅神经损害常见于前颅凹占位性病变、颅脑创伤、鼻黏膜炎症或萎缩。

（二）视神经

视神经的评估包括视力、视野和眼底,具体内容参见本章第四节。

（三）动眼神经、滑车神经、外展神经

动眼神经、滑车神经、外展神经这三对神经共同支配眼球运动。

（四）三叉神经

1. 感觉功能检查 三叉神经感觉纤维分布于面部皮肤,在评估感觉功能时,用棉签自上而下,由内向外轻触前额、鼻部两侧及下颌,两侧对比,随时询问患者有无感觉减退、消失或过敏。

2. 运动功能检查 三叉神经运动纤维主要支配咀嚼肌和颞肌,评估运动功能时,将双手置于患者的颌下,向上用力,嘱患者做张口动作,感触张口时的肌力,观察张口时下颌有无偏斜。

（五）面神经

1. 运动评估 评估面部表情肌时,首先观察两侧面部是否对称,包括前额皱纹、眼裂、鼻唇沟和口角是否相等,然后嘱患者做抬额、皱眉、闭眼、露齿、鼓腮和吹哨等随意动作。一侧周围性面神经损害引起的面瘫,表现为同侧额纹消失、眼裂开大不能紧闭,鼻唇沟变浅或消失,口角变低或歪向健侧,露齿、鼓腮及吹哨动作时均可发现肌肉瘫痪。由一侧皮质延髓束损害引起的中枢性面瘫,主要表现为下半部面肌瘫痪,即只有鼻唇沟变浅和口角变低,露齿、鼓腮和吹哨时表现为肌肉瘫痪,而皱额及闭眼仍属正常,或较对侧稍无力,这是因为上部面肌受两侧大脑皮层支配。

2. 味觉评估 准备不同的试液(如糖水、盐水、醋),嘱患者伸舌,护士以棉签分别依次蘸取上述试液,轻涂于患者舌面上,让其辨味,每试一种后即需漱口。

（六）位听神经

1. 听力评估 粗略的评估可用耳语、表音或音叉，准确的评估需借助电测听计。具体内容参见本章第四节。

2. 前庭功能评估 询问患者是否有眩晕、平衡失调，观察患者是否有眼球震颤，若有以上症状需考虑耳蜗及前庭神经病变。

（七）舌咽、迷走神经

先注意患者说话有无鼻音、声音嘶哑或失音、吞咽困难、饮水呛咳等。接着评估咽部肌肉有无萎缩，悬雍垂的位置及软腭高低是否对称。再嘱患者发"啊"的声音，观察两侧软腭上抬是否有力、对称，腭垂是否居中。最后评估咽反射，以压舌板分别轻触双侧咽后壁，正常的反应为软腭上升、恶心、呕吐。

（八）副神经

护士一手置于患者腮部，嘱患者向该侧转头以测试胸锁乳突肌的收缩力，然后将两手放在患者双肩上下压，嘱患者做对抗性抬肩动作，若力量减弱见于副神经损伤、肌萎缩、脊髓侧索硬化、后颅凹肿瘤等。

（九）舌下神经

患者伸舌，观察有无舌偏斜、舌肌萎缩及肌束颤动，然后嘱患者将舌头分别向左右两侧运动，最后隔着腮顶住护士的手指，比较两侧肌力。单侧舌下神经麻痹时，伸舌向患侧偏斜，常见于脑血管病变；双侧舌下神经麻痹时，舌不能伸出口外，伴语言及吞咽困难。

二、感觉功能

感觉包括浅感觉、深感觉和复合感觉。评估时，评估部位应充分暴露，为避免主观或暗示作用，要求患者闭眼，并进行两侧对称比较，注意观察患者的表情和反应，以判断结果的可靠程度。先全身评估一遍，如发现有感觉障碍，再从感觉减退或消失区评估直到正常区，然后至感觉过敏区。

（一）浅感觉

浅感觉感受器位于皮肤和黏膜，包括痛觉、触觉、温度觉。

1. 痛觉（algesia） 用大头针轻刺患者皮肤，来判断痛觉是否异常。正常人对痛觉刺激能准确回答，痛觉过敏、减退或消失分别表现为对微弱的痛觉刺激发生强烈的反应，对痛觉刺激回答模糊，对痛觉刺激无反应。痛觉障碍常见于脊髓丘脑侧束病损。

2. 触觉（thigmesthesia） 用棉絮或软纸片轻触患者皮肤或黏膜，判断触觉是否异常。正常人对轻触觉灵敏，触觉减退或消失者分别表现为对触觉刺激反应不灵敏或无反应。触觉障碍见于脊髓丘脑前束和后索病损。

3. 温度觉（thalposis） 用盛有热水（40～50 ℃）与冷水（5～10 ℃）的试管，分别触碰患者皮肤，以判断温度觉是否异常。正常人能明确辨别，温度觉障碍见于脊髓丘脑侧束损伤。

（二）深感觉

深感觉是来自肌肉、肌腱和关节等深部组织的感觉，包括位置觉、运动觉和震动觉。

1. 位置觉（position sensation） 嘱患者闭目，护士将其肢体放于某一位置，嘱患者说出所放位置。位置觉障碍见于脊髓后索损害。

2. 运动觉（motor sensation） 嘱患者闭目，护士轻夹患者的手指或脚趾向上、下做屈伸动作，让其说出手指或脚趾活动方向。运动觉障碍见于脊髓后索病损。

3. 震动觉（vibration sensation） 将震动音叉放于患者肢体的骨隆起处（如内踝、外踝、桡尺骨茎突、膝盖等），询问患者有无震动感觉，并注意比较两侧有无差别。正常人有共鸣性震动感，无震动感觉者则属于震动觉障碍。震动觉障碍见于脊髓后索损伤。

（三）复合感觉

复合感觉又称皮质感觉，是经过大脑皮层综合、分析、判断的结果，包括皮肤定位觉、两点辨别觉、体表图形觉及实体觉。正常人闭目情况下可正确辨别，大脑皮质病变者有复合感觉障碍。

1. 皮肤定位觉 护士用手指轻触患者皮肤某处，让其指出被触部位。

2. 两点辨别觉 用分开的双脚规同时放置于患者皮肤上，如患者有两点感觉，再将双脚规距离缩小，直至其感觉到一点为止。身体各部位对两点辨别感觉灵敏度不同，以鼻尖、舌尖、手指最敏感，四肢近端和躯干最差。

3. 体表图形觉 用钝物在患者皮肤上画出简单的图形（如圆形、方形及三角形），让其辨别并回答，注意左、右对称部位对比。

4. 实体觉 将熟悉的某种物品（如硬币、纽扣、钥匙等）置于患者的手中，让其辨别并回答物品的大小、形状、名称及质地等。

三、运动功能

运动包括随意运动和不随意运动，随意运动受大脑皮层运动区支配，由锥体束司理，不随意运动由锥体外系和小脑司理。运动功能评估内容包括肌力、肌张力、不随意运动、共济运动等。

（一）肌力

肌力（muscle force）是指肌肉做主动运动时的最大收缩力。

1. 评估方法 评估时，嘱患者做肢体屈伸运动，观察肢体肌肉的收缩力量、运动幅度及速度，也可从相反的方向测试患者对阻力的克服力量。注意两侧肢体的对比，两侧力量有显著差异时有重要意义。

2. 肌力分级 肌力采用0～5的6级分级法。0级：完全瘫痪。1级：肌肉可收缩，但无肢体活动。2级：肢体能在床面上移动，但不能抬起。3级：肢体能抬离床面，但不能对抗阻力。4级：能做对抗阻力动作，但较正常人差。5级：肌力正常。

3. 瘫痪

（1）按轻重程度分：完全瘫痪和不完全瘫痪。前者是指完全无肌力，后者是指肌力减弱。

（2）按病变部位分：中枢性瘫痪和周围性瘫痪。前者可出现肌力增高，深反射亢进，病理反射阳性，除废用性萎缩外，肌肉无局限性萎缩，亦无肌震颤；后者表现为肌力减退或消失，肌张力减低，深反射消失，肌肉萎缩，病理反射阴性，可有肌纤维或肌束震颤。

（3）按瘫痪部位分：①单瘫：为单一肢体瘫痪，见于脊髓灰质炎。②偏瘫：为一侧肢体瘫痪，伴有同侧颅神经损害，见于急性脑血管疾病及脑肿瘤。③截瘫：为双下肢瘫痪，见于脊髓外伤、炎症、结核病及肿瘤所致的脊髓横贯性损伤。④交叉瘫：为一侧颅神经周围性麻痹及对侧肢体中枢性瘫痪，见于脑干损害。

（二）肌张力

肌张力（muscular tension）是指静息状态下肌肉的紧张度，可通过触诊肌肉硬度及根据肌肉完全松弛时关节被动运动时的阻力来判断。肌张力异常情况如下。

1. 肌张力增强 触诊肌肉有坚实感，被动运动时阻力增加。见于锥体束或锥体外系损害。

2. 肌张力减弱 触诊肌肉松软，被动运动时阻力减弱或消失，关节过伸。见于周围神经病变、低血钾、脊髓灰质炎或小脑病变。

（三）不随意运动

不随意运动是指在意识清楚的情况下，随意肌不自主收缩而产生的无目的的异常动作，系由锥体外系病变引起。

1. 震颤 震颤为两组拮抗肌交替收缩所引起的有规律性的不自主运动。可分为如下情况。

（1）静止性震颤（static tremor）：静止时震颤明显，变换位置或运动时减轻，动作如同"搓丸"样，可有肌张力增高，见于帕金森病。

（2）动作性震颤：又称意向性震颤（intentional tremor），肢体运动时或开始运动时出现，在动作终末愈接近目标愈明显，静止时可缓解，见于小脑疾病。

（3）姿势性震颤（postural tremor）：身体保持某种姿势时出现，运动及休息时消失，较静止性震颤细而快，见于甲状腺功能亢进症、应用肾上腺素后。

2. 舞蹈样动作（choreic movement） 舞蹈样动作是肢体的一种快速、不规则、无目的的运动，貌似舞蹈，见于急性风湿热。

3. 手足抽搐（rheumatic contraction） 手足抽搐是指各种原因引起四肢不能自主控制的抽搐、牵动，或屈伸不已，上肢表现为腕部屈曲、手指伸展、指掌关节屈曲、拇指内收靠近掌心并与小指相对，下肢表现为踝关节与趾关节皆呈屈曲状，见于低钙血症、碱中毒等。

知识链接

抽筋，也称肌肉痉挛，是指肌肉自发的强直性收缩，常发生在小腿和脚趾，发作时疼痛难忍，尤其是在半夜发作时会影响睡眠。引起腿脚抽筋的常见原因：①外界环境的寒冷刺激，如冬季睡眠时被子过薄或腿脚外露。②疲劳、睡眠、休息不足或休息过多致局部酸性代谢产物堆积。③老年妇女雌激素下降，骨质疏松，使血钙水平过低，肌肉应激性增加，导致痉挛发生。④睡眠姿势不好，如长时间仰卧或俯卧，迫使小腿部分肌肉处于绝对放松状态，从而引起肌肉"被动挛缩"。

（四）共济运动

共济运动是指一组肌群协调一致完成一个动作，主要依靠小脑功能，需要主动肌、对抗肌、协同肌、固定肌在速度、幅度及力量等方面的协调一致，此外，前庭神经、视神经、深感觉及锥体外系均参与作用。当上述结构发生病变时，协调动作出现障碍，称为共济失调。常用的评估方法如下。

1. 指鼻试验（finger-nose test） 嘱患者手臂伸直外展，以手指触鼻尖，先慢后快，先睁眼后闭眼，重复进行。正常人动作准确，共济失调者多指鼻有误。

2. 跟-膝-胫试验（heel-knee-tibia test） 患者仰卧，抬起一侧下肢，将足置于另一侧膝部下端，沿胫骨直线下移。共济失调者动作不稳或失误。

3. 轮替运动 嘱患者伸直手掌作快速旋前旋后动作。共济失调者动作缓慢、不协调。

4. Romberg 征 Romberg 征又称闭目难立征，嘱患者两臂向前平伸，双足并拢直立，然后闭目，出现摇晃或倾斜即为阳性。仅闭目时站不稳，睁眼时能站稳提示两下肢有深感觉障碍，闭目睁目皆不稳者提示小脑病变。

四、神经反射

神经反射通过反射弧（reflex arc）来完成，反射弧包括感受器、传入神经纤维、中枢、传出神经纤维和效应器，如果反射弧中任何一个部位发生病变，反射即不能发生。评估时应保持肢体处于功能位置，注意双侧对称评估。

（一）浅反射

浅反射是指刺激皮肤、黏膜或角膜引起的反射。

1. 角膜反射（corneal reflex） 嘱患者眼睛向内上方注视，护士用棉絮轻触角膜外缘，被刺激侧眼睑立即闭合，称为直接角膜反射（图 4-10-1）；刺激一侧角膜，对侧眼睑也闭合，称为间接角膜反射。正常人直接角膜反射、间接角膜反射均存在。一侧直接与间接角膜反射均消失，见于三叉神经病变；直接角膜反射消失而间接角膜反射存在，见于患侧面神经麻痹；角膜反射完全消失见于深昏迷患者。

2. 腹壁反射（abdominal reflex） 患者仰卧，双下肢略屈曲使腹壁松弛，用钝头竹签按上、中、下三个部位轻划腹壁皮肤，正常可见受刺激部位腹肌收缩（图 4-10-2）。上腹壁反射消失见于胸髓第 7～8 节段病损；中腹壁反射消失见于胸髓第 9～10 节段病损；下腹壁反射消失见于胸髓第 11～12 节段病损。一侧腹壁反射减弱或消失见于同侧锥体束病损；双侧腹壁反射完全消失见于昏迷及急腹症。

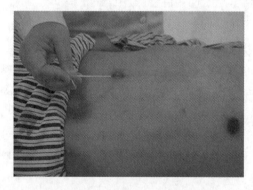

图 4-10-1　角膜反射检查示意图

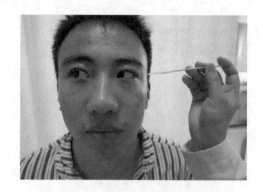

图 4-10-2　腹壁反射检查示意图

3. 提睾反射（cremasteric reflex） 用钝头竹签从下往上轻划大腿内侧上方皮肤，正常反应为同侧提睾肌收缩，睾丸上提。一侧反射减弱或消失见于同侧锥体束受损、老年人或腹股沟疝、阴囊水肿及睾丸炎等局部病变者。双侧反射消失见于腰髓第 1～2 节病损。

4. 跖反射（plantar reflex） 患者取仰卧位，髋关节及膝关节伸直，护士手持患者踝部，用钝头竹签沿足底外侧划至小趾根部足掌时转向内侧，正常反应为足趾跖屈。反射消失见于骶髓第 1～2 节段病损。

（二）深反射

深反射为刺激骨膜或肌腱引起的反射。评估时应嘱患者完全放松肢体，护士叩击力量要均等，注意两侧对比。

1. 肱二头肌反射（biceps reflex） 反射中枢为颈髓第 5~6 节，护士用左手扶托患者肘部，使前臂屈曲 90°，将拇指置于肱二头肌腱上，右手持叩诊锤叩击拇指指甲（图 4-10-3）。正常反应为肱二头肌收缩，肘关节快速屈曲。

2. 肱三头肌反射（triceps reflex） 反射中枢为颈髓第 7~8 节，护士用左手托起患者肘部，嘱其前臂略屈曲，用叩诊锤叩击尺骨鹰嘴上方的肱三头肌肌腱，正常反应为肱三头肌收缩致前臂稍伸展（图 4-10-4）。

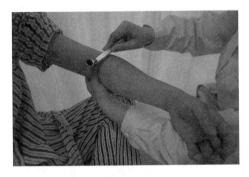

图 4-10-3 肱二头肌反射检查示意图

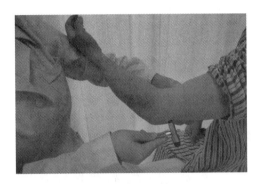

图 4-10-4 肱三头肌反射检查示意图

3. 膝腱反射（knee jerk reflex） 反射中枢为腰髓第 2~4 节，坐位评估时，患者小腿完全松弛，自然下垂；卧位时，护士用左手在腘窝处托起患者双下肢，使髋、膝关节稍屈，然后右手持叩诊锤叩击股四头肌肌腱，正常反应为小腿伸展（图 4-10-5）。

4. 跟腱反射（achilles tendon reflex） 反射中枢为骶髓 1~2 节，仰卧位时使患者髋、膝关节稍屈，下肢外展外旋，护士用左手握住患者足掌使足呈过伸位，叩击跟腱。正常反应为腓肠肌收缩，足跖屈（图 4-10-6）。

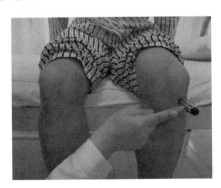

图 4-10-5 膝腱反射检查示意图

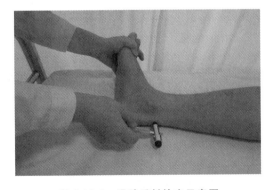

图 4-10-6 跟腱反射检查示意图

深反射减弱或消失多为器质性病变，可见于：①末梢神经炎、神经根炎及脊髓灰质炎等所致反射弧受损。②周期性麻痹、重症肌无力、下运动神经元瘫痪、深昏迷及脑或脊髓急性损伤休克期。③骨关节病和肌营养不良。深反射亢进为上运动神经元瘫痪的重要体征。

（三）病理反射

病理反射是指当锥体束受损时因大脑失去对脑干和脊髓的抑制作用而出现的异常反射，也称锥体束征。1岁半以内的婴儿因锥体束发育尚未完善，可出现上述反射，成人如出现上述反射则为病理性。临床常见的有以下几种。

1. Babinski 征 患者仰卧，髋及膝关节伸直，护士手持患者踝部，用棉签杆沿患者足底外侧缘，由后向前划至小趾跟部再转向内侧。正常表现为足趾向跖面屈曲。阳性反应为拇趾缓慢背伸，其余四趾呈扇形展开（图4-10-7）。

2. Oppenheim 征 护士以拇指和示指沿患者胫前自上而下加压移动，正常与阳性表现同Babinski 征。

上述两种病理反射评估方法不同，但阳性表现形式与临床意义相同，所以最常用，也最容易在锥体束损害时引出。

（四）脑膜刺激征

脑膜刺激征是脑膜受刺激的表现，见于各种脑膜炎、蛛网膜下腔出血及颅内压增高等。常见的脑膜刺激征有以下几种。

1. 颈强直 患者取仰卧位，护士用手扶托患者枕部做屈颈动作（图4-10-8）。颈强直表现为颈部僵直，被动屈颈时阻力增强。颈强直见于颈椎关节炎、肌肉损伤、颈椎骨析及脱位等。

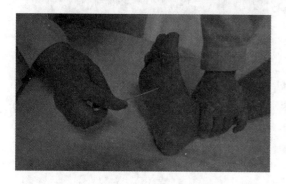 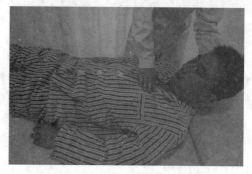

图 4-10-7　Babinski 征检查示意图　　　　图 4-10-8　颈强直检查示意图

2. Kernig 征 患者取仰卧位，护士先将其髋、膝关节屈成直角，再用手抬高小腿，正常人膝关节可伸达135°以上（图4-10-9）。阳性表现为伸膝受限，伴疼痛。

3. Brudzinski 征 患者取仰卧位，下肢自然伸直，护士一手托患者枕部，一手置于患者胸前，然后使头前屈，阳性表现为两侧膝关节和髋关节屈曲（图4-10-10）。

五、自主神经功能

自主神经分为交感神经与副交感神经，主要功能是调节内脏、血管、竖毛肌及汗腺等的活动，常用的评估方法为观察法和测试自主神经反射。

（一）一般观察

1. 皮肤及黏膜 皮肤及黏膜是反映自主神经功能的重要部位。应注意有无下列改变：①色泽：苍白、潮红、红斑及发绀等。②质地：变硬、增厚、脱屑、潮湿及干燥。③水肿。④溃疡等。

2. 毛发及指甲 有无多毛，毛发稀疏及指甲变形、变脆等。

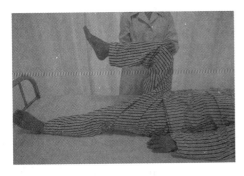

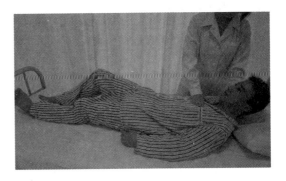

图 4-10-9　Kernig 征检查示意图　　　　图 4-10-10　Brudzinski 征检查示意图

3. 出汗　有无全身或局部出汗过多、出汗过少及无汗。

交感神经短期损伤,血管扩张、充血,局部皮肤潮红,温度升高;交感神经长期损伤,血管调节功能丧失,血流淤滞,局部皮肤发绀、湿冷,温度降低。

（二）测试自主神经反射

1. 眼心反射试验　压迫眼球可致心率轻度减慢,称为眼心反射。嘱患者卧床休息片刻,计数 1 min 脉搏次数,然后以手压迫双侧眼球 20~30 s 再计数 1 min 脉搏。正常人脉搏每分钟可减少 10~20 次。迷走神经功能亢进者减少次数增加,交感神经功能亢进者脉搏不减少甚至增加。

2. 卧立试验　平卧位后起立,计数 1 min 脉搏,如增加超过 10~12 次,为交感神经兴奋性增强;由立位到卧位,计数 1 min 脉搏,如减少超过 10~12 次,为副交感神经兴奋性增强。

3. 皮肤划痕试验　用钝头竹签适当加力在皮肤上划一条线,数秒后先出现白色划痕,持续 1~5 min 自行消失,为正常反应;如持续时间较长,说明交感神经兴奋性增高;划线后很快出现红色条纹,持续时间较长,且增宽甚至隆起,说明副交感神经兴奋性增高。

4. 竖毛反射试验　竖毛肌由交感神经支配。将冰块置于患者颈后或腋窝,数秒钟后可见竖毛肌收缩,毛囊处隆起如鸡皮。根据竖毛反射障碍的部位可判断交感神经功能障碍的范围。

六、相关护理诊断

（1）活动障碍　与中枢神经系统疾病有关。

（2）自理缺陷　与中枢神经系统疾病有关。

（3）意识障碍　与中枢神经系统疾病有关。

（4）感知觉紊乱　与中枢神经系统疾病有关。

（5）有跌倒的危险　与中枢神经系统疾病有关。

（6）皮肤完整性受损　与长期卧床有关。

（7）有外伤的危险　与中枢神经系统疾病有关。

第十一节　全身体格检查

全身体格检查（complete physical examination）主要是针对患者或健康人所进行的全面的体格检查,要求在完成前几节各系统体格检查学习的基础上,综合应用所学知识与技能,开展全面、系统、有序的检查。

一、全身体格检查的基本要求

1. 检查前自我介绍　为融洽护患关系,消除或缓解患者的紧张情绪,检查前应向患者进行简单的自我介绍,并告知检查目的。

2. 洗手　检查前后应洗净双手。如有条件,检查前应当着患者的面洗手。

3. 尊重、保护患者隐私　检查时注意用屏风或围帘遮挡,尤其在需要暴露患者身体时。

4. 检查内容全面、系统,重点突出　一般来说,全身体格检查的内容应包括全身各系统体格检查的所有项目,但在实际工作中,部分患者无需进行系统、全面的检查。因此,应结合问诊所收集到的患者情况进行综合分析,在检查时有所侧重。

5. 检查过程规范有序　为减少患者的不适和不必要的体位变动,同时提高检查效率,检查时通常按从头到脚的顺序分段进行。

6. 手脑并用　边检查边思考,结合检查结果进行综合分析,并注意检查过程中与患者的沟通交流,以便进一步核实、补充检查内容。

7. 灵活与原则兼顾　全身体格检查必须坚持系统、全面、有序的原则,但对于急诊、重症等患者,应灵活判断。通常在简单的重点检查后,立即着手抢救或治疗,待患者病情稳定后再补充检查;对不能采取坐位的患者,只能在卧位下进行。肛门、直肠和生殖器的检查,应根据病情需要,确定是否实施,若确需检查,应注意保护患者隐私。

8. 合理把握检查时间　为避免体格检查增加患者不适,应尽量将检查时间控制在 40 min以内。

二、全身体格检查的基本项目

（一）检查前准备

（1）准备和清点用物。

（2）自我介绍（姓名、职务）。

（3）解释检查目的,并进行简短交谈,以融洽护患关系。

（4）洗手（如有可能,最好当着患者的面进行）。

（二）一般情况/生命体征

（1）观察发育、营养、面容、表情、体位、意识等一般状态。

（2）测量体温（腋温,10 min）。

（3）测量脉搏（触诊桡动脉,至少 30 s）。

（4）测量呼吸频率（至少 30 s）,观察呼吸类型。

（5）测量血压（一般测量右上肢）。

（三）头颈部

（1）观察头部外形、毛发、有无异常运动。

（2）触诊头颅。

（3）视诊颜面及双眼。

（4）检查双眼近视力。

（5）检查下睑结膜、球结膜和巩膜。

（6）检查上睑结膜、球结膜和巩膜。

（7）检查双侧瞳孔（大小、形状）。

（8）检查瞳孔直接、间接对光反射。

（9）检查双侧角膜反射。

（10）观察双侧外耳、耳廓及耳后区。

（11）触诊双侧乳突。

（12）检查双耳粗听力。

（13）观察外鼻。

（14）检查左右鼻道通畅情况。

（15）观察鼻前庭、鼻中隔。

（16）检查双侧额窦、筛窦、上颌窦有无压痛。

（17）观察口唇、牙、牙龈、上腭、舌（舌质和舌苔）。

（18）检查颊黏膜、牙、牙龈、口底（借助压舌板）。

（19）检查口咽部及扁桃体（借助压舌板）。

（20）检查舌下神经（伸舌）。

（21）检查面神经运动功能（露齿、鼓腮或吹口哨）。

（22）检查三叉神经运动支（触诊双侧嚼肌，或以手对抗张口动作）。

（23）检查三叉神经感觉支（上、中、下三支）。

（24）暴露颈部，观察颈部外形和皮肤、颈静脉充盈和颈动脉搏动情况。

（25）检查颈椎屈曲及左右活动情况。

（26）检查副神经（耸肩及对抗头部旋转）。

（27）触诊双侧耳前、耳后、枕后、颌下、颏下、颈前、颈后及锁骨上淋巴结。

（28）触诊甲状腺峡部（配合吞咽动作）。

（29）触诊甲状腺侧叶（配合吞咽动作）。

（30）分别触诊左右颈动脉。

（31）触诊气管位置。

（32）听诊颈部（甲状腺、血管）杂音。

（四）前胸、侧胸部

（1）暴露胸部。

（2）观察胸部外形、对称性、皮肤和呼吸运动等。

（3）视诊乳房。

（4）触诊左右乳房（四个象限及乳头）。

（5）右手触诊左侧腋窝淋巴结。

（6）左手触诊右侧腋窝淋巴结。

（7）触诊胸壁弹性、有无压痛。

（8）触诊双侧胸廓扩张度（上、中、下，双侧对比）。

（9）触诊双侧触觉语颤（上、中、下，双侧对比）。

（10）触诊有无胸膜摩擦感。

（11）直接叩诊双侧前胸和侧胸（上、中、下，双侧对比）。

（12）间接叩诊双侧前胸和侧胸（自上而下，由外向内，双侧对比）。

（13）叩诊双侧肺尖。

（14）听诊双侧肺尖。

（15）听诊双侧前胸和侧胸（自上而下，由外向内，双侧对比）。

（16）听诊双侧语音共振（上、中、下，双侧对比）。

（17）视诊心尖、心前区搏动（切线方向）。

（18）触诊心尖搏动（两步法）。

（19）触诊心前区。

（20）叩诊左侧心脏相对浊音界。

（21）叩诊右侧心脏相对浊音界。

（22）听诊二尖瓣区（频率、节律、心音、杂音、摩擦音）。

（23）听诊肺动脉瓣区（心音、杂音、摩擦音）。

（24）听诊主动脉瓣区（心音、杂音、摩擦音）。

（25）听诊主动脉瓣第二听诊区（心音、杂音、摩擦音）。

（26）听诊三尖瓣区（心音、杂音、摩擦音）。

（五）背部（患者取坐位）

（1）充分暴露背部。

（2）视诊脊柱、胸廓外形及呼吸运动。

（3）触诊胸廓扩张度及其对称性。

（4）触诊双侧肺部触觉语颤。

（5）触诊有无胸膜摩擦感。

（6）患者双上肢交叉。

（7）叩诊双侧后胸部（直接叩诊、间接叩诊）。

（8）叩诊双侧肺下界。

（9）叩诊双侧肺下界移动度（肩胛线）。

（10）听诊双侧后胸部。

（11）听诊有无胸膜摩擦音。

（12）听诊双侧语音共振。

（13）触诊脊柱有无畸形、压痛。

（14）直接叩诊法检查脊柱有无叩击痛。

（15）检查双侧肋脊角有无叩击痛。

（六）腹部（患者取仰卧位）

（1）暴露腹部，患者屈膝、放松腹肌，双上肢置于躯干两侧，平静呼吸。

（2）视诊腹部外形、皮肤、腹壁静脉、脐及腹式呼吸等。

（3）听诊肠鸣音（至少 1 min）。

（4）听诊腹部有无血管杂音。

（5）叩诊全腹。

（6）叩诊肝上界。

（7）叩诊肝下界。

（8）检查肝脏有无叩击痛。

（9）叩诊移动性浊音（沿脐平面先左后右）。

（10）浅触诊全腹部（自左下腹开始、逆时针触诊至脐部结束）。

（11）深触诊全腹部（自左下腹开始、逆时针触诊至脐部结束）。

（12）训练患者做加深的腹式呼吸 2～3 次。

（13）单手法触诊肝脏（右锁骨中线上）。

（14）双手法触诊肝脏（分别在右锁骨中线及前正中线上）。

（15）检查肝-颈静脉回流征。

（16）检查胆囊点有无触痛。

（17）双手法触诊脾脏。

（七）上肢

（1）正确暴露上肢。

（2）观察上肢皮肤、关节等。

（3）观察双手及指甲。

（4）检查指关节、腕关节、肘关节、肩关节运动。

（5）检查上肢肌张力。

（6）检查屈肘、伸肘的肌力。

（7）检查肱二头肌反射。

（8）检查肱三头肌反射。

（9）检查 Hoffman 征。

（八）下肢

（1）正确暴露下肢。

（2）观察双下肢外形、皮肤、趾甲等。

（3）触诊腹股沟区有无肿块、疝等。

（4）触诊腹股沟淋巴结。

（5）检查跖趾关节、踝关节、膝关节、髋关节运动。

（6）检查双下肢肌张力。

（7）检查屈膝、伸膝肌力。

（8）检查下肢有无水肿。

（9）膝关节屈曲运动。

（10）触诊双侧足背动脉。

（11）检查膝腱反射。

（12）检查跟腱反射。

（13）检查 Babinski 征。

（14）检查 Oppenheim 征。

（15）检查 Kernig 征。

（16）检查 Brudzinski 征。

（17）检查 Lasegue 征。

（九）步态与腰椎运动

（1）嘱患者站立行走。

（2）观察步态。

（3）检查腰椎屈、伸、左右侧弯及旋转运动。

（十）结束

（1）整理用物。

（2）洗手、记录。

小结

体格检查是护士必须具备的基本技能,检查者通过运用自己的感官或借助简单的辅助工具如体温计、血压计、听诊器、叩诊锤等,采用视、触、叩、听、嗅等基本手段,以了解被检查者身体健康状况的一种方法。本章内容共包括概述,一般状态检查,皮肤、浅表淋巴结检查,头部和颈部检查,胸部检查,血管检查,腹部检查,肛门、直肠和生殖器检查、脊柱与四肢评估、神经系统评估、全身体格检查共十一节。其中,各系统检查的内容、顺序和手法、正常表现及阳性体征的临床意义是本章的学习重点。本章内容较多,技巧性也很强,需要经过反复练习,才能准确掌握。在实际应用中,应结合问诊情况进行综合分析,以便在检查中有所侧重。

思考题

案例分析题

1. 患儿,女,3岁。昏迷半小时入院,家属告知可能误服有机磷农药。请问:哪些体征可提示有机磷农药中毒? 如何进行相应检查? 可提出哪些护理诊断?

2. 患者,男,24岁。因咳嗽、咳痰1周,加重2天,伴发热,胸痛,门诊以"肺炎待查"收入院,精神较差。请问:

（1）如何对该患者进行胸部评估?

（2）该患者可能出现哪些异常体征?

（3）该患者可能的护理诊断有哪些?

3. 林某,男,52岁。有饮酒史30年,被诊断为肝硬化6年,因食欲下降伴腹胀1周,加重2天入院。体格检查:患者精神差,面色灰暗,巩膜轻度黄染,肝掌,左胸部有一蜘蛛痣,腹部膨隆,腹壁静脉显露、曲张,叩诊移动性浊音阳性。请问:

（1）针对该患者进行的腹部评估包括哪些内容?

（2）该患者出现蜘蛛痣、肝掌、腹部膨隆、腹壁静脉曲张的原因是什么? 腹部叩诊移动性浊音阳性有何临床意义?

（3）该患者的主要护理诊断有哪些?

4. 涂某,女,55岁。因双手指间关节疼痛,关节活动不便1个月入院。检查见患者双腕掌关节和指间关节肿胀,呈梭状指。请问:

（1）该患者发生了什么情况?

（2）针对该患者应重点评估哪些内容?

（3）该患者的主要护理诊断有哪些?

（周明芳 成 静 蒋 艳 洪 燕）

第五章　心理评估

 案例分析

张某,男,46岁,某公司经理。平素身体健康,婚姻美满,家庭和睦。在一次例行体检中,张某被确诊为晚期肝癌。患者无法接受残酷的现实,陷入了极度的绝望。作为张某的责任护士,你应该怎么做?

心理评估(psychological assessment)是应用观察法、访谈法和心理测验等方法收集个体信息,对个体某一心理现象作全面、系统和深入的客观描述。心理评估可以帮助护理人员了解患者的心理特征,观察、解释和预测患者的行为,识别患者现存的或潜在的心理问题,为制订心理干预措施提供依据。

第一节　概　　述

一、心理评估的内容

人的心理活动可分为心理过程和人格心理两个方面,两者相互影响。心理过程是人脑对客观现实的反应过程,包括认知过程、情绪情感过程和意志与行为过程。人格(personality)是指一个人的整个精神面貌,即具有一定倾向性的心理特征的总和。心理评估的主要内容包括认知、情绪与情感、应激、自我概念、健康行为以及精神价值观等。

二、心理评估的实施原则、注意事项

(一)心理评估的实施原则

1. 动态实时原则　患者的心理状况随着环境、疾病进展等因素不断发生变化,心理评估是一个动态的过程,评估者需动态、实时评估患者的心理状态及其变化。

2. 综合灵活原则 了解各种心理评估方法的优势和局限性,灵活应用多种评估方法收集资料。资料的分析需与患者实际情况密切结合、综合判断。

(二)心理评估的注意事项

1. 明确心理评估的重要意义 心理评估可及时获取患者的心理信息,为制订个性化的护理方案提供准确依据,为护理干预效果评价提供客观指标。如评估患者的认知水平有利于指导护理人员选择合适的健康教育方法。

2. 建立良好的护患关系 心理评估的开展是建立在相互信任、相互尊重、合作的基础上的,专业性的治疗性关系的建立直接影响到评估质量。要想使患者将自己的经历、感受如实反映给护士,首先要取得患者的信任。护理人员应对患者热情、耐心、细致,尊重患者的人格,对所获得的心理评估的信息注意保密。

3. 良好的专业素质和技巧 由于缺乏客观测评工具,心理评估较为主观,较身体评估难度大,需要护士具备良好的沟通技巧和一定的心理学知识及技能。护理人员要掌握心理评估方法的优缺点、适用范围,正确使用评估方法和工具。评估时充分考虑个体差异,避免自身偏见和主观因素的影响,通过对患者系统、全面的评估,推断其心理社会功能。心理评估可与身体评估同时进行,并以患者近期的心理状态为主,注意主、客观资料的比较和评估资料的分析,对某些评估项目还需适时、适地地开展。

三、心理评估的方法

心理评估的方法主要有观察法、会谈法、调查法、心理测量方法和医学检测法等,每种方法各有特点,应综合考虑各种方法的优缺点,酌情使用,优化评估手段。

(一)观察法

观察法(observation method)是护理人员直接观察和记录患者的行为、精神状态等,从而获得心理健康资料的方法。

1. 自然观察法 自然观察法是指在自然条件下,依据观察目的及观察者的经验对患者心理活动的外在表现进行观察。护理人员在日常护理工作中对患者行为和心理的观察就是一种自然观察。自然观察范围广,内容多,信息量大,需要观察者有深刻的洞察力,对观察到的信息进行筛选和判断。

2. 控制观察法 控制观察法是指在特殊的实验环境下观察个体对某种特定刺激的反应,又称实验观察法。实验观察法需预先设计,按既定的程序进行,保证每一个被观察者接受同样的刺激。实验观察法所获取的结果具有较高的可比性和科学性,但实验条件、实验环境和实验过程中人为因素均可能干扰实验结果的客观性。

护理心理评估一般采用自然观察法。观察法的优点是可在被观察者不知情的自然情境下进行观察,被观察者行为表现真实、客观,尤其是对婴幼儿、不合作者、语言障碍者以及一些精神障碍者比较实用。通过观察,可获取被观察者不愿意或没有能力报告出来的心理特点。观察法操作简便易行,不受时间、地点和实验条件的限制。观察法的局限性是观察到的只是表面的行为表现,很多现象无法重复观察。观察结果亦会受到观察者的主观意识和自身水平的影响,且结果不易进行客观比较。

(二)会谈法

会谈法(interview method)是心理社会评估最常用的基本方法,通过面对面的谈话方式进行。会谈的方式包括自由式会谈和结构性会谈。

1. 自由式会谈 自由式会谈无固定的访谈问题,谈话是开放式的,气氛轻松,患者较少受到约束,使他们有更多的机会表达自己的想法。不足是用时较多,有时会谈内容较松散,会影响评估的效率。

2. 结构式会谈 根据评估目的预先设计一定的结构和程序的会谈称为结构式会谈。会谈前编制一个评估大纲或评估表,在会谈时逐项提问,再根据受试者的回答进行评定。由于谈话内容有所限定,能够节省时间,因而效率较高,但容易遗漏一些信息,有时会使患者感到拘谨。评估者既可以根据自己的经验对受试者的反应作出评定,也可以依据一份详细的评估记录单进行评分。

会谈是一个互动的过程,评估者在此过程中起着主导和决定性作用,因此评估者掌握并正确使用会谈技术显得尤为重要。会谈技术包括语言沟通和非语言沟通(如表情、姿势等),语言沟通包括听和说。评估者要耐心倾听被评估者的表述,注重细节,结合被评估者的非语言行为综合分析和判断,为评估提供依据。说也有很多技巧,如重述、释义、澄清、概括、共情等。在非语言沟通中可以通过微笑、点头、注视、身体前倾等表情和姿势表达对被评估者的接受、肯定、关注、鼓励等情感,促进被评估者的配合,对其进行启发和引导,将问题引向深入。

(三)调查法

调查法是一种间接的、迂回的心理评估收集资料的方法。当有些资料不能直接从当事人那里获得时可通过调查相关的人或材料而获得,或是有些材料需要再进行调查以便验证资料的可信程度。调查法可分为历史调查和现状调查两类。历史调查主要是了解被评估者过去的一些情况,如各种经历、以往的个性以及人际关系等。调查的方式一般侧重于档案记录、书信、履历表以及与当事人有关的人和事等。现状调查主要围绕与当前问题有关的内容进行,如在现实生活中的表现、适应能力等,与当事人关系密切的人群为重点调查对象。在对周围人进行调查时要特别注意周围人和当事人的关系也会影响调查结果。调查方式除一般询问外,还可采用调查表的形式进行。调查法的优点是可以结合纵向与横向两方面的内容,广泛而全面。不足之处是调查得到的常常是间接性的资料,材料的真实性易受被调查者的主观影响。

(四)心理测量方法

心理测量方法就是依据一定的法则,用数量化手段对心理现象或行为加以确定和测定,是心理评估常用的标准化手段之一,其评估结果比较客观和科学,包括心理测验法和评定量表法。

1. 心理测验法(psychological test) 心理测验法是在标准情形下,采用器材或量表等统一的测量手段测试患者对测量项目所作出的行为反应的方法。心理测验可对心理现象的某些特定方面进行系统评定,并且测验一般采取标准化、数量化的原则,测验结果可参照常模进行比较,避免了一些主观因素的影响,使结果更为客观。医学领域里涉及的心理测验内容包括器质性和功能性疾病的诊断中与心理学有关的问题,如智力、人格、症状评定等。

2. 评定量表法(rating scale) 评定量表法是用一套预先已标准化的测试项目(量表)测量某种心理品质的方法。量表的基本形式包括自评量表和他评量表。自评量表是患者根据量表内容自行选择答案作出判断的评定量表,可以较为真实地反映患者的主观体验。他评量表是由护理人员根据对患者的观察或交谈所进行的客观评定,对使用者的专科知识以及量表使用经验有较高的要求。常用于医学心理学评定的量表有症状评定量表、生活事件量表、应对方式量表和社会支持量表等。

评定量表法大多采用问卷的形式测评,以标准化的原则为指导,以分数作为结果的评估,与心理测验法有很多相似之处。但评定量表法与心理测验法的显著不同是评定量表法强调简便、易于操作,编制时不要求严格的理论指导,使用者无须经过特殊培训即可使用,应用也比较广泛。

(五)医学检测法

医学检测法包括体格检查和实验室检查,如测血压、心率、血液肾上腺皮质激素浓度等,可为心理评估提供辅助资料,以验证已获取信息的真实性和准确性。

第二节 认知过程评估

一、基础知识

(一)认知过程的定义

认知过程(cognition process)是指人们获得知识或运用知识的过程,即信息加工的过程,是人最基本的心理过程,包括感觉、知觉、记忆、想象和思维等。人脑接受外界的信息,并经过加工处理,转换成内在的心理活动,进而支配人的行为,这个过程即信息加工的过程,也就是认知过程。认知过程的核心是思维。认知水平受个体的年龄、教育水平、生活经历、文化背景、疾病、经验等诸多因素的影响。

(二)认知过程的组成

1. 感觉和知觉 感觉(sensation)是人脑对直接作用于感觉器官的当前客观事物的个别属性的反映,是最基本的认知过程。知觉(perception)是人脑对直接作用于感觉器官的当前事物的整体属性的反映。感觉反映事物的属性,知觉反映事物的整体;感觉是知觉的基础,感觉越清晰、越丰富,知觉就会越完整。感知觉是思维的基础,对维持大脑正常活动有着重要的意义。

2. 记忆和遗忘

1)记忆 记忆(memory)是指在头脑中积累和保持个体经验的心理过程。从信息加工的观点来分析,记忆是人脑对外界输入的信息进行编码、储存和提取的过程。记忆的基本过程包括识记、保持、再认和再现(回忆)。识记是通过客观事物的感知与识别而获得的事物的信息和编码,并在头脑中留下印象的过程。保持是指识记过的材料和获得的信息在头脑中得到储存和巩固的过程。保持是一个动态变化的过程,表现为已保存信息的数量和质量随着时间推移而发生改变。再认是指以前感知过的事物或场景重新呈现时能够识别出来。再现是指当以前感知过的事物或场景不在眼前时大脑将其重新呈现出来。按信息在大脑中保存时间的长短,将记忆分为感觉记忆、短时记忆和长时记忆。

(1)感觉记忆:又称瞬时记忆,是指个体的感觉器官感应到刺激时所引起的短暂的记忆。感觉记忆直接以信息材料所具有的物理特性编码,有鲜明的形象性,但仅存于感官层面,信息存储的时间极短,为 0.25～2 s,稍不注意,转瞬即逝。

(2)短时记忆:指感觉记忆中经过注意能保存到 1 min 以内的记忆。短时记忆容量有限,是信息处理的中间站,来自感觉记忆的信息可以在短时记忆中得到加工而进入长时记忆。

（3）长时记忆:指能够长期甚至永久保存的记忆,一般来源于短时记忆的加工和重复。这种记忆的容量非常大,构成了个体关于外界和自身的全部知识经验。长时记忆保存时间长,从1 min以上到几天、几个月、几年甚至终生。长时记忆的牢固与否主要取决于记忆信息的意义重大与否。

2）遗忘　记忆的内容不能保持或提取时有困难称为遗忘。遗忘分为暂时性遗忘和永久性遗忘。对识记材料一时不能再认或回忆称为暂时性遗忘,识记过的内容不经重新学习不能再认或回忆的称为永久性遗忘。遗忘的规律和特点有四个方面。

（1）遗忘进程先快后慢。

（2）遗忘的多少与记忆材料的性质和长度有关:抽象材料遗忘快于形象材料;无意义材料遗忘快于有意义材料;言语材料遗忘快于形象材料;熟练技能遗忘最慢;记忆材料长度越长越易遗忘。

（3）遗忘的多少与个体的心理状态相关:能满足个体需要、引起个体愉快情绪体验的材料容易保持,反之容易遗忘。

（4）遗忘与个体的学习程度和学习方式有关:学习重复次数越多越不易遗忘,反复阅读与试图回忆结合比单纯反复阅读记忆保持效果好。

3. 思维　思维(thinking)是人脑对客观现实的一般特性和规律间接的、概括的反应,是人们认识事物本质特征及其内部规律的理性认知过程。思维活动是人类认知活动的最高形式,在感知觉的基础上产生,借助语言和文字来表达。思维过程具有连续性,当这种连续性丧失时,即出现思维障碍。思维的内容和源泉是客观现实,思维的结果是否正确,只有通过实践才能检验。

1）思维的分类　①动作思维:指在实践活动中,人们以实际行动为支柱在头脑中解决具体问题的操作过程,是0~3岁婴幼儿的主要思维方式。②形象思维:指主要用直观形象和表象解决问题的思维过程,为幼儿及成人在进行艺术创作等工作时主要的思维方式。③抽象思维:又称逻辑思维,是人类思维的核心。抽象思维是依赖抽象概念和理论知识来解决问题的思维过程,如护理人员根据收集到的资料对患者提出护理诊断。三种思维类型在思维的过程中相互联系,根据思维的指向性可分为集中性思维和发散性思维,根据思维的创造性又可分为习惯性思维和创造性思维。

2）思维活动的过程　人类从感性认识上升到理性认识是通过一系列思维过程实现的。任何思维活动都是分析与综合、比较与分类及抽象与概括这些过程协同作用的结果,其中分析与综合是思维的基本过程。

（1）分析与综合:分析是指在人脑中将事物的整体分解为各个部分或各个方面,把整体的各个属性或各个特征区分出来的过程。综合则是在人脑中将事物的各个部分、各个特征或各种属性结合起来形成一个整体的过程。综合是思维的重要特征。

（2）比较与分类:比较是在分析综合的基础上,将各种事物或现象加以对比,找出事物间的异同点及其关系的思维活动。分类是在比较的基础上确认事物主次并将其联合为组、属、种、类的过程。

（3）抽象与概括:抽象是从事物许多特征中找出共同的本质属性,排除非本质属性的思维过程。概括是把各类事物和现象的共同特征和属性综合起来,形成对一类事物的本质属性认识的过程。

4. 注意 注意(attention)是心理活动对一定对象的指向和集中,它本身并不是独立的心理活动过程,它是心理活动的一种属性或特征,指向性和集中性是注意的两大特征。注意有选择、保持、调节和监督活动的功能。注意是一种内部心理状态,可以通过外部行为表现出来。人在注意时,循环系统和呼吸系统可以发生改变,人的体态语言如托住下颌、眼神专注等也能体现出来。注意可分为无意注意、有意注意和有意后注意三种。无意注意是预先没有目的且不需要意志努力的注意,如寂静的病室突然出现巨大响声会引起人们的注意。有意注意是预先设有目的并需要意志努力的注意,是注意的一种高级形式。人们在工作和学习中都需要大量的有意注意才能完成任务。有意后注意是指事先有预定目的,但不需要一定意志努力的注意,是在有意注意的基础上发展起来的,有高度稳定性,如护理人员熟练进行铺床操作。

5. 语言 语言(language)是人们进行思维的工具,是思维的物质外壳。思维的抽象与概括总是借助语言得以实现,所以思维与语言不可分割,共同反映人的认知水平。语言可分为接受性语言和表达性语言,前者指理解语句的能力,后者为传递思想、观点、情感的能力。语言能力对判断个体的认知水平很有价值,并可作为护理人员选择与患者沟通方式的依据。

6. 定向力 定向力(orientation)是指个体对时间、地点、人物及自身状态的判断认识能力,包括时间定向、地点定向、空间定向、人物定向等。

7. 智能 智能(intelligence)也称智力,是人们认识客观事物并运用知识解决实际问题的能力。智能是认知过程各种能力的综合,与感知、记忆、思维、注意、语言等密切相关。

二、常见的认知障碍

认知障碍(cognitive impairment)是指认知过程异常,包括感知觉障碍、记忆障碍、思维障碍、注意障碍、语言障碍、定向障碍、智能障碍。

(一)感知觉障碍

1. 感知觉过敏 感知觉过敏为感知觉阈值下降,表现为对各种刺激过分敏感。如对外部感知觉刺激过敏者表现为不耐强光、噪音、高温、强烈气味等。对内部感觉过敏者则表现为不能耐受正常心搏或胃肠蠕动等感觉,有多种躯体不适感。感知觉过敏多见于神经症患者。

2. 感知觉减退 感知觉减退为感知觉阈值增高,表现为对各种刺激的感受性降低。如对外部感知觉减退则表现为对外界感知不清晰,对内部感觉减退表现为对躯体自身的信息感觉减退,甚至觉得自身不存在,严重者可发展为人格解体症状。感知觉减退多见于抑郁患者或催眠状态。正常时也见于紧张或激情状态,如遭遇车祸时因痛觉迟钝而不知自己受伤。

3. 感知觉综合障碍 感知觉综合障碍是指对具体客观存在的事物的本质属性或整体能正确认识,但对诸如大小、形状、颜色、距离、空间位置等个别属性出现错误的感知。

4. 错觉 错觉(illusion)是指对具体客观事物整体属性的错误感知。病理性错觉多见于感染、中毒等因素导致意识障碍(如谵妄),但也见于功能性精神病(如精神分裂症),后者出现错觉时多与幻觉同时存在。

5. 幻觉 幻觉(hallucination)是指无客观事物作用于感觉器官而出现的知觉体验,是一种虚幻的知觉。幻觉是感知觉障碍中一个重要且常见的精神症状。幻觉一般按感觉器官来划分,有幻视、幻听、幻嗅、幻味、幻触、内脏幻觉等,如截肢后的患者出现"幻肢痛"。病理性幻觉多见于脑器质性精神病,如颞叶病变、谵妄状态,也常见于精神分裂症、心境障碍。

(二)记忆障碍

任何原因引起的记忆能力下降称记忆障碍。临床上记忆障碍大致可分两个方面:记忆量

（记忆增强、记忆减退、遗忘）和记忆质（错构症、虚构症、潜隐记忆）。

1. 记忆减退　记忆减退是指记忆过程全面的功能减退，即识记、保持、再认和再现普遍减退，临床比较多见。见于神经衰弱、脑动脉硬化和其他脑器质性损害的患者，也可见于正常老年人。

2. 遗忘　遗忘是指局限于某一事情或某一时期内的经历的遗忘。它不是记忆的普遍性减弱，而是一种回忆的丧失。临床上将其分为顺行性遗忘、逆行性遗忘及心因性遗忘三种。

（1）顺行性遗忘：表现为患者易忘近事，而远的记忆仍存在。多见于各种原因引起的意识障碍，如脑震荡、脑挫裂伤后不能回忆受伤后一段时间内的事。

（2）逆行性遗忘：指正常脑功能发生障碍之前的一段时间内的记忆均已丧失。患者不能回忆起紧接着疾病发生前一段时间的经历。多见于非特异性脑疾病如脑震荡、脑外伤等。

（3）心因性遗忘：具有选择性遗忘的特点，即所遗忘的事情选择性地限于痛苦经历或可能引起心理痛苦的事情。多在重大心理应激后发生，可见于急性应激障碍。

3. 错构　错构是指患者在回忆自己亲身经历的事件时，对地点尤其是时间的记忆出现错误或混淆，如将此时间段内发生的事情回忆成在其他时间段里发生的。多见于脑部器质性疾病。

4. 虚构　虚构是指患者对某段亲身经历发生遗忘而用完全虚构的故事来填补和代替，随之坚信。有些患者所谈内容大部分为既往记忆的残余，在提问者的诱导下串联在一起，丰富生动又显得荒诞不经，但转瞬即忘，临床上称为虚谈症。多见于脑器质性精神障碍如痴呆患者和慢性酒精中毒性精神病。

5. 潜隐记忆　潜隐记忆又称歪曲记忆。患者将别人的经历或者自己曾经的所见所闻回忆成自己的亲身经历，或者将本人的真实经历回忆成自己所见所闻的别人经历。

6. 记忆增强　记忆增强是一种病理性的记忆增强，表现为患者将时间久远且不重要的事情都能回忆起来，如躁狂症特别是轻度躁狂症患者。

（三）思维障碍

思维障碍是各类精神疾病常见的症状，其临床表现多种多样，可分为思维形式障碍和思维内容障碍。

1. 思维形式障碍　思维形式障碍是指思维的量和速度的变化，包括思维联想过程障碍以及思维逻辑障碍。

（1）思维迟缓：联想受到抑制，速度缓慢、困难。患者表现为言语缓慢、语量减少，语音甚低，反应迟缓。常见于抑郁症。

（2）思维奔逸：一种兴奋性的联想障碍，表现为思维联想速度加快、数量增多及内容丰富生动，但患者的思维逻辑联系非常肤浅，常缺乏深思而信口开河。多见于躁狂症。

（3）病理性赘述：思路的障碍，思维活动停滞不前、迂回曲折，做不必要的累赘的描述，患者表现为讲话啰嗦。多见于脑器质性、癫痫性及老年性精神障碍。

（4）思维松弛：又称思维散漫，指思维活动表现为联想松弛，内容散漫，对问话的回答不够中肯，不很切题，缺乏一定的逻辑关系，以致使人感到交谈困难，对其言语的主题及用意也不易理解，严重时发展为破裂性思维。

（5）破裂性思维：患者在意识清楚的情况下，出现思维联想过程破裂，缺乏内在意义上的连贯和应有的逻辑，因而别人无法理解其意义。多见于精神分裂症。

（6）思维贫乏：联想数量减少，概念与词汇贫乏。患者表现为沉默少语，谈话言语单调，自感"脑子空虚没有什么可说的"。可见于精神分裂症,也可见于脑器质性精神障碍。

2. 思维内容障碍 思维内容障碍主要包括妄想、超价观念和强迫观念三种。

(1) 妄想(delusion):一种在病理基础上产生的歪曲的信念,发生在意识清晰的情况下,是病态推理和判断的结果。具有如下特点:①所产生的信念无事实根据,但患者坚信不疑,不能以亲身经历所纠正,亦不能为事实所说服。②妄想内容与切身利益、个人需要和安全密切相关。③妄想具有个人特征,不同于集体所共有的信念。④妄想内容受个人经历和时代背景的影响。临床常见的是被害妄想、关系妄想、疑病妄想、夸大妄想、罪恶妄想等。

(2) 超价观念(over-valued idea):在意识中占主导地位的错误观念,其发生一般均有事实的根据。此种观念片面而偏激,但在逻辑上并不荒谬。超价观念的内容往往与切身利益有关,并带有强烈的情感作用,会影响其行为,如艺术家对本身天才的超价观念。多见于人格障碍和心因性障碍。

(3) 强迫观念(obsessive idea):或称强迫思维,是指某一概念在患者脑内反复出现,患者想摆脱,但摆脱不掉。见于强迫症。

(四) 注意障碍

注意障碍常由意识障碍伴随而来,任何部位的大脑病变,尤其是广泛的病变,都对注意造成损害,觉醒程度减低、嗜睡状态或觉醒程度过高、处于紧张焦虑状态等均影响注意力的持续集中,精神分裂症和儿童轻微功能障碍综合征也有注意的缺陷。注意障碍一共有六种,其中注意减弱和注意狭窄最为常见。

1. 注意增强 注意增强有两种。一种是注意指向外在的某些事物,如具有妄想观念的患者,常过分地注意看他所怀疑的人的一举一动,甚至某些微小细节都保持高度注意和警惕。另一种是指向患者本身的某些生理活动,如神经症患者的疑病观念,这些患者常过分地注意自身的健康状态或那些使他们忧愁的病态思维内容,其他任何事件都不易转移他们的注意力。

2. 注意减弱 表现为主动注意明显减弱,即注意力不集中,患者不能把注意集中于某一事物并保持相当长的时间,以致注意很容易分散。多见于神经衰弱和精神分裂症。

3. 随境转移 表现为被动注意的兴奋性增强,但注意不持久,注意的对象不断转移。如处于兴奋状态的躁狂症患者,注意力易受周围环境中的新现象所吸引而转移。

4. 注意迟钝 患者的注意兴奋性集中困难和缓慢,但是注意的稳定性障碍较小,多见于抑郁症。

5. 注意范围狭窄 患者的注意范围显著缩小,主动注意减弱,当患者集中于某一事物时,其他一般易于唤起注意的事物并不引起患者的注意,见于朦胧状态和痴呆。

6. 注意固定 患者的注意稳定性特别增强,见于健康人和精神患者。抑郁症以及具有顽固妄想观念的患者,将注意总是固定于这些妄想观念上。有强迫观念的患者,也存在这种状态,患者觉察到这种注意的集中与固定性而无法转移,故又称之为强制性注意。

(五) 语言障碍

临床所见的语言障碍主要是指局限性脑或周围神经病变所致的语言障碍,包括失语和构音困难。

1. 失语 失语(aphasia)由语言中枢受损引起。语言中枢的不同部位受损会导致不同类型的语言障碍。

(1) 运动性失语:由位于优势半球额下回后部的语言运动中枢损伤所致。患者部分或全部丧失说话能力。

（2）感觉性失语：由位于优势半球颞上回后部的语言感觉中枢受损所致。患者听不懂别人说话的内容，但其语言运动中枢完好，仍会说话，而且有时说起话来快而流利，但所答非所问。

（3）混合性失语：运动性失语和感觉性失语并存。患者自己不会说话，也不理解别人说话的意思，由病变损及优势半球的额叶、颞叶所致。

（4）命名性失语：由位于优势半球颞叶后部和顶叶上部的命名性失语的中枢受损所致。患者理解物品的性质和用途，但叫不出名字。

（5）失写：由大脑优势半球额叶、顶叶病变所致。患者以往获得的书写表达和交流能力受损或丢失。患者能听懂他人语言及认识书面文字，但不能书写或写出的句子有遗漏和错误。

（6）失读：由大脑优势半球内侧枕额脑回损害所致。患者丧失对文字、图画等视觉符号的认识能力，不能识别词句、图画。

2. 构音困难 构音困难（dysarthria）是指由于神经病变，与言语有关的肌肉麻痹、收缩力减弱或运动不协调所致的语言障碍。它强调呼吸、共鸣、发音和韵律方面的变化，从大脑到肌肉本身的病变都可引起此种症状。

（六）定向障碍

定向障碍是指个体对环境或自身状况的认识能力丧失或认识错误。定向障碍多见于症状性精神病及脑器质性精神病伴有意识障碍的患者，包括时间定向障碍、地点定向障碍、人物定向障碍、自身定向障碍。定向力障碍是意识障碍的一个重要标志，但有定向力障碍不一定有意识障碍。

（七）智能障碍

智能障碍是指进行智慧活动的能力发展受到阻碍或产生缺陷，致使个体对环境的适应发生困难而表现智能低下，或因大脑结构的弥散性损害而使患者在意识清晰的状态下出现持久的、全面的智能减退。智能障碍可分为先天性的精神发育迟滞与后天性的继发性痴呆两大类型。

1. 精神发育迟滞 精神发育迟滞（mental retardation）起病于 18 岁之前，主要是指患者在胎儿期、出生时或婴儿期，大脑发育过程中由于遗传、感染、中毒、头部创伤、内分泌异常或缺氧等因素而受到阻碍，以致大脑发育不良或受到阻滞，使智能的发育停留在一定的阶段。随着年龄的增长，患者的智能和社会适应能力明显低于正常的儿童。

2. 痴呆（dementia） 痴呆是指大脑结构的弥散性损害使患者在意识清楚的状态下出现持久的全面智能减退。它是指患者的大脑发育已基本成熟，智能也发育正常，但以后由于各种有害因素引起大脑器质性损害，使已获得的知识重新丧失。常见于脑炎后遗症、老年性痴呆、动脉硬化性精神障碍及麻痹性痴呆等。主要表现为分析、综合、判断、推理能力下降，记忆力下降、计算力下降，获得的知识丧失、工作和学习能力下降或丧失，甚至生活不能自理，并可伴有行为异常。病变多呈进行性，常不易恢复或不能完全恢复。如治疗适当，可阻止其继续发展。

三、认知过程的评估

（一）感知觉评估

感知觉评估需综合应用会谈法、观察法和医学检测法。通过询问"您觉得最近视力怎么样"、"您觉得最近您的听力有改变吗"等问题收集患者感知觉方面的主观资料,结合观察以及视力、听力等感知觉方面医学检测的客观资料,相互验证,综合分析、判断患者的感知觉情况。

(二)记忆能力评估

1. 回忆法(recall method) 回忆法为评估记忆最常用的方法,用于测量短时记忆和长时记忆。评估短时记忆可让患者重复听到的一句话或一组由5~7个数组成的数字。评估长时记忆可让患者说出当天进食的食品、自己的生日、家人的姓名等。

2. 再认法(recognition method) 当回忆法无法使用时,再认法可以弥补其不足。如把健康教育的内容编制成试卷,用是非题和选择题的形式评估患者的记忆能力。

3. 评定量表测评 上述的评估方法往往只考察了记忆的部分种类或部分特征,专门用于检测记忆能力的成套记忆测验则能更全面系统评估地患者的记忆能力。国内当前常用的测验主要有两种:韦氏记忆量表(Wechsler memory scale,WMS)和临床记忆量表(clinical memory scale,CMS)。

(三)思维能力评估

思维能力评估主要针对思维形式和思维内容两方面进行。推理是思维的基本形式之一,也是临床护理实践中最常用的思维能力评估指标。护理人员可根据患者的年龄特征和认知特点提出相关问题,如让患者解释一种自然现象的形成过程。瑞文标准推理测验(Raven's standard progressive matrices,SPM)可系统评估患者的推理能力。由于思维是智力的核心成分,所以人们经常也将瑞文标准推理测验看作智力测验的一种,通过观察和访谈评估患者的思维内容是否正常。

(四)注意能力评估

通过观察患者对周围环境变化有无反应评估患者的无意注意能力,如对所住病室人员出入有无反应。有意注意能力的评估可以通过让患者完成某项任务来进行,如让患者填写入院评估表。同时注意观察其执行任务时的专注程度,询问其"能集中精力做事或学习吗"等问题。对怀疑有注意缺陷多动障碍(attention deficit hyperactivity disorder,ADHD)的儿童需进行系统纸笔测试和仪器操作测试。

(五)语言能力评估

通过观察、提问、书写等方法进行语言能力的评估,如发现语言能力异常,应进一步明确其语言障碍的类型。

1. 提问 遵循由简单到复杂,由具体到抽象的原则,观察个体能否理解及回答是否正确。

2. 复述 说一个简单词句,让患者重复说出。

3. 自发性语言 让患者陈述病史,观察陈述情况是否流利,用词是否恰当等。

4. 命名 取出一些常用物品,要求患者说出名称。

5. 阅读 诵读单个或数个词、短句或一段文字,默读一段文字或一个简单的故事,然后说出其意思,评价发音及阅读理解的程度。

6. 书写 ①自发性书写:要求患者随意写出一些简单的字、自己的姓名、物品名称或短句。②默写:让患者写出评估者口述字句。③抄写:让患者抄写一段字句。

(六)定向能力评估

应用观察法和会谈法评估患者的定向能力。如询问患者"今天是星期几",评估其时间定向能力;询问患者"现在在什么地方",以判断其地点定向能力;询问患者"呼叫器在什么方向",评估其方向定向能力;询问患者的名字以判断其人物定向能力。

（七）智能评估

通过观察法、访谈法和智力测验等方法评估患者的智能。通过有目的的简单提问和操作,了解患者的常识、理解能力、分析判断能力、记忆力和计算力等,从而对其智能是否有损害及其损害的程度作出粗略的判断;量表测评包括长谷川痴呆量表(Hastgawa dementia scale,HDS)(表 5-2-1)、简易智能精神状态检查量表(mini-mental state examination,MMSE)等。此外,画钟测验也是较为常用的智能评估方法。

表 5-2-1 长谷川痴呆量表(HDS)

内　　容	分数		
1. 今天是星期几?	0	3	
2. 这是什么地方?	0	2.5	
3. 您多大岁数?(±3 年正确)	0	2	
4. 最近发生什么事情?(先问周围人)	0	2.5	
5. 您在哪儿出生?	0	2	
6. 新中国哪年成立?(±3 年正确)	0	3.5	
7. 一年有几个月?	0	2.5	
8. 国家现任总理是谁?	0		3
9. 100−7=?　93−7=?	0	2	4
10. 倒背数字:6—8—2,3—5—2—9	0	2	4
11. 将纸烟、火柴、钥匙、表、钢笔五样物品展示,再令患者复述,撤离物品,请患者回忆。	0 1.5 3.5	0.5 2.5	

注:采用正向计分法,满分32.5分,正常≥31.0分,边缘状态22.0～30.5分,可疑痴呆10.5～21.5分,痴呆≤10.5分

四、相关护理诊断

（1）感知觉紊乱(disturbed sensory perception)　与感觉器官疾病、神经精神性疾病、药物副作用等有关。

（2）急性意识障碍(acute confusion)　与感觉器官疾病、神经精神性疾病、药物副作用等有关。

（3）慢性意识障碍(chronic confusion)　与感觉器官疾病、神经精神性疾病、药物副作用等有关。

（4）有急性意识障碍的危险(risk for acute confusion)　与感觉器官疾病、神经精神性疾病、药物副作用等有关。

（5）记忆功能障碍(impaired memory)　与神经精神性疾病、应激事件、注意力不集中等有关。

（6）语言沟通障碍(impaired verbal communication)　与意识障碍、思维障碍、言语发育障碍等有关。

（7）有沟通增进的趋势（readiness for enhanced communication）

第三节　情绪和情感过程的评估

一、基础知识

（一）情绪与情感的概念

情绪（emotion）与情感（feeling）是个体对客观事物是否符合态度的体验，是个体对当前所面临的事物与正在进行的活动或者已形成的观点之间的关系的体验和反映。情绪与情感是人们对客观事物的一种反映形式，客观事物与人的需要之间的关系又决定了人对客观事物的态度。当客观事物满足了人的需要和愿望，就会引起高兴、满意、爱慕等积极肯定的情绪和情感，反之则会引起生气、不满、憎恨等消极否定的情绪和情感。当客观事物只能满足部分需要时，就会引起诸如喜忧参半、啼笑皆非等积极与消极相互交织的情绪和情感。

（二）情绪与情感的关系

1. 区别　情绪是人和动物共有的心理现象，具有较强的情境性、激动性和暂时性；情感是人类特有的高级心理现象，具有较强的稳定性、深刻性和持久性，为人格构成的重要成分。

2. 联系　情绪依赖于情感，各种情绪受已经形成的情感特点的制约，情绪是情感的外在表现；情感也依赖于情绪，情感总是在各种不断变化着的情绪中得到体现，情感是情绪的内在本质。

（三）情绪与情感的作用

1. 情绪是适应生存的工具　情绪的适应功能在于改善和完善人的生存条件。如初生婴儿由于脑的发育尚未成熟，还不具有独立生存的基本能力，他们依靠情绪信息的传递，得到成人的抚育。各种情绪的发生，时刻提醒着个人和社会去了解自身或他人的处境和状态，以求得良好适应。

2. 激发行为动机　情绪构成一个基本的动机系统。它能够驱动有机体发生反应和从事活动，在最广泛的领域里为人类的各种活动提供动机。情绪的动机功能既体现在生理活动中，也体现在人的认识活动中。

3. 心理活动的组织作用　作为脑内的一个监察系统，情绪对其他心理活动具有组织作用，包括对活动的促进或瓦解两方面作用，正性情绪起协调、组织作用，负性情绪起破坏、瓦解或阻断作用。研究证明，情绪能影响认知操作的效果，影响效应取决于情绪的性质和强度。愉快强度与操作效果呈倒"U"形，即中等程度的愉快和兴趣为认知活动提供最佳的情绪背景。对于负性情绪，如痛苦、恐惧的强度与操作效果呈直线相关，情绪强度越大，操作效果越差。

4. 成为人际交往的手段　情绪和语言一样，具有服务于人际沟通的功能。情绪通过非语言沟通形式，即由面部肌肉运动、声调和身体姿态变化构成的表情来实现信息传递和人际间相互了解。其中面部表情是最重要的情绪信息媒介。

（四）情绪与情感的分类

1. 基本情绪　基本情绪为最原始的情绪，分为快乐、愤怒、悲哀、恐惧四类。

（1）快乐：一种感受良好时的情绪反应，是个人盼望或追求目的达到后的情绪体验。快乐的程度取决于多种因素,包括所追求目标价值的大小、在追求目标的过程中所达到的紧张水平、实现目标的意外程度等。

(2)愤怒:指在实现目标时受到阻碍,而使愿望无法实现时产生紧张感增加,并且有时不能自我控制,甚至可能出现攻击行为。愤怒的程度与干扰的程度、干扰的次数及挫折的大小有关。愤怒对人的身心伤害非常明显。

(3)悲哀:也称悲伤,指心爱的事物失去时,或理想和愿望破灭时产生的情绪体验。悲哀的程度取决于失去的事物对于自己的重要性和价值。悲哀带来紧张的释放,会导致哭泣。悲哀并不总是消极的,它有时能够转化为前进的动力。

(4)恐惧:指企图摆脱和逃避某种危险情境而又无力应付时产生的情绪体验。恐惧的产生不仅仅是由于危险情境的存在,还与个人排除危险的能力和应付危险的手段有关。

2. 情绪状态的分类 情绪状态是指在一定的生活事件影响下,一段时间内各种情绪体验的一般特征表现。情绪根据状态的强度和持续时间不同可分为心境、激情和应激。

(1)心境(mood):指微弱而持久,带有渲染性的情绪状态,具有弥漫性。心境不是关于某一事物的特定的体验,而是以同样的态度体验对待一切事物。心境对个体既有积极的影响,也会产生消极的影响。良好的心境有助于积极性的发挥,可以提高工作学习效率;不良的心境会使人沉闷,妨碍工作学习,影响身心健康。保持一种积极健康、乐观向上的心境对每个人都有重要意义。

(2)激情(intense emotion):一种迅猛爆发、激动短暂的情绪状态。和心境相比,激情在强度上更大,但维持的时间一般较短暂。激情通过激烈的言语爆发出来,是一种心理能量的宣泄,从一个较长的时段来看,对身心健康的平衡有益,但过激的情绪也会使当时的失衡产生危险。

(3)应激(stress):指个体对某种意外的环境刺激所做出的适应性反应,是个体觉察到环境的威胁或挑战而产生的适应反应或应对反应。应激既有积极作用,也有消极作用。一般应激状态使机体具有特殊的防御或排险功能,使人精力旺盛,活动量增大,思维特别清晰,动作机敏,帮助人化险为夷,及时摆脱困境。但应激也会使人产生全身兴奋,注意和知觉的范围缩小,言语不规则、不连贯,行为动作紊乱等表现。紧张而又长期的应激甚至会导致休克和死亡。

3. 情感的分类 情感是指与人的社会性需要相联系的主观体验。人类高级的社会性情感主要有道德感、理智感和美感。

(1)道德感(moral feeling):在评价人的思想、意图和行为是否符合道德标准时产生的情感。道德感具有社会历史性,不同时代、不同民族以及不同阶级有着不同的道德评价标准。

(2)理智感(rational feeling):在认识和评价事物过程中所产生的情感。人的理想、世界观对理智感具有重要的作用。如求知欲、好奇心等都属于理智感的范畴。

(3)美感(aesthetic feeling):根据一定的审美标准,在评价事物时所产生的情感。人的审美标准既反映事物的客观属性,又受个人的思想观点和价值观念的影响。美感具有一定的社会历史性,不同历史时期、不同文化背景的人们对美的认识不同。

(五)情绪与情感对健康的影响

积极健康的情绪,能提高工作效率和耐力,增强机体抵抗力,使人有效地适应环境,减少疾病发生的机会,也有利于疾病的康复。不良情绪可导致心理疾病,影响生理功能,甚至引起组织器官的器质性病理改变,导致心身疾病。

二、常见异常情绪

（一）焦虑

焦虑（anxiety）是一种源于内心的紧张、压力感。常表现为内心不安、心烦意乱，有莫名的恐惧感和对未来的不良预期感，常常伴有憋气、心悸、出汗、手抖、尿频等自主神经功能紊乱的症状。认知方面可有注意力不集中、认知范围缩小等表现。行为方面可表现为咬指甲、来回踱步、面部表情紧张，以及肢端颤抖、无法平静等。轻度焦虑有利于提高机体的警觉水平，以应对应激；中、重度焦虑则可导致行为异常，引起生理和心理障碍。

（二）抑郁

抑郁（depression）也称情感低落，表现为心境低落、自我感觉不良、兴趣减退，常自罪自责、生活懒散、逃避现实甚至想自杀。认知方面可有注意力不集中、思维缓慢、不能做出决定等表现。生理方面可伴有易疲劳、食欲减退、体重下降、睡眠障碍、运动迟缓以及机体其他功能减退等表现。

（三）恐惧

恐惧（phobia）是指面临不利或危险处境时出现的情感反应，常伴有避开不利或危险处境的行为。表现为紧张、害怕，伴有心悸、出汗、四肢发抖，甚至出现排便、排尿失禁等自主神经功能紊乱症状。

（四）情绪高涨

情绪高涨（elation）为一种病态的喜悦情感，在连续一段时间中（一般指1周以上甚至更长的时间），情绪持续保持在过分满意和愉快的状态。常表现为不分场合的兴奋话多、语音高亢、表情丰富、眉飞色舞，多同时伴有联想奔逸、动作增多，多见于躁狂症。

（五）易激惹

易激惹（irritability）是指个体存在的各种程度不等的易怒倾向，一般或轻微的刺激即可使其产生剧烈的情绪反应。持续时间一般较短暂，常见于疲劳状态、躁狂症、人格障碍、神经症或偏执性精神病。

（六）情绪不稳

情感反应多变、喜怒无常，与外界环境有关的轻度情绪不稳可以是一种性格的表现，与外界环境无关的情绪不稳是精神病的表现，常见于器质性精神障碍。

三、情绪与情感过程的评估

评估患者的情绪、情感在于及时发现患者的负性情绪，分析其发生原因，以制订出有效的护理干预措施，满足患者的需要。可运用观察法、会谈法、评定量表法等多种方法对患者的情绪情感过程进行综合评估。

（一）观察与检测

观察个体的面部表情、体态语言和言语表情。如患者产生愤怒情绪，即将出现攻击行为前的情绪有：颜面潮红、胸廓起伏、动作激烈、身体颤抖；激动、不满、气愤；语气激昂、语速快、有语言暗示等。情绪过程往往伴随一系列的生理变化，呼吸系统、循环系统、神经内分泌系统等变化比较明显。可观察和测量患者的生命体征、皮肤颜色和温度、睡眠和食欲改变，以获得相应的客观资料。此外,对于情绪抑郁者,还需要密切关注有无自杀倾向和自伤行为。

(二)会谈法

针对观察到的信息,寻找适宜的机会开展会谈,获取情绪、情感的主观资料,重点还要询问该种状态的持续时间,对其生活生理的影响等,必要时还要调查其他人员以利于进一步核实资料。可询问患者:"如何描述您此时和平时的情绪?"、"什么事情使您感到特别高兴或沮丧?"、"这样的情绪持续多久了?"。

(三)评定量表法

评估量表是在明确患者存在不良情绪后,为进一步判断其程度而进行的检查项目。常用的量表有 Avillo 情绪与情感形容词检表(表 5-3-1)、Zung 焦虑自评量表(self-rating anxiety scale,SAS)和 Zung 抑郁自评量表(self-rating depression scale,SDS)(表 5-3-2 和表 5-3-3)。

1. Avillo 情绪与情感形容词检表 该表共有 12 对意思相反的形容词,嘱患者从每一组形容词中选出符合其目前状态的词,并给予相应得分。总分在 84 分以上,提示积极情绪和情感,反之则提示消极情绪与情感。该量表尤其适用于情绪情感定位不明或不能用语言表达者。

2. Zung 焦虑自评量表(SAS) 该量表由美国杜克大学医学院 Zung 于 1971 年编制,是一种分析患者主观症状的相当简便的临床工具,适用于具有焦虑症状的成年人,具有广泛的应用性。SAS 采用 4 级评分,主要评定症状出现的频度,其标准为:"1"表示没有或很少时间有;"2"表示有时有;"3"表示大部分时间有;"4"表示绝大部分或全部时间都有。正分评分题,依次评分为 1、2、3、4。反向评分题则为 4、3、2、1。评定结束后,将 20 个项目的各项得分相加,即得总粗分。得到的总粗分×1.25,最后得到标准分。按照中国常模结果,SAS 标准分的分界值为 50 分。其中,50~59 分为轻度焦虑,60~69 分为中度焦虑,70 分以上为重度焦虑。

表 5-3-1 Avillo 情绪与情感形容词检表

	1	2	3	4	5	6	7	
变化的								稳定的
举棋不定的								自信的
沮丧的								高兴的
孤立的								合群的
混乱的								有条理的
漠不关心的								关切的
冷淡的								热情的
被动的								主动的
淡漠的								有兴趣的
孤僻的								友好的
不适的								舒适的
神经质的								冷静的

表 5-3-2　Zung 焦虑自评量表

　　指导语：下面有 20 条文字，请仔细阅读每一条，根据您最近一周的实际感觉，在适合的等级处划"√"，每一条文字后有四个等级："1"表示没有或很少时间；"2"表示小部分时间；"3"表示相当多时间；"4"表示绝大部分或全部时间。

	偶尔	有时	经常	持续
	1	2	3	4
1. 你觉得最近比平常容易紧张、着急吗？				
2. 你无缘无故地感到害怕吗？				
3. 你是否感到心烦意乱或觉得惊慌？				
4. 你是否有将要发疯的感觉？				
5. 你是否感到不如意或觉得其他糟糕的事将发生在你的身上？				
6. 你是否感到自己发抖？				
7. 你是否常感头痛、胃痛？				
8. 你是否感到疲乏无力？				
9. 你是否发现自己无法静坐？				
10. 你是否感到心跳得很厉害？				
11. 你是否感到头晕？				
12. 你是否有过晕厥或觉得要晕倒似的？				
13. 你是否感到气不够用？				
14. 你是否感到四肢或唇周麻木？				
15. 你是否感到心里难受、想吐？				
16. 你是否常常要小便？				
17. 你的手心是否容易出汗？				
18. 你是否感到脸红发烫？				
19. 你是否感到无法入睡？				
20. 你是否常做噩梦？				

　　3. Zung 抑郁自评量表（SDS）　该量表由美国杜克大学医学院 Zung 于 1965 年编制，该量表含有 20 个项目，采用 4 级评分。其特点是使用简便，并能直观地反映抑郁患者的主观感受，主要适用于具有抑郁症状的成年人。计分方法同 Zung 焦虑自评量表，标准分分界值为 53分。其中：53～62 分为轻度抑郁；63～72 分为中度抑郁；>72 分为重度抑郁。

表 5-3-3　Zung 抑郁自评量表

　　指导语同焦虑自评量表。

	偶尔	有时	经常	持续
	1	2	3	4
1. 你感到情绪沮丧、郁闷吗？				
2. 你要哭或想哭吗？				
3. 你早晨醒来心情好吗？				
4. 你入睡困难吗？经常早醒吗？				
5. 你最近饭量减少了吗？				
6. 你感到体重减轻了吗？				

	偶尔	有时	经常	持续
	1	2	3	4

7. 你是否对异性感兴趣？

8. 你的排便习惯有何改变？常为便秘烦恼吗？

9. 你感到心跳得很厉害吗？

10. 你容易感到疲劳吗？

11. 你是不是总感到无法平静？

12. 你是否感到你做事的动作越来越慢了？

13. 你是否感到思路混乱无法思考？

14. 你是否感到内心空荡荡的？

15. 你对未来充满希望吗？

16. 你是否感到难以作出决定？

17. 你容易发脾气吗？

18. 你对以往感兴趣的事还感兴趣吗？

19. 你是否感到自己是无用之辈？

20. 你是否有轻生的念头？

四、相关护理诊断

（1）焦虑（anxiety） 与需求未满足、过度担心、环境不适应等因素有关。

（2）恐惧（fear） 与疾病因素、环境因素、恐惧症等有关。

（3）悲伤（grieving） 与疾病因素、环境因素、抑郁等有关。

（4）睡眠型态紊乱（disturbed sleep pattern） 与疾病因素、心理应激、情绪异常、环境因素等有关。

（5）疲乏（fatigue） 与兴趣缺乏、精力不足等有关。

（6）有自伤的危险（risk for self-mutilation） 与情绪抑郁、沮丧、无价值观等有关。

（7）有自杀的危险（risk for suicide） 与情绪抑郁、沮丧、无价值观等有关。

（8）有对他人施行暴力的危险（risk for other-directed violence） 与自控能力下降、易激惹等有关。

（9）有对自己施行暴力的危险（risk for self-directed violence） 与自控能力下降、易激惹等有关。

第四节 应 激 评 估

一、基础知识

（一）应激的概念及概念模型

应激（stress）概念的提出和心理应激（psychological stress）理论的发展经历了较长的历史

进程。现代应激理论将应激定义为：当个体面临或觉察到环境变化对机体有威胁或挑战时，作出的适应性和应对性反应的过程。

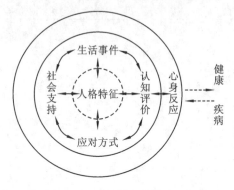

图 5-4-1　心理应激系统模型示意图

应激的概念模型是对应激现象本质的理论概括。近百年来，不同学者形成了不同的应激理论，如重视应激刺激作用的"刺激模型（stimulus-based model of stress）"、重视个体对应激源和应对能力的"认知评价模型（cognitive appraisal model of stress）"、应激作用的"过程模型"等。近年来的发展趋势是关注应激多因素作用的"系统"模型。大量实证研究提示，应激有关因素之间不是单向的从因到果或从刺激到反应的过程，而是多因素相互作用的系统。如患者可以对应激刺激作出不同的认知评价，从而趋向于采用不同的应对方式和利用不同的社会支持，导致不同的应激反应。反过来，应激反应也影响社会支持、应对方式、认知评价直至生活事件。应激其实是有关因素相互作用的系统，即"应激系统模型"（图 5-4-1）。

（二）应激源

应激源（stressor）是引起应激的刺激，即应激的原因，是指向机体提出适应和应对要求并进而导致充满紧张性的生理和心理反应的刺激物。

应激源常见的分类有以下几种。

1. 按应激源性质分类　可分为躯体性应激源、心理性应激源、社会性应激源、文化性应激源。

（1）躯体性应激源：指对人的躯体直接发生刺激作用的刺激物，包括各种理化及生物学刺激物，如过高过低的温度、强烈的噪声、微生物等。这一类应激源是引起人们生理应激和应激的生理反应的主要刺激物。

（2）心理性应激源：指来自人们头脑中的紧张性信息，主要指冲突、挫折和自尊感降低。

（3）社会性应激源：指能导致个人生活风格发生变化，并要求人们对其作出调整或适应的事件，包括应激性生活事件和日常生活困扰。应激性生活事件是指生活中重大的变故。日常生活困扰是指轻微而频繁的困扰或微应激源，如每天挤车上下班、处理家庭事务等，日常生活困扰因年龄和职业特征不同而有所差异。

（4）文化性应激源：指因语言、风俗和习惯的改变而引起的应激，最为常见的是文化休克。

2. 按生活事件的现象学分类　生活事件是最常见的应激源。

（1）工作事件：指工作环境或工作性质具有紧张性和刺激性，易使人产生不同程度的应激。如长期从事高温、低温、噪音、矿井下等环境的工作，需要高度注意力集中和消耗脑力的工作等。

（2）家庭事件：日常生活中最常见的应激源。如失恋、家庭关系不和、离婚、本人或家人患病、子女管教困难等都可成为长期慢性的应激事件。

（3）人际关系事件：包括与领导、同事、邻里、朋友之间的意见分歧和矛盾冲突等。

（4）经济事件：包括经济困难或变故，如负债、失窃、亏损和失业等。

（5）社会和环境事件：个体所处的特定的自然环境和社会环境变化，如各种自然灾害、战争和动乱、环境污染等。

（6）个人健康事件：指疾病或健康变故给个人造成的心理威胁，如癌症诊断、健康恶化、心身不适等。

（7）自我实现和自尊方面事件：指个人在事业和学业上的失败或挫折，以及涉及案件、被审查、被判罚等。

（8）喜庆事件：指结婚、晋升、晋级等，需要个体作出相应心理调整。

3. 按事件对个体的影响分类 可分为正性生活事件和负性生活事件，是以当事人的体验作为判断依据的。

（1）正性生活事件（positive event）：指个人认为对自己具有积极作用的事件，如晋升、提级、立功、受奖等。

（2）负性生活事件（negative event）：指个人认为对自己产生消极作用的不愉快事件，如亲人死亡、患急危重病等。负性生活事件与身心健康的相关性明显高于正性生活事件。

4. 按生活事件的主观和客观属性分类

（1）客观事件（objective event）：事件的发生不以人们的主观意志为转移，多为突然发生的灾难，如地震、洪水、滑坡、火灾、车祸、空难等，也包括人的生老病死。灾难事件或者创伤性事件可以引起强烈的急性精神创伤或延缓应激反应或创伤后应激障碍（post traumatic stress disorder，PTSD）。研究表明该障碍往往病程迁延，严重影响患者的心理和社会功能。

（2）主观事件（subjective event）：如居住条件差、工资收入低、人际关系紧张、晋升受挫、工作学习负担过重等，但这些事件相对是可以预料和可以被个人所控制的，并具有一定的主观属性。

（三）应对方式

应对（coping）又称应付，是个体对生活事件以及因生活事件而出现的自身不稳定状态所采取的认知和行为措施。

1. 应对的分类 从应对的主体角度来看，应对活动涉及个体的心理活动（如再评价）、行为操作（如回避）和躯体变化（如放松）。目前多数应对量表兼有这几方面的应对内容。从应对的指向性角度来看，有的应对策略是针对事件或问题的，有的则是针对个体的情绪反应的，前者为问题关注应对（problem-focused coping），后者为情绪关注应对（emotion-focused coping）。目前多数应对量表兼有这两方面的内容，如应对方式表（表 5-4-1）。从是否有利于缓冲应激的作用，从而对健康产生有利或者不利的影响来看，应对可分为积极应对和消极应对。从应对策略与个性的关系来看，可能存在一些与个性特质（trait）有关的、相对稳定的和习惯化了的应对风格（coping styles）或特质应对。以特质应对理念进行的应对研究曾被称为特质研究（trait-oriented approach）。

表 5-4-1 应对方式表

情感式应对方式	问题式应对方式
希望事情会变好	努力控制局面
进食、吸烟、嚼口香糖	进一步分析研究所面临的问题
祈祷	寻求处理问题的其他办法
紧张	客观地看待问题
担心	尝试并寻求解决问题的最好方法

情感式应对方式	问题式应对方式
向朋友或家人寻求安慰和帮助	回想以往解决问题的其他办法
独处	试图从情境中发现新的意义
一笑了之	将问题化解
置之不理	设立解决问题的具体目标
幻想	接受现实
做最坏的打算	和相同处境的人商议解决问题的方法
疯狂,大喊大叫	努力改变当前情形
睡一觉,认为第二天事情就会变好	能做什么就做什么
不担心,任何事到头来终会有好结果	让他人来处理这件事
回避	
干些体力活	
将注意力转移至他人或他处	
饮酒	
认为事情已经无望而听之任之	
认为自己命该如此而顺从	
埋怨他人	
沉思	
用药	

2. 相关研究 目前关于应对是应激事件和应激心身反应的重要中介变量的观点已被广泛接受。许多资料证明,癌症的发生、发展明显受到包括应对因素在内的心理社会因素的影响。研究证明,应对与各种应激有关因素存在相互影响和相互制约的关系。应对与生活事件、认知评价、社会支持、个性特征、应激反应等各种应激因素相关,还与性别、年龄、文化、职业、身体素质等有关。

（四）社会支持

社会支持（social support）是指个体与社会各方面包括亲属、朋友、同事、伙伴等以及家庭、单位、党团、工会等社团组织所产生的精神上和物质上的联系程度。在应激研究领域,一般认为社会支持具有减轻应激的作用,是应激作用过程中个体"可利用的外部资源"。研究证明,社会支持与应激事件引起的心身反应呈负相关,说明社会支持对健康具有保护作用,可以降低心身疾病的发生和促进疾病的康复。社会支持与其他应激因素关系的研究证明个体的社会支持程度与各种应激因素存在交互关系。例如:许多生活事件本身就是社会支持的问题;认知因素影响社会支持的获得,特别是影响主观支持的质量;社会支持与应激反应程度也有关系,社会支持和个性也有一定的联系。

（五）个性特征

个性（personality）是指个体的整个精神面貌,即具有一定倾向性的、稳定的各种心理特征的总和。个性与应激因素的关系作为应激系统中的诸多因素之一,与生活事件、认知评价、应对方式、社会支持和应激反应等因素之间均存在相关性。因此应激系统模型将个性看成是应激系统中的核心因素。个性可以影响个体对生活事件的感知，有时甚至可以决定生活事件的形成。许多资料证明，个性特征与生活事件量表之间，特别是主观事件的频度以及负性事件的判断方面均存在相关性。态度、价值观和行为准则等个性倾向性，以及能力和性格等个性心理特征因素，都可以不同程度地影响个体在应激过程中的评价。这些因素决定个体对各种内外刺激的认知倾向，从而影响对个人现状的评估。个性影响应对方式，个性特质在一定程度上决定应对活动的倾向性即应对风格。个性特征间接影响客观社会支持的形成，也直接影响主观社会支持和社会支持的利用度水平，个性与应激反应的形成和程度也有关。

二、应激反应

应激反应(stress reaction)是指个体因为应激源所致的各种生理、心理、社会、行为方面的变化。应激反应对健康有利的方面是机体为应付外界环境挑战作出的适应性改变，对应激源及时作出反应的锻炼可以使人形成健康的体格和积极的人格，从而有益于对各种环境的适应。对健康不利的方面是可危及人的生理和心理机能，甚至造成与应激状态有明显关系的疾病。

（一）应激的生理反应

应激的生理反应涉及神经系统、内分泌系统和免疫系统。最经典的应激生理反应模块是Cannon描述的"应急反应(emergency reaction)"，这种反应的自主成分使机体做好搏斗或逃跑的积极准备。应急反应时涉及的生理变化有：交感-肾上腺髓质系统激活，交感神经兴奋；心率增快，心肌收缩力增强，回心血量增加，心输出量增加，血压升高；呼吸频率增快，潮气量增加；脾脏缩小，脑和骨骼肌血流量增加，皮肤、黏膜及消化道的小动脉收缩，血流量减少；脂肪动员为游离脂肪酸，肝糖原分解为葡萄糖；凝血时间缩短等。

（二）应激的情绪反应

个体在不同应激源的刺激下，产生程度不同的情绪反应(emotional response)，包括焦虑、抑郁、恐惧、愤怒等。适度的应激水平使人保持适度的紧张和焦虑，从而有助于任务的完成，应激水平过高的人会变得过度焦虑和恐惧，还可出现抑郁、愤怒、敌意、过度依赖和无助感等，负性情绪反应可与其他心理行为活动产生相互影响，使自我意识变狭窄，注意力下降，判断能力和社会适应能力下降等。

（三）应激的认知反应

应激能唤起注意和认知过程，以适应和应对外界环境变化，但应激较剧烈时，认知能力普遍下降。常见的认知性应激反应表现为意识障碍和注意力受损，原因可能是应激时唤醒水平超过了最适水平，从而影响认知功能。此外，情绪性应激反应如焦虑、抑郁等也会影响注意、记忆、思维等认知过程。这些负面的认知性应激反应如偏执(paranoia)、灾难化(catastrophizing)、反复沉思(rumination)、闪回(flashback)与闯入(intrusive)等使人陷入灾难中，难以自拔。

（四）应激的行为反应

行为是人们心理活动的外在表现，可影响个体社会适应性的行为反应有：逃避与回避，如拖延、闭门不出、离家出走或辞职；退化与依赖，如哭闹、退化到儿童的反应方式；敌对与攻击，如毁物、争吵、冲动、伤人或自杀；无助与自怜，如不采取能够采取的行动积极应对；物质滥用，如吸烟、酗酒或吸毒。

三、应激的评估

（一）会谈

1. 应激源　通过询问了解患者近一年内是否经历重大生活事件和日常生活困扰，及其对个体的影响。如"目前让您感到有压力的事件有哪些?"、"近来您的生活有哪些改变?"。

2. 应对方式　通过询问了解患者以往常采用的应对方式及效果。如"通常您采取什么方式缓解紧张或压力?"、"您的应对方式效果如何?"。

3. 社会支持　询问患者的主观和客观的社会支持情况。如"当您遇到困难时,您是否主动寻求家人、亲友或同事的帮助?"、"当您遇到困难时,能否感受到家人和朋友的支持?"、"当您遇到困难时,您的家人、亲友和同事中谁能帮您?"、"您对家人、亲友或同事的帮助是否满意?"。

4. 个性特征　询问患者对自己个性特征的描述。如"您觉得自己是什么性格?"、"您做事情和作决定是独立完成还是依赖他人?"、"遇到不开心的事,您是喜欢说出来还是闷在心里?"

5. 应激反应　询问患者身心的感受。如"您感觉身体有什么变化?"、"您是否觉得身心疲惫?"

（二）评定量表测评

应激过程中的每个要素都有相应的测评量表。由于应激经常导致焦虑和抑郁,焦虑和抑郁量表可作为测量应激反应的有效工具。

1. 应激源量表　住院患者压力评定量表(表5-4-2)可用于测评住院患者可能经历的应激源,该量表既可评估压力源,也可明确其性质及影响力。得分越高,说明患者承受的压力越大。此外,对应激源的评定还可采取社会再适应量表、生活事件量表等。

表 5-4-2　住院患者压力评定量表

编号	权重	事件	编号	权重	事件
1	13.9	和陌生人同住一室	16	21.7	病房色彩太鲜艳、太刺眼
2	15.4	不得不改变饮食习惯	17	22.7	想到外貌会改变
3	15.9	不得不睡在陌生床上	18	22.3	节日或家庭纪念日住院
4	16.0	不得不穿病员服	19	22.4	想到手术或其他治疗可能带来的痛苦
5	16.8	四周有陌生机器	20	22.7	担心配偶疏远
6	16.9	夜里被护士叫醒	21	23.2	只能吃不对胃口的食物
7	17.0	生活上不得不依赖别人帮助	22	23.2	不能与家人、朋友联系
8	17.7	不能在需要时读报、看电视、听收音机	23	23.4	对医生护士不熟悉
9	18.1	同室病友探访者太多	24	23.6	因事故住院
10	19.1	四周气味难闻	25	24.2	不知接受治疗护理的时间
11	19.4	不得不整天睡在床上	26	24.5	担心给医护人员增添负担
12	21.2	同室病友病情严重	27	25.9	想到住院后收入会减少
13	21.5	排便排尿需他人帮助	28	26.0	对药物不能耐受
14	21.6	同室患者不友好	29	26.4	听不懂医护人员的话
15	21.7	没有亲友探视	30	26.4	想到将长期用药

续表

编号	权重	事 件	编号	权重	事 件
31	26.5	家人没来探视	41	31.9	不清楚治疗目的和效果
32	26.9	不得不手术	42	32.4	疼痛时未用止痛药
33	27.1	因住院而不得不离开家	43	34.0	对疾病缺乏认识
34	27.2	毫无预测而突然住院	44	34.1	不清楚自己的诊断
35	27.3	按呼叫器无人应答	45	34.3	想到自己可能再也不能说话
36	27.4	不能支付医疗费用	46	34.5	想到自己可能失去听力
37	27.6	有问题得不到解答	47	34.6	想到自己患上严重疾病
38	28.4	思念家人	48	39.2	想到会失去肾脏或其他器官
39	29.2	靠鼻饲进食	49	39.2	想到自己可能得了癌症
40	31.2	用止痛药无效	50	40.6	想到自己可能失去视力

2. 应对方式量表 应对方式评定量表较多,如姜乾金等(1999)编制的特质应对方式问卷(trait coping style questionnaire,TCSQ)、简易应对方式问卷(simplified coping style questionnaire,SCSQ)、Folkman 和 Lararus 编制的应对方式问卷(ways of coping questionnaire,WCQ)等。在此列举特质应对方式问卷(TCSQ)(表 5-4-3)。特质应对方式问卷是自评量表,由 20 条反映应对特点的项目组成,包括积极应对与消极应对(各含 10 个条目),用于反映被试者面对困难挫折时的积极与消极的态度和行为特征。被试者根据自己大多数情况时的表现逐项填写。各项目答案从"肯定是"到"肯定不是"采用 5、4、3、2、1 五级评分。评价指标包括:积极应对分:将条目 1、3、5、8、9、11、14、15、18、20 的评分累加,即得积极应对分。一般人群的平均分为 30.22±8.72。分数高,反映积极应对特征明显。消极应对分:将条目 2、4、6、7、10、12、13、16、17、19 的评分累加,即得消极应对分。一般人群的平均分为 23.58±8.41。分数高,反映消极应对特征明显。

表 5-4-3 特质应对方式问卷(TCSQ)

指导语:当您遇到平日里的各种困难或不愉快时(也就是遇到各种生活事件时),您往往是如何对待的?

	5 肯定是	4	3	2	1 肯定不是
1. 能尽快地将不愉快忘掉					
2. 易陷入对事件的回忆和幻想之中不能摆脱					
3. 当作事情根本没有发生过					
4. 易迁怒于别人而经常发脾气					
5. 通常向好的方面想,想开些					
6. 不愉快的事很容易引起情绪波动					
7. 喜欢将情绪压在心底里不让其表现出来,但又忘不掉					
8. 通常与类似的人比较,觉得算不了什么					
9. 能较快将消极因素化成积极因素,例如参加活动					
10. 遇烦恼的事很容易想悄悄地哭一场					

续表

	5	4	3	2	1
	肯定是				肯定不是

11. 旁人很容易使你重新高兴起来

12. 如果与人发生冲突,宁可长期不理对方

13. 对重大困难往往举棋不定,想不出办法

14. 对困难和痛苦能很快适应

15. 相信困难和挫折可以锻炼人

16. 在很长的时间里回忆所遇到的不愉快的事

17. 遇到难题往往责怪自己无能而怨恨自己

18. 认为天底下没有什么大不了的事

19. 遇苦恼事喜欢一个人独处

20. 通常以幽默的方式化解尴尬局面

3. 社会支持量表 社会支持从性质上可以分为两类:一类为客观的支持,这类支持是可见的或实际的,包括物质上的直接援助、团体关系的存在和参与等;另一类是主观的支持,这类支持是个体体验到的或情感上感受到的支持,指的是个体在社会中受尊重、被支持与理解的情感体验和满意程度,与个体的主观感受密切相关。目前使用的社会支持量表多采用多轴评价法。临床常用的社会支持量表有肖水源等编制的社会支持评定量表(social support revalued scale,SSRS)(表 5-4-4)、Blumenthal 等编制的领悟社会支持量表(perceived social support scale,PSSS)等。

SSRS 有 10 个条目,包括客观支持(3 条)、主观支持(4 条)和对社会支持的利用度(3 条)等 3 个维度。量表设计合理,具有较好的信度和效度,能较好地反映个体的社会支持水平。通过该量表可以了解个体的社会支持水平,能更好地帮助人们适应社会和环境,提高个体的身心健康水平。

SSRS 条目计分方法:第 1~4、8~10 条每条只选一项,选择 1、2、3、4 项分别计 1、2、3、4 分。第 5 条分 A、B、C、D、E5 项计总分,每项从"无"到"全力支持"分别计 1~4 分。第 6、7 条如回答"无任何来源"则计 0 分,回答"下列来源"者,有几个来源就计几分。

量表分析方法:①总分:即 10 个条目计分之和。②客观支持分:2、6、7 条目评分之和。③主观支持分:1、3、4、5 条目评分之和。④对支持的利用度:第 8、9、10 条目。分数越高,社会支持度越高,一般认为总分小于 20 分为获得社会支持较少,20~30 分为具有一般社会支持,30~40 分为具有满意社会支持度。

表 5-4-4　社会支持评定量表(SSRS)

指导语:下面的问题用于反映您在社会中所获得的支持,请按各个问题的具体要求,根据您的实际情况填写,谢谢您的合作。

1. 您有多少关系密切,可以得到支持和帮助的朋友?(只选一项)

(1) 一个也没有 　　(2) 1~2 个 　　(3) 3~5 个 　　(4) 6 个或 6 个以上

2. 近一年来您:(只选一项)

(1) 远离家人,且独居一室 　　(2) 住处经常变动,多数时间和陌生人住在一起

(3) 和同学、同事或朋友住在一起 　　(4) 和家人住在一起

3. 您和邻居:(只选一项)

(1) 相互之间从不关心,只是点头之交 　　(2) 遇到困难可能稍微关心

(3) 有些邻居很关心您 　　(4) 大多数邻居都很关心您

4. 您和同事:(只选一项)

(1) 相互之间从不关心,只是点头之交 　　(2) 遇到困难可能稍微关心

(3) 有些同事很关心您 　　(4) 大多数同事都很关心您

5. 从家庭成员得到的支持和照顾(在合适的框内划"√")

	无	极少	一般	全力支持
A. 夫妻(恋人)				
B. 父母				
C. 儿女				
D. 兄弟姐妹				
E. 其他成员(如嫂子)				

6. 过去,在您遇到急难情况时,曾经得到的经济支持和解决实际问题的帮助的来源有:

(1) 无任何来源

(2) 下列来源(可选多项)

A. 配偶 　B. 其他家人 　C. 亲戚 　D. 同事 　E. 工作单位 　F. 党团工会等官方或半官方组织 　G. 宗教、社会团体等非官方组织 　H. 其他(请列出)＿＿＿＿＿＿

7. 过去,在您遇到急难情况时,曾经得到的安慰和关心的来源有:

(1) 无任何来源

(2) 下列来源(可选多项)

A. 配偶 　B. 其他家人 　C. 亲戚 　D. 同事 　E. 工作单位 　F. 党团工会等官方或半官方组织 　G. 宗教、社会团体等非官方组织 　H. 其他(请列出)＿＿＿＿＿＿

8. 您遇到烦恼时的倾诉方式:(只选一项)

(1) 从不向任何人倾诉 　　(2) 只向关系极为密切的1～2个人诉说

(3) 如果朋友主动询问您会说出来 　　(4) 主动诉说自己的烦恼,以获得支持和理解

9. 您遇到烦恼时的求助方式:(只选一项)

(1) 只靠自己,不接受别人帮助 　　(2) 很少请求别人帮助

(3) 有时请求别人帮助 　　(4) 有困难时经常向家人、亲友、组织求援

10. 对于团体(如党组织、宗教组织、工会、学生会等)组织活动,您:(只选一项)

(1) 从不参加 　　(2) 偶尔参加 　　(3) 经常参加 　　(4) 主动参加并积极活动

4. 人格测验 人格测验(personality test)也称个性测验,测量个体行为独特性和倾向性等特征。最常用的方法有问卷法和投射技术。问卷法由许多涉及个人心理特征的问题组成,进一步分出多个维度或分量表,反映不同人格特征。常用人格问卷有艾森克人格问卷(EPQ)、明尼苏达多项人格测验(MMPI)和卡特尔16种人格因素测验(16 PF)。投射技术包括几种具体方法,如罗夏墨迹测验、主题统觉测验等。

(三)观察与医学检测

1. 一般状态与行为 护理人员应观察患者有无食欲不振、胃痛、多食、疲乏、睡眠障碍、头痛、胸痛等应激所致的生理反应;有无记忆力下降、思维混乱、解决问题的能力下降等应激所致的认知改变;有无焦虑、抑郁、愤怒等情绪反应;有无行为退化或敌对、物质滥用、自杀或暴力倾向等应激所致的行为反应。

2. 全身各系统的变化 观察患者有无生命体征的改变；消化道功能情况，有无厌食、腹痛等主诉；肌张力和身体活动情况以及皮肤的温度、湿度和完整性情况。

四、相关护理诊断

（1）应对无效（ineffective coping） 与应对方式不良、支持系统不足、无助感等有关。

（2）社区应对无效（ineffective community coping） 与应对方式不良、支持系统不足、无助感等有关。

（3）有应对增强的趋势（readiness for enhanced coping）

（4）无效性否认（ineffective denial） 与应对方式不良、认知障碍等有关。

（5）个人恢复能力障碍（impaired individual resilience） 与应对方式不良、支持系统不足、疾病等有关。

（6）有恢复能力受损的危险（risk for compromised resilience） 与应对方式不良、支持系统不足、疾病等有关。

（7）压力负荷过重（stress overload） 与应对方式不良、支持系统不足、疾病等有关。

第五节　自我概念的评估

一、基础知识

（一）自我概念的定义

自我概念（self-concept）是人们通过对自己内在和外在特征，以及他人对其反应的感知与体验而形成的一种对自我的认识与评价，是个体在与其所处的心理和社会环境的相互作用过程中形成的动态的、评价性的"自我肖像"。

（二）自我概念的分类

1. 真实自我 真实自我为自我概念的核心，是人们对其身体内、外在特征及社会状况的真实感知与评价，包括社会认同、自我认同、体像等方面。

2. 期望自我 期望自我又称理想自我，是人们对"我希望成为一个什么样的人"的感知。期望自我在一定程度上受社会期望的影响，是人们获取成就、达到个人目标的内在动力。它含有真实和不真实的成分，真实成分越高，与真实自我越接近，个体的自我概念越好，否则容易产生自我概念紊乱和自尊低下等。

3. 表现自我 表现自我是指个体真实自我的展示与暴露，为自我概念最富于变化的部分。个体真实自我暴露的程度取决于与交往对象的熟悉和信任程度，表现自我还易受"观众效应"的影响。对个体自我概念的评估结果取决于暴露自我的多少和与真实自我的相关程度。

（三）自我概念的组成

1. 体像（body-image） 体像是指个体对自己身体外形及身体功能的认识和评价，包括身体外形、身体功能、性功能和健康状况的感知，是自我概念中最不稳定的部分，易受疾病、外伤、手术等影响。

2. 社会自我/社会认同（social identity） 社会自我/社会认同是指个体对自己的社会人口

特征,如年龄、性别、职业及社会名誉、地位等的认识与感受。

3. 精神自我/自我认同(personal identity) 精神自我/自我认同是指个体对自己智力、能力、性格、道德水平等的感受与评价。

4. 自尊(self-esteem) 自尊是指个体尊重自己、维护个人的尊严和人格,不容他人歧视、侮辱的一种心理意识和情感体验。任何对自我的负性认识和评价都会影响个体的自尊。

(四)影响自我概念的因素

自我概念的发展机制是不断提高的认知能力及与他人的相互作用,Cooley 称之为通过"镜像过程"形成"镜像自我",G. H. Mead 称之为"一般化他人"。自我概念受早年生活经历、生长发育过程中生理变化、健康状况、人格特征等影响。如控制观是在长期社会学习经历中形成的相当稳定的人格特征,影响着个体对外界事物的感受。内控型控制观将事物的结果归因于个人的行动和选择,常与积极的自我概念相联系;外控型控制观将事物的结果归因于命运、运气或外部力量,多与消极的自我概念相联系。

二、自我概念紊乱

(一)自我概念紊乱的高危人群

临床上常见的容易发生自我概念紊乱的人群有:因疾病或外伤导致身体某一部分丧失,如乳腺癌患者切除乳房;因疾病或创伤导致容颜或体形改变,如化疗导致患者脱发;生理功能障碍,如脑血管疾病的患者出现偏瘫;特殊治疗,如安置导尿管;过度肥胖或消瘦、衰老、退休等。

(二)自我概念紊乱的表现

1. 行为方面 表现为社交孤立、不愿照镜子、不愿看身体外形改变的部位等行为。部分个体可表现出过分依赖、生活消极、逃避现实甚至自杀倾向。患者有时候会说"我真没用"等语言。

2. 情绪方面 患者可有注意力不集中、易激惹、表情紧张、神经质、肢端颤抖、情绪低落、心境悲观、哭泣等焦虑、抑郁、恐惧等表现。

3. 生理方面 患者可出现心悸、食欲减退、睡眠障碍、运动迟缓等。

三、自我概念的评估

临床上由于疾病、外伤以及治疗常可导致个体的自我概念紊乱。临床工作中首先要识别自我概念紊乱高危人群,综合应用会谈法、观察法以及量表测评法对高危人群进行重点评估。

(一)会谈法

通过询问评估对象相关问题的方式来获取个体自我概念的主观资料,主要询问个体对自己身体的感受、对自己社会地位的感受、对自己的评价和感受等,如"您对自己的外貌满意吗?"、"您希望自己的外貌有哪些改变?"、"您喜欢自己的工作吗?"、"您觉得您是怎样的一个人?"、"周围的人如何评价您呢?"等。

(二)观察法

通过观察评估对象外形、非语言行为以及与他人的互动等,可收集评估对象有关自我概念的客观资料。系统观察评估对象外貌穿着、语言和非语言行为、情绪状态及生理反应等。

(三)量表测评法

常用的自我概念评估量表有 Rosenberg 自尊量表(表 5-5-1)、田纳西自我概念量表

(Tennessee self-concept scale, TSCS)等。

表 5-5-1 Rosenberg **自尊量表**

项目	选项			
1. 总的来说,我对自己满意	非常符合	符合	不符合*	很不符合*
2. 有时我觉得自己一点都不好	非常符合*	符合*	不符合	很不符合
3. 我觉得我有不少优点	非常符合	符合	不符合*	很不符合*
4. 我和绝大多数人一样能干	非常符合	符合	不符合*	很不符合*
5. 我觉得我没什么值得骄傲的	非常符合*	符合*	不符合	很不符合
6. 有时,我真觉得自己没用	非常符合*	符合*	不符合	很不符合
7. 我觉得我是个有价值的人	非常符合	符合	不符合*	很不符合*
8. 我能多一点自尊就好了	非常符合*	符合*	不符合	很不符合
9. 无论如何我都觉得自己是个失败者	非常符合*	符合*	不符合	很不符合
10. 我总以积极的态度看待自己	非常符合	符合	不符合*	很不符合*

注:该量表含10个有关自尊的项目,回答方式为非常符合、符合、不符合、很不符合。* 符号的答案为自尊低下

四、相关护理诊断

(1) 自我认同紊乱(disturbed personal identity) 与疾病、人格障碍等有关。

(2) 情境性低自尊(situational low self-esteem) 与疾病所导致的躯体外形变化和功能下降等因素有关。

(3) 长期性低自尊(chronic low self-esteem) 与事业失败、家庭矛盾等因素有关。

(4) 有情境性低自尊的危险(risk for situational low self-esteem) 与疾病所导致的可能的躯体外形变化和功能下降等因素有关。

(5) 体像紊乱(disturbed body image) 与疾病所导致的可能的躯体外形变化和功能下降等因素有关。

小结

心理评估是健康的的重要组成部分,心理评估的主要内容包括认知、情绪与情感、应激、自我概念等。心理评估的方法主要有观察法、会谈法、心理测量和医学检测法等,其中会谈法是最基本的评估方法。每种方法各有特点,应综合各种方法的优点酌情使用,优化评估手段。注意心理评估与身体评估同时进行,注意主、客观资料的比较和评估资料的分析。

思考题

一、简答题

1. 简述心理评估的内容和临床意义。
2. 心理评估的主要方法和特点有哪些?评估时有哪些注意事项?

二、案例分析题

1. 王女士,小学教师,36 岁,已婚,育有 1 子,8 岁。因"发现左侧乳房有一黄豆粒大小的

肿块3天"来院就诊。评估:双侧乳房对称,皮肤无红肿、热痛;左侧乳房外上象限触及一黄豆粒大小肿块,质地中等,活动度较差,无触痛;乳头突出,无溢液;病理学检查提示"乳腺癌"。行手术切除患侧乳房并拟行化学药物治疗以增强疗效,治疗时间约6个月。请问:

（1）该患者心理评估的内容、方法有哪些？

（2）对该患者应重点评估哪方面的问题？如何评估？

2. 李某,男,65岁,肝癌术前两天表现为对手术的担心和恐惧,主诉心悸、胸闷、腹痛,有尿频、腹泻、失眠等表现。请问:

（1）应选择何种工具评估该患者的心理状况？

（2）简述该评估工具的使用方法和注意事项。

（孙雪芹）

第六章 社会评估

学习目标

识记:社会评估的内容与方法。
理解:社会评估内容的相关基础知识及常见的适应不良。
应用:能灵活运用各种方法对患者进行系统的社会评估。

 案例分析

李女士,31岁,体检发现乳腺癌晚期,她不能接受现实,说:"第一,我没有遗传;第二,我的体质很好;第三,我刚生完孩子喂了一年的母乳;第四,乳腺癌患者都是45岁以上人群,我只有31岁。"李女士乳腺癌术后逐渐接受现实并积极反省自己之前经常"暴饮暴食"、"嗜荤如命"、"熬夜加班"等。

此案例对你有什么样的启示?作为一名护理人员,评估患者时除生理和心理方面,还应该收集哪些方面的资料?

人既有自然属性,也有社会属性,人总是生活在一定的社会关系中,要与社会的人和环境发生各种关系。当人与社会相互作用时,其社会适应性会影响个体的健康。社会评估是健康评估中不可缺少的一部分。

第一节 概 述

一、社会评估的目的和内容

通过对个体角色功能、家庭状况、文化特征、所处环境的评估,确定社会因素对个体健康造成的影响及可能原因,从而采取针对性的护理干预措施,降低或消除不利影响,提高个体的社会适应能力,维持和促进健康。

(1)评估个体角色与角色适应情况,了解有无角色功能紊乱和角色适应不良,以指导制订促进患者角色适应的干预措施。

(2)评估个体的家庭状况,找出影响患者健康的家庭因素,以制订有针对性的家庭护理计划。

（3）评估个体所处的环境，明确现存的或潜在的环境危险因素，以指导制订环境干预措施。

（4）评估个体的文化特征，以便提供符合评估对象文化需求的护理。

二、社会评估的方法

心理评估中使用的会谈法、观察法等方法亦可用于社会评估。家庭、环境评估时还可进行实地考察和抽样调查。

第二节 角色和角色适应评估

一、基础知识

（一）角色的定义

角色（role），指社会对处于某种特定社会位置的个体所规定的行为模式和行为期待。包括两方面的含义：一方面，任何一种角色都与一系列行为模式相关，一定的角色有相应的权利和义务；另一方面，角色是人们对处于一定社会位置的人的行为期望，社会要求每个人按照自己的角色行事。人的社会地位与身份在不同社会条件下会有所不同，所以一个人可以同时或相继扮演不同的社会角色。如：一个人在家里可能既是母亲又是女儿，在单位则是医生；一个学生毕业工作后就逐渐会承担更多的社会角色。

（二）角色的形成与分类

1. 角色的形成 角色的形成经历了角色认知与角色表现两个阶段。角色认知是个体认识自己和他人的身份地位以及各种社会角色的行为模式，模仿是角色认知的基础。角色表现是个体为达到自己所认识的角色要求而采取行动的过程，也是角色成熟。

2. 角色分类 角色可分为以下 3 类。

（1）第一角色：又称基本角色，它决定个体的主体行为，由每个人的年龄、性别所赋予，如儿童、妇女、老人等。

（2）第二角色：又称一般角色，是个体完成每个生长发育阶段的特定任务所必须承担的、由所处社会情形和职业所确定的角色，如母亲角色、护士角色等。

（3）第三角色：又称独立角色，为完成某些暂时性发展任务而临时承担的角色，如各种学会会员、患者角色等。

上述角色分类是相对的，3 类角色可在不同情况下相互转化。如患者角色，因为疾病是暂时的，一般视为第三角色。然而当疾病转化成慢性病时，患者角色随之成为个体第二角色。

（三）角色适应不良

角色适应不良指当个体的角色表现与角色期望不协调或无法达到角色期望的要求时发生的身心行为反应。角色适应不良会给个体带来身心两方面的不良反应，生理方面可有头痛、头晕、睡眠障碍、心律失常、血压升高等表现；心理方面可产生一些不良情绪如紧张、焦虑、伤感、自责、抑郁甚至绝望等。

角色适应不良的常见类型包括以下 4 种。

1. 角色冲突(role conflict) 角色冲突指角色期望与角色表现之间差距太大,使个体难以适应而发生的心理冲突和行为矛盾。发生角色冲突往往是因为个体需要同时承担多个角色或者是对同一角色的角色期望标准不一致。

2. 角色模糊(role ambiguity) 角色模糊指个体对角色期望不明确,不知道承担此角色应该遵循何种准则而造成的不适应反应。导致角色模糊的原因有角色期望太复杂、角色改变速度太快或角色与其互补角色之间沟通不良等。护理人员如果未对新入院患者进行及时沟通和健康宣教,患者不明确自己的角色转变和角色行为规范,可能会导致某些患者出现角色模糊。

3. 角色匹配不当(role incongruity) 角色匹配不当指个体的自我概念、自我价值观或自我能力与其角色期望不匹配。

4. 角色负荷过重(role overload)或角色负荷不足(role underload) 角色负荷过重指个体角色期望过高使角色行为难以达到。角色负荷不足指对个体的角色期望过低而使其能力不能完全发挥。角色负荷过重或不足是相对的,与个体自身素质、观念和动机等相关。

(四)患者角色

患者角色又称患者身份,指被医生和社会确认的患者应具有的心理活动和行为模式。

当一个人生病后,其社会状态和行为也会发生改变,其原有的社会角色就部分或全部地被患者角色所替代。

1. 患者角色的特征 免除或部分免除相应的社会责任与义务;患者对自己的病情没有直接责任,只能处于一种需要被照顾的状态;患者有积极配合医疗护理、恢复自身健康的义务;患者有享受健康服务、知情同意、寻求健康保健信息和要求保密的权力。

2. 患者角色适应不良 当个体被诊断患有某种疾病时,原有的心理和行为模式以及社会对他的期望和责任都随之发生了相应的变化,这个变化常常会导致患者角色适应不良。常见的患者角色适应不良的类型有以下几种。

(1)患者角色冲突:个体在适应患者角色过程中与其病前的各种角色发生心理冲突和行为矛盾,使患者感到焦虑不安、烦躁,甚至痛苦。如某患者住院期间担心工作不能完成而把工作带到病房进行,导致其得不到充足的休息和睡眠,从而影响患者角色的执行。

(2)患者角色缺如:患者没有进入患者角色,不承认自己生病或对患者角色感到疲倦,往往是由于患者不能接受现实而采用的否认心理。

(3)患者角色强化:当需要患者角色向日常角色转化时,仍沉溺于患者角色,对自己能力表示怀疑,拒绝返回原来的生活环境。

(4)患者角色消退:某种原因使已适应了患者角色的患者立即转入常态角色,在承担相应的责任与义务时使已具有的患者角色行为退化甚至消失。如一位患高血压并住院治疗的中年男性,在女儿高考期间返回家中陪伴。

3. 影响患者角色适应的因素 患者的年龄、性别、社会支持、经济状况、环境、人际关系、病室气氛等均会影响患者的角色适应。

二、角色及角色适应的评估

主要通过会谈法和观察法评估患者所承担的角色及角色适应情况。

(一)会谈法

重点是确认患者所承担角色的数量、角色的感知和满意度以及是否存在角色适应不良。

如询问"您从事什么职业及担任什么职位"、"您目前在家庭、单位、社会所承担的角色与任务有哪些?"、"您对自己的角色期望有哪些,他人对您的角色期望又有哪些?"、"您对自己的角色表现是否满意?"、"住院后,您认为您的角色发生了哪些改变"、"作为患者您是否安于养病,积极配合治疗护理并努力使自己尽快康复?"等。

(二)观察法

观察有无角色适应不良的身心行为反应,如失眠、疲乏、焦虑、心悸、易激惹等,观察患者的角色行为。观察法所得资料和会谈法所得资料结合,分析患者的角色适应。

三、相关护理诊断

(1)父母角色冲突(parental role conflict) 与疾病所致父母和子女分离有关。
(2)无效性角色行为(ineffective role performance) 与疾病所致对角色的认知发生改变、无法履行角色等有关。
(3)社会交往障碍(impaired social interaction) 与疾病所致身体活动受限、情绪受限、环境因素等有关。

第三节 家庭评估

一、基础知识

(一)家庭的定义

家庭(family)是社会的基本构成单位,是建立在婚姻、血缘、收养关系基础上的社会共同体。与其他关系相比,家庭关系更为密切、深刻。家庭功能是否健全、家庭关系是否和谐,均会影响到个体的身心健康。

(二)家庭结构

家庭结构是指家庭中成员的构成及其相互作用、相互影响的状态,以及由这种状态形成的相对稳定的联系模式,包括家庭人口结构、权利结构、角色结构、沟通过程和家庭价值观。

1. 家庭人口结构 按家庭的规模和人口特征可分为以下 7 类,见表 6-3-1。

表 6-3-1 家庭人口结构模型

类 型	人 口 特 征
核心家庭	夫妻俩及其婚生或领养的子女
主干家庭	核心家庭成员加上夫妻任何一方的直系亲属如祖父母、外祖父母、叔、姑等
单亲家庭	夫妻任何一方及其婚生或领养的子女
重组家庭	再婚夫妻与前夫和(或)前妻的子女及其婚生或领养的子女
无子女家庭	仅夫妻两人
同居家庭	无婚姻关系而长期居住在一起的夫妻及其婚生或领养的子女
老年家庭	仅老年夫妇,其婚生或领养的子女离家(空巢家庭)

2. 家庭权利结构 家庭权利结构指家庭中夫妻间、父母与子女间在影响力、控制权和支配权方面的相互关系。其基本类型有以下 4 种。

（1）传统权威型：由传统习俗继承而来的权威，如父系家庭以父亲为权威人物。

（2）工具权威型：由养家能力、经济权力决定的权威，可因家庭情况的变化而产生权利转移。

（3）感情权威型：由感情生活中起决定作用的一方作决定。

（4）分享权威型：家庭成员彼此协商，根据各自的能力和兴趣分享权利。

3. 家庭角色结构 家庭角色结构指家庭对每个占有特定位置的家庭成员所期待的行为和规定的家庭权利与义务。如父母有抚养未成年子女的义务，也有要求成年子女赡养的权利。

（1）家庭角色的类型：包括公开性角色和不公开性角色。公开性角色是大多数家庭都具备的维持家庭正常功能所必需的角色，如性别角色、持家者角色等；不公开性角色是家庭以外成员不易了解的角色，如家庭统治者角色、责罚者角色、受虐者角色等。

（2）良好家庭角色结构的特征：每个家庭成员都能认同并适应自己的角色范围；家庭成员对某一角色的期望一致，并符合社会规范；角色期待能满足家庭成员的心理需要，符合自我发展的规律；家庭角色有一定弹性，能适应角色的变化。

4. 家庭沟通过程 沟通作为信息传递的过程，最能反映家庭成员间的相互作用与关系。家庭内部沟通良好是家庭和睦和家庭功能正常的保证。

（1）家庭沟通过程良好的特征：家庭成员间能进行广泛的情感交流；互相尊重对方的感受和信念；能坦诚地讨论个人和社会问题，极少有不宜沟通的领域；家庭根据个体成长发育水平和需求分配权利。

（2）家庭沟通过程障碍的特征：家庭成员自卑；家庭成员以自我为中心，不能理解他人的需求；家庭成员在交流时不够坦诚；家庭内信息的传递是间接、含糊、有矛盾或防御性的。

5. 家庭价值观 家庭价值观指家庭成员对家庭生活的行为准则和生活目标的共同态度和基本信念。它决定家庭成员的行为方式，并可影响家庭的权利结构、角色结构和沟通方式。

（三）家庭生活周期

家庭生活周期（family life cycle）指从家庭单位的产生、发展到解体的整个过程。Duvall提出八阶段家庭生命周期划分（表 6-3-2）。

表 6-3-2　Duvall **家庭生活周期表**

阶　　段	发展性任务
新婚夫妻	建立一个双方满意的婚姻，对怀孕及做父母有所准备，适应亲族网络
幼儿家庭 （最大的孩子 30 个月）	怀孕，顺应及鼓励幼儿成长，建立一个亲子皆满意的家庭环境
有学龄前儿童 （最大的孩子 2.5 到 6 岁）	适应学龄前儿童的需求与兴趣，适应精力消耗、缺乏隐私的生活
有学龄儿童 （最大孩子 6 到 12 岁）	融入有就学孩子家庭的社群，鼓舞孩子在学习上的成就
有青少年 （最大孩子 13 到 20 岁）	在自由与责任之间取得平衡，与青少年有效沟通

续表

阶　段	发展性任务
孩子离家创业	协助孩子有自主的空间,家庭仍然是给予支持的基石
中年父母 (空巢至退休期)	重新建立婚姻关系,维持多代间的亲族关系
高龄家庭成员 (退休至配偶死亡)	适应丧亲之痛及独立生活,适应退休后的生活

(四)家庭功能

家庭的功能主要是满足家庭成员身心需求。家庭功能的健全与否与个体身心健康密切相关。一般来说,家庭功能越健全,则家庭成员的社会适应性越好,健康状况越容易维持。

1. 经济功能 经济功能包括家庭中的生产、分配、交换、消费,是家庭其他方面的物质基础。

2. 生物功能 生物功能包括生育功能和性生活功能。生育功能是人类繁衍的保障,性生活是家庭中婚姻关系的生物学基础。

3. 教育功能 教育功能包括父母教育子女和家庭成员之间相互教育两个方面。其中父母教育子女在家庭教育中占有重要的地位。

4. 抚养与赡养功能 抚养与赡养功能具体表现为家庭代系关系中的双向义务与责任。抚养是上一代对下一代的抚育培养,赡养是下一代对上一代的供养帮助,这种功能是实现社会继替必不可少的保障。

5. 感情交流功能 感情交流功能是家庭精神生活的组成部分,是家庭生活幸福的基础。感情交流的密切程度是家庭生活幸福与否的标志。

6. 休息与娱乐功能 随着人们生活条件的改善,人们休息和娱乐的内容日益丰富多彩,家庭在这方面的功能也将日益增强。

二、家庭资源与家庭危机

(一)家庭资源

家庭资源是家庭为了维持其基本功能,应对各种生活事件所需的物质、精神等方面的支持,可分为内部资源和外部资源。内部资源包括:经济支持,如住院费用的分担;精神与情感支持,如对家人的关心、爱护、鼓励、安慰;信息支持,如提供保健知识;结构支持,如改变家中设备以方便家人的生活。外部资源包括:社会支持,如亲朋好友和社会团体的支持;文化资源,如欣赏戏剧音乐;医疗资源,如医疗保健机构;宗教资源,使家人从信仰中得到精神支持;环境资源,如居住环境。

(二)家庭危机

当家庭压力超过家庭资源,家庭功能处于失衡的状态即为家庭危机(family crisis)。家庭压力主要来自家庭经济收入低下或减少、家庭成员关系的改变与终结、家庭成员角色的改变、家庭成员的行为违背家庭期望或损害家庭荣誉及家庭成员生病、残障、无能等。

三、家庭的评估

可采用会谈法、观察法和量表测评法对家庭类型、生活周期、家庭结构、家庭危机等进行综合评估。

（一）会谈法

1. 家庭类型　直接询问家庭人口的组成。如"您的家庭有多少人？"、"人口组成是怎样的？"等。

2. 家庭生活周期　询问家庭周期所处的阶段，根据不同阶段的任务进行针对性提问。如"能否告诉我您结婚多久了？"、"您有孩子吗？多大了？"、"您与配偶关系如何？"、"初为人父/母感觉如何？"、"在教育和培养孩子成长方面，作为家长，您做了哪些努力？"、"孩子处于青春期，您经常与孩子沟通吗？"、"孩子长大了离开家庭，作为父母，您有什么感受？"、"退休几年了？习惯吗？平时都做些什么？配偶身体如何？"等。

3. 家庭结构

（1）权利结构：询问家庭决策。如"家里的事谁做主？"等。

（2）角色结构：询问家庭角色行为，判断是否存在适应不良。如"家庭中各成员所承担的角色是什么？"、"家庭各成员的角色行为是否符合家庭的角色期望？"等。

（3）沟通过程：询问家庭沟通模式。如"您的家庭和睦吗？"、"家庭成员平时如何沟通？"等。

（4）价值观：了解家庭成员日常生活规范和行为方式。如"您的家庭的家风、家规是什么样的？"等。

（二）观察法

1. 家庭沟通过程　观察家庭成员的沟通方式、情绪等，观察有无提示家庭关系不良的表现。如在家庭成员沟通过程中频繁出现敌对性或伤害性语言，家庭成员过于严肃，所有问题均由某一家庭成员回答而其他成员只是附和，家庭成员间很少交流意见，家庭内部有成员被忽视等。

2. 父母角色行为　通过以下3个方面观察父母是否胜任其角色。

（1）父母的情绪状态：胜任父母角色者对自己所承担的父母角色感到满意和愉快；不胜任者常表现出焦虑、沮丧或筋疲力尽，对孩子的表现感到失望、不满甚至愤怒。

（2）父母与子女间的沟通方式：有良好沟通能力的父母对子女的反应敏感，经常与子女沟通；缺乏沟通能力的父母不注意子女的需求和反应，不允许子女质疑或提出反对意见。

（3）子女的表现：胜任父母角色者其子女健康快乐，有依附父母的行为；不胜任者其子女可有抑郁、冷漠、孤独、怪僻、对父母排斥或过度顺从等表现，无依附父母的行为。

3. 有无家庭虐待　观察家庭成员有无受虐待的体征，如皮肤淤血、软组织损伤、骨折等，虐待提示家庭内部成员间存在不健康的家庭关系。

（三）量表测评法

可测评个体的家庭功能状况及其可从家庭中获得的支持情况。常用的评定量表有Procidano 与 Heller 的家庭支持量表（表 6-3-3）、Smilkstein 的家庭功能量表（表 6-3-4）。

表 **6-3-3**　Procidano 与 Heller 的家庭支持量表

	是	否
1. 我的家人给予我所需的精神支持		
2. 遇到棘手的问题，我的家人帮我出主意		

续表

	是	否
3. 我的家人愿意倾听我的想法		
4. 我的家人给我情感支持		
5. 我和我的家人能够开诚布公地交谈		
6. 我的家人分享我的爱好和兴趣		
7. 我的家人能时时觉察到我的需求		
8. 我的家人善于帮助我解决问题		
9. 我和我的家人感情深厚		

评分方法:选择"是"得1分,选"否"得0分。总分越高,家庭支持度越高

表 6-3-4 Smilkstein 的家庭功能量表

	经常	有时	很少
1. 当我遇到困难时,可以从家人那得到满意帮助			
补充说明:			
2. 我很满意家人与我讨论及分担问题的方式			
补充说明:			
3. 当我从事新的活动或希望发展时,家人能接受并给我支持			
补充说明:			
4. 我很满意家人对我表达感情的方式以及对我情绪的反应			
补充说明:			
5. 我很满意家人与我共度时光的方式			
补充说明:			

评分方法:选"经常"得3分,选"有时"得2分,选"很少"得1分
评价标准:总分在7～10分,表示家庭功能良好;4～6分表示家庭功能中度障碍;0～3分表示家庭功能严重障碍

四、相关护理诊断

（1）照顾者角色紧张（caregiver role strain）　与疾病所致照顾者能力下降、家庭危机等有关。

（2）有照顾者角色紧张的危险（risk for caregiver role strain）　与疾病所致照顾者能力下降、家庭危机等危险有关。

（3）养育功能障碍（impaired parenting）　与疾病所致照顾者能力下降、家庭危机等有关。

（4）有养育功能改善的趋势（readiness for enhanced parenting）。

（5）有养育功能障碍的危险（risk for impaired parenting）　与疾病所致照顾者能力下降、家庭危机等危险有关。

（6）有依附关系受损的危险（risk for impaired parent/infant/child attachment）　与家庭情况改变、家庭危机等危险有关。

（7）家庭运作过程失常（dysfunctional family processes）　与家庭情况改变、家庭危机等

有关。

(8) 家庭运作过程改变(interrupted family processes) 与家庭情况改变、家庭危机等有关。

(9) 有家庭运作过程改善的趋势(readiness for enhanced family processes)。

(10) 有关系改善的趋势(readiness for enhanced relationship)。

第四节 环境评估

Handerson 对环境(environment)的定义是影响机体生命与发展的所有外在因素的总和。环境是护理学的基本概念之一,与人类健康密切相关。护理人员应充分评估环境,发现环境中现存或潜在的危险因素,制订有针对性的护理措施。

一、基础知识

环境可分为内环境和外环境,内环境包括生理环境和心理环境,外环境包括物理环境和社会环境。这里重点讨论外环境。

(一) 物理环境

物理环境指一切存在于机体外环境的物理因素的总和,包括空间、声音、湿度、采光、通风、气味、居室装潢、交通,以及各种与安全有关的因素,如大气污染、水污染和各种机械性、化学性、温度性、放射性、过敏性、医源性损伤等。

(二) 社会环境

社会环境指有关个人的社会和心理需要状态,包括社会政治制度、社会经济因素、社会文化系统、生活方式、社会关系与社会支持、医疗卫生服务体系等。

二、环境对健康的影响

(一) 物理环境与健康

人和环境相互依存,人通过摄取环境中的有益于健康的物质维持生存,同时也受到环境中有害物质的威胁。

1. 生物因素 如细菌、病毒、寄生虫等病原微生物可借助媒介导致交叉感染。

2. 物理因素 机体遭受物理因素如噪音、高温、辐射等的危害,会出现头痛、耳鸣、焦虑、注意力下降、血压升高、睡眠障碍等反应。

3. 化学因素 水和空气污染对人体的危害尤其明显。

4. 气候与地理因素 某些地方病已证实与当地气候、地理因素密切相关。

(二) 社会环境与健康

社会环境中的经济、文化、教育、生活方式、社会关系、社会支持等与健康密切相关。

1. 社会经济 社会经济因素对健康的影响起重要作用,经济状况低下者基本生活可能得不到保障,患病后也得不到及时有效的治疗。不同经济水平的国家和地区疾病谱也有所差异。

2. 社会文化 良好的教育有助于人们认识疾病、获取健康保健信息、改变不良的生活习惯和提高对卫生服务的有效利用。

3. 生活方式 生活方式是人们长期受一定经济、文化、民族、社会、风俗、规范,特别是家庭的影响而形成的一系列生活习惯、生活制度和生活意识。不同地区、不同民族、不同职业、不同社会阶层的人生活方式都不一样。良好的生活方式可促进健康,如有规律的锻炼、每天保持充足的睡眠等,对健康有害的生活方式常包括吸烟、酗酒、吸毒、赌博等。

4. 社会关系和社会支持 个体的社会关系包括与之有直接或间接关系的所有人或人群,如家人、邻居、朋友、同学、同事、领导或某些组织、团体及其成员等。个体的社会关系是社会环境中非常重要的一面,个体的社会关系网越健全、人际关系越融洽,越容易得到所需的信息、情感、物质等方面的支持。这些从社会关系网获得的支持,社会学家统称为社会支持,是社会环境对健康的一大重要功能。一般来说,社会关系网越健全,社会支持力度越大,个体的身心调节与适应能力、自理能力越好,生活质量越高,对患者而言,治疗护理的依从性也越高。

三、环境的评估

通常采用会谈、实地考察和量表测评等方法对环境进行评估。

(一)会谈

通过会谈了解是否存在影响患者健康的环境因素。如"您所居住的环境如何?"、"您所处的环境中有无危险因素? 是否采用防护措施?"、"您的经济状况如何?"、"您在饮食、睡眠、活动、娱乐等方面有何习惯偏好?"、"您的人际关系如何?"等。

(二)实地考察

实地考察患者的家庭环境、工作环境和病室环境,客观评估影响患者健康的因素。

(三)量表测评

通过跌倒危险因素评估量表评估环境中有无导致跌倒的危险因素(表 6-4-1),通过健康促进生活方式问卷(HPLP)评估患者的生活方式(表 6-4-2)。

表 6-4-1 Morse 跌倒危险因素评估量表

评 估 内 容	评 分 标 准	得 分
1. 近 3 个月跌倒史	无:0 分	
	有:25 分	
2. 超过 1 个疾病诊断	无:0 分	
	有:15 分	
3. 使用行走辅助用具	不需要/卧床休息/护士辅助:0 分	
	拐杖/手杖/助行器:15 分	
	依扶家具行走:30 分	
4. 静脉输液或有插管	无:0 分	
	有:20 分	
5. 步态	正常/卧床休息/坐轮椅:0 分	
	虚弱乏力:10 分	
	功能障碍/残疾:20 分	
6. 认知状态	量力而行:0 分	
	高估自己的能力/忘记自己受限制:15 分	
总分:		

表 6-4-2 健康促进生活方式问卷（HPLP）

指导语：这份问卷的内容是关于你目前的生活情况。请尽可能回答所有问题，并勾出你所选择的答案。

项　　　目	从来不会	有时会	通常会	一定会
1. 你会不会与亲密好友谈及自己的问题、同时也关心他们？	□	□	□	□
2. 你会不会选择低脂肪、低饱和脂肪和低胆固醇食物？	□	□	□	□
3. 当你出现任何不寻常的症状时，你会告诉医生、护士等专业人士吗？	□	□	□	□
4. 你会不会实行已经定好的运动计划？	□	□	□	□
5. 你有充足的睡眠吗？	□	□	□	□
6. 你是不是觉得自己仍然持续好的成长及向好的方向改变？	□	□	□	□
7. 你是不是乐于称赞其他人的成就？	□	□	□	□
8. 你会不会刻意减少吸收糖分及糖类食物，例如甜食？	□	□	□	□
9. 你会不会阅读或收看关于促进健康的书籍或电视节目？	□	□	□	□
10. 你会不会积极从事运动，例如快步走、骑单车、爬楼梯，每星期至少三次，每次至少 20 min？	□	□	□	□
11. 你会不会每天都安排好时间，给自己休息？	□	□	□	□
12. 你有没有生活目标？	□	□	□	□
13. 你会不会令你的人际关系持续和更美好？	□	□	□	□
14. 你会不会每天吃足够的淀粉类食物，例如 6～11 块面包、3～5 碗麦片、半碗到三碗饭或 3～5 碗面条等？	□	□	□	□
15. 你会不会详细询问医护人员给你的意见、以求明白？	□	□	□	□
16. 你会不会从事轻度至中度的体力活动，例如每星期运动五次以上、每次持续步行 30～40 min？	□	□	□	□
17. 你会不会勇于面对自己无法改变的事实？	□	□	□	□
18. 你会不会对未来的日子有所期待？	□	□	□	□
19. 你会不会抽出时间与亲朋好友相处？	□	□	□	□
20. 你会不会每天吃水果，例如 2～3 个苹果或 1～2 根香蕉等？	□	□	□	□
21. 当你对医护人员的建议有疑问时，你会不会寻求第二位专家的意见？	□	□	□	□
22. 你会不会参加休闲性或娱乐性的运动，例如游泳、跳舞、骑脚踏车等？	□	□	□	□
23. 每晚睡觉前，你会不会回想一些令你开心的事情？	□	□	□	□
24. 你会不会常常感觉到内心的满足及平和？	□	□	□	□
25. 你会不会很容易地表达出对他人的关怀和爱心？	□	□	□	□
26. 你会不会每天吃蔬菜，例如 1～3 碗蔬菜？	□	□	□	□
27. 你会不会和医护人员讨论自己的健康问题？	□	□	□	□

续表

项　　目	从来不会	有时会	通常会	一定会
28. 你会不会每星期至少做三次伸展运动,例如拉筋、压腿等?	☐	☐	☐	☐
29. 你会不会找方法来舒缓自己的压力?	☐	☐	☐	☐
30. 你会不会为追求人生的长远目标而努力?	☐	☐	☐	☐
31. 你会不会与你关心的人保持紧密的联系?	☐	☐	☐	☐
32. 你会不会每天都饮用 1～2 盒鲜奶(240 mL)?	☐	☐	☐	☐
33. 你会不会每个月自我检查身体一次、留意身体有没有变化或发生危险的征兆?	☐	☐	☐	☐
34. 在日常生活中,你会不会找机会做运动,例如舍电梯而用楼梯、少搭巴士而多步行等?	☐	☐	☐	☐
35. 你会不会设法在工作和娱乐之间取得平衡?	☐	☐	☐	☐
36. 你会不会感到每天的生活都是充满趣味和具有挑战性的?	☐	☐	☐	☐
37. 你会不会找方法满足精神和性的需要?	☐	☐	☐	☐
38. 你会不会每天都吃 2～3 两瘦肉或鸡或鱼或 2～3 个蛋、豆类、坚果?	☐	☐	☐	☐
39. 你会不会向专业的医护人员请教如何自我照顾的方法?	☐	☐	☐	☐
40. 你会不会在运动时测量自己的脉搏?	☐	☐	☐	☐
41. 你会不会每天用 15～20 min 的时间去练习放松或冥想?	☐	☐	☐	☐
42. 你会不会思考在自己的生命中什么是最重要的?	☐	☐	☐	☐
43. 你会不会从关怀你的亲朋好友中得到支持?	☐	☐	☐	☐
44. 你会不会留意食品包装上有关营养成分的卷标?	☐	☐	☐	☐
45. 你会不会参加促进个人健康的教育课程?	☐	☐	☐	☐
46. 运动时,你会不会达到自己的目标心率?	☐	☐	☐	☐
47. 你会不会自我调节、以免过分疲劳?	☐	☐	☐	☐
48. 你会不会感到有某种超过自我的力量在身旁?	☐	☐	☐	☐
49. 你会不会用讨论和折衷的办法来解决和别人的冲突?	☐	☐	☐	☐
50. 你会不会每天吃早餐?	☐	☐	☐	☐
51. 你会不会在有需要时寻求辅导、咨询或协助?	☐	☐	☐	☐
52. 你会不会乐于接受新的体验及新的挑战,例如做一些从未做过的事、到一个陌生的地方等?	☐	☐	☐	☐

四、相关护理诊断

(1) 有跌倒的危险(risk for falls)　与身体功能减退、环境因素等有关。

(2) 有受伤害的危险(risk for injury)　与身体功能减退、环境因素等有关。

(3) 受污染(contamination)　与环境污染、防护知识缺乏等有关。

(4) 有受污染的危险(risk for contamination)　与环境中可能有污染源、防护知识缺乏等有关。

(5) 有中毒的危险(risk for poisoning)　与环境中有害因素、防护知识缺乏有关。

第五节　文化评估

一、基础知识

(一) 文化的定义

文化(culture)是一个社会及其成员所特有的物质和精神财富的总和,即特定人群为适应社会环境而具有的共同的行为和价值模式。文化是一个复杂的体系,包括思想意识、价值观、知识结构、信念与信仰、技术、艺术、道德、法律、风俗以及其他习惯和能力。文化具有民族性、继承性和累积性、获得性、共享性、复合性等特征。

(二) 文化的要素

文化的要素包括价值观、意义体系、信念与信仰、规范、习俗等,其中以价值观、信念与信仰、习俗为核心要素,并与健康密切相关。

1. 价值观　价值观是指一个社会或群体中共有的对于区分事物的好坏、对错、符合或违背人的愿望、可行与不可行的观点、看法与准则。它是个体在长期社会化过程中,经过后天学习逐步形成的。不同的个体、不同的民族有不同的价值观。价值观与健康保健的各个环节密切相关,主要表现在:①影响人们对健康问题的认识并左右人们对解决健康问题的决策。②影响人们对治疗手段的选择。③影响人们对医疗保密措施的选择。④影响人们对疾病与治疗的态度。

2. 信念与信仰　信念是自己认为可以确信的看法,是个人在自身经历中积累起来的认识原则,是一种稳定的生活理想。信仰则是人们对某种事物或思想、主义的极度尊崇与信服,并把它作为自己的精神寄托和行为准则。信仰的形成是一个长期的过程,是信念形成的终结和最高阶段,是认识的成熟阶段或情感化了的认识。人的健康信念与个体的健康密切相关,人的信仰与健康也是密切相关的。信仰有很多种,其中宗教信仰与人的精神健康关系较为密切。宗教是指统治人们的那些自然力量和社会力量在人们头脑中虚幻的反映,是由对超自然神灵的信仰和崇拜来支配人们命运的一种社会意识形式。一般来讲西方以基督教为主教,我国流传较广的是佛教和道教。宗教信仰是宗教信仰者精神生活的一部分,虽然带有唯心色彩,但在人们精神寄托方面有一定作用。

3. 习俗　习俗是指一个民族的人们在生产、居住、饮食、沟通、婚姻与家庭、医药、丧葬、节日、庆典、礼仪等物质文化生活上的共同喜好、禁忌。习俗是各民族政治、经济和文化的反映,并在一定程度上反映各民族的生活方式、历史传统和心理情感,是民族特点的一个重要方面,与健康相关的主要习俗有饮食习惯、沟通、医药等。

二、文化休克

(一) 文化休克的定义

文化休克(culture shock)是指人们生活在陌生文化环境中所产的迷惑与失落的经历。它实际上是一种精神紧张综合征,常发生于个体从熟悉的环境到新环境,由于沟通障碍、日常活动改变及风俗习惯、态度、信仰的差异而产生的生理、心理适应不良。对于患者,医院是一个陌生的环境,对环境的不熟悉,与家人的分离,沟通的缺乏,对疾病、治疗的恐惧等都有可能导致患者出现文化休克。

(二)文化休克的表现及分期

文化休克的表现随不同的个体所处的不同环境而有差异。一般可根据个体发生文化休克后的生理、心理反应对文化休克进行如下分期。

1. 兴奋期 此期较短,是指个体刚到一个新的环境对任何事物都很陌生。比如患者刚入院,对医院环境、医护人员、自己将要接受的检查和治疗都感到很陌生,会有迷茫的感觉。

2. 意识期 一般情况下,此期个体开始意识到必须改变自己的种种习惯去适应新的环境。由于对陌生环境的迷惑、对所熟悉环境的思念,此期是文化休克中表现最突出的一期。比如患者入院几天后开始意识到自己将住院一段时间,对疾病和治疗转为担忧,因思念家人而焦虑,因不得不改变各种习惯而产生受挫感,可有失眠、焦虑、食欲下降、沮丧、绝望等反应。

3. 适应期 此期个体经过调整,开始熟悉、适应环境。比如住院患者在慢慢调整后开始从生理、心理、社会方面适应医院环境并有了安全感。

(三)影响文化休克的因素

个体健康状况、年龄、既往应对经历及应对类型均可以影响文化休克。

三、文化的评估

主要通过会谈法、观察法和量表测评法评估其人生观、价值观、健康信念与信仰、文化程度、宗教、民俗等。

(一)价值观的评估

价值观存在于潜意识中,不能直接观察,也很难言表,评估比较困难。评估者可以通过询问"您属于哪一个民族?"、"您本人的人生观如何? 您信奉的做人原则是什么? 行为准则是什么? 通常情况下,什么对你最重要?"、"遇到困难时你是如何看待的?"、"患病以后,你以上的价值观念有无改变? 有哪些改变?"等问题来了解评估对象的价值观。

(二)信念与信仰的评估

1. 健康信念 常用的方法为 Kleinman 等人提出的健康信念评估模式,该模式主要通过询问几个关于健康信念的问题来引出患者对健康问题的认识。

(1)对你来说健康是什么? 不健康又是什么?

(2)通常你在什么情况下才认为自己有病并就医?

(3)你认为导致你发生健康问题的原因是什么?

(4)你怎样、何时发现你有该健康问题的?

(5)该健康问题对你的身心造成了哪些影响? 严重程度如何? 发作时持续多长时间?

(6)你认为你该接受何种治疗? 你希望通过治疗达到哪些效果?

(7)你的病给你带来的主要问题有哪些? 对这种病你最害怕什么?

2. 宗教信仰 可通过询问评估对象"你有宗教信仰吗? 如果有请告诉我是哪一种?"、"平时你经常参加哪些宗教活动? 住院对你参加以上宗教活动有何影响?"、"你的宗教信仰对你在住院期间的检查、治疗、饮食、起居、用药等方面有何特殊要求?"等问题进行评估,此外,还可以通过观察评估对象的外表、服饰、有无宗教信仰活动及宗教信仰的改变来获取个体有关宗教信仰的信息。Underwood 编制的日常精神体验量表（DESE）（表 6-5-1）也有助于评估患者的宗教信仰。

表 6-5-1　日常精神体验量表（DESE）

指导语：下列条目你可能或没有经历过，请考虑你是否及如何有这些经历。另外，许多条目用到"上帝"一词，如果这个词让你感觉不舒服，请替换为另一个对你来说重要的。

项　　目	评　　分					
1. 我感到上帝的存在	1	2	3	4	5	6
2. 我感觉与众生同在	1	2	3	4	5	6
3. 在做礼拜或与上帝沟通的时候，我感到高兴	1	2	3	4	5	6
4. 我在我的宗教或精神信仰中获得了力量	1	2	3	4	5	6
5. 我在我的宗教或精神信仰中获得了安慰	1	2	3	4	5	6
6. 我感到内心深处的宁静和和谐	1	2	3	4	5	6
7. 我在日常活动中请求上帝的帮助	1	2	3	4	5	6
8. 我在日常活动中受到上帝的指引	1	2	3	4	5	6
9. 我感到上帝对我直接的爱	1	2	3	4	5	6
10. 我通过其他人感受到上帝对我的爱	1	2	3	4	5	6
11. 我在精神上被一种创造的美感动了	1	2	3	4	5	6
12. 我对祝福非常感激	1	2	3	4	5	6
13. 我无私地帮助他人	1	2	3	4	5	6
14. 即使我认为他人做得不对，我也能接受他们	1	2	3	4	5	6
15. 我愿意与上帝更近些，或合为一体	1	2	3	4		
16. 一般来说，你认为你与上帝有多近？						

注：1~15 题：1 表示完全不符合；2 表示不符合；3 表示有点不符合；4 表示有点符合；5 表示符合；6 表示完全符合。16 题：4 表示一点也不近；3 表示有些近；2 表示非常近；1 表示尽可能近

（三）习俗的评估

主要通过会谈法重点评估饮食习俗和语言沟通，可在通过会谈法获取信息的同时，观察评估对象与人交流时的表情、眼神、手势等，对其非语言沟通文化进行评估。会谈的主要内容：你平时吃哪些食物，主食为哪些，喜欢的食物有哪些，有何食物禁忌？你常采用的食物烹调方式有哪些，常用的调味品有哪些？你每天进几餐，都在哪些时间？你认为哪些食物对健康有益，哪些对健康有害？哪些情况会使你的食欲下降，哪些情况会增加你的食欲？你平常讲何种语言？你喜欢的称谓是什么？有什么语言禁忌？

（四）文化休克的评估

与患者交谈，耐心询问其住院后的心理感受，同时仔细观察患者住院后的言行举止。

小结

社会评估是健康评估的重要组成部分。社会评估的内容包括角色功能、家庭功能、环境

（包括物理环境和社会环境）、文化的评估等。社会评估的方法主要包括会谈、观察、量表测评、实地考察和抽样调查,应综合各种方法全面评估,注意自评和他评相结合。注意主、客观资料的比较和评估资料的分析。

思考题

一、简答题

1. 简述社会评估的内容和临床意义。

2. 社会评估的主要方法和特点有哪些? 评估时有哪些注意事项?

二、案例分析题

1. 患者,男,48 岁,以急性胰腺炎入院,住院后经过治疗好转,但由于他年迈的老父亲突然摔倒并发生胫骨骨折,他不顾医生劝阻毅然离开医院承担起照顾自己父亲的责任。请问:

（1）患者出现了哪种角色行为不良? 请分析其心理原因。

（2）常见的患者角色适应不良有哪些? 如何评估?

2. 吴先生,男,65 岁,新加坡华侨。在中国旅游期间因病就医,对住院过程很不适应,表现为孤独、退缩、多疑,甚至发怒。请问:

作为吴先生的责任护士,你认为他出现了哪种问题? 如何评估?

（孙雪芹）

第七章　实验室检查

 案例分析

肖某，男，17 岁，发热、咳嗽 2 天。2 天前，淋雨后发热、寒战，伴咳嗽、咳铁锈色痰。体温 39.6 ℃，脉搏 102 次/分，呼吸 32 次/分，血压 110/70 mmHg。面色潮红，呼吸急促，神志清楚，左下肺可闻及湿啰音。

实验室检查：白细胞总数 $15 \times 10^9 / L$，中性分叶核粒细胞 75%，杆状核细胞 15%。

请问：患者的白细胞检查发生了什么变化？其正常范围是多少？

第一节　概　　述

实验室检查(laboratory examination)是临床重要的辅助检查，通过运用物理学、化学、生物学等学科的实验技术，对患者的血液、体液、分泌物、排泄物以及组织细胞等标本进行检验，获得疾病的病原体、组织的病理形态或器官的功能状态等资料，再结合临床表现进行分析的检查方法。实验室检查结果可以协助疾病诊断、推测疾病预后、制订治疗和护理措施、观察病情与疗效。因此，实验室检查是健康评估的重要组成部分，也是健康评估的重要内容之一。

一、实验室检查的主要内容

现代实验室检查的主要内容包括以下几个方面。

1. 一般检查　一般检查是临床经常用于筛查疾病的检查。多用定性或定量分析的方法，对血液、体液、分泌物、排泄物等标本进行理化性状分析，并用显微镜对标本中的有形成分进行分析的检查。

2. 血液学检查　血液学检查主要检查原发性血液系统的疾病及非造血组织疾病所致的

血液学变化的检查。

3. 生物化学检查 生物化学检查指定量检查血液及各种体液中生化物质以及治疗药物等的浓度。

4. 病原生物学及血清学检查 病原生物学及血清学检查指检测各种病原体及其抗原、抗体,检查结果不仅有助于感染性疾病的确诊,也可以为疾病的预防与控制制订策略。

5. 免疫学检查 免疫学检查包括病原血清学检查在内,检查各种特异性或非特异性免疫功能。

6. 遗传学检查 遗传学检查主要检查遗传性疾病染色体及基因。

二、实验室检查与临床护理

实验室检查与临床护理有着十分密切的关系,首先,护士在标本采集前要对患者进行解释并且指导其正确采集标本;其次,对标本采集后如何处理与送检、正确评价和解释检查结果,护士要具备相关知识与技能;再次,实验室检查的结果作为客观资料的重要组成部分,可协助和指导护士观察、判断病情和评价治疗及护理效果,并可为作出护理诊断提供重要依据。通过本章内容的学习,护士应重点关注与掌握的有关事项如下。

(1)明确各项实验室检查的适应证与检验目的。

(2)熟悉不同的实验室检查原理和标本采集与保存的操作方法,了解实验室检查结果的影响因素及避免干扰的措施,能够指导患者正确配合医护人员采集标本。

(3)熟悉临床常用检验指标的参考范围及其影响因素,特别是那些对疾病诊断、治疗和护理产生重大影响的参考范围。

(4)能够结合患者病情分析实验室检查结果的临床意义,为临床护理提供支持与帮助。

三、标本的采集和处理

【血液标本的采集】

血液标本在各种检验标本中采用率最高,广泛用于血液一般检查、血液生物化学与免疫学检查、血液病原微生物学检查等,是临床诊断疾病的主要依据,对全身各组织、器官的生理或病理状态可直接或间接提供相关的重要信息。正确采集与处理血液标本是获得准确、可靠检验结果的重要环节。

(一)血液标本的种类

1. 全血 全血主要用于临床血液学检查,如血细胞的计数分类和形态检查等。于血液标本中加入抗凝剂,阻止血液凝固,所得血液标本包括血细胞和血浆两部分。

2. 血浆 血浆是全血中加入抗凝剂,经离心、分离血细胞后所得到的上层液体。主要用于血栓与止血的一般检查和部分生物化学项目检查。

3. 血清 全血不加抗凝剂,凝固后经过离心所得上层液体部分称为血清。主要用于临床生物化学和免疫学检验项目的测定。

(二)采血部位

血液标本采自于毛细血管、静脉或动脉。

常用的有:①皮肤穿刺采血:又称毛细血管或末梢采血。凡是需血量较少(通常约10滴以下)的检验用血可用此种方法。一般使用采血针,在消毒后的指端或耳垂等部位采集血液。皮肤穿刺采血的主要缺点是易发生溶血、凝血和混入组织液。②静脉采血：目前最常用的采血方法。手臂浅表静脉作为采血部位，采血时止血带的结扎时间要短，否则会影响血液成分的浓度。③动脉采血：主要用于血气分析。采血部位多选择桡动脉、肱动脉或股动脉等处，采集的血液标本必须与空气隔离，立即送检。

（三）采血时间

根据检查的目的不同，对采血时间有不同的要求。

1. 空腹采血　空腹采血指在禁食 8 h 后空腹采集的标本。一般是在晨起早餐前采血，常用于临床生化检查。其优点是可避免饮食成分和白天生理活动对检验结果的影响，同时因每次均在固定时间采血也便于对照比较。

2. 特定时间采血　因人体生物节律在昼夜间有周期性变化，故在一天中不同时间所采的血液标本，检验结果也会随着变化，如激素、葡萄糖等的测定。检查微丝蚴需在半夜唤醒后采集标本。此外，三酰甘油、维生素 D 等还可有季节性变化。进行治疗性药物检测时，更需注意采血时药物浓度的峰值和低谷。

3. 急诊采血　急诊采血不受时间限制。用于急诊或抢救患者的采血，检测单上应标明急诊和采血时间。

（四）标本采集后的处理

1. 抗凝剂　采全血或血浆标本时，采血后应立即将血液标本注入含适当抗凝剂的试管中，并充分混匀。如用肝素抗凝，则在抽血前先用肝素湿润注射器。商品化真空采血管已经抗凝处理。常用的抗凝剂有：①草酸盐：与血中钙离子结合成不溶性草酸钙而起抗凝作用，2 mg 草酸盐可抗凝 1 mL 血液，常用的草酸盐为草酸钠、草酸钾等。②枸橼酸钠：溶解度和抗凝力较弱，每毫升血液需 5 mg 枸橼酸钠，常用于临床血液学检验、红细胞沉降率测定、血液凝固检验以及输血。③肝素：主要作用是抑制凝血酶原转化为凝血酶，使纤维蛋白原不能转化为纤维蛋白，除有些凝血机制的检验项目外，适用于大多数实验诊断的检查。④乙二胺四乙酸二钠（EDTA-2Na）：与钙离子络合而抗凝，1 mL 血液需用 1～2 mg，适用于多项血液学检验。

2. 及时送检和检测　①冰浴：部分项目可将血液标本置于冰浴水中，可缓解各种成分的代谢变化，如血氨测定、血气分析等。②保温：将血液标本保持于体温或 37 ℃ 环境中，如冷凝集素测定等。③避光：血液标本用锡纸包裹或避光的容器采集，以免血中某些成分遇光分解，引起测定值的降低。血液离体后可产生多种变化，因此，血液标本采集后应尽快送检和检测。

3. 微生物检验的血液标本　血液标本采集后应立即注入血培养皿中送检，并防止标本的污染。

（五）不合格血液标本及其预防措施

1. 高脂肪血液标本　离心后的血清或血浆呈云雾状混浊，表明血中含有高浓度的脂肪物质，多因患者进食后不久采集标本所致。空腹采血可有效地预防高脂肪血液标本的采集。

2. 溶血　溶血指由于各种原因所致的红细胞破坏，外观呈红色或粉红色的血液标本。除了病理性原因外，体外溶血的主要原因为容器不干净、血液遇水、标本被强力震荡等。因此，采血时注射器和容器必须干燥，抽后将血液沿容器壁缓慢注入可防止血液标本发生溶血。

【尿液标本的采集】

（一）尿液标本种类

1. 晨尿　早晨第一次尿，尿液在膀胱内存留 8 h 以上，各种成分浓缩，有利于尿液有形成分的检出。

2. 随机尿 任何时间内自然排泄的尿液作为标本,最适合门诊、急诊患者。受多种因素影响,尿中病理成分浓度较低。

3. 定时尿 适用于一天之内尿液成分波动较大、采用随意尿标本难以确定其参考值范围的多种化学物质检测。如午餐后 2 h 尿,主要用于尿中尿胆原等的检测。

4. 12 h 尿 要求先排尽余尿,收集前一天晚上 8 时至第二天早晨 8 时之内的全部尿液,主要用于尿中有形成分计数。

5. 24 h 尿 收集前一天早晨 8 时至第二天早晨 8 时之内的全部尿液,主要用于蛋白质、糖等化学物质的检验。

6. 尿培养 用清洁、无菌容器收集中段尿,主要用于细菌培养和药物敏感试验。

(二)标本送检时间

尿液标本从收集到检验完成所间隔的时间,夏天不应超过 1 h,冬天不应超过 2 h,以免细菌污染和原有各种成分改变。

【粪便标本的采集】

(一)粪便标本种类

1. 部分 用于常规检验,留取大拇指样大小的粪便量或半匙量稀液便。采集病理性粪便成分,选取含有脓、血、黏液处的粪便。若无明显脓、血、黏液,则应在粪便的多个部位各取一点后再混合,以提高检出率。

2. 全部 做血吸虫毛蚴孵化、计数寄生虫虫卵或成虫等应留取全部粪便。

(二)容器

必须用干净、不透水的一次性容器。做细菌学检验,则使用经灭菌后封口的容器。

【脑脊液标本的采集】

脑脊液检验主要用于神经系统有不明原因剧烈头痛、昏迷、抽搐、瘫痪等症状,或疑有颅内出血、脑膜白血病或有脑膜刺激征的患者。脑脊液标本由医生经无菌腰椎穿刺术采集获得。

采集后,标本 1 h 内送检,术后应根据患者的具体情况,嘱患者去枕平卧 4～6 h,以免术后低颅内压引起头痛。

【浆膜腔积液标本的采集】

浆膜腔主要包括人体的胸腔、腹腔和心包腔等。当浆膜腔内过多液体积聚时,分别称为胸腔积液、腹腔积液和心包腔积液。标本由医生经无菌胸穿、腹穿或心包穿刺获得。主要用于判断积液的性质,如区分炎症性或非炎症性、良性或恶性、病原体及其种类,或用于抽液减压、用药治疗等。

采集后应立即送检,因渗出液含纤维蛋白原较高易发生凝固。如做生化检查,应同时采血做相应项目测定,以此对照。采集关节滑膜液前,患者应禁食 6 h,使血液与滑膜液之间葡萄糖成分得以平衡。

【痰液标本的采集】

真正的痰液是指气管、支气管的分泌物或肺泡内的渗出物,不包括口腔的唾液、鼻咽部的分泌物以及食物等其他物质。采用自然咳痰法,要求患者于早晨起床后先漱口,然后再用力从呼吸道深部咳出 1～2 口痰,用内壁无吸水性的洁净容器存放后,室温下 2 h 内、冷藏 24 h 内送检。

用于特殊检验的标本收集方法包括:①细胞学检查,取上午 9～10 时新鲜痰液。②用漂浮或浓集法检查结核杆菌,应留 24 h 痰液。③取痰困难者,用特殊方法取痰或在鼻咽部直接刮取标本。

四、影响实验室检查结果的主要因素

现代实验室检查的优点具有标本微量化、报告电脑化、检测自动快速和不断提高的结果准确性和可重复性,但是实验室检查也存在一定的局限性。标本采集、转运过程中间环节对结果也有影响。同一项检查由于检测原理、检测方法以及检测仪器、试剂不一样,结果也会不同。由于人体生理变化与病理变化的复杂性,检测结果在生理变化和病理变化之间常有重叠,单独一次实验检测难以全面反映机体复杂的动态变化。同一项检查结果异常可见于多种疾病,同一种疾病又可出现多项检查结果的异常。因此,在确定检查结果的临床意义时,必须要有动态的观点,并综合全部临床资料进行具体分析,才能作出合理的解释。

(一) 标本采集前的影响因素

受检者一般情况如年龄、人种、民族、性别、精神状态、月经周期和妊娠、精神状态、体位、居住地区及条件等。生活因素如进食或禁食、吸烟、饮酒、咖啡、活动情况等。另外,药物的体内作用对检验结果也有影响,如口服避孕剂,可使血清铁、甘油三酯等多种结果增高。故标本采集前应尽可能暂停各种药物,晨起空腹采集标本,可将多种因素对检查结果的影响减少到最低程度。

(二) 标本采集中的影响因素

应掌握采血技术操作规程,一般止血带的捆扎时间应在 1 min 之内。如止血带应用时间过长,血液凝固、血浆移入组织液中,可使所采标本发生变化。此外,血气分析等检查对压力很敏感,需在注射针刺入血管后立即将止血带松开。如毛细血管采血,宜待血液自然流出,不易流出时可于针刺部位远端稍加压力或重新穿刺。禁止用力挤压,以免流入大量组织液将血液稀释,影响检验结果且易使血液凝固。采血后血液注入含抗凝剂的容器时,应轻轻混匀,不可搅动标本;持送标本时,把持时间若过长,可使标本加温而影响结果。

(三) 标本采集后的影响因素

检测记录、结果书写、计算机的输入、与临床的沟通等。

第二节　血　液　检　查

一、血液一般检查

血液一般检查是临床最常用的实验项目之一,能筛检临床血液系统和其他系统的疾病。血液一般检查的内容包括红细胞(erythrocyte,red blood cell,RBC)、白细胞和血小板的数量及其相关参数的检查。

【红细胞检查】

(一) 红细胞计数与血红蛋白(hemoglobin,Hb)测定

1. 标本采集　①血液分析法:用乙二胺四乙酸(EDTA)抗凝静脉血 1 mL。②手工法:用

非抗凝毛细血管血 1 滴。

2. 参考范围

(1) 成年男性:红细胞计数 $(4.0\sim5.5)\times10^{12}/L$,血红蛋白 $120\sim160$ g/L。

(2) 成年女性:红细胞计数 $(3.5\sim5.0)\times10^{12}/L$,血红蛋白 $110\sim150$ g/L。

(3) 新生儿:红细胞计数 $(6.0\sim7.0)\times10^{12}/L$,血红蛋白 $170\sim200$ g/L。

知识链接

血常规检查一般取用末梢血检查,如指尖、耳垂部位的血,经过血液细胞分析仪器分析,电脑报告结果,已成为临床常用检查项目,所以称之为血常规。

血常规用针刺法采集指血或耳垂末梢血,稀释后滴入特制的计算盘上,再置于显微镜下计算血细胞数目。血常规检查的同时也要进行血涂片,以便在显微镜下观察红细胞的大小、形态,及用血细胞分类计数器进行白细胞各类细胞的观察与分类计数。

血常规检查的意义在于可以发现许多全身性疾病的早期迹象,判断是否贫血、是否有血液系统疾病,也可以判断是否有其他细菌感染、是否需要抗病毒治疗、有无脾功能亢进,判断是否存在再生障碍性贫血等。

3. 临床意义

1) 红细胞和血红蛋白减少

(1) 生理性:见于婴幼儿、15 岁前儿童、老年人和妊娠中、后期。

(2) 病理性:见于各种病理因素导致红细胞、血红蛋白低于正常参考值的下限。红细胞生成障碍、造血原料缺乏和利用障碍、红细胞破坏过多和失血等原因造成的再生障碍性贫血、缺铁性贫血、溶血性贫血和失血性贫血等。

(3) 其他疾病:慢性炎症性疾病、霍奇金病、器官衰竭等。

2) 红细胞和血红蛋白增多

(1) 相对增多:见于剧烈呕吐、严重腹泻、大面积烧伤、出汗过多、尿崩症、甲状腺危象、糖尿病酮症酸中毒等。由于血液浓缩使红细胞和血红蛋白含量相对增多。

(2) 绝对增多:①生理性增多:见于新生儿、高原居民及剧烈运动、冷水浴等。②病理性增多:见于发绀型先天性心脏病、肺源性心脏病、阻塞性肺气肿、真性红细胞增多症等。

(二) 血细胞比容

血细胞比容(hematocrit, Hct)是指抗凝全血经离心沉淀后测得的每升血液中红细胞占全血的容积百分比,或经血液分析仪法计算所得红细胞占全血的容积百分比。

1. 标本采集 ①血液分析法:EDTA 抗凝血、微量毛细血管法毛细血管或抗凝血 0.5 mL。②温氏法(Wintrobe 法):双草酸盐抗凝血 2 mL。

2. 参考范围 ①成年男性 $0.40\sim0.50$ L/L;②成年女性 $0.37\sim0.48$ L/L。

3. 临床意义

(1) 血细胞比容增高:各种原因所致的血液浓缩,可出现相对性增高。生理性原因如大量出汗;病理性原因如严重呕吐、大面积烧伤、腹泻等。临床上常以此作为计算脱水患者静脉输液量的参考。绝对性增高见于真性红细胞增多症。

(2) 血细胞比容减低:见于各种原因所致的贫血。由于不同类型贫血红细胞体积改变不同,血细胞比容改变不一定与红细胞计数成正比,因此只有结合红细胞计数、血红蛋白测定和血细胞比容,计算出红细胞各项平均值参数,对贫血的形态学分类诊断才有参考意义。

（三）网织红细胞计数

网织红细胞(reticulocyte,Ret)是晚幼红细胞从脱核后到完全成熟的红细胞之间的过渡型细胞,丰富的血红蛋白在胞质内已合成,但残存核糖体、核糖核酸等嗜碱性物质。网织红细胞计数是指测定单位容积外周血液中的网织红细胞的含量。

1. 标本采集　EDTA抗凝全血或毛细血管采血,网织红细胞计数仪法或血液分析仪法。

2. 参考范围　成人:0.005~0.015(0.5%~1.5%,平均1%)。新生儿:0.03~0.06(3%~6%)。绝对值:(24~84)×10⁹/L。

3. 临床意义　网织红细胞计数直接反映骨髓的造血功能,两者成正比。

（1）判断骨髓红细胞系增生情况:①骨髓红细胞系增生旺盛可出现网织红细胞增多,也可见于增生性贫血,如溶血性贫血、缺铁性贫血或巨幼细胞贫血等。经有效治疗3~5天后,缺铁性贫血和巨幼细胞贫血可见网织红细胞先于红细胞恢复之前增高,7~10天达高峰,2周左右网织红细胞逐渐减少,红细胞和血红蛋白逐渐增高,此为网织红细胞反应,为判断贫血疗效的指标。②网织红细胞减少表示骨髓造血功能低下,见于再生障碍性贫血,典型病例常低于0.5%,可作为急性再生障碍性贫血的实验诊断依据,也可见于骨髓病性贫血等。

（2）监测骨髓移植效果:骨髓移植术后第21天,如网织红细胞计数大于15×10⁹/L,常表示无移植并发症;若网织红细胞计数小于15×10⁹/L,伴中性粒细胞和血小板增高,可能代表骨髓移植失败。

（四）红细胞沉降率

红细胞沉降率(erythrocyte sedimentation rate,ESR)简称为血沉,是指在一定条件下离体抗凝全血中红细胞自然沉降的速率。影响因素有:①血浆中纤维蛋白原、球蛋白、胆固醇、三酰甘油含量增加或清蛋白含量减少,使血浆中各种蛋白比例改变,红细胞表面负电荷减少,细胞之间的排列形成缗线状,致血沉加快。②红细胞数量和形状改变:红细胞减少时,阻力减少,血沉加快;红细胞增多时血沉减慢;红细胞直径越大血沉越快;球形红细胞不易聚集成缗线状,血沉减慢。

1. 标本采集　非空腹采血。魏氏法:静脉血1.6 mL,以3.8%枸橼酸钠0.4 mL抗凝。

2. 参考范围　魏氏法:第1 h末红细胞下沉的距离成年男性为0~15 mm,成年女性为0~20 mm,儿童为0~10 mm,新生儿为0~2 mm。

3. 临床意义　血沉检测为非特异性试验,不能用于疾病的诊断,也不能作为健康人群的筛检指标。临床血沉主要用于观察病情的动态变化,区别功能性与器质性病变,鉴别良性和恶性肿瘤。

1）血沉增快

（1）生理性增快:见于妇女月经期、妊娠3个月以上、12岁以下的儿童或60岁以上的老年人。

（2）病理性增快:①炎症性疾病:感染是血沉增快最常见的原因,如急性细菌性炎症,慢性炎症如风湿热、结核病活动期等。②组织损伤及坏死:血沉加快见于较大的组织损伤或手术创伤,或脏器梗死后所致的组织坏死。如血沉在急性心肌梗死时增快,而在心绞痛时则无改变。③恶性肿瘤:血沉在恶性肿瘤多明显增快,血沉在治疗有效时渐趋正常,复发或转移时又增快;良性肿瘤血沉多正常。④血浆球蛋白增高的疾病:如慢性肾炎、肝硬化、多发性骨髓瘤、巨球蛋白血症、系统性红斑狼疮等。⑤其他疾病：血沉增快可见于贫血、动脉粥样硬化、糖尿病、肾病综合征等。

2）血沉减慢 临床意义较小。可见于红细胞明显增多、严重贫血、球形红细胞增多症、纤维蛋白原严重缺乏者。

（五）外周血红细胞形态

检查外围血红细胞形态可为诊断遗传性和获得性红细胞疾病提供重要信息。

1. 标本采集 非空腹末梢采血或 EDTA 抗凝全血。

2. 参考范围 正常红细胞呈双凹圆盘状，大小较一致，平均直径为 7.5 μm 左右，中央淡染区占红细胞直径的 1/3～2/5。

3. 临床意义

（1）红细胞大小和染色反应的异常：

① 低色素性小红细胞：红细胞直径小于 6 μm，中央淡染区扩大，提示血红蛋白合成障碍，常见于缺铁性贫血及珠蛋白合成障碍性贫血。

② 大红细胞（macrocyte）：红细胞直径大于 10 μm，红细胞呈高色素性，中央淡染区变小或消失，常见于巨幼细胞贫血、急性溶血性贫血、急性失血性贫血。红细胞直径大于 15 μm 者称为巨红细胞，最常见于巨幼细胞贫血。

③ 红细胞大小不均（anisocytosis）：同一患者红细胞之间直径相差超过一倍以上。见于增生性贫血，如缺铁性贫血、溶血性贫血、失血性贫血等达中度以上时，巨幼细胞贫血尤为明显。

④ 嗜多色性：一种未完全成熟的红细胞，因其胞质中残留少量嗜碱性物质、核糖体及核糖核酸，可被染色为灰蓝色或灰红色，胞体较大，常见于各种增生性贫血，尤其是急性溶血性贫血。

（2）红细胞形态异常：

① 球形红细胞（spherocyte）：红细胞直径小于 6 μm，厚度大于 2 μm，红细胞中央淡染区消失。主要见于遗传性球形细胞增多症。

② 椭圆形红细胞（elliptocyte）：红细胞呈椭圆形或卵圆形，正常人低于 1%，主要见于遗传性椭圆形细胞增多症（超过 25%），也见于巨幼细胞贫血。

③ 靶形红细胞（target cell）：红细胞内血红蛋白分布呈射击靶形，中心部位着色深，外周为苍白区，而细胞边缘又深染。增多见于珠蛋白生成障碍性贫血、异常血红蛋白病，也见于溶血性贫血、缺铁性贫血、胆汁淤积性黄疸等。

④ 镰状红细胞（sickle cell）：红细胞呈镰刀状，主要见于镰状细胞性贫血。

⑤ 泪滴形红细胞（teardrop cell）：红细胞形如泪滴状或梨状，增生多见于骨髓纤维化以及溶血性贫血等。

⑥ 裂细胞（schistocyte）：不规则形、棘形、盔形、三角形、哑铃形等红细胞碎片或不完整红细胞。见于微血管病性溶血性贫血，如弥散性血管内凝血（DIC）、恶性高血压、心血管创伤性溶血性贫血。

⑦ 红细胞缗钱状形成：红细胞聚集成串呈缗线状。见于各种高球蛋白血症，如多发性骨髓瘤、原发性巨球蛋白血症等。

（3）红细胞结构异常：

① 点彩红细胞：红细胞胞质内出现细小的、形态不一的嗜碱性蓝色点状物质。多见于铅中毒，也可见于骨髓增生性贫血。

② 染色质小体(Howell-Jolly's body):红细胞胞质内出现 1 个或数个暗紫红色圆形小体。多见于增生性贫血、红白血病。

③ 卡波环(Cabot ring):红细胞胞质内出现环形或"8"字形紫红色细线状结构,常与染色质小体同时存在。见于溶血性贫血、巨幼细胞贫血、铅中毒及白血病等。

④ 有核红细胞:除新生儿外,正常成人外周血涂片中无有核红细胞,如出现均属病理现象。主要见于各种溶血性贫血、输血反应、红白血病、髓外造血以及骨髓转移癌、严重缺氧、先天性心脏病等。

（六）红细胞平均值测定

常用红细胞平均值包括:①平均红细胞体积(mean corpuscular volume,MCV):指全血中平均每个红细胞的体积,以飞升（fL）为计算单位。②平均红细胞血红蛋白量（mean corpuscular hemoglobin,MCH):指全血中平均每个红细胞内所含血红蛋白的量,以皮克(pg)为计算单位。③平均红细胞血红蛋白浓度（mean corpuscular hemoglobin concentration,MCHC):指全血中每升红细胞所含血红蛋白量,以 g/L 为计算单位。

1. 参考范围　MCV:80～100 fL。MCH:27～34 pg。MCHC:320～360 g/L。

2. 临床意义　根据以上三项红细胞平均值可进行贫血的形态学分类。

（七）红细胞体积分布宽度

红细胞体积分布宽度(red blood cell volume distribution width,RDW)是一项由血液分析仪测量获得的反映外周血红细胞体积异质性的参数,即可以反映红细胞大小不等。一般通过 RDW 和 MCV 这两个参数进行贫血的形态学分类。

1. 参考范围　11.5%～14.5%。

2. 临床意义　用于缺铁性贫血的诊断和鉴别诊断。早期缺铁性贫血的特征是 MCV 尚处于参考值范围时,RDW 增大。缺血性贫血和轻型地中海性贫血均可见 MCV 下降,但前者 RDW 增大,而后者 RDW 正常,有助于鉴别。

【白细胞检查】

（一）白细胞计数和白细胞分类计数

生理情况下,外周血白细胞(leukocyte,white blood cell,WBC)包括中性粒细胞、淋巴细胞、单核细胞、嗜酸性粒细胞和嗜碱性粒细胞。白细胞计数反映外周循环血液中单位容积白细胞的总数,白细胞分类计数则反映各类白细胞相对的百分率或绝对数量。

1. 标本采集　同红细胞计数。

2. 参考范围

（1）白细胞计数:成人(4～10)×10⁹/L,新生儿(15～20)×10⁹/L,6 个月～2 岁(11～12)×10⁹/L。

（2）白细胞分类计数（表 7-2-1）。

表 7-2-1　白细胞正常百分数和绝对值

细 胞 名 称	百分数/（%）	绝对值/（×10⁹/L）
中性粒细胞		
杆状核	0～5	0.04～0.05
分叶核	50～70	2～7

续表

细胞名称	百分数/(%)	绝对值/(×10⁹/L)
嗜酸性粒细胞	0.5~5	0.05~0.5
嗜碱性粒细胞	0~1	0~0.1
淋巴细胞	20~40	0.8~4
单核细胞	3~8	0.12~0.8

3. 临床意义 白细胞计数增多或减少主要受中性粒细胞数量的影响,其临床意义见白细胞分类计数。

1) 中性粒细胞(neutrophil,N) 骨髓造血干细胞在集落刺激因子、粒-单核细胞系集落形成单位的作用下,增殖和成熟为中性粒细胞或单核细胞。

(1) 中性粒细胞增多:①生理性增多:见于妊娠、新生儿、分娩、情绪激动、剧烈运动、高温、严寒等,多为一过性。②病理性增多:急性感染为最常见的原因,尤其是急性化脓性感染,可引起中性粒细胞增多。在局限轻微感染时白细胞计数虽可正常,但中性粒细胞比例仍增高,极重度感染时白细胞计数反而降低;严重组织损伤或大量血细胞破坏,如严重外伤、大面积烧伤、大手术后、急性心肌梗死或急性血管内溶血后 12~36 h 内可见白细胞增高;急性失血时,白细胞计数可作为内出血早期诊断的重要指标,大出血 1~2 h,中性粒细胞明显增高;急性中毒如急性铅、汞、安眠药中毒及糖尿病酮症酸中毒、尿毒症、妊娠中毒症等也常见白细胞增高;非造血系统恶性肿瘤及急性或慢性粒细胞白血病,应用皮质激素、肾上腺素、阿司匹林等药物也可引起白细胞增高。

(2) 中性粒细胞减少:白细胞计数低于 $4×10^9/L$,称为白细胞减少,其中主要是中性粒细胞减少。中性粒细胞绝对值低于 $1.5×10^9/L$,称为粒细胞减少症;中性粒细胞绝对值低于 $0.5×10^9/L$,称为粒细胞缺乏症。病因主要有如下几个方面:①感染性疾病,如感染伤寒、副伤寒杆菌;感染病毒,如病毒性肝炎、风疹、流感、巨细胞等;疟疾或黑热病原虫感染。②血液系统疾病:常见于再生障碍性贫血、非白血性白血病、阵发性睡眠性血红蛋白尿、恶性组织细胞病、巨幼细胞贫血、严重缺铁性贫血、骨髓转移癌等,常同时伴血小板及红细胞减少。③理化损伤:引起白细胞减少的常见原因,物理因素如放射线,化学物质如苯、铅、汞等,化学药物如氯霉素、磺胺类药、抗肿瘤药、抗糖尿病药、抗甲状腺药和免疫抑制剂等。④单核-巨噬细胞系统功能亢进:脾功能亢进、淋巴瘤、Gaucher 病、NiemanmPick 病等。⑤自身免疫性疾病:如系统性红斑狼疮(SLE)等。

2) 嗜酸性粒细胞(eosinophil,E)

(1) 嗜酸性粒细胞增多见于:①变态反应性疾病:药物过敏反应、支气管哮喘、荨麻疹、异种蛋白过敏等。②寄生虫病:临床上最常见的病因,如肺吸虫病、蛔虫病、钩虫病、蛲虫病等。③皮肤病:湿疹、银屑病等。④血液病:慢性粒细胞白血病、淋巴瘤、嗜酸性粒细胞白血病。⑤恶性肿瘤:某些上皮性肿瘤如肺癌等可引起嗜酸性粒细胞增多。⑥除猩红热急性期嗜酸性粒细胞增多外,急性传染病嗜酸性粒细胞大多减少。

(2) 嗜酸性粒细胞减少:其临床意义较小。见于伤寒、副伤寒初期、大手术、烧伤等应激状态,或长期应用肾上腺皮质激素后。

3) 嗜碱性粒细胞(basophil,B) 嗜碱性粒细胞增多见于:①变态反应性疾病:药物、食物等所致超敏反应,类风湿关节炎等。②骨髓增殖性疾病:如慢性粒细胞白血病、嗜碱性粒细胞白血病、骨髓纤维化、真性红细胞增多症等。③恶性肿瘤，尤其是转移癌时。④其他：糖尿病、水痘、流感、结核病等。

4）淋巴细胞（lymphocyte，L）：淋巴细胞也起源于骨髓造血干细胞。

（1）淋巴细胞病理性增多：见于：①感染性疾病：主要为病毒感染，如风疹、麻疹、传染性淋巴细胞增多症、病毒性肝炎及流行性出血热等；某些杆菌感染，如结核杆菌、布氏杆菌等；梅毒螺旋体感染及弓形虫感染。②血液病：急、慢性淋巴细胞白血病及淋巴瘤等。③其他疾病：自身免疫性疾病、肿瘤、慢性炎症、移植物抗宿主反应或移植物抗宿主病等。

（2）淋巴细胞减少：主要见于先天性或获得性免疫缺陷综合征，应用肾上腺皮质激素、烷化剂、抗肿瘤药，接触放射性物质。

5）单核细胞（monocyte，M）

（1）单核细胞生理性增多：见于儿童期。

（2）单核细胞病理性增多：见于：①某些感染：如感染性心内膜炎、黑热病、活动性肺结核等，急性感染恢复期、急性传染病的恢复期。②某些血液病：如单核细胞性白血病、恶性组织细胞病、骨髓增生异常综合征等。

（二）白细胞形态学检查

1. 白细胞正常形态

（1）中性粒细胞：圆形，直径 $10\sim15\ \mu m$，为红细胞的 $1.5\sim2$ 倍。核染色质粗糙不均，排列成小块状，呈深紫红色，根据细胞核的形态可分为杆状核和分叶核。胞质丰富，有许多细小均匀、散在分布的紫红色嗜中性颗粒。

（2）嗜酸性粒细胞：圆形，直径 $13\sim15\ \mu m$，略大于中性粒细胞。核常呈分叶状，两叶居多，染色质粗，呈紫红色。胞质充满粗大均匀、紧密排列的橘红色嗜酸性颗粒，有立体感。

（3）嗜碱性粒细胞：圆形，直径 $10\sim12\ \mu m$。核常被颗粒遮盖而结构不清。胞质较少，呈淡红色，含粗大、大小不均、紫黑色嗜碱性颗粒，常盖于核上。

（4）淋巴细胞：圆形，直径 $6\sim15\ \mu m$。核呈圆形或椭圆形，深紫红色，染色质粗糙，排列均匀，成粗块状。小淋巴细胞胞质量少，大淋巴细胞胞质丰富，呈透明淡蓝色，常有少量大小不等的深紫红色嗜天青颗粒。

（5）单核细胞：呈不规则圆或椭圆形，直径 $15\sim25\ \mu m$，为外周血中最大的细胞。核较大，核形不规则，可见肾形、马蹄形，或呈扭曲折叠状。染色质细致呈疏松网状，有折叠感，呈淡紫红色。胞质量多，染淡蓝色或淡红色，呈毛玻璃样半透明，含较多细小灰尘样紫红色嗜天青颗粒。

2. 白细胞异常形态

（1）中性粒细胞核象变化：正常时，外周血中性粒细胞以分 3 叶的居多，有少量的杆状核，杆状核与分叶核之间的比值为 1∶13。若外周血中杆状核与分叶核比值增大，杆状核增多或出现更幼稚的晚幼粒、中幼粒、早幼粒等细胞时称为核左移；若外周血中性粒细胞中 5 叶以上的粒细胞超过 3% 时称为核右移。中性粒细胞核象变化常伴有白细胞总数的改变，且对疾病及其预后的判断有一定参考价值。

① 核左移：周围血中出现不分叶核粒细胞（包括杆状核粒细胞及幼稚阶段的粒细胞）的百分数超过 5% 时，为核左移（shift to the left）。轻度核左移提示机体抵抗力强，感染轻或感染较局限，或者处于感染早期。明显核左移提示有严重感染。核左移伴白细胞总数不增高，提示骨髓造血功能减低，粒细胞生成和成熟受阻，如再生障碍性贫血；或提示病情严重，机体反应性

低下,骨髓释放粒细胞的功能受抑制,如败血症、伤寒等。核左移伴白细胞总数增高,表示机体反应性强,骨髓造血功能良好,能释放大量粒细胞进入外周血液。

② 核右移:外周血中性粒细胞核出现 5 叶或更多分叶,其百分数超过 3% 时,为核右移(shift to the right)。常伴有白细胞总数减少,可由造血原料缺乏或骨髓造血功能减退所致,可见于巨幼细胞贫血或应用抗代谢性药物如阿糖胞苷等之后。感染恢复期可出现一过性核右移,属正常现象,但在疾病进展期突然出现核右移,则提示预后不良。

(2)中性粒细胞毒性变化:

① 大小不均:见于病程较长的化脓性炎症或慢性感染。

② 中毒颗粒(toxic granulation):见于各种化脓性感染、败血症、恶性肿瘤、中毒、严重传染病、大面积烧伤等。比原中性颗粒粗大,且大小不等、分布不均、染紫黑色。

③ 空泡形成(vacuolation):见于严重感染,特别是败血症时,可能是由于细胞受损后胞质发生脂肪变性所致。细胞质、细胞核内出现 1 个或数个大小不等的空泡。

④ 杜勒小体:感染严重的标志,可伴随中毒颗粒出现。呈圆形或梨形天蓝色小体,直径 1~2 μm,显示核与胞质发育不平衡,也可见于单核细胞中。

⑤ 退行性变(degeneration):见于严重感染、骨髓增生异常综合征等,也见于正常衰老细胞。中性粒细胞的核溶解或核固缩,胞质破裂,颗粒消失,为死亡细胞或制备血涂片时人为因素破坏所致。

(3)Auer 小体:一旦出现在细胞中,即可拟诊为急性白血病。以急性粒细胞白血病最多见,急性单核细胞白血病也可出现,而急性淋巴细胞白血病则无此小体。在白细胞胞质中出现的一种红色细杆状物,长 1~6 μm,1 条或数条,如棒状,故也称棒状小体。

【血细胞分析仪检查】

(一)检验原理

1. 血细胞计数的原理 血细胞计数的原理又称为库尔特原理。多采用电阻抗法,即血细胞具有相对非导电的性质,当悬浮在等渗电解质溶液并被稀释的血细胞通过计数小孔时可引起瞬时电阻及电压的变化,出现一个脉冲信号,脉冲的数量代表细胞的数量,脉冲的大小代表细胞的大小,从而对细胞进行计数及体积测定。

2. 白细胞分类原理

(1)图像分类法:最早使用的白细胞分类方法。采用模拟人工显微镜分类技术,即在计算机内储存大量各类白细胞形态数据,以其作为标准与待检细胞进行对照,与计算机内标准不符的细胞,将作为"非正常细胞"显示在荧光屏上,由专业人员辨认,然后依据具体情况将其归入相应的种类之中。

(2)离心分层分析法:根据离心式原理,由于细胞的比重和经过吖啶橙染料染色情况的不同,将白细胞分为粒细胞和非粒细胞。

(3)光散射和细胞组化技术结合分类法:利用流式细胞技术和细胞化学染色技术对细胞进行分类和计数。当细胞被染色后逐个地通过光散射测定池时,根据酶反应强度和细胞体积大小不同,可分别计算出各种白细胞的百分比和绝对值。

(4)体积分析法:正常人的白细胞经溶血剂处理后,体积从小到大的排列顺序是淋巴细胞、单核细胞、嗜酸性粒细胞、嗜碱性粒细胞、中性粒细胞。在电阻型仪器中,不同体积大小的细胞产生不同的脉冲信号,各种仪器型号及试剂不同,体积分类所划分的标准可不一致。

(5)多参数分析法:指利用体积测量法、电导性和光散射法三项技术结合,对每个白细胞进行分析,鉴定细胞的物理及化学性质,并按特性将每个细胞分配在三维空间的立体区域内,根据其在三维空间中的分布特点进行分类。

(6) 多角度偏振光散射白细胞分类技术:使用鞘流液稀释全血标本,当细胞单个通过激光束后,在各个方向都有散射光,可从四个方向测定散射光的强度,根据每个细胞在 4 个角度散射光强度的不同,将白细胞分为嗜酸性粒细胞、中性粒细胞、嗜碱性粒细胞、淋巴细胞和单核细胞等五种。

(二) 血细胞分析仪参数及其临床意义

1. 红细胞参数

1) 红细胞基本参数　红细胞有三个基本参数 RBC、Hb、Hct,参考值和临床意义参见红细胞检查。

2) 红细胞平均值　①平均红细胞体积(MCV);②平均红细胞血红蛋白量(MCH);③平均红细胞血红蛋白浓度(MCHC)。

(1) 参考值参见红细胞检查。

(2) 临床意义:红细胞平均值主要用于贫血的细胞形态学分类(表 7-2-2)。

表 7-2-2　贫血的细胞形态学分类

贫血类型	MCV	MCH	MCHC	常见疾病
正细胞性贫血	正常	正常	正常	再生障碍性贫血、急性失血性贫血等
大细胞性贫血	增高	增高	正常	巨幼细胞贫血
单纯小细胞性贫血	减低	减低	正常	慢性炎症性贫血、肾性贫血
小细胞低色素性贫血	减低	减低	减低	缺铁性贫血、铁粒幼细胞性贫血、慢性失血性贫血

3) 红细胞体积分布宽度(RDW)　用所测定红细胞体积大小的变异系数即 RDW-CV 表示。

(1) 参考值参见红细胞检查。

(2) 临床意义:①用于缺铁性贫血与轻型地中海贫血的鉴别诊断:两者均属小细胞低色素性贫血,缺铁性贫血患者的 RDW 明显增高,而 88％轻型地中海贫血患者的 RDW 基本正常。②用于缺铁性贫血的早期诊断及疗效评估:缺铁性贫血的早期 RDW 可增高,而其他红细胞参数如 MCV、MCH 等仍可正常。治疗后贫血已得到纠正,RDW 仍未能恢复正常水平,可间接反映体内储存铁尚未完全补足,因此 RDW 对缺铁性贫血的早期诊断及疗效均有一定价值。③用于贫血的形态学分类:Bessman 提出了根据 MCV 和 RDW 两项参数对贫血进行新的形态学分类的方法(表 7-2-3)。

表 7-2-3　贫血新的形态学分类

贫血类型	MCV	RDW	常见原因或疾病
小细胞均一性	减少	正常	轻型珠蛋白生成障碍性贫血、某些继发性贫血
小细胞不均一性	减少	增高	缺铁性贫血、β珠蛋白生成障碍性贫血(非轻型)、地中海贫血
正细胞均一性	正常	正常	再生障碍性贫血、白血病、某些慢性肝病、肾性贫血、急性失血后、遗传性球形细胞增多症
正细胞不均一性	正常	增高	混合型营养缺乏性贫血、部分早期铁缺乏(尚无贫血)、血红蛋白病性贫血、骨髓纤维化、铁粒幼细胞贫血等

续表

贫 血 类 型	MCV	RDW	常见原因或疾病
大细胞均一性	增高	正常	骨髓增生异常综合征、部分再生障碍性贫血、某些肝病性贫血、某些肾病性贫血
大细胞不均一性	增高	增高	巨幼细胞贫血、某些肝病性贫血

2. 白细胞参数

（1）淋巴细胞群：白细胞体积在 35～90 fL,18.7%～47%,(1.0～3.3)×10⁹/L。

（2）中间细胞群：白细胞体积在 90～160 fL,3.5%～7.9%,(0.2～0.7)×10⁹/L。

（3）粒细胞群：白细胞体积在 160～450 fL,46.0%～76.5%,(1.8～6.4)×10⁹/L。

3. 血小板参数 血小板平均体积(mean platelet volume,MPV)是指血液中平均每个血小板的体积,以 fL 为单位。

（1）参考值:7.6～13.2 fL。

（2）临床意义:①鉴别血小板减少的原因:血小板破坏增加致血小板减少时,MPV 增大;当骨髓功能损伤致血小板减少时,MPV 减小;血小板分布异常(如脾大)致血小板减少时,MPV 正常。②MPV 对判断骨髓功能是否恢复有一定价值:骨髓造血功能衰弱时,MPV 与血小板计数同时持续下降;造血功能抑制越严重,MPV 越小;当造血功能恢复时,MPV 增大常先于血小板计数升高。

二、血液的其他检查

【出血性与血栓性疾病检查】

正常止血的机制包括血管壁、血小板、凝血因子、纤维蛋白溶解系统的完整和各系统之间的生理性调节和平衡。血管壁和血小板的完整性及两者间的相互作用是止血的重要环节。近年来,出血性与血栓性疾病的发病机制的研究已深入至细胞、分子和基因水平。临床应用大量灵敏、特异、简便和快捷的实验诊断方法,促进了此类疾病的诊断、治疗与预防水平。

（一）出血时间测定

出血时间(bleeding time,BT)指皮肤毛细血管刺破后,血液自然流出到自然停止所需的时间。出血时间长短反映血小板的数量和功能以及血管壁的通透性、脆性的变化,也反映血小板生成的血栓烷 A_2 与血管壁生成的前列环素的平衡关系。某些血液因子含量缺乏也会导致出血时间延长。

1. 原理与方法

（1）出血时间测定器法(template bleeding time,TBT):将血压计袖带缚于测定上肢的上臂(肘窝皮肤皱褶下方 2～3 cm),加压并维持在 5.3 kPa(40 mmHg),儿童压力减半。根据不同型号的测定器,在前臂做不同长度和深度的标准切口。将测定器垂直贴于皮肤表面,按下按钮,同时启动秒表,移开测定器。每隔 30 s,用干净滤纸吸去流出的血液,直至血液自然停止,并记录秒表读数。

（2）Ivy 法:血压计缚于测定上肢的上臂,加压并维持在 5.3 kPa(40 mmHg),儿童压力减半。在肘前窝下 5 cm 处尺侧,经局部消毒后,刺一深 2～3 mm 的伤口,并按下秒表,记录从流血开始到停止的时间。

（3）Duke 法:消毒耳垂,用刺血针刺 2～3 mm 深。每隔 30 s 用干净滤纸吸去血液,直至血液自然停止。记录从流血开始到自然停止的时间。

2. 参考值　出血时间测定器法：2.5～9.5 min。Ivy 法：1～6 min。Duke 法 1～3 min，超过 4 min 为异常。

3. 临床意义

（1）出血时间延长：血小板数量异常，如原发性血小板减少性紫癜、继发性血小板减少性紫癜。血小板功能异常，如血小板无力症和巨血小板综合征。严重的凝血因子缺乏，如血管性血友病、DIC。血管壁及结构异常，如遗传性出血性毛细血管扩张症等。药物影响，如服阿司匹林、双香豆素等。

（2）出血时间缩短：临床意义不大，本试验敏感度和特异性均差，又受诸多因素干扰，故临床价值有限。

（二）活化部分凝血活酶时间测定

活化部分凝血活酶时间（activated partial thromboplastin time，APTT）是内源性凝血系统最常用的筛选试验。此试验灵敏简便，目前已替代传统的普通试管法凝血时间试验。如用血液凝固仪测定，结果更准确。

1. 原理与方法　非空腹采血。手工或血液凝固仪法：枸橼酸钠抗凝静脉血 2 mL。

2. 参考值　依据不同试剂而有差别，通常成人 30～45 s，新生儿较成人略长。与正常对照比较，延长 10 s 以上为异常。

3. 临床意义

（1）APTT 延长：APTT 是临床首选监测肝素治疗的实验室指标。可见于血友病，血管性血友病，严重纤维蛋白原、凝血酶原及凝血因子Ⅴ、Ⅹ缺乏，异常抗凝物如存在抗磷脂抗体，纤溶亢进，以及普通肝素治疗。

（2）APTT 缩短：见于 DIC、血栓前状态和血栓性疾病。

（三）血浆凝血酶原时间测定

凝血酶原时间（prothrombin time，PT）指在缺乏血小板的血浆中加入过量的组织因子后，凝血酶原转化为凝血酶，导致血浆凝固所需的时间。主要反映外源性凝血是否正常，是测定外源性凝血系统较为灵敏和最常用的筛选试验。

1. 原理与方法　同 APTT 测定。

2. 参考值

（1）PT 正常成人 11～14 s，超过正常对照值 3 s 以上为异常。

（2）凝血酶原时间比值（prothrombin time ratio，PTR）指受检者凝血酶原时间（s）/正常人凝血酶原时间（s）的比值，参考范围为 1.0±0.05。

（3）国际正常化比值（international normalized ratio，INR）即 INR^{ISI}，参考范围为 1.0±0.1。

3. 临床意义

（1）PT 延长：先天性凝血因子Ⅰ、Ⅱ、Ⅴ、Ⅶ、Ⅹ缺乏。继发性凝血因子缺乏，如严重肝病、维生素 K 缺乏、DIC、纤溶亢进、接受大量输血、使用抗凝药物等。其他因素致血液循环中抗凝物质增多，如吸收不良者应用抗生素、硝胺类药物等。

（2）PT 缩短：见于血液高凝状态血栓形成前与形成时，如 DIC 早期、心肌梗死、脑血栓形成、口服避孕药或维生素 K 等。

口服抗凝剂监测 PT 及 INR 是临床上的首选指标，使 PT 为正常对照者的 2 倍左右，INR

为 2.0～3.0。

（四）血浆凝血酶时间

血浆凝血酶时间（thrombin time，TT）指在受检血浆中加入"标准化"凝血酶溶液到开始出现纤维蛋白丝所需的时间。

1. 原理与方法 同 APTT 测定。

2. 参考值 16～18 s，超过正常对照 3 s 以上为异常。

3. 临床意义 TT 延长见于低（无）纤维蛋白原血症、异常纤维蛋白原血症（TT 也可缩短）、DIC、SLE 和肝脏疾病等。TT 是肝素、链激酶、尿激酶溶栓治疗监测的良好指标，一般控制在 TT 参考值的 1.5～2.5 倍。

（五）毛细血管脆性试验

毛细血管脆性试验（capillary fragility test，CFT）又称束臂试验。

1. 原理与方法 在患者上臂加压脉带，维持压力约 100 mmHg，持续 5 min，使静脉血流暂时受阻，毛细血管壁受压增加，观察患者前臂肘下 4 cm 处、直径 5 cm 圆圈内新出血点的数目，以判断血管壁的抵抗力。

2. 参考值 在前臂掌侧 5 cm 直径的圆圈内，新出血点男性小于 5 个，女性及儿童小于 10 个。

3. 临床意义 脆性增加常见于：①毛细血管管壁结构或功能异常，如遗传性出血性毛细血管扩张症、过敏性紫癜、单纯性紫癜等。②血小板数量与功能异常，如原发性或继发性血小板减少症、血小板增多症、先天性和获得性血小板功能缺陷症等。③肝脏疾患、慢性肾炎、严重凝血障碍及传染病等。

（六）血小板计数

1. 原理与方法 血小板（platelet，PLT）计数是计数单位容积内外周血液中血小板的含量。标本采集同红细胞计数。

2. 参考值 成人（100～300）×10⁹/L。

3. 临床意义

（1）血小板减少：

① 血小板生成障碍：如再生障碍性贫血、急性白血病、骨髓纤维化、恶性肿瘤化疗等。

② 血小板破坏或消耗增多：如原发性血小板减少性紫癜、免疫性血小板减少症、输血后血小板减少症、DIC、SLE、血栓性血小板减少性紫癜、脾功能亢进及出血性疾病，如溶血性贫血。

③ 血小板分布异常：如肝硬化，血液被稀释如输入大量库存血或血浆时。

（2）血小板增多：

① 骨髓增生性疾病：如慢性粒细胞白血病、真性红细胞增多症和原发性血小板增多症。

② 反应性增多：急性感染、急性溶血、某些恶性肿瘤。

（七）血块收缩试验

1. 原理与方法 血块收缩试验（clot retraction test，CRT）测定血液凝固后血块收缩所需要的时间，并测定血块收缩率，用以了解血小板的数量和功能。血块收缩率（%）＝［血清（mL）/全血（mL）×（100%－Hct%）］×100%。

2. 参考值 血块收缩试验非抗凝全血法：血块第 1～2 h 开始收缩，第 18～24 h 完全收缩；血块收缩率为 48%～64%。

3. 临床意义

（1）血块收缩率减低：见于血小板数量或功能异常，如特发性血小板减少性紫癜、血管性血友病、血小板无力症等。

（2）血块收缩率增高：见于先天性和获得性因子ⅩⅢ缺乏症、严重贫血、低（无）纤维蛋白原血症等。

（八）凝血时间

凝血时间（clotting time，CT）是指静脉血放入玻璃试管中，观察自采血开始至血液凝固所需要的时间，是内源性凝血系统的一项筛选试验。

1. 原理与方法　静脉血 3 mL，分别置入 3 支玻璃试管内并按序编号。

2. 参考值　玻璃管法：4～12 min。硅管法：15～32 min。

3. 临床意义　CT 延长主要见于凝血因子Ⅷ、Ⅸ、Ⅺ明显减少，如甲型/乙型血友病、DIC、严重肝病、纤溶亢进，应用肝素、口服抗凝药或循环抗凝物质增加。CT 缩短见于高凝状态，如 DIC、血栓前状态和血栓性疾病。

（九）纤维蛋白溶解异常

纤维蛋白溶解（纤溶）异常包括原发性和继发性两种，常用的筛选试验有纤维蛋白降解产物 FDP 和 D-二聚体 D-D。其临床意义如下。

（1）FDP 和 D-D 均正常：表示纤溶活性正常，临床的出血症状可能与纤维蛋白溶解无关。

（2）FDP 阳性，D-D 阴性：理论上只见于原发性纤溶，实际上这种情况多属于 FDP 假阳性，见于肝病、术后大出血、重症 DIC、纤溶初期等。

（3）FDP 阴性，D-D 阳性：理论上只见于继发性纤溶，纤维蛋白原未被降解，实际上这种情况多属于 FDP 假阴性，见于 DIC、静脉血栓、动脉血栓、溶栓治疗等。

（4）FDP 和 D-D 均阳性：表示纤维蛋白和纤维蛋白原同时被降解，见于继发性纤溶，如 DIC、溶栓治疗等。

（十）DIC 实验室检查

DIC 是一个综合征，是在各种致病因素的作用下，血管内凝血系统丧失局限性为特征的获得性综合征。可以来自或引起微血管体系损伤，严重时可导致多系统器官功能衰竭。典型的 DIC 以 PLT 减少、PT 延长、纤维蛋白原（Fg）含量减低为基本试验，以 FDP 和 D-D 均阳性为筛选试验。诊断 DIC 的实验室指标中可溶性纤维蛋白单体复合物、FDP 和 D-D 这三项价值最高，凝血酶-抗凝血酶复合物、纤溶酶-抗纤溶酶复合物、抗凝血酶这三项价值其次，PLT、Fg、PT 和 APTT 这四项价值最低。

由于 DIC 病情发展快、变化大，化验结果必须及时、准确，DIC 的不同阶段其检验的结果不尽相同，必要时还要反复检查，并行动态观察。

（十一）止血与血栓常用筛选检查的临床应用

1. 一期止血缺陷　一期止血缺陷是指血管壁和血小板异常所致的出血性疾病，常用的筛选试验有 PLT 和 BT 测定。临床意义如下。

① BT 和 PLT 均正常：由于单纯血管壁通透性增加、脆性增加，常见于正常人、过敏性紫癜、单纯性紫癜和其他血管性紫癜。

② BT 延长，PLT 减少：由于血小板数量减少，常见于原发性或继发性血小板减少性紫癜。

③ BT 延长，PLT 增多：由于血小板数量增多，常见于原发性或继发性血小板增多症。

④ BT 延长，PLT 正常：由于血小板功能异常或某些凝血因子缺乏。常见于血小板无力症、δ-贮存池病、低（无）纤维蛋白原血症、血管性血友病等。

2. 二期止血缺陷 二期止血缺陷是指血液凝固异常所致的出血性疾病，常用的筛选试验有 APTT 和 PT 测定。临床意义如下。

① APTT 和 PT 均正常：常见于正常人，遗传性和获得性因子 XIII 缺乏症。

② APTT 延长，PT 正常：由于内源性凝血途径缺陷，常见于血友病、DIC。

③ APTT 正常，PT 延长：由于外源性凝血途径缺陷，常见于遗传性因子 VII 缺乏症。

④ APTT 和 PT 均延长：由于共同凝血途径缺陷，常见于遗传性或获得性因子 X、V 或纤维蛋白原、凝血酶原缺陷症，或存在血液凝固调节的异常。

【溶血性贫血的实验室检查】

溶血性贫血是指各种原因引起红细胞破坏加速，而骨髓造血功能代偿不足时发生的一类贫血。红细胞在血液中被破坏称为血管内溶血，在单核-巨噬细胞系统中被破坏称为血管外溶血。溶血性贫血的病因复杂，可能是红细胞膜的异常，或是某些酶的缺乏，也可能是珠蛋白生成的障碍等。实验室检查首先明确是否存在溶血，然后进一步检查溶血性贫血的病因。

（一）血浆游离血红蛋白的测定（measurement of free hemoglobin in plasma）

1. 标本采集 抗凝静脉血 2 mL。防止标本溶血，禁服可引起溶血的药物。

2. 参考值 $<0.47~\mu mol/L$。

3. 临床意义 血浆游离血红蛋白（free hemoglobin in plasma）的增高是血管内溶血的指征。血浆游离血红蛋白明显增高见于蚕豆病、阵发性睡眠性血红蛋白尿、阵发性寒冷性血红蛋白尿和冷凝集素综合征等。血浆游离血红蛋白水平轻度或中度增加见于自身免疫性溶血性贫血、镰状细胞贫血及珠蛋白生成障碍性贫血等。

（二）血浆结合珠蛋白测定（measurement of plasma haptoglobin）

1. 标本采集 血清，抗凝静脉血 2 mL。防止标本溶血。

2. 参考值 成人 $0.5\sim1.5~g/L$，新生儿 $0.05\sim0.48~g/L$。

3. 临床意义 血浆中的结合珠蛋白（haptoglobin，Hp）含量降低见于各种溶血性贫血、传染性单核细胞增多症、肝内胆汁淤积性黄疸、先天性结合珠蛋白血症，或使用可引起溶血的药物，如链霉素、甲基多巴、雌激素等。血浆结合珠蛋白含量增高见于急性或慢性感染、结核病、风湿病、组织损伤、恶性肿瘤、类风湿关节炎、淋巴瘤等。

（三）尿含铁血黄素试验（Rous test）

Rous test 是尿含铁血黄素定性试验，用显微镜检查尿沉渣内的含铁血黄素颗粒。

1. 标本采集 晨尿，留尿后 1 h 内立即送检。

2. 参考值 阴性。

3. 临床意义 Rous test 阳性见于阵发性睡眠性血红蛋白尿，其他溶血性贫血也可呈阳性。但急性血管内溶血初期 Rous test 结果呈阴性，数天后尿液检查结果呈阳性并可持续一段时间。

（四）溶血性贫血的其他检查

确定溶血性贫血原因的检查包括红细胞膜或红细胞酶的缺陷、珠蛋白合成异常、免疫性溶血等三个方面。

1. 检测红细胞膜缺陷的试验

（1）红细胞渗透脆性试验（erythrocyte osmotic fragility test）：测定红细胞在不同浓度的低渗盐溶液中抵抗力的一个半定量试验。

① 标本采集：EDTA 或肝素抗凝静脉血 1 mL。

② 参考值：开始溶血为 0.42%～0.46% NaCl 溶液；完全溶血为 0.32%～0.36% NaCl 溶液。

③ 临床意义：脆性增高见于遗传性球形细胞增多症、自身免疫性溶血性贫血、遗传性椭圆红细胞增多症。脆性减低见于缺铁性贫血、海洋性贫血、某些肝脏疾病及脾切除后。

（2）自身溶血试验及其纠正试验（autohemolysis test and its correction test）：在无菌条件下正常人肝素抗凝血在 37 ℃环境下放置 24～48 h 后，红细胞因能量消耗最终被破坏，即发生轻微溶血。当加入葡萄糖、三磷酸腺苷（ATP）后，可获得不同程度的纠正。

① 标本采集：EDTA 或肝素抗凝静脉血 1 mL。

② 参考值：正常人红细胞经孵育 48 h 后，溶血度很低，一般小于 3.5%；加入葡萄糖或 ATP 后，溶血度更低，小于 1.0%。

③ 临床意义：遗传性球形红细胞增多症者，经孵育后溶血明显增强，加入葡萄糖或 ATP 后孵育，溶血均可得到明显纠正；葡萄糖-6-磷酸脱氢酶（G-6-PD）缺乏症，自身溶血能被葡萄糖和 ATP 纠正；丙酮酸激酶缺乏症、阵发性睡眠性血红蛋白尿、自身免疫性溶血性贫血和药物性溶血等均不能被葡萄糖纠正，而加 ATP 后纠正。

2. 检测红细胞酶缺陷的试验

（1）高铁血红蛋白还原试验：本试验主要用于 G-6-PD 缺乏症的诊断。

① 标本采集：枸橼酸钠抗凝静脉血 2 mL。

② 参考值：高铁血红蛋白还原率＞75%，高铁血红蛋白 0.3～1.3 g/L。

③ 临床意义：当 G-6-PD 含量正常时，高铁血红蛋白能被高铁血红蛋白还原酶还原成亚铁血红蛋白。蚕豆病和伯氨喹啉型药物溶血性贫血患者由于 G-6-PD 缺陷，高铁血红蛋白还原率明显下降。

（2）G-6-PD 荧光斑点试验和酶活性测定：G-6-PD 能使氧化型辅酶Ⅱ（NADP）还原成还原型辅酶Ⅱ（NADPH），后者在紫外线照射下会发出荧光。通过单位时间生成 NADPH 的量来测定 G-6-PD 活性。

① 标本采集：EDTA 或肝素抗凝静脉血 2 mL。

② 参考值：a. 荧光斑点试验：强荧光。b. 酶活性：(8.34±1.59)U/L。

③ 临床意义：G-6-PD 缺陷者荧光很弱或无荧光；杂合子或某些 G-6-PD 变异体者则可能有轻到中度荧光。

（3）丙酮酸激酶（PK）荧光筛选试验和酶活性测定。

① 标本采集：EDTA 或肝素抗凝静脉血 2 mL。

② 参考值：a. 荧光筛选试验：荧光在 20 min 内消失。b. 酶活性：(15.1±1.99)U/L。

③ 临床意义：丙酮酸激酶严重缺乏（纯合子）时，荧光 60 min 不消失或活性低于 25%；丙酮酸激酶中间缺乏时（杂合子），荧光在 25～60 min 消失或活性为正常的 25%～50%。

3. 检测珠蛋白异常的试验

（1）血红蛋白电泳：

① 标本采集：EDTA 或肝素抗凝静脉血 5 mL。

② 参考值:正常人的血红蛋白电泳图谱显示 4 条区带,最靠阳极端的为量多的血红蛋白 A(HbA),其后为量少的血红蛋白 A_2(HbA$_2$)。成人:HbA>95%,HbA$_2$ 1.1%~3.2%,血红蛋白 F(HbF)<2%。新生儿:HbF 50%~80%。儿童(6 个月以下):HbF<8%。儿童(6 个月以上):HbF 1%~2%。

③ 临床意义:HbA$_2$ 增高见于轻型 β-地中海贫血,也可见于恶性贫血、叶酸缺乏所致巨幼细胞贫血,某些不稳定血红蛋白病。HbA$_2$ 降低见于缺铁性贫血及铁粒幼细胞贫血。HbF 增高见于纯合子 β 珠蛋白生成障碍性贫血。

(2) 血红蛋白 H(HbH)包涵体试验:用 1% 煌焦油蓝生理盐水进行活体染色,红细胞内如存在 HbH,则被氧化成深蓝绿色颗粒,弥漫而均匀地分散在红细胞内。计数含 HbH 包涵体的红细胞的百分数。

① 标本采集:枸橼酸钠或肝素抗凝静脉血 3 mL。

② 参考值:0~5%。

③ 临床意义:HbH 病患者阳性的红细胞可达到 50% 以上,轻型地中海贫血偶见 HbH 包涵体。

(3) 异丙醇沉淀试验:将 Hb 加到异丙醇溶液中,通过观察出现沉淀的时间来判断 Hb 的稳定性。原理是不稳定 Hb 较正常 Hb 更容易裂解,异丙醇这种非极性溶剂能降低 Hb 分子内部的氢键,不稳定 Hb 快速地沉淀。

① 标本采集:枸橼酸钠或肝素抗凝静脉血 3 mL。

② 参考值:40 min 时无沉淀。

③ 临床意义:40 min 时出现沉淀,提示存在不稳定 Hb,应做进一步检查。此外,血红蛋白 F 症及高铁血红蛋白也可出现混浊。

4. 检测免疫性溶血的试验

(1) 抗球蛋白试验:一般分为直接试验和间接试验两种。直接试验的目的是检查红细胞表面的不完全抗体,间接试验的目的是检查血清中是否存在游离的不完全抗体。

① 标本采集:肝素或 EDTA 抗凝静脉血 3 mL。

② 参考值:直接和间接抗球蛋白试验均为阴性。

③ 临床意义:抗球蛋白试验阳性见于自身免疫性溶血性贫血(AIHA)、血型不合的新生儿溶血病和血型不合引起的输血反应、药物免疫性溶血性贫血及同种免疫性溶血性贫血,也可见于结缔组织病、淋巴细胞增殖性疾病、肿瘤、传染性单核细胞增多症及某些慢性肝病、胃病等。直接抗球蛋白试验较间接试验对 AIHA 更有诊断价值。抗球蛋白试验阴性有时并不能完全排除 AIHA。

(2) 冷凝集素试验:冷凝集素(cold agglutinin)是一种可抗逆性抗体,在低温时可与自身红细胞、O 型红细胞或与患者同型红细胞发生凝集,当温度增高至 37 ℃时,凝集块消失。

① 标本采集:静脉血 3 mL。

② 参考值:效价<1:16,反应最适温度为 4 ℃。正常人血清中可含少量冷凝集素,约有 1% 的人可达 1:32 以上。

③ 临床意义:冷凝集素试验结果升高,见于冷凝集素综合征、支原体肺炎、传染性单核细胞增多症、疟疾、多发性骨髓瘤、淋巴瘤等。

(3) 冷热双相溶血试验:模拟患者发病的体外试验,将患者的血液放置于 4 ℃冰箱中,再置于 37 ℃室温中,使红细胞破坏,产生溶血。主要用于诊断阵发性冷性血红蛋白尿症的一种方法。

①标本采集:静脉采血,受检者与正常对照者各 5 mL。

②参考值:阴性。

③临床意义:阳性见于阵发性冷性血红蛋白尿症(PCH)。某些病毒感染如麻疹、流行性腮腺炎、水痘、传染性单核细胞增多症也可有阳性反应。

【血型】

血型通常是指红细胞膜上特异性抗原的类型。分类的依据是红细胞表面存在某些可遗传的抗原物质。抗原物质可以是蛋白质、糖类、糖蛋白或者糖脂。通常一些抗原来自同一基因的等位基因或密切连锁的几个基因的编码产物,这些抗原就组成一个血型系统。目前已发现红细胞有 30 种血型系统,600 多种抗原。其中,与临床关系最为密切的是 ABO 血型系统和 Rh 血型系统。鉴定血型是安全输血的前提,对法医学和人类学的研究也有重要的价值。因此,血型不仅用于输血,而且在器官移植、法医学、人类学、肿瘤学和考古学等领域均得到广泛应用。

一、ABO 血型系统及亚型

ABO 血型系统分为 A 型、B 型、AB 型和 O 型 4 种,依据是用已知标准血清鉴定红细胞上所含抗原和已知标准红细胞鉴定被检血清所含抗体。人类 ABO 血型系统的遗传是由 A、B 和 O 三个等位基因控制的,A 基因和 B 基因是显性基因,O 基因是隐性基因,故各种血型的基因型分别是 O 型(OO)、A 型(AA,AO)、B 型(BB,BO)和 AB 型(AB)。不同血型的人血清中含有不同的抗体,但不含有对抗自身红细胞抗原的抗体。应当注意,天然抗体是出生后逐渐形成并加强的,新生儿抗体效价低,故新生儿血型鉴定应十分小心。

ABO 血型系统中重要的亚型是 A 抗原亚型,如 A_1 和 A_2。B 亚型不多见。A_1 亚型的红细胞上具有 A 和 A_1 抗原,其血清中含有抗 B 抗体。A_2 亚型的红细胞上只有 A 抗原,其血清中除含抗 B 抗体外,尚可有少量的抗 A_1 抗体(见于 1%～2% 的 A_2 型)。已知 A_1 抗原与抗 A_1 抗体之间呈特异性凝集反应,故 A_1 与 A_2 两亚型之间的输血也可能引起输血反应。由于 A 型血分为 A_1 和 A_2 两个亚型,故 AB 型血也分为 A_1B 和 A_2B 两种主要亚型。A_1B 的红细胞上具有 A_1、A 和 B 抗原,血清中无任何抗体;A_2B 的红细胞上具有 A 和 B 抗原,血清中虽多无任何抗体,但在约 25% 的 A_2B 型中含有抗 A_1 抗体。据国内资料,A_2B 亚型占 AB 型的 0.87%～8.67%。

二、Rh 血型系统

1. Rh 血型系统　Rh 血型系统是在寻找新血型物质的探索中发现的,人的红细胞上具有与恒河猴同样抗原的称为 Rh 阳性血型,不含有此种抗原则称为 Rh 阴性血型。Rh 抗原在人群中的分布有显著的种族差异,白种人中 Rh 阳性占 85%,而阴性可达 15%;在我国汉族和大部分少数民族的人群中,Rh 阳性血型约占 99%,Rh 阴性的人仅占 1% 左右。Rh 血型系统是红细胞血型中最复杂的一种,经历了 50 多年的研究。目前对 Rh 血型系统的认识已更新了以往的观念,已发现 40 余种 Rh 抗原,其中以 D 抗原最强,故临床上以含 D 抗原为 Rh 阳性,不含 D 抗原为 Rh 阴性。目前在输血时,除进行 ABO 血型鉴定外,还应进行 Rh 血型的鉴定。

2. Rh 血型的特点及其临床的意义　人血清中不存在抗 Rh 的天然抗体,当 Rh 阴性者接受 Rh 阳性的血液后,会产生抗 Rh 的抗体。因此,Rh 阴性受血者第一次接受 Rh 阳性者输血后,一般不产生明显的输血反应,但在第二次或多次再输入 Rh 阳性血液时,即可发生抗原-抗体反应,使输入的 Rh 阳性红细胞凝集而发生溶血。Rh 系统的抗体主要是 IgG,能透过胎盘。因此,如果 Rh 阴性的母亲怀有 Rh 阳性的胎儿时,分娩时 Rh 阳性的胎儿有少量红细胞可以进入母体,使母体产生 IgG 抗体,这种抗体能透过胎盘进入胎儿的血液,使胎儿的红细胞凝集溶血,造成新生儿溶血严重时可致胎儿死亡。但一般只有在分娩时才有较大量的胎儿红细胞进入母体,并且母体血液中的抗体浓度是缓慢增加的,一般需要数月的时间,所以 Rh 阴性的母亲怀第一胎 Rh 阳性的胎儿时,很少出现新生儿溶血,但当 Rh 阴性母亲再次怀有 Rh 阳性胎儿时,母体血液中的 Rh 抗体则可进入胎儿体内引起新生儿溶血。

三、交叉配血和输血原则

在输血前将受血者红细胞、血清分别与献血者血清、红细胞在试管内进行交叉试验叫交叉配血。交叉配血试验包括主试验和副试验两种。前者用受血者血清与供血者红细胞悬液做试验以发现受血者血清中是否含有与供血者红细胞反应的抗体,又称直接配合或主侧配合;后者则用供血者血清与受血者红细胞做试验以发现供血者血清中是否有不合抗体,又称间接配合。交叉配血是确定能否输血的重要依据,如果交叉配血主试验和副试验都不出现凝集反应才可输血。若供血者红细胞与受血者血清(主侧)发生凝集反应应禁止输血,则为配血不合,其血绝对不可输入。主试验不发生凝集反应,副试验(供血者血清与受血者红细胞)发生凝集反应可适当少量输血(不宜超过 200 mL)。输血时不宜过快过多,并密切观察,如发生输血反应,应立即停止输注。

交叉配血是安全输血的保证,输血前必须进行交叉配血试验,进一步验证供血者与受血者的 ABO 血型鉴定是否正确,以避免血型鉴定错误而导致输血后发生严重溶血反应。为避免输血反应必须坚持同型输血,而交叉配血则是保证输血安全的关键措施。此外,也可检出 ABO 血型系统的不规则凝集素,以及发现 ABO 系统以外的其他血型抗体。

临床上的输血原则:

(1)输血前除做血型鉴定外,一定还要做交叉配血试验。

(2)强调同型配血,正常情况下 A 型血的人输 A 型血,B 型血的人输 B 型血。

(3)婴幼儿禁忌异型配血。各种血型抗原在个体发育不同阶段强度是不相同的。

(4)大量输血时,应进行献血者与献血者之间的配血。

(5)根据病情需要选择血液中某一成分输血,不仅可以保证治疗,而且可减少副作用并节约血源。

【骨髓细胞学检查】

(一)骨髓细胞学检查的临床意义

骨髓是机体重要的造血器官,其细胞形态学主要研究血细胞质与量的变化,用于诊断造血系统相关疾病以及其他某些全身性疾病的诊断与鉴别诊断、疗效评价和预后判断。

1. 诊断造血系统疾病 各种血液疾病常引起血细胞发生质与量的改变,对于再生障碍性贫血、巨幼细胞贫血、白血病,特别是非白血性白血病、多发性骨髓瘤及特发性血小板减少性紫癜等的诊断有决定性意义。

2. 协助诊断某些代谢障碍性疾病 如戈谢病(GD)、尼曼-匹克病(NPD)是由于脂类代谢酶的遗传性缺陷,导致脂类在单核-巨噬细胞系统细胞内沉积的疾病,通过骨髓涂片找到其特殊细胞即可确定诊断。

3. 诊断原发性及继发性转移瘤 除骨髓原发性肿瘤外,某些癌特别是肺癌、骨癌、前列腺癌等常可转移到骨髓,在骨髓涂片中可找到癌细胞。

4. 诊断感染性传染病 如黑热病、疟疾、弓形体病可在骨髓涂片中找到原虫。

5. 鉴别诊断不明原因的症状和体征 如淋巴结肿大、发热、体重减轻及血细胞明显增多、减少或形态异常等。

6. 化学治疗和放射治疗监测 观察骨髓对治疗的反应等。

（二）骨髓细胞学检查方法

1. 标本采集方法 标本采集前向患者说明骨穿诊断的主要作用,以取得患者合作,有明显出血倾向者,特别是甲型血友病患者,不宜做此项检查。骨髓细胞学检查标本经骨髓穿刺术取得,最常用的穿刺部位是髂前上棘,6～8 个月婴儿选择胫骨穿刺较为理想。根据穿刺部位选择适当体位。穿刺涂片时动作要快,因骨髓液中含有较多的纤维易凝固,标本吸取量为 0.1～0.2 mL 即可,过多易被血液稀释。涂片要求玻片干净,无油污。每次应涂片 3 片以上,以备其他染色选用。

2. 检查内容

（1）低倍镜检查:挑选取材满意、涂片厚薄适宜、细胞分布均匀且染色良好的涂片进行检查,检查内容包括确定骨髓增生程度、评估巨核细胞系统增生情况及寻找有无异常细胞(如转移癌细胞、尼曼-匹克细胞)等。

（2）油镜检查:在低倍镜全面观察的基础上,寻找细胞分布均匀部位(一般位于涂片体尾交界处),转换油镜,按顺序寻找 200～500 个有核细胞。按各系列、各发育阶段细胞分类和计算百分数;观察各系统有无幼稚细胞及形态有无异常;观察有无寄生虫等。如果分类计数有核细胞 200 个,中幼粒细胞是 20 个,则中幼粒的分数为 20/200＝0.10。

（3）分析比较,作出描述性判断:观察完毕后,依次记录骨髓和血涂片的各项发现,综合二者的主要变化,提出形态学的诊断意义,再结合病例,尽可能地提出临床诊断,或可供临床参考的意见。

（三）正常骨髓象特点

1. 增生程度 通常以骨髓中有核细胞绝对量或相对量来体现。骨髓内有核细胞量的多少反映骨髓的增生情况及骨髓程度分级(表 7-2-4)。

表 7-2-4 骨髓有核细胞增生程度分级

增生程度	成熟红细胞：有核细胞	有核细胞(个/HP)	常 见 病 例
极度活跃	(0.5～2.0)：1	＞100	急性、慢性白血病
明显活跃	(5～12)：1	50～100	增生性贫血,急性、慢性白血病
活跃	(16～32)：1	20～50	正常骨髓象,增生性贫血
减低	(35～70)：1	5～10	再生障碍性贫血
极度减低	(100～300)：1	＜5	再生障碍性贫血

2. 粒红细胞比例（myeloid：erythroid，M：E） 粒红细胞比例是粒细胞系百分数与红细胞系百分数的比值。正常人 M：E 为(2～4)：1。

3. 各系细胞比例 ①粒细胞系统:占有核细胞的 40%～60%,其中,原粒细胞＜2%,早幼粒细胞＜5%,杆状核粒细胞多于分叶核粒细胞,细胞形态无明显异常。②红细胞系统:占有核细胞的 20%左右,其中原红细胞＜2%,早幼红细胞＜5%,细胞形态无明显异常。③巨核细胞系统:巨核细胞 7.35 个/(1.5 cm×3 cm)血片,其中,原巨核细胞 0~5%,幼巨核细胞 0~10%,易见血小板。④其他细胞:淋巴细胞占有核细胞的 20%(小儿可达 40%),单核细胞及浆细胞各小于 4%,大多为成熟阶段细胞,且细胞形态无异常。可见少量内皮细胞、网状细胞等。

4. 异常细胞及寄生虫 无。

（四）各系细胞比例改变的临床意义

1. 粒细胞系与红细胞系比例

（1）粒红细胞比例正常:①正常骨髓象。②粒、红两系细胞平行减少或增多,前者如再生障碍性贫血,后者如红白血病。③粒、红两系细胞基本不变化的造血系统疾病,如多发性骨髓瘤、骨髓转移癌、特发性血小板减少性紫癜等。

（2）粒红细胞比例增高:指粒红比例大于 5∶1。见于:①急性或慢性粒细胞白血病;②急性化脓性感染、中性粒细胞性类白血病反应;③纯红细胞性再生障碍性贫血。

（3）粒红细胞比例减低:指粒红比例小于 2∶1。见于:①粒细胞系减少,如粒细胞缺乏症;②红细胞系增多,如各种增生性贫血。

2. 粒细胞系统

（1）粒系细胞增多:①各型粒细胞白血病,急性粒细胞白血病以原粒细胞及早幼粒细胞增多为主,慢性粒细胞白血病以中性晚幼粒及杆状核粒细胞增多为主。②大部分急性炎症和感染性疾病、中性粒细胞性类白血病反应等,以中性晚幼粒及杆状核粒细胞增多为主。

（2）粒系细胞减少:见于再生障碍性贫血、粒细胞缺乏症或粒细胞减少症等。

3. 红细胞系统

（1）红系细胞增多:①各类增生性贫血,如溶血性贫血、小细胞低色素性贫血、失血性贫血,以中幼红及晚幼红细胞增多为主。②巨幼细胞贫血,以巨幼红细胞增多为主。③急性红白血病,以原红及早幼红细胞增多为主,并常伴有幼红细胞巨幼样变。

（2）红系细胞减少:见于再生障碍性贫血。

4. 淋巴细胞系统

（1）淋巴细胞绝对性增多:见于急性和慢性淋巴细胞白血病、恶性淋巴瘤、传染性淋巴细胞增多症、传染性单核细胞增多症、病毒性感染、淋巴细胞性类白血病反应等。

（2）淋巴细胞相对性增多:见于再生障碍性贫血、粒细胞缺乏症或粒细胞减少症。

5. 单核细胞系统 单核细胞增多见于:①血液系统疾病,如急性单核细胞白血病、急性粒-单核细胞白血病、恶性组织细胞病、淋巴瘤等。②感染性疾病,如结核病、原虫感染、布氏杆菌病、感染性心内膜炎等。③风湿性疾病,如 SLE,类风湿关节炎。④其他,如肝硬化、恶性肿瘤、药物反应等。

6. 巨核细胞系统

（1）巨核细胞增多:见于特发性血小板减少性紫癜、慢性粒细胞白血病、真性红细胞增多症、原发性血小板增多症、脾功能亢进、巨核细胞白血病等。

（2）巨核细胞减少:见于再生障碍性贫血、急性白血病及其他骨髓浸润或破坏的疾病,以及急性感染、化学物或药物中毒、放射病等。

7. 浆细胞系统 浆细胞增多见于多发性骨髓瘤、浆细胞白血病、巨球蛋白血症、再生障碍性贫血、某些慢性细菌性感染、结缔组织病、粒细胞缺乏症等。

（五）正常骨髓报告描述

取材良好,有核细胞增生活跃。粒细胞∶红细胞＝3.8∶1,粒细胞系各阶段比值、形态正常;成熟红细胞大小、形态及血红蛋白充盈均属正常;淋巴细胞、单核细胞比例和形态正常。全片可见成熟巨核细胞 23 个,产血小板良好,片中易见成簇和散在血小板,未见异常细胞和寄生虫,血象正常。

诊断意见:大致正常骨髓象。

(六)病理骨髓象描述举例

取材良好,有核细胞增生极度活跃。

粒细胞:红细胞=8.9:1。

片中可见极度增生的原始细胞。原始细胞比例为 0.92,该类细胞直径为 12 μm,呈圆形、椭圆形,少数切迹、凹陷和扭曲,核染色质细似沙粒状,核仁明显,胞质着色均匀,少数细胞质中有 3~5 个嗜天青颗粒,偶见棒状小体,早幼粒细胞 0.06。红细胞、淋巴细胞均明显减少。

全片巨核细胞 3 个,未见产血小板巨核细胞,片中可见散在血小板,未见形态异常。

血象:血红蛋白 60 g/L,血小板 50×10^9/L,白细胞 16×10^9/L,原始细胞 0.81,早幼粒细胞 0.10,晚幼粒细胞 0.02,杆状核粒细胞 0.02,分叶核粒细胞 0.03,淋巴细胞 0.03。

诊断意见:急性粒细胞白血病未分化型(M$_1$)。

【常见血液病的血液学特点】

(一)红细胞系统疾病

1. 缺铁性贫血

(1)血象:表现为小细胞低色素性贫血,血红蛋白、红细胞均减少,以血红蛋白减少更为明显。轻度贫血时红细胞形态无明显异常;中度以上贫血时红细胞体积减小,中心淡染区扩大,严重时红细胞中央为一圆形空白区,仅周边显示一圈粉色,即为中心浅染,也可出现数量不等的异型红细胞如嗜多色性红细胞及点彩红细胞增多。网织红细胞轻度增多或正常。白细胞计数及分类一般正常。血小板计数一般正常。

在判断贫血类型时,可采用血红蛋白的克数与红细胞百万数的比值。标准值为 3,大于 3 者为大细胞性贫血,小于 3 者为低色素性贫血,但因低色素性贫血多为小细胞低色素,故确定为小细胞低色素性贫血。

(2)骨髓象:增生明显活跃,粒红细胞比例减低。红细胞系增生活跃,有核红细胞明显增多(30%以上)。各阶段红细胞体积较小,胞质量少,比正常者为深,边缘不规则,以晚幼红细胞为主,粒细胞系统无显著变化。巨核细胞系正常。

2. 巨幼细胞贫血

(1)血象:表现为大细胞正色素性贫血(MCV>100 fL),血象往往呈现全血细胞减少。中性粒细胞及血小板均可减少,但比贫血的程度为轻。血片上红细胞大小不均,以椭圆型大红细胞居多,染色较深,重症者可见点彩红细胞。偶见有核红细胞,有核红细胞减少。中性粒细胞分叶过多,可有 5 叶或 6 叶以上的分叶。血小板减少,偶可见到巨大血小板。网织红细胞计数正常或轻度增高。

(2)骨髓象:增生明显活跃,粒红细胞比例减低。骨髓有核细胞增多,主要是巨幼红细胞增生,可占有核细胞的 30%~50%,各系细胞均有巨幼变,红系细胞最为显著。红系各阶段细胞均较正常大,胞质比胞核发育成熟(核质发育失衡),核染色质呈分散的颗粒状浓缩。粒细胞相对减低,可见核肿胀、胞体增大、染色质疏松、胞质颗粒数减少,见空泡。巨核细胞胞体增大,分叶过多,胞质颗粒减少,骨髓巨幼红细胞对叶酸和维生素 B$_{12}$治疗敏感。

3. 急性造血功能停滞（再生障碍危象）

（1）血象：贫血多为重度贫血，红细胞明显下降，粒细胞也明显减少，血小板一般正常。网织红细胞极度减低甚至不见，恢复期可上升。可见异常淋巴细胞、中性粒细胞有中毒颗粒和空泡变性。诱因去除后，以上血象可逐渐恢复，网织红细胞和粒细胞恢复较早，血红蛋白则恢复较慢。

（2）骨髓象：多增生活跃或明显活跃，但也有的减低。粒细胞系统由于幼红细胞严重减少，而呈相对性增多，可见核左移、中毒颗粒和空泡变性。红细胞系统明显减少，出现巨大原红细胞，幼红细胞数量明显减少或消失。巨大原红细胞特征为胞体呈圆形或椭圆形，20～50 μm，有少量灰蓝色胞质内含蓝色颗粒，出现空泡及中毒颗粒，周边有钝伪足，染色质呈细致网点状，核仁 1～2 个，隐显不一。早幼红细胞、中幼红细胞消失或明显减少，晚幼红细胞明显增多。此种现象说明红细胞系统发育障碍，即原红细胞不能向下成熟增生，而原来已向下成熟的有核红细胞未受阻碍，可继续向下成熟，直至晚幼红阶段，故晚幼红细胞增多。巨核细胞系统大致正常。

4. 慢性再生障碍性贫血 慢性再生障碍性贫血是一组由多种病因引起的骨髓造血功能衰竭，以造血干细胞损伤、外周血全血细胞减少为特征的难治性血液病，如果疾病得不到控制，全身造血骨髓最终呈衰竭状态，做多部位骨穿和动态观察对本病患者十分必要。

（1）血象：白细胞多数在（2～3）×10⁹/L，中性粒细胞明显减少，多在 1.5×10⁹/L 左右，分类计数淋巴细胞的比例增高。表现为正色素正细胞性贫血。血红蛋白多在 50 g/L 左右，网织红细胞＜1％，血小板多数在 30×10⁹/L 左右。

（2）骨髓象：大部分骨髓增生减低（涂片后于玻片上有很多油滴，不易干燥），红细胞系统可在正常百分数内，但其绝对值明显下降，主要为晚幼红细胞增多。粒细胞系统明显减少，淋巴细胞增多，但细胞形态无明显异常。巨核细胞系统减少或缺如。有时可见巨大泡沫样吞噬细胞，浆细胞明显增加。骨髓小粒是再生障碍性贫血的主要指征。骨髓小粒中的造血细胞多为大脂肪细胞所取代，其间散在有数量不等的组织嗜碱细胞，但其颗粒轮廓不清，大多有溶解现象，有的小粒含若干中、晚幼红细胞，但常伴有带状组织嗜碱细胞，细胞间有很多纵横交错的纤维相连。当造血开始恢复时，小粒中的细胞增多，主要为胞质鲜艳、深浓蓝色、核染色质细致的早幼红细胞。

5. 急性再生障碍性贫血

（1）血象：全血细胞明显减少，红细胞、血红蛋白明显减少，为正细胞正色素性贫血。网织红细胞明显减少，多数病例低至 0.5×10⁹/L 以下。网织红细胞在外周血中的数值可反映骨髓红细胞的生成功能，对再生障碍性贫血的诊断和观察治疗反应均有重要意义。患者经大量输血血红蛋白可以有所提高，但维持时间短，很快下降。白细胞明显减少，数量＜2×10⁹/L；中性粒细胞≤0.05×10⁹/L，淋巴细胞比例明显增高。血小板明显减少，数量＜20×10⁹/L，甚至数量＜10×10⁹/L。

（2）骨髓象：多部位增生减低或重度减低，粒、红细胞系统明显减少，粒细胞系统减少以成熟粒细胞为主。红细胞系统减少，比例下降，以晚幼红细胞为主，成熟红细胞形态多无明显变化。浆细胞、组织嗜碱细胞、组织细胞等比例增多。绝大多数患者骨髓找不到巨核细胞。细胞形态变异，极易着色，核浓染，绝大多数为各种着色深浓的小淋巴细胞，巨核细胞不见，可见少许退化的组织嗜碱细胞和变形的浆细胞，骨髓小粒呈一块纤维网，周围附有少许小淋巴细胞、组织嗜碱细胞和浆细胞等。淋巴细胞相对增多。

6. 真性红细胞增多症

(1) 血象:红细胞计数和血红蛋白显著增高,红细胞数男性>6.5×10^{12}/L,女性>6.0×10^{12}/L;血红蛋白男性>180 g/L,女性>170 g/L。血小板计数常出现增高,血小板体积常见增大。血浆容量一般正常或稍减。红细胞形态可随疾病发展而变化,早期红细胞形态大多正常或轻度大小不均,出现脾脏高度肿大伴髓外造血活跃时,外周血可见有核红细胞。约2/3患者白细胞计数呈中度增高,多在(12~25)×10^9/L,伴有核左移。

(2) 骨髓象:红细胞、粒细胞、巨核细胞三系增生活跃。其中红细胞增生显著,表现为中幼红细胞增多。巨核细胞表现为数量增多且形态增大,可见明显胞质颗粒,周围附有血小板。疾病晚期可出现"干抽"现象,原因是合并骨髓纤维细胞增生。判断骨髓纤维化的并发症骨髓活检比涂片检查更有帮助。

7. 遗传性球形红细胞增多症

(1) 血象:常见轻度或中度贫血,也可出现重度贫血或无贫血。多数红细胞呈小球形,仅限于成熟红细胞,有核红细胞和网织红细胞形态正常。小球形红细胞直径小、厚度增大、染色深,无中央淡染区及双凹盘状。网织红细胞增高;白细胞数正常或稍增,在溶血危象时可增高;血小板数正常。

(2) 骨髓象:增生活跃,红细胞系统明显增多,以中幼红细胞和晚幼红细胞为主,体积较小,胞质色浓。在再生障碍危象时,红细胞系统增生低下,有核红细胞减少。

8. 镰状细胞贫血

(1) 血象:红细胞、血红蛋白减少。红细胞大小不均,多染性红细胞、点彩红细胞增多,可见有核红细胞、靶形红细胞、Howell-Jolly 小体,血片中可见镰状细胞。白细胞和血小板计数一般正常。

(2) 骨髓象:增生活跃,红细胞明显增多,以中幼红细胞为主,巨核细胞也可增加。

9. 地中海贫血

(1) 血象:表现为小细胞低色素性贫血,有大量靶形红细胞、异形红细胞、网织红细胞增加,各阶段有核红细胞明显增加。

(2) 骨髓象:红细胞系统显著增加,与缺铁性贫血的骨髓象相似,粒细胞系统明显增多,核左移。

10. 自身免疫性溶血性贫血

(1) 血象:表现为不同程度的贫血,血片中可见网织红细胞计数升高(再生障碍危象时可明显降低),球形红细胞增多,伴有血小板、白细胞数下降。

(2) 骨髓象:红细胞系统增生明显活跃,以中、晚幼红细胞为主,有核红细胞多占25%~50%。粒红细胞比例减低或倒置。

(二) 白细胞系统疾病

1. 急性淋巴细胞白血病

(1) 血象:白细胞数增多可达(10~30)×10^9/L,以大量原始、幼稚淋巴细胞为主,原始淋巴细胞约占90%。红细胞、血红蛋白减少。外周血原始、中性粒细胞极度减少或缺如。80%病例初期血小板可减少。

(2) 骨髓象:骨髓增生极度活跃或明显活跃,以原始和幼稚淋巴细胞增生为主,成熟淋巴细胞减少,粒细胞、红细胞、巨核细胞增生受抑制。POX(过氧化物酶)染色呈阴性反应,NAP(中性粒细胞碱性磷酸酶)活性增高。

2. 急性髓系细胞白血病

（1）急性粒细胞白血病未分化型（AML-M$_1$）

① 血象：白细胞数多增加至（10～30）×10^9/L，血片中以原始粒细胞为主，可占30％～60％，有时高达90％以上。胞质可见Auer小体。贫血显著，红细胞、血红蛋白明显减少，外周血可见幼红细胞，成熟红细胞形态大致正常。血小板有中度到重度的减少。

② 骨髓象：骨髓增生极度活跃，粒红细胞比例明显增高。骨髓中绝大多数为原始粒细胞，以早幼粒细胞为主，中幼粒细胞以下各阶段细胞极罕见。红系、巨核系细胞受抑制，淋巴细胞也相对减少。POX染色阳性细胞超过3％，NSE（特异性酯酶）阳性不被NaF抑制，NAP活性减低，NSE呈阳性反应。

（2）急性粒细胞白血病部分分化型（AML-M$_2$）

① 血象：贫血显著，白细胞中度升高，以原始粒细胞及早幼粒细胞为主，血小板中、重度减少。

② 骨髓象：骨髓增生极度活跃，骨髓中以原始粒细胞和早幼粒细胞明显增多为主，并可见到中幼粒、晚幼粒和成熟粒细胞，Auer小体，易见核分裂象。白血病细胞的特征是形态变异，表现为细胞大小异常、胞体畸形、形态多变、有瘤状突起等，核形畸变，如凹陷、折叠、扭曲、肾形、分叶等。POX染色呈阳性反应，PAS（过碘酸雪夫）染色呈阴性反应，NSE呈弱阳性，NAP活性明显减低。

（3）急性早幼粒细胞白血病（AML-M$_3$）

① 血象：血红蛋白及红细胞呈中度减少，部分病例重度减少。白细胞计数多数低于15×10^9/L以下，但也有白细胞计数正常或明显增高，以早幼粒细胞为主。血小板呈中度减少。

② 骨髓象：骨髓增生极度活跃，分类以颗粒增多的早幼粒细胞为主，占有核细胞的30％～90％，早幼粒细胞形态异常，外形不规则，细胞大小不一，有圆形、类圆形、肾形、畸形、凹陷、折叠、扭曲或分叶状等。胞核略小，常偏位。可见双核，核仁1～3个，胞质丰富，深蓝或灰蓝色，易见Auer小体。原始粒和中幼粒细胞也可增加，各阶段幼红细胞和巨核细胞均明显减少。POX、NSE呈阳性反应。

（4）急性粒-单核细胞白血病（AML-M$_4$）

① 血象：血红蛋白、红细胞减少，白细胞可增多、减少或正常，血小板重度减少。

② 骨髓象：骨髓增生极度活跃，单核细胞系统、粒细胞系统也增生。原始、幼稚单核细胞体积偏小，外形不规则，幼稚单核细胞核仁清晰，以1～2个多见；胞质量较少，呈灰蓝色，有浑浊感。红系、巨核系细胞受抑制。POX呈阴性或呈弱阳性反应，NSE呈阳性反应。

（5）急性单核细胞白血病（AML-M$_5$）

① 血象：血红蛋白、红细胞中度或重度减少，白细胞数偏低，分类以原始、幼稚单核细胞为主，占白细胞总数的30％～45％。血小板重度减少。

② 骨髓象：骨髓增生极度活跃。单核细胞过度增生，以原始、幼稚单核细胞增生为主。原始、幼稚单核细胞体积较大，形态多变；胞核呈马蹄形、"S"形或不规则形；核染色质疏松，着色较淡。POX染色原始单核细胞呈阴性或弱阳性反应，幼稚单核细胞多为阳性反应，NSE呈阳性反应。

（6）急性红白血病（AML-M$_6$）

① 血象：血红蛋白、红细胞减少程度不一，血片中可见到嗜碱性点彩、靶形及异形红细胞，还可见到各阶段幼红细胞，其中以中、晚幼红细胞为多，细胞形态异常，多数患者网织红细胞增

多,白细胞减少,可见原粒及早幼粒细胞。血小板多减少。

② 骨髓象:骨髓增生极度活跃。粒细胞系统增生以中、晚幼粒细胞为主,红细胞系统增生以中、晚幼红细胞较多,幼红细胞形态学呈现类巨幼样改变和形态异常性改变明显。常有幼红细胞核质发育不平衡,同一阶段红细胞大小明显不均等特点。幼红细胞 PAS 染色呈阳性反应。

(7) 巨核细胞白血病(AML-M₇)

① 血象:红细胞和血红蛋白降低,呈正细胞正色素性贫血。白细胞数多减少,也可正常或增高。血小板正常、减少或增多,易见畸形和巨形血小板。

② 骨髓象:骨髓增生明显活跃。粒系及红系细胞增生均减低。巨核系细胞异常增生,以原始及幼稚巨核细胞为主,此种细胞体积小,胞体圆形,边缘不齐,有粗毛刷状,胞质蓝色不透明,着色不均,周围有伪足样突起,核染色质较粗,偶见蓝色小核仁,幼稚巨核细胞较多,体积比原始巨核细胞略大,成熟巨核细胞少见。NSE、PAS 染色呈阳性反应。

3. 慢性白血病

(1) 慢性粒细胞白血病

① 血象:红细胞计数、血红蛋白早期正常或轻度减少,以后逐渐减少。白细胞显著增多,最高可达 $1000×10^9$/L,分类粒细胞百分数高于正常,以中幼粒细胞及其以下各阶段细胞为主,嗜碱性和嗜酸性粒细胞比例可高达 $10％～20％$,是慢性粒细胞白血病的特征之一。早期血小板增多,晚期血小板减少。

② 骨髓象:骨髓增生极度活跃,粒红细胞比例增高显著,粒细胞系统极度增生,以中性中幼粒、晚幼粒及成熟粒细胞居多,原粒、早幼粒细胞稍多。红细胞系统受抑制。巨核细胞及血小板早期正常或增多,晚期减少。NAP 活性明显降低。

(2) 慢性淋巴细胞白血病

① 血象:红细胞计数及血红蛋白早期正常,晚期减少。约 $20％$ 的患者可并发自身免疫性溶血。白细胞计数增高,分类中大多数为成熟小淋巴细胞。篮细胞多见。血小板早期多正常,晚期减少。

② 骨髓象:骨髓增生极度活跃,淋巴细胞显著增多,涂片中多为淋巴细胞。以成熟小淋巴细胞增生为主,形态异常,胞体略大,核染色质稠密,核仁不明显,胞质丰富,嗜碱性粒细胞无颗粒,胞质量少。巨核细胞减少或无。PAS 染色多呈强阳性反应。

4. 特发性血小板减少性紫癜

特发性血小板减少性紫癜(idiopathic thrombocytopenic purpura,ITP)是一种自身免疫性血小板减少性紫癜。本病分为急性型和慢性型两种类型。

(1) 急性型特发性血小板减少型紫癜

① 血象:红细胞计数、血红蛋白量多正常;血小板计数明显减少,常小于 $20×10^9$/L,形态大多正常,也可见巨大血小板。出血明显或过多时白细胞增多,分类淋巴细胞或嗜酸性粒细胞增高。

② 骨髓象:骨髓增生极度活跃。巨核细胞系统可正常、增多或轻度减少,原始和幼稚巨核细胞增多,以幼稚巨核细胞为主,产血小板型巨核细胞减少或缺如,罕见血小板。红系细胞和粒系细胞增生活跃,形态一般无明显异常;出血严重时红系细胞增生,以晚幼红细胞为主。

(2) 慢性型特发性血小板减少性紫癜

① 血象:红细胞计数、血红蛋白量正常或减低,反复慢性失血者可呈小细胞低色素性贫

血,白细胞计数一般正常,血小板减少,常在$(20\sim80)\times10^9/L$,有形态改变。

② 骨髓象:骨髓增生活跃。巨核细胞增多明显,颗粒性巨核细胞增多,产血小板型巨核细胞严重减少。

第三节 尿液、粪便及体液检查

一、尿液检查

尿液(urine)是血液经肾小球滤过,肾小管的重吸收及分泌作用而形成,通过输尿管、膀胱及尿道排出体外。尿液的组成和性状可反映机体的代谢状况,且受机体各系统功能状态的影响,尤其与泌尿系统直接相关。

尿液分析主要用于:①泌尿系统疾病的诊断与疗效观察:泌尿系统的炎症、结石、肿瘤及肾移植术后发生排斥反应时,可引起尿液成分变化,因此尿液分析是泌尿系统疾病诊断与疗效观察的首选项目。②其他系统疾病的诊断:如糖尿病时进行尿糖检查、急性胰腺炎时的尿淀粉酶检查、黄疸鉴别诊断时做尿液胆色素检查。③安全用药的监护:某些药物如庆大霉素、多黏菌素 B、卡那霉素与磺胺类药等常可引起肾损害,故在用药前及用药过程中需观察尿液的变化,以确保药物安全。④职业病的辅助诊断:铅、镉、铋、汞等中毒均可引起肾损害,尿液中会出现有关的异常成分,故尿液检查对劳动保护与职业病的诊断及预防有一定价值。⑤对人体健康状态的评估:对人群进行尿液分析,可筛查有无肾、肝、胆疾病和糖尿病等,以达到早期诊断及预防疾病的目的。

【尿液标本的收集、保存与处理】

（一）尿液标本的种类及采集方法

1. 晨尿 清晨起床后第一次排出的尿液,即为首次晨尿。这种标本尿液较为浓缩,可用于肾脏浓缩能力评价、绒毛膜促性腺激素测定以及血细胞、上皮细胞及管型等有形成分的分析。住院患者最适宜收集晨尿标本,然而在标本采集前一天,应提供患者尿采集容器和书面采集说明,如外阴、生殖器清洁方法,留中段清洁尿的注意事项等。晨尿采集后在 2 h 内送检,否则应采取适当防腐措施。需注意,夜尿在膀胱内停留时间过长,硝酸盐及葡萄糖易被分解,不利于检出在酸性环境中易变的物质,因而推荐采集第 2 次晨尿代替首次晨尿。第 2 次晨尿是指收集首次晨尿后 $2\sim4$ h 内的尿液标本,要求患者在前晚起到尿收集标本止,只饮水 200 mL,以提高细菌培养和有形成分计数灵敏度。

2. 随机尿 随机尿指患者无需任何准备、不受时间的限制、随时排出的尿液标本,仅反映某一时段的现象,且易受多种因素(如运动、饮食、用药、情绪、体位等)的影响,可致尿检成分浓度减低或增高。

3. 计时尿 计时尿是指采集规定时间内的尿液标本,如收集治疗后、进餐后、白天或卧床休息后及 3 h,12 h 或 24 h 内的全部尿液。准确的计时和规范的操作是确保计时尿检的结果准确的重要前提。计时尿用于物质的定量测定、肌酐清除率测定和细胞学研究。

（1）3 h 尿:一般是收集上午 $6\sim9$ 时时段内的尿,多用于检查尿有形成分,如 1 h 尿排泄率检查等。

（2）餐后尿:通常收集午餐后 2 h 的尿。有利于检出病理性糖尿、蛋白尿或尿胆原。有助于糖尿病、肝胆疾病、肾脏疾病、溶血性疾病等的临床诊断。

（3）12 h尿：即从晚上8时开始到次晨8时终止的12 h内全部尿液。女性留尿前要清洗外阴，夏天则要先加40％甲醛1 mL防腐。检验当天，除正常饮食外不再饮水，以利于尿液浓缩（因低渗会使部分红细胞与管型溶解）。12 h尿还可用于微量清蛋白、球蛋白排泄率的测定。

（4）24 h尿：尿中某些成分24 h不同时间内的排泄浓度不同，如肌酐、总蛋白质、电解质等，为了较准确地定量分析这些成分，必须采集24 h尿。要规范采集此类尿标本最为困难，最常见的问题是未能采集到全部24 h内的尿量。因此，要求患者密切配合。收集方法：必须明确告知患者尿标本采集具体步骤，并提供书面说明。①容器：容量最好大于4 L，清洁，无化学污染，并预先加入合适的防腐剂。②方法：在开始标本采集的当天（如早晨8时），患者排尿并弃去尿液，从此时间开始计时并留取尿液，将24 h的尿液全部收集于尿容器内。③在结束留取尿液标本的次日（如早晨8时），患者排尿且留尿于同一容器内。④测定尿量：准确测量并记录总量。⑤混匀标本：全部尿液送检后，必须充分混匀，再从中取出适量（一般约40 mL）用于检验，余尿则弃去。⑥避免污染：儿童24 h尿标本采集过程中，应特别注意避免粪便污染。

4. 特殊试验尿 ①尿三杯试验：患者一次连续排尿，分别留取前段、中段、末段的尿液，分装于三个尿液杯中，第一、第三杯取10 mL，第二杯留取其余的大部分，多用于男性下尿路及生殖系统疾病定位的初步判断。②耐受性试验尿：如经前列腺按摩后排尿收集尿标本，通过观察尿液变化了解耐受性。

5. 无菌尿 有肾脏或尿路感染的患者，需做尿病原微生物学培养、鉴定及药物敏感试验，应采集无菌尿液，常用的方法如下。

（1）中段尿：留尿前先清洗外阴，女性应清洗尿道旁的阴道口，男性应清洗龟头，再用0.1％清洁液（如新洁尔灭等）消毒尿道口，但不可用抗生素和肥皂等清洗尿道口，以免影响细菌生存力。在不间断排尿过程中，弃去前、后时段排出的尿液，以无菌容器只接留中间时段的尿液，主要可避免生殖道和尿道远端细菌的污染。

（2）导管尿、耻骨上穿刺尿：患者发生尿潴留或排尿困难时采用（2岁以下小儿慎用），但要征得患者或家属同意。以无菌技术采集尿液标本。

（二）尿液标本采集的注意事项

（1）收集容器要清洁、干燥、一次性使用。

（2）留取尿液标本时要避免其他物质（如阴道分泌物、精液、粪便等）的干扰。

（3）尿液标本收集后要立即送检，以避免细菌污染、化学物质及有形成分的变化。

（4）培养用尿采集时应注意无菌操作。

（三）尿液标本的保存

尿液标本应在采集后2 h内分析完毕，对不能及时检验的尿标本，必须进行适当方式的处理或保存，可降低因标本送检延时引起的尿液理化性状改变。尿液标本置于4 ℃保存是最简便的方法，一般可保存6 h，但要避光加盖。在24 h内均可抑制细菌生长，但有尿酸盐和磷酸盐沉淀可影响显微镜检查，因此不推荐在2 h内可完成检测的尿液标本进行冷藏。也可根据检验项目采用相应的防腐剂，常用的防腐剂有甲醛、甲苯、麝香草酚、冰乙酸等。

（四）尿液标本检验后处理

1. 检验后尿液 检验后标本一律视为有传染性的生物污染源，必须经过10 g/L过氧乙酸或漂白粉消毒处理后才能排放入下水道内。

2. 标本容器 如果所用的盛尿容器及试管等不是一次性的，须在 30～50 g/L 漂白粉或 10 g/L 次氯酸钠溶液中浸泡 2 h，也可用 5 g/L 过氧乙酸浸泡 30～60 min，再用清水冲洗干净。

3. 一次性尿杯 使用后的一次性尿杯应先消毒再烧毁，或与污染性医疗垃圾一样送专业医疗垃圾回收处理公司做无害化处理，但要做好记录。

【尿常规检查】

尿液一般性状检查包括尿量、气味、外观（颜色、清晰度）、比重、尿 pH 值等项目。

1. 尿量（urine volume） 尿量主要取决于肾小球的滤过率、肾小管重吸收和浓缩与稀释功能。

（1）参考值：正常成人尿量一昼夜为 1000～2000 mL。尿量变化还与外界因素如每日饮水量、食物种类、周围环境（气温、湿度）、排汗量、年龄、精神因素、活动量等相关。

（2）临床意义：

① 多尿（polyuria）：成人 24 h 尿量大于 2.5 L 称为多尿。在正常情况下多尿可见于饮水过多或多饮浓茶、咖啡，精神紧张等情况，也可见于使用利尿剂或静脉输液过多时。病理性多尿常因肾小管重吸收障碍和浓缩功能减退，可见于：①内分泌疾病：如尿崩症、糖尿病等。②肾疾病：慢性肾炎、肾功能不全、慢性肾盂肾炎、多囊肾、肾髓质纤维化或萎缩等。③精神因素：如癔症大量饮水后。

② 少尿（oliguria）：24 h 尿量少于 400 mL 或每小时尿量持续少于 17 mL 称为少尿。生理性少尿见于机体缺水或出汗过多时，在尚未出现脱水的临床症状和体征之前可首先出现尿量的减少。病理性少尿可见于：①肾前性少尿：各种原因引起的脱水，如严重腹泻、呕吐、大面积烧伤引起的血液浓缩；大失血、休克、心功能不全等导致的血压下降、肾血流量减少或肾血管栓塞、肾动脉狭窄引起的肾缺血；重症肝病、低蛋白血症引起的全身水肿、有效血容量减低；在严重创伤、感染等应激状态时，可因交感神经兴奋、肾上腺皮质激素和抗利尿激素分泌增加，使肾小管重吸收增强而引起少尿。②肾性少尿：急性肾小球肾炎、各种慢性肾功能衰竭、肾移植术后急性排斥反应。③肾后性少尿：单侧或双侧上尿路梗阻性疾病，如尿路结石、损伤、肿瘤以及尿路先天畸形和机械性下尿路梗阻、膀胱功能障碍、前列腺肥大症等。

③ 无尿（anuria）：24 h 尿量小于 100 mL，或在 24 h 内完全无尿者称为无尿。进一步排不出尿液，称为尿闭，其发生原因与少尿相同。

2. 气味 正常尿液的气味是由尿液中的酯类和挥发酸共同产生的。新鲜尿具有特殊微弱的芳香气味，尿液搁置过久，细菌繁殖，尿素分解，可出现氨臭味。尿液气味也可受到食物和某些药物的影响，如进食葱、蒜、韭菜、咖喱或过多饮酒，以及服用某些药物后尿液可出现各自相应的特殊气味。尿液有氨臭味多见于膀胱炎或尿潴留；蒜臭味见于有机磷杀虫剂中毒；烂苹果味见于糖尿病酮症酸中毒；鼠臭味见于苯丙酮尿症。

3. 外观 正常新鲜的尿液呈透明的淡黄至深黄色，影响尿液颜色的主要物质为尿色素（urochrome）、尿胆原（urobilinogen）、尿胆素（urobilin）、卟啉（porphyrin）等。此外，尿液颜色还受酸碱度、摄入食物或药物的影响。尿液颜色可随机体生理和病理的代谢情况而变化。常见的尿外观改变有以下几种。

① 无色：见于尿量增多，如尿崩症、糖尿病或饮水、输液过多。

② 淡红色或红色：见于每升尿液中血液超过 1 mL，尿液外观呈洗肉水样或血样为肉眼血

尿。镜下血尿指尿液外观变化不明显,而离心沉淀后进行镜检时能看到超过正常数量的红细胞。一般而言,凡每高倍镜视野均见3个以上红细胞时则可确定为镜下血尿,主要见于肾和尿路结石、肾结核、泌尿系统肿瘤、感染以及出血性疾病等。

③ 浓茶色或酱油色:为血红蛋白尿,隐血试验阳性,见于血型不合输血反应、急性溶血性贫血、PNH(阵发性睡眠性血红蛋白尿)等。

④ 黄色:尿液的泡沫也呈黄色,为胆红素尿,见于胆汁淤积性或肝细胞性黄疸,若在空气中久置可因胆红素被氧化为胆绿素而使尿液外观呈棕绿色。服用一些药物如痢特灵、大黄、核黄素等也可使尿液呈黄色,但尿液的泡沫不黄。

⑤ 乳白色:包括脓尿和菌尿,见于泌尿系统感染性疾病,如肾盂肾炎、膀胱炎、尿道炎或前列腺炎等;脂肪尿见于肾病、挤压伤、骨折、肾病综合征、肾小管变性等;乳糜尿见于丝虫病,少数可由肿瘤、腹部创伤等所致淋巴循环受阻引起。

⑥ 混浊:上述尿颜色改变可同时伴有混浊沉淀。

4. 比重 尿比重(specific gravity of urine)是指在4 ℃时尿液与同体积纯水重量之比。尿比重高低随尿中水分、盐类及有机物含量而异,在病理情况下还受蛋白质、尿糖及细胞成分等影响,如无水代谢失调,尿比重测定可粗略反映肾小管的浓缩稀释功能。

(1)参考值:正常成人在普通膳食条件下尿比重波动在1.015~1.025之间;随机尿为1.003~1.035;婴幼儿偏低。

(2)临床意义:

① 比重增高(晨尿比重>1.020):见于高热、脱水、心功能不全、周围循环衰竭等,尿量少而比重高;糖尿病时,尿中因含有大量葡萄糖,尿量多而比重高,可达1.040以上。

② 比重减低(比重<1.015):见于急性肾功能衰竭少尿期及多尿期、慢性肾功能衰竭、尿崩症等。在肾实质破坏而丧失浓缩功能时,尿比重常固定在1.010±0.003,形成低而固定的等渗尿。

5. 尿pH值

(1)参考值:人体可通过尿液排出大量酸性和碱性物质,以维持体内的酸碱平衡。正常人24 h混合尿呈弱酸性,pH为5.5。有时可呈中性或弱碱性,波动范围在5.4~8.4之间。尿pH值与饮食关系密切,当进食富含蛋白质的食物后尿液多呈酸性;多吃水果蔬菜,尿液多呈碱性;饭后受胃酸分泌的影响,尿多呈酸性。

(2)临床意义:尿pH值降低见于酸中毒、发热、糖尿病、通风、服用氯化铵及维生素C等药物后;尿pH值增高见于碱中毒、膀胱炎、肾小管性酸中毒及服用碱性药物后。

【化学检查】

(一)尿蛋白

1. 参考值 正常人尿液中含极少量蛋白质,一般尿蛋白定性试验为阴性,定量试验为(0~80) mg/24 h。

2. 临床意义 尿蛋白定性试验呈阳性,或定量试验大于150 mg/24 h称为蛋白尿。

(1)生理性蛋白尿:泌尿系统无器质性病变,尿内暂时出现蛋白质,程度较轻,持续时间短,解除诱因后消失。见于:①机体剧烈运动、发热、寒冷、紧张等应激状态下,尿蛋白定性试验多不超过(+),定量试验多为轻度增高。②体位性蛋白尿:晨尿中蛋白定性试验为阴性,较长时间站立后尿中蛋白量增高,而平卧休息后尿蛋白又减少或消失,常见于青年人,可随年龄增加而消失。

（2）病理性蛋白尿：①肾小球性蛋白尿：最常见的一种蛋白尿，见于肾小球肾炎、肾病综合征等原发性肾小球疾病及高血压、糖尿病、SLE、妊娠高血压综合征等继发性肾小球疾病。②肾小管性蛋白尿：多为轻度蛋白尿，见于肾盂肾炎（多伴脓尿）、间质性肾炎，药物（如氨基糖苷类抗生素、解热镇痛药等）、重金属盐（如汞、镉、铋等）中毒，肾移植后排斥反应等。③混合性蛋白尿：同时累及肾小球和肾小管的疾病，见于糖尿病、SLE等。④溢出性蛋白尿：因血浆中的低相对分子质量蛋白异常增多，超过肾小管重吸收阈值所致，血红蛋白尿、肌红蛋白尿即属此类，见于溶血性贫血和挤压综合征等。⑤假性蛋白尿：由于尿中混入血液、脓液、黏液等含有蛋白的成分后，常规蛋白尿定性试验呈阳性，但并不是肾脏本身疾病造成的，经过抗感染治疗后，尿液可恢复正常，肾以下泌尿道疾病如膀胱、尿道炎症造成的出血及阴道分泌物混入尿液后，尿蛋白定性试验可为阳性。

（二）尿葡萄糖

正常人尿液中可有微量葡萄糖，尿内排出量<2.8 mmol/24 h，用普通定性方法检查为阴性。血浆葡萄糖浓度增高，原尿中葡萄糖超过肾小管重吸收阈值（8.88 mmol/L），或肾小管重吸收阈值减低时，终尿中可出现尿糖。尿糖定性阳性或定量增高称为葡萄糖尿（糖尿）。

1. 参考值 定性：阴性。定量：（0.56～5.0）mmol/24 h。

2. 临床意义

（1）血糖增高性糖尿：①糖尿病：最常见，尿糖检查可作为糖尿病诊断和疗效监测的指标。②其他内分泌疾病：甲状腺功能亢进症、Cushing综合征、肢端肥大症、巨人症、嗜铬细胞瘤等。③其他：肝功能不全、胰腺癌、胰腺炎等。

（2）血糖正常性糖尿：也称肾性糖尿，见于慢性肾小球肾炎、肾病综合征、间质性肾炎或家族性糖尿病等。

（3）暂时性糖尿：①摄入性糖尿：大量进食碳水化合物或静脉输注大量葡萄糖。②应激性糖尿：肾上腺素或胰高血糖素等分泌过多所致，见于情绪激动、颅脑外伤、脑血管意外、急性心肌梗死等。③药物性糖尿：如应用糖皮质激素、异烟肼、咖啡因、水杨酸、大剂量阿司匹林等。④其他：暂时性糖尿还可见于妊娠妇女及新生儿等。

（三）尿酮体

酮体是体内脂肪代谢的产物，正常人产生的酮体很快被利用，在血中含量极微。当各种原因引起糖代谢发生障碍时，脂肪分解活跃，产生酮体速度大于组织利用速度，尿中出现酮体称为酮尿。

1. 参考值 定性：阴性。

2. 临床意义

（1）糖尿病性酮尿：尿酮体测定是糖尿病酮症酸中毒昏迷的早期指标，此时多伴高糖血症和糖尿。但应注意糖尿病酮症酸中毒者肾功能严重损伤而肾阈值增高时，尿酮体亦可减少，甚至完全消失。

（2）非糖尿病性酮尿：见于感染性疾病高热期、严重腹泻、呕吐、长期饥饿、禁食过久、酒精性肝炎、肝硬化、嗜铬细胞瘤等。

（四）胆红素测定

胆红素是红细胞破坏后的代谢产物，可分为未经肝处理的未结合的胆红素和经肝与葡萄糖醛酸结合形成的结合胆红素，前者不能通过肾小球滤膜，后者可通过肾小球滤膜，由尿中排出。由于正常人血中结合胆红素含量很低,滤过量极少,因此尿中检不出胆红素,如血中结合胆红素增加可通过肾小球膜使尿中结合胆红素量增加,尿胆红素试验呈阳性反应。胆红素测定注意用新鲜晨尿检查,不使用防腐剂,需避光冷藏。

1. 参考值 定性:阴性。定量:胆红素≤2 mg/L。

2. 临床意义 增高见于:①肝内、外胆管阻塞,使胆汁排出受阻:如胆石症、胆管肿瘤、胰头癌及门脉周围炎症等。②肝细胞损害:如病毒性肝炎、酒精性肝炎、药物或中毒性肝炎。③先天性高胆红素血症、Dubin-Johnson 综合征。

(五)尿胆原

胆红素经肝肠循环,在肠道被细菌分解成粪胆原后,又被重吸收入血,其中小部分从尿中排出即为尿胆原。

1. 参考值 定性:阴性。定量:尿胆原≤10 mg/L。

2. 临床意义

(1)增多:见于病毒性肝炎、药物或中毒性肝损伤等引起的肝细胞性黄疸,溶血性贫血或巨幼细胞贫血等红细胞破坏过多时引起的溶血性黄疸,此外,肠梗阻、顽固性便秘等使尿胆原通过肠道回吸收增加,使尿中尿胆原排出增多。

(2)减少:见于胆石症、胆管肿瘤、胰头癌等引起的胆汁淤积性黄疸;新生儿及长期服用广谱抗生素时肠道菌群缺乏,也可使尿胆原生成减少。

【尿显微镜检查】

尿显微镜检查是对尿液离心沉淀物中有形成分的检查,包括细胞、管型、结晶等,现在还增添了尿液分析仪(试纸条法)和尿沉渣自动分析仪,可对尿液中的某些有形成分进行自动检查。

(一)尿细胞成分

1. 参考值 离心沉淀尿红细胞 0~3 个/HP;离心沉淀尿白细胞,成年男性 0~3 个/HP,成年女性 0~5 个/HP。

2. 临床意义

(1)红细胞:尿沉渣镜检若每个高倍视野均可见到 3 个以上红细胞,则为镜下血尿。红细胞形态受不同 pH 值及渗透压的影响而发生变化,多形性红细胞(如棘形红细胞、环形红细胞、各种碎片等)大于 80% 时,称肾小球源性血尿,常见于急、慢性肾小球肾炎及紫癜性肾炎、狼疮性肾炎等;多形性红细胞小于 50% 时,见于泌尿系统结石和肿瘤、急性膀胱炎等。正常人特别是青少年在剧烈运动、急行军、久站或重体力劳动、冷水浴后可出现暂时性镜下血尿,这种一过性血尿属生理性变化范围。女性患者还应注意月经污染问题,应通过动态观察加以区别。

(2)白细胞:尿白细胞主要是中性粒细胞,在炎症过程中破坏和死亡的中性粒细胞称为脓细胞。白细胞尿主要见于泌尿系统感染,如急性肾盂肾炎、膀胱炎、尿道炎等;女性生殖系统炎症时可因分泌物进入尿中,而致白细胞增多,常伴有大量扁平的上皮细胞;肾移植后如发生排斥反应,尿中可出现大量淋巴细胞及单核细胞。

(3)肾小管上皮细胞:尿中出现肾小管上皮细胞表示肾小管病变,如成团出现,则多见于肾小管坏死性病变,如急性肾小管坏死、肾病综合征、肾小管间质性炎症等;在某些慢性炎症中,可见肾小管上皮细胞发生脂肪变性,胞质中充满脂肪颗粒,称为脂肪颗粒细胞;肾小管上皮细胞中出现含铁血黄素颗粒,见于心力衰竭、肾梗死;肾移植后若肾小管上皮细胞持续增多或重新出现,提示发生排斥反应。

（4）移行上皮细胞：正常时尿中无或偶见移行上皮细胞，尿中出现较多或成片脱落的移行上皮细胞，提示输尿管、膀胱或尿道有炎症；若大量出现，应警惕移行上皮细胞癌的可能。

（5）鳞状上皮细胞：又称扁平上皮细胞，正常尿中可见少量扁平上皮细胞，来自尿道前段或女性阴道分泌物污染。生理情况下，男性尿中偶见，女性为 $1\sim5$ 个/HP，多无临床意义。如大量出现且伴有大量白细胞、脓细胞者见于膀胱、尿道炎等；在肾盂肾炎时也可增多，肾盂、输尿管结石时也可见到。

（二）尿管型

管型是尿液中的蛋白在肾小管、集合管内凝固而形成的圆柱状结构物，故又称圆柱体，它的形成必须有蛋白尿，其出现往往提示有肾实质性损害。构成管型的成分不同，形态亦不同。常见管型特征及其临床意义如下。

1. 透明管型　在正常人浓缩尿中偶尔可见到，老年人清晨浓缩尿中也可见到；剧烈运动后、高热、重体力劳动、使用利尿剂、麻醉时可见一过性增多；大量出现见于急、慢性肾小球肾炎及肾病综合征、肾盂肾炎、恶性高血压等疾病所致肾实质性病变。

2. 颗粒管型　少量颗粒管型可见于运动后、发热或脱水时；大量出现见于肾实质性病变，如急、慢性肾小球肾炎，肾病，肾动脉硬化等；药物中毒损伤肾小管及肾移植术发生排斥反应时亦可见到。

3. 细胞管型　细胞管型为含有细胞成分的管型，按细胞类别可分为红细胞管型、白细胞管型及肾小管上皮细胞管型。红细胞管型提示肾单位内有出血，可见于急性肾小球肾炎、慢性肾炎急性发作；白细胞管型常见于急性肾盂肾炎、间质性肾炎等；肾小管上皮细胞常见于肾小管病变，如急性肾小管坏死，化学物质、药物中毒，肾移植后排斥反应及肾淀粉样变性等。

4. 蜡样管型　尿中出现此类管型多提示有肾小管的严重病变，预后不良。可见于肾小球肾炎晚期、肾功能不全、肾淀粉样变性等，亦可在肾小管炎症和变性、肾移植慢性排斥反应时见到。

5. 脂肪管型　脂肪管型为肾小管损伤后上皮细胞脂肪变性所致，可见于慢性肾炎，尤其是多见于肾病综合征时。

（三）尿结晶

尿液经离心沉淀后，在显微镜下观察到形态各异的盐类结晶称晶体尿（crystal urine）。除包括草酸钙、磷酸钙、尿酸及尿酸盐等结晶外，还包括磺胺及其他药物析出的结晶。

1. 生理性尿结晶　主要有：①磷酸盐结晶：少量出现无临床意义，持续大量出现应排除甲状旁腺功能亢进症、肾小管性酸中毒或因长期卧床骨质脱钙等，并警惕形成磷酸盐结石的可能。②碳酸钙结晶：常与磷酸盐结晶同时出现，无特殊临床意义。③草酸钙结晶：正常人尤其是进食植物性食物后尿中可出现，如持续出现在新鲜尿中，应警惕尿路结石。④尿酸结晶：正常情况下如多食含高嘌呤的动物内脏后，尿中可偶见；若新鲜尿中持续出现尿酸结晶，应警惕形成尿酸结石。但在急性痛风症、慢性间质性肾炎、白血病时，因细胞核大量分解，也可排出大量尿酸盐，在肾小管对尿酸的重吸收发生障碍时也可见到高尿酸盐尿。

2. 病理性结晶　主要有：①胆红素结晶：仅见于胆汁淤积性黄疸和肝细胞性黄疸。②酪氨酸和亮氨酸结晶：见于有大量的组织坏死的疾病，如急性肝坏死、白血病、糖尿病性昏迷、急性磷中毒等。③胱氨酸结晶：仅见于遗传性胱氨酸尿症患者尿中。④胆固醇结晶：多见于肾淀粉样变性、尿路感染及乳糜尿患者，偶尔见于脓尿中。⑤磺胺及其他药物结晶：见于大量服用磺胺药物、解热镇痛药及使用造影剂等。

【尿液特殊化学检查】

（一）24 h 尿蛋白定量

1. 参考值 尿蛋白定量正常为(0～80) mg/24 h；尿蛋白含量＞150 mg/24 h 为蛋白尿。

2. 临床意义 24 h 尿蛋白定量是尿蛋白定性试验的补充试验，尤其对住院患者具有意义，特别有利于对已经确定为蛋白尿患者的治疗监测。

（二）血红蛋白尿及肌红蛋白尿检查

血红蛋白尿(hemoglobinuria)是指尿内含有游离血红蛋白而无红细胞，或仅有少许红细胞而含有大量游离血红蛋白的现象，反映了血管内有超出正常的溶血。血红蛋白尿的外观颜色因其含血红蛋白量的多少而不同，可呈均匀的浓茶色、葡萄酒色、棕色或酱油色。

1. 参考值 尿血红蛋白和肌红蛋白定性均为阴性。

2. 临床意义

(1) 血红蛋白尿：见于严重血管内溶血性疾病，如溶血性贫血、血型不合的输血反应、恶性疟疾、蚕豆病、大面积烧伤、夜间阵发性睡眠性血红蛋白尿等。

(2) 肌红蛋白尿：见于挤压综合征、高压电击伤、肌肉病变（如多发性肌炎）、行军性肌红蛋白尿症、进行性肌营养不良、遗传性特发性肌红蛋白尿、急性心肌梗死等；在成年人常见于异常剧烈的体力活动和运动之后，可使肌肉发生坏死而出现肌红蛋白尿症。

（三）尿本周蛋白测定

尿本周蛋白是游离的免疫球蛋白轻链，能自由通过肾小球滤过膜，当浓度增高超过近曲小管重吸收的阈值时，可自尿中排出，即本周蛋白尿。

1. 参考值 阴性。

2. 临床意义 本周蛋白尿主要见于多发性骨髓瘤、单克隆免疫球蛋白血症、巨球蛋白血症和肾淀粉样变性等，也可见于恶性淋巴瘤、肾小管和肾小球性疾病。摄入如氨基水杨酸、氯丙嗪、大剂量青霉素等药物可出现假阳性。

二、粪便检查

粪便是食物在体内经消化的最终产物。正常粪便主要由消化后未被吸收的食物残渣、消化道分泌物、大量细菌和无机盐及水等组成。粪便检查可了解消化道有无炎症、出血、寄生虫感染、恶性肿瘤等，也可间接了解胃肠、胰腺、肝胆的功能状况。

【标本的采集、保存和检验后处理】

（一）常规检查标本

(1) 取新鲜的标本，盛器应洁净，不得混有尿液，不可有消毒剂及污水，以免破坏有形成分。标本一般不少于 30 g，必要时取整份送检。

(2) 标本采集后应于 1 h 内检查完毕，以免有形成分破坏分解。

(3) 做细菌学检查的粪便标本应采集于有盖、灭菌的容器内并立即送检。

(4) 采集标本时应用干净的竹签选取含有黏液及脓血等病变部分的粪便。外观无异常的粪便要从表面、深处等多点取样，其量至少为指头大小的标本。

(5) 无粪便排出而又必须检查时，可通过肛门指诊或采便管采集粪便。

(6) 做粪便隐血检测时，应于前 3 天禁食肉类及含动物血的食物，并禁服铁剂、铋剂及维生素 C 等药物,以免出现假阳性。

（7）做粪胆原定量试验时,应连续收集 3 天的粪便,每天将粪便均匀称重后取出 20 g 送检。

（二）寄生虫检查标本

（1）对某些寄生虫及虫卵的初筛检查,应采取三送三检,因为许多肠道原虫和某些蠕虫卵都有周期性排出现象。

（2）检查阿米巴滋养体时应于排便后立即检查。从脓血和稀软部分取材,寒冷季节标本传送及检查时均需保温。

（3）检查血吸虫卵时应取黏液、脓血部分,孵化检查毛蚴时至少留取 30 g 粪便,且须尽快处理。

（4）检查蛲虫卵须用透明薄膜拭子于晚 12 时或清晨排便前,自肛门周围皱裂处拭取粪便,并立即镜检。

（5）找寄生虫虫体及做虫卵计数时应采集 24 h 粪便,前者应从全部粪便中仔细搜查或过筛,然后鉴别其种属;后者应混匀后检查。

粪便检验后应将纸类或塑料标本盒投于焚化炉中烧毁;搪瓷容器应于消毒液中(如过氧乙酸、煤酚皂溶液或新洁尔灭等)浸泡 24 h,弃消毒液后,流水冲洗干净备用;所用载玻片需用 5% 煤酚皂溶液浸泡消毒。

【一般性状检查】

粪便标本首先要用肉眼观察,通常根据粪便性状即能作出初步判断。

（一）量

正常成人大多每日排便一次,其量为 $100\sim300$ g,随食物种类、进食量及消化器官的功能状态而异。摄取细粮及肉食为主者,粪便细腻而量少;进食粗粮特别是大量蔬菜后,可使粪便量增多;当胃、肠、胰腺有炎症或功能紊乱时,因炎性渗出、肠蠕动亢进或消化吸收不良,可使粪便量增多。

（二）外观

粪便的外观包括颜色与性状。正常成人的粪便排出时为黄褐色成形便,质软;婴儿粪便可呈黄色或金黄色糊状。久置后,粪便中的胆色素被氧化可致颜色加深。病理情况下可见如下改变。

1. 黏液便 正常粪便中有少量黏液,因与粪便均匀混合而不易察觉,若有肉眼可见的黏液,则说明其量增多。小肠炎症时黏液增多并均匀地混于粪便之中;如为大肠病变,由于粪便已逐渐成形,黏液不易与粪便混合,来自直肠的黏液则附着于粪便的表面。单纯黏液便的黏液无色透明、稍黏稠,脓性黏液便则呈黄白色、不透明,见于各类肠炎、细菌性痢疾、阿米巴痢疾等。

2. 脓性及脓血便 提示肠道下段有病变,常见于痢疾、溃疡性结肠炎、局限性肠炎、结肠或直肠癌。脓或血多少取决于炎症的类型和程度,如阿米巴痢疾,以血为主,血中带脓,呈暗红色稀果酱样;细菌性痢疾则以黏液及脓为主,脓中带血。

3. 鲜血便 见于直肠息肉、结肠癌、肛裂及痔疮等。痔疮时常在排便之后有鲜血滴落,而其他疾病多见鲜血附着于粪便的表面。

4. 柏油样黑便 上消化道出血在 $50\sim70$ mL 时,可出现柏油样便,其粪便呈褐色或黑色,质软,有光泽,隐血试验阳性。若持续 2～3 天,提示出血量至少在 500 mL 以上。服用活性炭、枸橼酸铋钾及铁剂等之后也可排黑色便,但无光泽,且隐血试验阴性。

5. 稀糊状或稀水样便 常因肠蠕动亢进或分泌物增多所致,见于各种感染或非感染性腹泻,尤其是急性胃肠炎。小儿肠炎时粪便呈绿色稀糊样,如大量黄绿色的稀汁样便(3000 mL 或更多),并含有膜状物时应考虑到伪膜性肠炎;艾滋病伴有肠道隐孢子虫感染时也可排出大量稀水样便;副溶血性弧菌食物中毒可见洗肉水样便;出血性坏死性肠炎可排出红豆汤样便。

6. 米泔样便 粪便呈白色淘米水状,内含片块黏液,量大。见于重症霍乱和副霍乱。

7. 白陶土样便 粪便呈灰白色陶土状。见于胆汁淤积性黄疸,钡餐造影术后可因排出钡剂使粪便呈黄白色。

8. 异常形状便 硬球或粪便球积成的硬条状粪便见于便秘;细条或扁片状粪便见于直肠或肛门狭窄,多见于直肠癌。

9. 乳凝块 婴儿粪便中见有黄白色乳凝块,亦可见蛋花样便,常见于婴儿消化不良、婴儿腹泻。

(三)气味

正常粪便有臭味,肉食者臭味重,素食者臭味轻;慢性肠炎、胰腺疾病、结肠或直肠癌溃烂时,粪便有腐败恶臭味;阿米巴性肠炎粪便呈鱼腥臭味;如脂肪及糖类消化不良时,由于脂肪酸分解及糖的发酵而使粪便呈酸臭味。

(四)酸碱反应

正常人的粪便为中性、弱酸性或弱碱性。食肉多者呈碱性,高度腐败时为强碱性;食糖类及脂肪多时呈酸性,异常发酵时为强酸性;细菌性痢疾、血吸虫病粪便常呈碱性;阿米巴痢疾粪便常呈酸性。

(五)寄生虫

蛔虫、蛲虫、绦虫等较大虫体或其片段肉眼即可分辨,钩虫虫体需将粪便冲洗过筛方可看到。服驱虫剂后应在粪便中查找有无虫体,特别是驱绦虫后应仔细寻找其头节。

【显微镜检查】

粪便直接涂片显微镜检查是临床常规检验项目。可以从中发现病理成分,如各种细胞、寄生虫卵、真菌、细菌、原虫等,并可通过观察各种食物残渣以了解消化吸收功能,有助于消化系统各种疾病的诊断。

(一)细胞

1. 参考值 正常粪便中无红细胞,无或偶见白细胞。

2. 临床意义

① 红细胞:肠道下段炎症或出血,如痢疾、溃疡性结肠炎、结肠癌、直肠息肉等。细菌性痢疾时红细胞少于白细胞,多分散存在且形态正常;阿米巴痢疾者红细胞多于白细胞,多成堆存在并有残碎现象。

② 白细胞:肠道炎症时增多,其数量多少与病变的部位及轻重程度有关。小肠炎症时白细胞数量不多,均匀混于粪便内,且因细胞部分被消化而不易辨认;结肠炎症如细菌性痢疾时,可见大量白细胞或成堆出现的脓细胞;过敏性肠炎、肠道寄生虫病患者的粪便涂片可见嗜酸性粒细胞增多。

③ 巨噬细胞:细菌性痢疾和溃疡性结肠炎时均可见到。

④ 上皮细胞：见于肠道炎症。

⑤ 肿瘤细胞：见于乙状结肠癌、直肠癌，以直肠部位最为多见。

（二）食物残渣

正常类便中的食物残渣是已充分消化的无定形细小颗粒，而未经充分消化的食物残渣中常见的有以下几种。

1. 淀粉颗粒　见于慢性胰腺炎、胰腺功能不全。

2. 脂肪颗粒　见于急、慢性胰腺炎，胰头癌，消化不良综合征，小儿腹泻等。

3. 其他食物残渣　在肠蠕动亢进、腹泻或蛋白质消化不良时肌纤维可增多；肠蠕动亢进、腹泻时常可见植物纤维增多；胃部疾患而缺乏胃蛋白酶时可出现较多的胶原纤维和弹性纤维。

【粪便化学检查】

隐血试验（occult blood test，OBT）：指用化学或免疫的方法来证实出血的试验。隐血是指胃肠道有少量出血，红细胞又被消化分解，粪便外观无明显变化，肉眼和显微镜下均不能证实出血。

1. 参考值　阴性。

2. 临床意义　粪便隐血试验对消化道出血的诊断有重要意义。消化性溃疡、胃黏膜病变、肠结核、克罗恩病、溃疡性结肠炎、结肠息肉、钩虫病及消化系统肿瘤时，粪便隐血试验均常为阳性。在消化性溃疡时，阳性率为 40%～70%，呈间断性阳性，治疗后当粪便外观正常时，隐血试验阳性仍可持续 5～7 天，此后如出血完全停止，隐血试验即可转阴；胃癌、结肠癌等，阳性率可达 95%，呈持续性阳性，故粪便隐血试验常作为消化道恶性肿瘤诊断的一个筛选指标，尤其对中老年人早期发现消化道恶性肿瘤有重要价值。此外，流行性出血热患者的粪便隐血试验也有 84% 的阳性率。

三、脑脊液检查

脑脊液（cerebrospinal fluid，CSF）是循环流动于脑和脊髓表面的一种无色透明液体。脑脊液具有保护脑和脊髓免受外力损伤，调节颅内压力，供给脑、脊髓营养物质并运走其代谢产物，调节神经系统碱贮量，维持正常 pH 值等功能。中枢神经系统任何部位发生器质性病变时，如感染、炎症、肿瘤、外伤、水肿、缺血和阻塞等都可引起脑脊液的改变。脑脊液的检查对神经系统疾病的诊断、治疗和判断预后均有重要意义。

【标本采集】

脑脊液一般通过腰椎穿刺采集，必要时可从小脑、延脑池或侧脑室穿刺获得。穿刺前要告知患者标本采集的目的、方法和可能产生的不适，要求患者配合采集标本。严格掌握穿刺禁忌证，穿刺后应先做压力测定。任何病变使脑组织体积或脑脊液量增加时，脑脊液压力均可升高。待压力测定后将脑脊液分别收集于 3 支无菌试管内，每管收集 1～2 mL，第 1 管做细菌学检查，第 2 管做化学分析和免疫学检查，第 3 管做一般性状及显微镜检查。脑脊液标本必须立即送验、及时检查，若放置过久会出现细胞破坏、变性等，将影响检测结果。

【一般性状检查】

（一）参考值

成人脑脊液压力为 0.78～1.76 kPa（80～180 mmH$_2$O）或 40～50 滴/分，儿童为 0.4～1.0 kPa（40～100 mmH$_2$O）。正常脑脊液为无色水样、清晰透明，静置 24 h 不凝固。

（二）临床意义

1. 颜色

（1）红色：常由于各种出血引起，主要见于脑及蛛网膜下腔出血或由穿刺损伤引起。在留取 3 管标本时，前者 3 管均呈红色，离心上清液呈淡红色或黄色；若为穿刺损伤，第 1 管为血性，以后 2 管颜色逐渐变淡，离心后红细胞全部沉至管底，上清液呈无色透明。

（2）黄色：见于脑及蛛网膜下腔陈旧性出血、重症黄疸、蛛网膜下腔梗阻等。

（3）乳白色：常见于各种化脓菌引起的化脓性脑膜炎。

2. 透明度及凝固性　异常脑脊液静置 1～2 h，混浊呈脓样，出现凝块，见于化脓性脑膜炎；静置 12～24 h 后可见表面有膜状物或纤维凝块，见于结核性脑膜炎。黄色胶冻状可见于蛛网膜下腔梗阻，由于阻塞，远端的脑脊液蛋白质含量常高达 15 g/L；基本无色透明可见于病毒性脑膜炎。

【化学检查】

（一）蛋白定性和定量试验

生理状态下，脑脊液中蛋白含量极少，不到血浆蛋白含量的 1%。病理情况下脑脊液中蛋白的含量增加，测定其含量有助于神经系统疾病的诊断。

1. 参考值　蛋白定性试验：阴性或弱阳性。蛋白定量试验：成人 0.15～0.45 g/L，儿童 0.20～0.40 g/L。

2. 临床意义

（1）中枢神经系统病变使血脑屏障通透性增加：各种脑膜炎（化脓性脑膜炎最显著，结核性脑膜炎为中度，病毒性脑膜炎轻度）、内分泌或代谢疾病（如糖尿病性神经病变、尿毒症等）。

（2）脑脊液循环障碍：蛛网膜下腔出血或梗阻、颅内占位性病变或椎管内梗阻。

（二）葡萄糖检查

脑脊液中葡萄糖和血糖有密切关系，脑脊液葡萄糖约为血糖的 60%，它受血糖浓度、血脑屏障通透性及脑脊液中糖酵解速度的影响。检测脑脊液中的葡萄糖最好在禁食 4 h 后做腰椎穿刺检查。

1. 参考值　成人：2.5～4.5 mmol/L。儿童：2.8～4.5 mmol/L。

2. 临床意义　当中枢神经系统受细菌或真菌感染时，这些病原体或被破坏的细胞释放出葡萄糖分解酶使葡萄糖消耗，而使脑脊液中葡萄糖降低，尤其化脓性脑膜炎早期降低最为明显，甚至测定不出来；结核性、球菌性脑膜炎的脑脊液中葡萄糖降低多发生在中、晚期，且葡萄糖含量越低提示预后越差；颅内肿瘤、梅毒性脑膜炎、风湿性脑膜炎、症状性低血糖等也可致脑脊液葡萄糖含量不同程度地减少。

（三）氯化物检查

正常脑脊液中氯化物比血浆高 20% 左右，这是因为脑脊液要维持血浆渗透压平衡（正常脑脊液中蛋白质含量较少）。病理情况下脑脊液中氯化物的含量可发生变化。

1. 参考值　成人：120～130 mmol/L。

2. 临床意义　结核性脑膜炎使脑脊液中氯化物含量明显减少，可降至 102 mmol/L 以下，化脓性脑膜炎时多为 102～116 mmol/L；非中枢性疾病，如大量呕吐、腹泻、脱水等情况血氯降低，脑脊液中氯化物亦随之减少；其他中枢系统疾病，如病毒性脑炎、脑脓肿等氯化物含量多正常。脑脊液中氯化物增高可见于尿毒症、呼吸性碱中毒等。

【显微镜检查】

细胞计数和细胞分类

1. 参考值

（1）正常脑脊液中无红细胞，仅有少量白细胞，无肿瘤细胞。

（2）成人$(0\sim8)\times10^6/L$；儿童$(0\sim6)\times10^6/L$，主要为淋巴细胞和单核细胞，两者之比约为 7 : 3。

2. 临床意义 脑脊液中细胞增加见于：①中枢神经系统感染：白细胞增多是中枢神经系统感染的重要指标。化脓性脑膜炎时，脑脊液的细胞数显著增加，可达$1000\times10^6/L$以上，以中性粒细胞为主；结核性脑膜炎时，白细胞数中度增加，多不超过$500\times10^6/L$，早期以中性粒细胞为主，数天后中性粒细胞迅速下降转变为以淋巴细胞为主，中性粒细胞、淋巴细胞及浆细胞同时存在是本病的特征；病毒性脑炎、脑膜炎脑脊液细胞数轻度增高，以淋巴细胞为主；新型隐球菌性脑膜炎细胞数中度增高，以淋巴细胞为主。②中枢神经系统肿瘤：脑脊液细胞数可正常或稍高，以淋巴细胞为主，脑脊液中找到白血病细胞是脑膜白血病转移的证据。③脑寄生虫病：脑脊液细胞数升高，以嗜酸性粒细胞增多为主；脑脊液离心沉淀镜检可发现血吸虫卵及阿米巴原虫、弓形虫、旋毛虫的幼虫等。④脑室和蛛网膜下腔出血为均匀血性脑脊液，除红细胞增多外，还可见各种白细胞，出血超过 2～3 天可出现含有红细胞或含铁血黄素的吞噬细胞。

【细菌学检查】

一般采用直接涂片或离心后取沉淀物涂片，经染色后镜检找病原菌。

1. 参考值 正常人脑脊液中无细菌。

2. 临床意义 疑为化脓性脑膜炎，做革兰染色后镜检；疑为新型隐球菌性脑膜炎，则在涂片上加印度墨汁染色，查找未染色的荚膜；疑为结核性脑膜炎，将脑脊液静置 24 h 后，涂片做抗酸染色镜检。

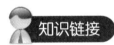

知识链接

当患者出现发热、头痛、呕吐，甚至意识障碍等，体格检查出现脑膜刺激征、眼底检查发现视乳头水肿、外周检查白细胞增高时，临床上拟诊为脑膜炎或脑炎。如脑脊液压力显著升高、外观混浊、蛋白增加、糖及氯化物降低、细胞计数明显增加且通常大于$1000\times10^6/L$，脑脊液沉淀物涂片，革兰染色镜检发现球菌，则为化脓性脑膜炎；若脑脊液沉淀物涂片加印度墨汁染色发现不染色的荚膜，则可诊断为隐球菌性脑膜炎。

四、浆膜腔积液检查

人体的浆膜腔如胸腔、腹腔、心包腔及关节腔等，在正常情况下仅有少量液体（正常成人胸腔液在 20 mL 以下，腹腔液小于 50 mL，心包腔液为 10～30 mL），液体在腔内主要起润滑作用，一般不易采集到。在病理情况下，腔内液体增多称浆膜腔积液，按积液的性质分为漏出液及渗出液两大类，漏出液为非炎性积液，形成于血管内胶体渗透压减低、毛细血管静脉压增高和淋巴管阻塞；渗出液为炎性积液，其形成的主要原因有细菌感染和恶性肿瘤等。因此，区分积液的性质对疾病的诊断和治疗有重要意义。

【浆膜腔积液的采集和保存】

浆膜腔积液标本由胸腔穿刺术、腹腔穿刺术或心包穿刺术分别采集，采集的标本最好为中段积液,送检标本盛于消毒试管或消毒瓶内。常规及细胞学检查约留取 2 mL,生化检验留 2 mL,厌氧菌培养留 1 mL,如查结核杆菌则约需 10 mL,比重测定标本量应在 60 mL 以上。 为防止出现凝块、细胞变性、细菌破坏自溶等,除应即时送验及检查外,常规及细胞学检查宜用 EDTA-K$_2$抗凝,生化检查标本宜用肝素抗凝。加留 1 管不加任何抗凝剂,用以观察有无凝固 现象。

标本送检注意事项:立即送检,及时检查,若放置过久易出现凝块、细胞破坏或变性、葡萄 糖分解、细菌溶解或死亡。

保存:10%酒精、冰箱保存小于 2 h。

【一般性状检查】

(一)量

1. 参考值 正常人浆膜腔液体很少,一般不易采集到。

2. 临床意义 病理情况下(如炎症、结核、肿瘤、寄生虫、创伤等)浆膜腔的液体增多,与病 变部位和病情严重程度有关。

(二)颜色

1. 参考值 正常为透明淡黄色。

2. 临床意义 颜色多为深浅不同的黄色,可用淡黄色、黄色、深黄色表示。一般漏出液颜 色较淡,多为透明,一般不发生凝固。渗出液多混浊,可形成凝块。红色多为血性,可用淡红 色、红色及暗红色表示,可见于结核菌感染、肿瘤、内脏损伤及穿刺损伤;淡黄色脓性见于化脓 性感染;绿色见于铜绿假单胞菌感染;黑色见于曲霉菌感染;草绿色见于尿毒症引起的心包积 液;乳白色见于胸导管淋巴管阻塞所致的真性乳糜液,当积液中含脂肪变性细胞时也呈乳糜 样,叫假性乳糜液,可用脂蛋白电泳、乙醚试验及镜检等加以区分。

(三)比重

1. 参考值 漏出液<1.015,渗出液>1.018。

2. 临床意义 积液的比重高低与所含的溶质有关,比重高低主要取决于蛋白质含量。漏 出液因含蛋白质、细胞少而比重低于 1.015,渗出液因含蛋白质、细胞多而比重高于 1.018。

【化学检查】

(一)蛋白质

1. 参考值 蛋白定性试验:漏出液多为阴性,渗出液多为阳性。蛋白定量试验:漏出液< 25 g/L,渗出液>30 g/L。

2. 临床意义 积液中蛋白含量在 30 g/L 以下者多为阴性;在 30~40 g/L,80%以上为阳 性;在 40 g/L 以上多为阳性。化脓性、结核性等炎症性疾病,蛋白含量大于 40 g/L;恶性肿瘤 为 20~40 g/L;非炎症性漏出液(心力衰竭、肾病、肝硬化、静脉淤血等),因毛细血管通透性改 变较小,形成漏出液中血浆蛋白含量亦低,大多小于 10 g/L。

(二)葡萄糖测定

1. 参考值 漏出液:葡萄糖 3.6~5.5 mmol/L。渗出液:葡萄糖<3.33 mmol/L。

2. 临床意义 漏出液葡萄糖含量与血浆葡萄糖(血糖)接近,渗出液葡萄糖含量较血糖明 显减少,结核性积液次之,如化脓性胸(腹)膜炎、化脓性心包炎,积液中葡萄糖含量明显减少甚 至无糖;癌性积液葡萄糖若明显减少,提示肿瘤广泛浸润,预后不良。

（三）乳酸脱氢酶（lactate dehydrogenase，LD）

1. 参考值 漏出液：$LD<200$ U/L。渗出液：$LD>200$ U/L。

2. 临床意义 在各类渗出液中，化脓性感染的积液中 LD 活性显著增高，癌性积液中度增高，结核性积液略高于正常。LD 同工酶测定如 LD_3、LD_4、LD_5 或仅 LD_5 增高可疑为恶性肿瘤。

【显微镜检查】

（一）细胞计数

1. 参考值 红细胞：0。白细胞：漏出液，$<100\times10^6/L$；渗出液，$>500\times10^6/L$。

2. 临床意义

（1）红细胞计数对渗出液与漏出液的鉴别意义不大。当积液中的红细胞大于 $0.1\times10^{12}/L$ 时应考虑可能是恶性肿瘤、肺栓塞或创伤所致，也要考虑结核病、穿刺损伤的可能。

（2）白细胞计数对渗出液和漏出液的鉴别有参考价值。漏出液中的白细胞数常在 $100\times10^6/L$ 以下，如果超过 $500\times10^6/L$ 多为渗出液。化脓性积液可达 $1000\times10^6/L$ 以上，结核性与癌性积液中的白细胞通常大于 $200\times10^6/L$。

（二）细胞分类

漏出液细胞较少，以淋巴细胞和间皮细胞为主。渗出液细胞较多，以中性粒细胞增加为主，常见于化脓性或结核性积液早期；以淋巴细胞增加为主，多提示慢性炎症，如结核性、癌性疾病或结缔组织病所致的渗出液；以嗜酸性粒细胞增加为主，常见于气胸、血胸、寄生虫感染或变态反应；炎性积液，大量出现中性粒细胞的同时，常伴有组织细胞出现；红斑狼疮引起的浆膜炎的积液中可偶见狼疮细胞；在陈旧性出血的积液中可见到含铁的血黄素细胞。

（三）细胞学检查

在浆膜腔积液中检出恶性肿瘤细胞，对原发性或继发性肿瘤的诊断有重要价值。

（四）寄生虫及虫卵

乳糜样积液中可见微丝蚴，包虫病所致积液中可见棘球蚴的头节和小钩，阿米巴病的积液中可见阿米巴滋养体。

【细菌学检查】

如标本通过一般性状、显微镜及化学检查已肯定为漏出液，一般则无检查细菌的必要。如肯定为或疑为渗出液，则应经无菌操作离心沉淀，然后涂片染色检查，做涂片革兰染色时应用油镜仔细观察，如见有细菌或真菌应及时报告临床医生。细菌检查必须认真负责，因细菌感染的胸膜炎可同时由多种细菌引起。这些细菌中脆弱的类杆菌属、大肠埃希菌、粪肠球菌、铜绿假单胞菌占半数之多。一旦阳性应同时做药物敏感试验供临床用药参考。

第四节 临床常用生化检查

临床常用生化检查是实验室检查的重要组成部分，主要探讨疾病过程中的生物化学变化，包括以器官和组织损伤为主的，如肝、肾、内分泌腺、心肌等损伤相关的生物化学改变及代谢紊乱；以物质分类为主的，如血浆脂质和脂蛋白代谢紊乱、糖尿病及其糖代谢紊乱、电解质代谢紊乱以及临床酶学检测等。这些生物化学检查为临床诊断、病情观察、指导治疗与护理及判断预后提供了重要依据。

一、肝脏疾病实验室检查

肝脏是人体重要的器官，在机体的物质代谢中起着主要作用，当肝细胞大量损伤后，可导致肝脏代谢功能的明显变化。通过检测血清某些酶及其同工酶活性或量的变化可早期发现肝脏的急性损伤，检测肝脏的代谢功能变化对诊断肝脏疾病及评价肝功能有着重要意义。

【血清蛋白测定】

血清总蛋白(total protein,TP)为血清各种蛋白质的总称，包括清蛋白(albumin,A)和球蛋白(globulin,G)。90%以上的血清总蛋白和全部的血清清蛋白是由肝脏合成的，因此血清总蛋白和清蛋白含量是反应肝脏合成功能的重要指标。球蛋白是多种蛋白质的混合物，包括含量较多的免疫球蛋白和补体，各种糖蛋白、脂蛋白、金属结合蛋白和酶类等。血清总蛋白减去清蛋白即为球蛋白含量，根据清蛋白和球蛋白的量，计算出清蛋白与球蛋白的比值(A/G)。

（一）标本采集

空腹静脉血 2 mL，注入干燥试管中送检，不抗凝。

（二）参考值

血清总蛋白：成人为 60～80 g/L，新生儿为 46～70 g/L。清蛋白：成人为 36～50 g/L，新生儿为 28～44 g/L。A/G：正常成人为(1.5～2.5)∶1。

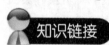

血清总蛋白和清蛋白的含量与年龄有关，新生儿及婴幼儿稍低，60 岁以后约降低 2 g/L。血清总蛋白的检测结果可以受以下因素的影响：激烈运动后数小时内血清总蛋白可增高 4～8 g/L；卧位比立位时血清总蛋白浓度低 3～5 g/L；溶血标本中每存在 1 g/L 的血红蛋白可引起血清总蛋白测定值约增加 3 g/L；含脂类较多的乳糜标本影响检测的准确性，需进行预处理，以消除测定干扰。

（三）临床意义

肝脏的代偿功能很强，只有当肝脏病变达到一定程度和在一定病程后才能出现血清总蛋白的改变，因此在急性或局灶性肝损害时，血清总蛋白和清蛋白多正常，而血清总蛋白和清蛋白检测主要反映慢性肝损伤。血清总蛋白减低常与清蛋白减低相平行，而总蛋白增高常同时有球蛋白增高。

1. 血清总蛋白　血清总蛋白减低见于血液稀释、营养不良、慢性消耗性疾病、肝脏疾病所致蛋白合成功能障碍以及各种原因引起的蛋白丢失过多或消耗增加。血清总蛋白增高见于各种原因引起的血液浓缩、蛋白合成增加或肾上腺皮质功能减退。

2. 清蛋白　清蛋白减低见于营养不良、各种肝脏疾病引起的肝细胞损害、蛋白质消耗增多、蛋白质丢失增多及水钠潴留或静脉补充过多的血液稀释。清蛋白增高见于血液浓缩、Addison 病等。清蛋白减低常伴有球蛋白增高。

3. 球蛋白　血清总蛋白增高主要是球蛋白增高，球蛋白增高见于慢性肝脏疾病、多发性骨髓瘤、淋巴瘤、巨球蛋白血症、自身免疫性疾病以及慢性炎症和感染。球蛋白减低见于婴幼儿、免疫功能抑制、先天性低 γ 球蛋白血症。

4. A/G 比值减低或倒置 常见于严重肝功能损伤,如慢性中度以上持续性肝炎、肝硬化、原发性肝癌、原发性巨球蛋白血症和多发性骨髓瘤等。

【血清蛋白电泳】

pH 值为 8.6 时,血清蛋白均带负电,清蛋白相对分子质量小,所带负电荷相对较多,在电场中迅速向阳极泳动,而 γ 球蛋白相对分子质量大,泳动速度最慢。各种血清蛋白在电场中的泳动速度不同,从而得以分离。

(一)标本采集

采集非空腹静脉血 2 mL。

(二)参考值

醋酸纤维膜电泳法:清蛋白 62%～71%,α_1 球蛋白 3%～4%,α_2 球蛋白 6%～10%,β 球蛋白 7%～11%,γ 球蛋白 9%～18%。

(三)临床意义

1. 肝病型 慢性肝炎、肝硬化、肝细胞癌时,可见清蛋白减少,α_1 球蛋白、α_2 球蛋白、β 球蛋白也有所减少,γ 球蛋白增加,尤其在慢性活动性肝炎和肝硬化失代偿期。

2. 肾病型 肾病综合征和糖尿病肾病可见清蛋白减少,γ 球蛋白不变或相对减少,α_2 球蛋白及 β 球蛋白增加。

3. 三种球蛋白均增高 见于各种急、慢性炎症或应激反应。

4. M 蛋白血症 骨髓瘤、原发性巨球蛋白血症时,清蛋白浓度降低,γ 球蛋白明显增加,α 球蛋白及 β 球蛋白亦可有所增加;大部分患者在 γ 区带、β 区带或 β 与 γ 区带之间可见 M 蛋白。

5. 其他 结缔组织病常伴有 γ 球蛋白增加;先天性低丙种球蛋白血症时 γ 球蛋白减少;蛋白丢失性肠病时,清蛋白及 γ 球蛋白减少,而 α_2 球蛋白增加。

【血清胆红素检查】

胆红素包括血清总胆红素(serum total bilirubin, STB)、结合胆红素(conjugated bilirubin, CB)和非结合胆红素(unconjugated bilirubin, UCB),前者是后二者之和。肝在胆红素代谢中具有摄取、结合和排泄功能,其中任何一种功能障碍,均可引起黄疸。临床常用测定血中胆红素总量、直接和间接胆红素含量、粪和尿中胆红素含量、粪胆原及尿胆原含量的方法判断胆红素代谢是否异常及其类型,不仅能反映肝脏损害的程度,尤其对黄疸的鉴别具有重要意义。

(一)标本采集

空腹不抗凝静脉血 2 mL。

(二)参考值

STB:1.7～17.1 μmol/L。CB:0～6.8 μmol/L。UCB:1.7～10.2 μmol/L。

(三)临床意义

血清胆红素测定主要用于黄疸的诊断及其类型的鉴别。

1. 判断有无黄疸及其程度 STB 可以了解有无黄疸、黄疸的轻重以及肝细胞损害的程度。隐性黄疸或亚临床黄疸 STB 为 17.1～34.2 μmol/L,轻度黄疸 STB 为 34.2～171 μmol/L,

中度黄疸 STB 为 171～342 μmol/L,重度黄疸 STB＞342 μmol/L。如果升高明显,常反映有严重的肝细胞损伤;STB 减少,主要见于癌症或慢性肾炎引起的贫血和再生障碍性贫血。

2. 判断黄疸的原因　通常溶血性黄疸为轻度黄疸,肝细胞性黄疸为轻、中度黄疸,胆汁淤积性黄疸通常为中、重度黄疸。

3. 判断黄疸的类型　若 STB 增高伴 UCB 明显增高提示为溶血性黄疸;STB 增高伴 CB 明显增高提示为胆汁淤积性黄疸;若 CB 及 UCB 均增高为肝细胞性黄疸。

【血清总胆汁酸测定】

胆汁酸(BA)具有促进脂类消化吸收、调节胆固醇代谢、促进胆汁分泌等重要的生理功能。胆汁酸是胆汁中的主要成分,是胆固醇经肝组织代谢的最终产物,随胆汁排入肠道,经肠道细菌分解后由小肠重吸收,约 95％被重吸收经门静脉入肝,由肝细胞摄取,少量进入血液循环。因此测定血清总胆汁酸不仅能反映肝细胞的合成、摄取及排泌功能,还可反映胆道的排泄功能,主要用于肝脏疾病的诊断,是最敏感的肝功能试验之一。

（一）标本采集

空腹或餐后 2 h 静脉血 2 mL。

（二）参考值

酶法:0～10 μmol/L。

（三）临床意义

进食后血清胆汁酸可以一过性增高,为生理现象。病理性增高主要见于:①肝脏疾病:急性肝炎、慢性活动性肝炎、肝硬化、肝癌及中毒性肝病。②胆道梗阻:胆石症、胆道肿瘤等引起的肝内、肝外胆管阻塞。③其他疾病:如门脉分流、肠道疾病等。

【血清酶学检查】

肝脏含有丰富的酶,当肝脏病变时,血液中与肝脏有关的酶浓度可发生变化,因而肝脏酶活性的变化可反映肝脏的病理变化,是诊断肝脏疾病的敏感指标。

1. 血清转氨酶测定　血清转氨酶测定是临床应用最广、最有价值的检测肝功能的实验室检查方法之一。用于检查肝脏疾病的转氨酶主要有丙氨酸氨基转移酶（alanine aminotransferase,ALT）和天门冬氨酸氨基转移酶（aspartate aminotransferase,AST）。ALT 广泛存在于机体组织细胞内,以肝细胞含量最高。AST 主要分布于心肌,其次为肝脏、骨骼肌和肾脏等组织。ALT 与 AST 均为非特异性细胞内功能酶,正常时血清 ALT 与 AST 的含量很低。肝细胞损伤时,胞质内的 ALT 与 AST 释放入血;轻、中度损伤时 ALT 增高明显;严重肝细胞损伤时,线粒体受损,AST 增高更明显,血清 ALT/AST 比值减小。

（1）标本采集:非空腹静脉血 2 mL。

（2）参考值:连续监测法（37 ℃）ALT 5～40 U/L,AST 8～40 U/L,ALT/AST≤1。

（3）临床意义:

① 急性病毒性肝炎:转氨酶阳性率可达 80％～100％,ALT 与 AST 均显著增高,常可达参考值上限的 20～50 倍甚至更高,ALT＞300 U/L,AST＞200 U/L,以 ALT 增高更明显,ALT/AST＞1。通常在肝炎病毒感染后 1～2 周转氨酶达高峰,3～5 周逐渐减低,ALT/AST 比值恢复正常。如急性病毒性肝炎恢复期 ALT 与 AST 仍不能恢复正常或再次增高,提示急性病毒性肝炎转为慢性。急性重症肝炎病程初期即表现出 AST 增高较 ALT 增高更明显,表明肝细胞严重损伤。

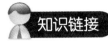

血清转氨酶增高的程度大致与病变严重程度相平行。转氨酶减低可能是疾病恢复的标志,但也可能是肝细胞坏死殆尽的结果,此时转氨酶减低而胆红素却明显增高,即所谓"胆酶分离"现象,提示肝细胞严重坏死,常为临终前表现,病死率高达88.8%,但应注意药物降酶比降胆红素快的现象。

② 慢性病毒性肝炎:血清转氨酶轻度增高(100~200 U/L)或正常,ALT/AST>1。如AST增高较ALT明显,即ALT/AST<1,提示慢性肝炎可能转为活动期。

③ 非病毒性肝病:药物性肝炎、酒精性肝炎、脂肪肝和肝癌等非病毒性肝病时,转氨酶轻度增高或正常,ALT/AST<1。

④ 肝硬化:转氨酶活性取决于肝细胞坏死和肝脏纤维化的程度,肝硬化终末期转氨酶的活性正常或减低。

⑤ 胆汁淤积:肝内、外胆汁淤积时,转氨酶轻度增高或正常。

⑥ 急性心肌梗死:发病后6~8 h,AST开始增高,18~24 h达高峰,与心肌坏死的范围和程度有关,3~5天后可恢复正常。如AST减低后又再次增高,提示梗死范围扩大或有新的梗死出现。

⑦ 其他:转氨酶活性轻度增高还可见于肺梗死、肾梗死、皮肌炎、进行性肌萎缩、胰腺炎、传染性单核细胞增多症及休克。

2. 血清碱性磷酸酶测定　碱性磷酸酶(alkaline phosphatase,ALP)主要分布于肝脏、骨骼、肾脏、小肠和胎盘中。ALP在碱性环境中能水解磷酸酯产生磷酸。血清中大部分ALP来源于肝脏与骨骼,肝脏的ALP经胆汁排入小肠,当胆汁排泄受阻时,ALP产生增多,为胆汁淤积的酶学指标。在骨骼组织中,ALP由造骨细胞产生,骨病时ALP增高。

(1) 标本采集:非空腹静脉血2 mL。

(2) 参考值:磷酸对硝基苯酚连续监测法(37 ℃),成人为40~110 U/L,儿童<350 U/L。

(3) 临床意义:生理情况下,ALP活性增高可见于儿童生长期、妊娠、成熟期和脂肪餐后等;病理情况下,测定血清ALP常用于肝胆疾病和骨骼疾病的临床诊断,尤其是黄疸的鉴别诊断。

① 肝胆疾病:ALP明显增高,可见于胰头癌、胆道结石、原发性胆汁性肝硬化、肝内胆汁淤积等引起肝内外胆管阻塞的疾病,且ALP增高与胆红素增高平行;肝炎、肝硬化等累及肝实质细胞的疾病,ALP仅轻度增高。

② 骨骼疾病:ALP增高见于骨软化症、佝偻病、骨肉瘤、骨转移癌、骨折愈合期等。

③ 黄疸的鉴别诊断:ALP和血清胆红素明显增高,转氨酶仅轻度增高,见于胆汁淤积性黄疸;血清胆红素中度增高,转氨酶明显增高,ALP正常或稍高,见于肝细胞性黄疸;ALP明显增高,血清胆红素大多正常,ALT无明显增高,见于原发性肝癌、转移性肝癌、肝脓肿等所致的肝内局限性胆道阻塞。

④ 其他:ALP增高见于营养不良、严重贫血、甲状旁腺功能亢进症、重金属中毒等。

3. γ-谷氨酰转移酶测定　γ-谷氨酰转移酶(γ-glutamyl transferase,GGT)旧称γ-谷氨酰转肽酶(γ-glutamyl transpeptidase,γ-GT)主要来自肝脏,少许由肾、胰、小肠产生。它的主要功能是参与体内蛋白质代谢,广泛存在于人体各组织及器官中,以肾脏、肝脏和胰腺含量丰富。

血清中 GGT 主要来源于肝胆系统。

(1)标本采集:非空腹静脉血 2 mL。

(2)参考值:磷酸对硝基苯酚连续监测法(37 ℃),男性为 11～50 U/L,女性为 7～32 U/L。

(3)临床意义:健康人血清 GGT 水平甚低,其活性与年龄、性别有关,男性高于女性,新生儿高于成年人 5～8 倍。血清 GGT 增高主要见于以下几种情况。

① 胆道阻塞性疾病:各种原因引起的肝内胆汁淤积、肝外胆道梗阻,GGT 均明显增高,可达 400 U/L 以上。

② 肝脏疾病:急性病毒性肝炎在转氨酶上升高峰期,GGT 可呈中、轻度增高,但恢复期较转氨酶下降慢,若急性病毒性肝炎后期 GGT 持续下降,提示可能转为慢性。慢性肝炎即使转氨酶正常,如 GGT 持续下降,在排除胆道疾病的情况下,常提示仍有活动性病变。肝硬化活动期或病情恶化时 GGT 持续增高。肝癌时,由于癌细胞逆分化,类似胚胎期,GGT 的生成增加,故血清 GGT 也呈中度或高度增高,临床上也常把 GGT 作为观察慢性肝炎伴肝硬化患者是否转为肝癌的参考指标。

③ 其他:酒精性或药物性肝炎 GGT 可明显或中度以上增高,可达正常的 5～10 倍。

二、肾脏疾病实验室检查

肾脏主要的生理功能是排泄水分和体内代谢产物,维持机体水、电解质和酸碱平衡。肾脏还能分泌一些生物活性物质,如肾素、促红细胞生成素等,参与血压调节、钙磷代谢和生成红细胞。早期肾脏病变无明显症状和体征时,实验室检查在疾病诊断上有很重要的意义。

尿液检查因其方法简便、价格低廉多用于健康筛检、长期随访等,也是判断肾脏疾病严重程度和预后的重要指标。肾功能检测主要包括肾小球功能检查和肾小管功能检查,如血清肌酐、血清尿素氮、肌酐清除率、尿酸等检测项目。检查肾功能各项指标,可诊断有无肾脏疾病、疾病的程度以及评估临床治疗效果和预后,并以此讨论下一步治疗时使用药物的剂量以及选择透析、手术等治疗方案。

【肾小球功能检查】

肾小球的主要功能为滤过,反映其滤过功能的主要客观指标为肾小球滤过率(glomerular filtration rate,GFR)。肾小球滤过率是指单位时间(min)从双肾滤过的血浆的量(单位为毫升)。GFR 不能直接测定,只能通过某种标志物清除率的测定而得知。

(一)内生肌酐清除率测定

内生肌酐清除率(endogenous creatinine clearance rate,Ccr)是目前临床上最为常用的检测 GFR 的方法。肌酐是人体内肌酸的代谢产物,内源性肌酐的生成量非常恒定,产生速度约为 1 mg/min,肾脏也以大体相似的速度排出,故正常人血浆肌酐浓度及尿中排出量均很恒定。肌酐可自由通过肾小球,不被肾小管重吸收,在血肌酐无异常升高时,也不被肾小管排泄。因此可以采用 Ccr 代表 GFR,以此反映肾小球的滤过功能。

1. 标本采集 由于血肌酐除了内生肌酐外还有外源性肌酐,内生肌酐即为肌酸代谢产生的肌酐,外源性肌酐来自动物的骨骼肌如瘦肉、鸡肉、鱼肉等。因此进行 Ccr 的测定前应严格禁止肉食 2～3 天,以排除外源性的干扰,并避免剧烈运动。在限制进食的第 4 天晨时,让患者排尽余尿后,收集并记录 24 h 尿量,并加入甲苯 4～5 mL 以防腐。在同一天的任何时间,采静脉血 2～3 mL,与 24 h 尿液同时送检。

2. 参考值 成人 80～120 mL/min,新生儿 25～40 mL/min,2 岁以内小儿偏低,健康人在中年以后每 10 年平均下降 4 mL/min。

3. 临床意义

(1) 较早反映肾小球滤过功能:如急性肾小球肾炎,当血清肌酐和尿素两项指标尚在正常范围时,Ccr 即可降低。Ccr 的降低见于各种原因引起的肾功能减退,且早于临床症状和血肌酐及血尿素氮(BUN)的升高。

(2) 评价肾功能损害的程度:①肾小球滤过功能:Ccr 的测定值为 51～70 mL/min 时是轻度损害,31～50 mL/min 时是中度损害,小于 30 mL/min 时是重度损害。②慢性肾功能衰竭:Ccr 在 11～20 mL/min 多为早期,在 6～10 mL/min 多为晚期,低于 5 mL/min 为终末期。

(3) 根据 Ccr 的变化指导临床用药与治疗方案,Ccr 也可作为肾移植术是否成功的一种参考指征。

(二) 血肌酐测定

血肌酐(serum creatinine,Scr)是肌酸代谢的终产物。血中的肌酐由外源性和内源性两类组成。血中的肌酐绝大部分经肾小球滤过而排出,在外源性肌酐摄入量恒定、未进行剧烈运动的情况下,其血中的浓度取决于肾小球的滤过功能。血肌酐测定能相对客观地反映肾脏的功能。如果血中的肌酐浓度升高了,就说明肾脏清除废物的能力下降了。

1. 标本采集 不抗凝空腹静脉血 2 mL。

2. 参考值 男性 44～133 μmol/L,女性 70～106 μmol/L。儿童 18～53 μmol/L。

3. 临床意义 临床血肌酐较 Ccr 测定简便,主要用于判断肾功能损伤的程度,但血肌酐并非反映肾小球滤过功能的灵敏指标,只有当 GFR 降到正常人的 1/3 时,才会明显上升。血肌酐升高还可见于甲状腺功能亢进症、肢端肥大症等,降低可见于妊娠、消瘦等。

(三) 血尿素氮测定

血尿素氮(blood urea nitrogen,BUN)是人体蛋白质代谢的终末产物,主要由肝脏产生。绝大部分经肾脏排出,但 BUN 生成不稳定,且易受进食蛋白质的影响。肾脏有强大的代偿能力,只有当 GFR 降至正常人的一半以下时,BUN 才会明显增高,故只能粗略反映肾小球的滤过功能,不能作为早期的功能测定指标。

1. 参考值 (尿素酶法)BUN:3.2～7.1 mmol/L。

2. 临床意义

(1) 生理性增高可见于高蛋白饮食后,生理性减低见于妊娠期。

(2) 肾外因素引起增高:①蛋白质分解代谢旺盛或蛋白质摄入过多,如上消化道出血、甲状腺功能亢进症、大面积烧伤、高热、严重创伤以及长期高蛋白饮食等,此时,血肌酐及其他肾实质损害的指标可正常。②肾前性因素,如上消化道大出血、大量腹腔积液、严重脱水、休克、心脏循环功能衰竭等所致肾灌注不足,此时 BUN 明显增高,而血肌酐正常或仅轻度增高。

(3) 肾性因素引起增高:①有肾脏病变的肾功能衰竭者,BUN 和血肌酐均增高。②较严重的肾小球病变伴有肾小球滤过功能损害时,应伴有其他肾功能及尿检异常。

(四) 血尿酸测定

尿酸(uric acid,UA)为核蛋白和核酸中嘌呤的代谢产物,可来自体内和食物中嘌呤的分解代谢。尿酸主要在肝脏生成,大部分经肾脏排泄。原尿中的尿酸 90% 左右由肾小管重吸收回到血液中。因此,血尿酸浓度受肾小球滤过功能和肾小管重吸收功能的影响。

1. 参考值 男性 150～440 μmol/L，女性 120～320 μmol/L。

2. 临床意义

(1) 尿酸增高：①各种原因所致的肾小球滤过功能损害，尿酸较早地反映早期肾小球滤过功能，较血肌酐和 BUN 灵敏。②体内尿酸生成异常增多，如痛风、血液病、恶性肿瘤等，以及长期使用利尿剂和抗结核药吡嗪酰胺、慢性铅中毒和长期禁食者。

(2) 尿酸减低：①各种原因所致肾小管重吸收尿酸功能损害。②尿中丢失过多。③急性肝坏死、肝豆状核变性等肝功能损害所致尿酸生成减少。④其他：慢性镉中毒、应用磺胺类药物及大剂量糖皮质激素等。

【肾小管功能检查】

肾小管的主要生理功能是回吸收原尿中的水、电解质及营养物质（如葡萄糖、氨基酸等），其次是分泌 H^+、K^+ 及有机物质，排泄废物（尿素及有机酸等）。此外，尿的浓缩和稀释也是肾小管的重要生理功能。肾小管功能检查为肾脏疾病临床早期诊断不可或缺的要素之一，也是评估肾小球疾病演进、预后的重要指标。

（一）肾脏浓缩和稀释功能试验

在日常饮食起居条件下，多次测定患者尿量与尿比重来判断肾脏调节水液平衡方面功能的试验，称为浓缩稀释试验。当肾脏发生病变，损及远曲小管和集合管时，对水分的重吸收功能减退，则尿的浓缩和稀释发生改变，临床上表现为尿量与尿比重的明显异常。本试验主要是测定远端肾单位（髓袢、远曲小管、集合管）功能。

1. 标本采集 保持日常饮食生活习惯，当日晨 8 时排尿弃去，每 3 h 收集尿液 1 次，至次日晨 8 时收集最后一次尿液。尿液分置于 8 个容器中，分别测定尿量、尿比重。

2. 参考值 24 h 尿量为 1000～2000 mL；昼尿量/夜尿量为(3:1)～(4:1)；尿液最高比重＞1.020，最高比重与最低比重之差＞0.009。

3. 临床意义

(1) 原发性肾小球疾病：慢性肾小球肾炎时，表现为尿量增多，夜尿量＞750 mL 或 24 h 尿量＞2500 mL，尿液最高比重＜1.018，最高比重与最低比重之差＜0.009。慢性肾炎晚期则出现尿比重固定在 1.010 左右的等张尿，表明肾小管重吸收功能很差。

(2) 肾小管病变：慢性肾盂肾炎时，患者常先有多尿、夜尿增多和尿比重降低，晚期可发生尿比重低而固定。

(3) 肾外因素：如高血压肾功能失代偿期等可出现多尿、夜尿增多及尿比重降低或固定。

（二）尿渗量测定

尿渗量(urine osmole, Uosm)是相对尿内全部溶质的微粒总数量而言，尿比重和尿渗量都能反映尿中溶质的含量，但尿比重易受溶质微粒大小和相对分子质量大小的影响，如蛋白质、葡萄糖等均可使尿比重增高，而尿渗量受溶质的离子数量的影响，蛋白质、葡萄糖等对尿渗量影响小，故测定尿渗量更能反映肾浓缩和稀释功能。

1. 标本采集 晚饭后禁止饮水 8～12 h，留取晨尿 100 mL（不加防腐剂），同时采集肝素抗凝静脉血用于检测血浆渗量(plasma osmole, Posm)。少尿时可取临时一次尿样检测。

2. 参考值 尿渗量为 600～1000 mOsm/kg H_2O，血浆渗量为 275～305 mOsm/kg H_2O，尿渗量与血浆渗量的比值为(3～4.5):1。

3. 临床意义

(1) 判断肾浓缩功能:尿渗量与血浆渗量的比值等于或接近1,称为等渗尿,为肾脏浓缩功能接近完全丧失,可见于慢性肾小球肾炎、多囊肾及慢性肾盂肾炎晚期。尿渗量与血浆渗量的比值<1,称为低渗尿,提示肾浓缩功能丧失而稀释功能仍存在,见于尿崩症。

(2) 鉴别肾前性和肾性少尿:肾前性少尿时,肾小管浓缩功能完好,故尿渗量较高,常大于450 mOsm/kg H_2O;肾小管坏死致肾性少尿时,尿渗量降低,常小于350 mOsm/kg H_2O。

三、心肌损伤实验室检查

心肌损伤时,血中持续数天出现含量增高、对心肌损伤的敏感性和特异性都高的标志物,临床上对这些标志物的检测,在心脏疾病诊断和监测治疗上有很重要的意义。

【肌酸激酶测定】

肌酸激酶(creatine kinase,CK)主要存在于细胞质和线粒体中,以骨骼肌和心肌含量最多。CK有3种同工酶,即CK-MM(肌型)、CK-BB(脑型)、CK-MB(心肌型),其中CK-MB占总CK的5%以下。总CK对心肌缺乏特异性,而CK-MB特异性较总CK高,临床用于评价无骨骼肌损伤的心肌梗死、监测溶栓治疗及评价预后。

(一) 标本采集

静脉采血2 mL,避免溶血。

(二) 参考值

连续监测法(37 ℃):男性37～174 U/L,女性26～140 U/L。

(三) 临床意义

1. CK增高 见于急性心肌梗死(acute myocardial infarction,AMI),发病24 h的CK检测价值最大,此时的CK可达高峰;还见于心肌炎和各种肌肉疾病,如进行性肌萎缩、皮肌炎及横纹肌溶解症等;手术时CK增高的程度和肌肉损伤的程度有关。

2. CK-MB增高 CK-MB对AMI早期诊断的灵敏度明显高于CK,其阳性检出率达100%,且具有高度的特异性,在AMI发生后3～8 h就开始升高,9～30 h达高峰,2～3天后恢复正常。在AMI病程中,如CK-MB再次升高,提示心肌再次梗死或个别梗死范围扩展。CK-MB高峰时间与预后有一定关系,高峰出现早者较晚者预后好。

3. CK减低 见于长期卧床、甲状腺功能亢进症等。

【乳酸脱氢酶测定】

乳酸脱氢酶(lactate dehydrogenase,LDH)广泛存在于机体的各种组织中,以心肌、骨骼肌和肾脏含量最多。LDH有多种同工酶,包括LDH_1、LDH_2、LDH_3、LDH_4、LDH_5等,其中LDH_1在心肌中含量最高。

(一) 标本采集

静脉采血2 mL,避免溶血。

(二) 参考值

100～240 U/L。

(三) 临床意义

LDH增高见于以下情况。

1. 心脏疾病 心肌梗死后 8～10 h 开始升高,2～3 天后达高峰,可持续 10～14 天才恢复正常;心肌梗死时同工酶 LDH$_1$/LDH$_2$＞1,以 LDH$_1$ 增高为主。LDH 诊断 AMI 灵敏度高,但因其广泛存在于各种组织中,特异性不高,一定要与临床症状紧密结合。

2. 肝脏疾病 急性病毒性肝炎、肝硬化、肝淤血等。

3. 其他 恶性肿瘤(如肺癌、胃癌等)、休克、肺梗死、骨骼肌病和肾病等。

【肌钙蛋白测定】

心肌肌钙蛋白(cardiac troponin,cTn)有 3 种亚单位,分别为心肌肌钙蛋白 C(cTnC)、心肌肌钙蛋白 T(cTnT)和心肌肌钙蛋白 I(cTnI)。cTnC 在骨骼肌和心肌中是相同的,而 cTnI 和 cTnT 特异性存在于心肌细胞内,当心肌损伤时,cTnI 可释放入血液中,血清 cTnI 的变化可以反映心肌损伤的程度。

(一)标本采集

静脉采血 2 mL。

(二)参考值

cTnT:0.02～0.13 μg/L,0.2 μg/L 为临界值。cTnI＜0.2 μg/L,1.5 μg/L 为临界值。

(三)临床意义

诊断 AMI 时,与 CK-MB 比较,正常人血清中几乎测不到 cTn,因而它对 AMI 有较高的分辨能力,cTn 是心肌特有的,因而特异性高,且诊断窗口期长。AMI 发病 3～6 h,cTnT 和 cTnI 很快升高,可持续几天至 2 周,正逐渐取代 CK-MB 成为诊断 AMI 的金标准。应用 cTnT 对不稳定型心绞痛患者进行监测,可以发现一些轻度和小范围的心肌损伤。

四、血清脂质与脂蛋白检查

血液中所有脂质总称为血脂,包括总胆固醇、甘油三酯、磷脂和游离脂肪酸。脂质不溶于水,在体内以脂蛋白的形式存在,脂蛋白为脂质与载脂蛋白(apo)结合的复合物,可随血液循环运送至各组织完成其生理功能。根据密度不同可将脂蛋白分为乳糜微粒(CM)、极低密度脂蛋白(VLDL)、低密度脂蛋白(LDL)和高密度脂蛋白(HDL)等。血脂与许多疾病的发生、发展,尤其是动脉粥样硬化和由其引起的心脑血管疾病有密切的关系,是这些疾病的危险因素。血脂检查除了可作为脂质代谢紊乱及其相关疾病的诊断指标外,还可协助诊断原发胆汁性肝硬化、肾病综合征、肝硬化及吸收不良综合征等。

【血清总胆固醇测定】

胆固醇(cholesterol,CHO)是脂质的组成成分之一。其中 70% 为胆固醇酯(cholesterol ester,CE),30% 为游离胆固醇(free cholesterol,FC),两者总称为总胆固醇(total cholesterol,TC)。CHO 的检测对早期识别动脉粥样硬化的危险性和使用降脂药物治疗后的检测有着重要意义。

(一)标本采集

静脉采血 2 mL。患者采血前应停止应用影响血脂的药物(根据所用药物的特性停止用药数天或数周),采血前 2 周内普通饮食,前 24 h 内禁止饮酒,前 12 h 内禁食、避免剧烈运动。

采血时注意事项:①一般在采血时取坐位,体位影响水分在血管内外的分布,影响血脂水平。例如站立 5 min 可使血脂浓度提高 5%,15 min 提高 16%,故在抽血前至少应静坐 5 min。②止血带使用不可超过 1 min,穿刺成功后应立即松开止血带,然后抽血,止血带压迫过久可使血液显著浓缩,2 min 可使血脂浓度提高 5%,5 min 提高 10%～15%。

（二）参考值

成人:2.82～5.95 mmol/L。儿童:3.12～5.2 mmol/L。新生儿:1.65～1.95 mmol/L。

（三）临床意义

1. TC 生理性增高 血清 TC 水平受年龄、性别、家族、饮食、体力劳动量、环境等多种因素影响,青年男性高于女性,脑力劳动者高于体力劳动者,女性绝经后高于同龄男性。胆固醇水平有随年龄增长而增高的趋势,但 70 岁后减低。

2. TC 病理性增高 见于动脉硬化所致的心脑血管疾病,各种高脂血症、黄疸、甲状腺功能减退症、糖尿病、肾病综合征、类脂性肾病等,长期吸烟饮酒、精神紧张和血液浓缩等。

3. TC 减低 见于急性肝坏死、肝硬化、严重营养不良、甲状腺功能亢进症、严重贫血和恶性肿瘤等。

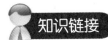 **知识链接**

胆固醇增高时,发生冠心病和动脉粥样硬化的危险性增加,同时合并高血压,则脑出血的危险性会大大提高;胆固醇降低时,提示蛋白质热能营养不良,则发生感染性疾病的概率会增高。临床上护理人员应注意潜在并发症的发生,并做好危险人群的健康教育。

【甘油三酯测定】

甘油三酯(triglyceride,TG)是甘油和 3 个脂肪酸所形成的酯。TG 直接参与胆固醇和胆固醇酯的合成,也是动脉硬化的危险因素之一。

（一）标本采集

同 TC 测定。

（二）参考值

0.56～1.70 μmol/L。

（三）临床意义

1. TG 生理性增高 血清 TG 受生活习惯、饮食和年龄等的影响,个体体内及个体间的波动较大,进食高脂肪饮食后,TG 2～4 h 达高峰,8 h 后基本恢复空腹水平。

2. TG 病理性增高 见于高脂血症、动脉粥样硬化、肥胖症、糖尿病、脂肪肝、胆汁淤积性黄疸、肾病综合征、高脂饮食、酗酒、痛风等。

3. TG 减低 见于低 β-脂蛋白血症和无 β-脂蛋白血症、甲状腺功能减退症、吸收不良、肾上腺皮质功能不全及严重肝脏疾病等。

【脂蛋白测定】

脂蛋白(lipoprotein)是血脂在血液中存在、转运及代谢的形式,利用超高速离心法和电泳法可将其分为不同类型:高密度脂蛋白(high density lipoprotein,HDL)、低密度脂蛋白(low density lipoprotein,LDL)、极低密度脂蛋白(very low density lipoprotein,VLDL)和乳糜微粒(chylomicron,CM)。

（一）标本采集

同 TC 测定。

（二）参考值

HDL：1.03～2.07 mmol/L。LDL≤3.12 mmol/L。CM：阴性。

（三）临床意义

1. HDL增高 HDL水平增高有利于外周组织清除胆固醇，从而防止动脉粥样硬化的发生，故HDL被认为是抗动脉粥样硬化因子，其增高对防止动脉粥样硬化、预防冠心病的发生有重要作用。另外，绝经前女性HDL水平较高，其冠心病患病率较男性和绝经后女性低。HDL增高还可见于慢性肝炎、原发性胆汁性肝硬化等。

2. HDL减低 HDL与TG呈负相关，也与冠心病的发病呈负相关，HDL水平低的个体发生冠心病的危险性大。HDL减低常见于动脉粥样硬化、急性感染、糖尿病、肾病综合征、急性心肌梗死、肝损害等，HDL减低也可见于高糖及素食饮食、肥胖、长期吸烟和运动不足者。

3. LDL增高 LDL为动脉粥样硬化发生发展的主要脂类危险因素，LDL水平增高与冠心病发病呈正相关。LDL增高还可见于甲状腺功能减退症、肾病综合征、糖尿病、慢性肾功能衰竭、胆汁淤积性黄疸、肥胖症以及应用糖皮质激素等。

4. LDL减低 见于无β-脂蛋白血症、甲状腺功能亢进症、吸收不良、肝硬化，以及低脂饮食和运动等。

5. CM CM极易受饮食中TG的影响，易出现乳糜样血液。如血液中脂蛋白酯酶缺乏或活性减低，血清CM不能及时清除，使血清浑浊，常见于Ⅰ型和Ⅴ型高脂蛋白血症。

【血清脂蛋白(a)测定】

脂蛋白(a)(lipoprotein(a)，LP(a))是脂蛋白中特殊的一种，LP(a)是HDL的主要结构蛋白，LP(a)具有清除组织脂质和抗动脉粥样硬化的作用。LP(a)的所有亚型中，LP(a)Ⅰ在组织中的浓度最高，因此，LP(a)Ⅰ为临床常用的检测指标。

（一）标本采集

空腹静脉采血。

（二）参考值

0～300 mg/L。

（三）临床意义

LP(a)浓度明显升高是冠心病的一个独立危险因素。

五、葡萄糖及其代谢物检查

血糖主要指血液中的葡萄糖，体内各组织细胞活动所需的能量大部分来自葡萄糖，所以血糖必须保持在一定的水平才能维持体内各器官和组织的需要。正常情况下，血糖在神经因素和胰岛素等激素的调节下，其浓度保持相对稳定。血糖及其代谢物检查对于评估糖代谢及与糖代谢有关疾病的诊断有重要价值。

【空腹葡萄糖测定】

空腹血糖(fasting blood glucose，FBG)是诊断糖代谢紊乱最常用和最重要的指标，也是判断糖尿病病情和控制程度的主要指标。

（一）标本采集

采血前12～14 h内禁止进食、吸烟，停用胰岛素和降血糖药物，避免精神紧张和剧烈运动。晨空腹静脉血 2 mL,标本采集过程中防止标本溶血,采集后尽快送检。

（二）参考值

酶法:3.9~6.1 mmol/L。邻甲苯胺法:3.9~6.4 mmol/L。

（三）临床意义

1. 空腹血糖增高

（1）生理性增高:见于餐后 1~2 h、高糖饮食、剧烈运动或情绪激动等。

（2）病理性增高,见于:①各型糖尿病。②内分泌疾病:如甲状腺功能亢进症、肢端肥大症、巨人症、皮质醇增多症、嗜铬细胞瘤和胰高血糖素瘤等。③应激:如大面积烧伤、颅脑损伤、颅内压增高、中枢神经系统感染、心肌梗死、急性脑血管疾病等。④药物影响:如噻嗪类利尿剂、口服避孕药、泼尼松等。⑤肝脏或胰腺疾病:如严重的肝病、坏死性胰腺炎、胰腺癌等。⑥其他:如高热、腹泻、呕吐、脱水、麻醉和缺氧等。

2. 空腹血糖减低

（1）生理性减低:见于饥饿、长期剧烈运动、妊娠期等。

（2）病理性减低,见于:①胰岛素增多:如胰岛素用量过大、胰岛 B 细胞增生或肿瘤等。②缺乏抗胰岛素的激素:如肾上腺皮质激素、生长激素缺乏。③肝糖原储存缺乏:如急性肝炎、肝坏死、肝癌、肝淤血。④急性酒精中毒。⑤先天性糖原代谢酶缺乏:如Ⅰ、Ⅲ型糖原累积病等。⑥消耗性疾病:如严重营养不良、恶病质等。⑦非降糖药物影响:如磺胺药、水杨酸、吲哚美辛等。⑧特发性低血糖。

【葡萄糖耐量试验】

口服或注射一定量葡萄糖后间隔一定时间测定血糖浓度称为糖耐量试验(glucose tolerance test,GTT)。正常人口服葡萄糖后,迅速由胃肠道吸收入血,30~60 min 时血糖值达高峰,但一般不超过 8.9 mmol/L,这是由于血糖升高迅速刺激胰岛素分泌增加,使血糖迅速下降,2 h 血糖接近正常,3 h 恢复空腹正常水平。而糖尿病患者则不同,始终为高峰值,持续时间过长。GTT 是目前公认的诊断糖尿病的金标准,在血糖异常增高但尚未达到糖尿病诊断标准时,为明确是否为糖尿病可以采用该试验。

（一）标本采集

试验前 3 天每天碳水化合物摄入量不少于 200 g,受试前晚餐后禁食 10~16 h,同时停服所有影响试验的药物,可维持正常活动。于次日晨先采集空腹血糖标本,然后口服葡萄糖 100 g 或将 75 g 葡萄糖(按葡萄糖 1.75/kg 计算,最多不超过 75 g)溶于 300 mL 水中,5 min 饮完,其后 0.5 h、1 h、2 h 及 3 h 采集静脉血标本各 1 mL 分别测定血糖和尿糖。采血时取坐位,整个试验过程不能吸烟、饮茶或咖啡。

（二）参考值

空腹血糖<6.7 mmol/L;口服葡萄糖后 0.5~1 h 为 7.8~9.0 mmol/L(峰值应小于 11.1 mmol/L),口服后 2 h 血糖<7.8 mmol/L,3 h 应恢复至空腹血糖水平。各时间点尿糖均为阴性。

（三）临床意义

1. 诊断糖尿病 空腹血糖≥7.0 mmol/L,或服糖后 2 h 血糖≥11.1 mmol/L,随机血糖≥11.1 mmol/L,或有临床症状者,诊断为糖尿病。

2. 糖耐量减低　糖耐量减低指空腹血糖<7.0 mmol/L,服糖后2 h血糖为7.8～11.1 mmol/L;血糖达高峰时间可延至1 h后,血糖恢复正常时间延至2～3 h后,且有尿糖阳性。多见于2型糖尿病、甲状腺功能亢进症、痛风、肥胖、肢端肥大症及皮质醇增多症等。

3. 葡萄糖耐量曲线低平　葡萄糖耐量曲线低平指糖耐量曲线较空腹血糖水平低,服糖后2 h血糖仍处于低水平。见于胰岛B细胞瘤、肾上腺皮质功能减退症、腺垂体功能减退症等。

4. 低血糖　见于:①功能性:空腹血糖正常,服糖后血糖高峰时间及峰值在正常范围内,但服糖后2～3 h出现低血糖,见于特发性餐后低血糖症等。②病理性:空腹血糖低于正常,服糖后血糖水平超过正常,2 h后仍不能降至正常水平,尿糖阳性,见于暴发性病毒性肝炎、中毒性肝炎、肝肿瘤等肝脏疾病。

5. 慢性肾脏疾病　糖耐量轻度减低,尿糖可呈阳性。

【血清糖化血红蛋白测定】

糖化血红蛋白(glycosylated hemoglobin,GHb)是Hb的组成部分与葡萄糖结合的产物,GHb的形成主要取决于血糖浓度及血糖与Hb的接触时间,由于糖化反应过程缓慢且相对不可逆,所以不受血糖浓度暂时波动的影响。GHb与血糖浓度及高血糖持续时间成正比,因此,是糖尿病诊断和监控的重要指标,尤其在高血糖及血糖、尿糖水平波动较大时,测定GHb更有临床意义。

（一）标本采集

非空腹肝素抗凝静脉血2 mL。

（二）参考值

按GHb占总Hb的百分比计算。电泳法:5.6%～6.7%。微柱法:4.1%～6.8%。

（三）临床意义

1. 作为糖尿病诊断和长期监控的指标　GHb可反映检测前1～2个月内血糖的平均水平。糖尿病者GHb值较正常升高2～3倍,糖尿病控制后其降低要比血糖和尿糖晚3～4周。

2. 鉴别糖尿病性高血糖及应激性高血糖　糖尿病性高血糖GHb水平多增高,应激性高血糖多正常。

六、胰腺疾病实验室检查

胰腺为人体中很重要的腺体,由外分泌和内分泌两部分组成。胰腺的外分泌物总称为胰液,胰液中含有丰富的消化酶,如胰蛋白酶、脂肪酶、淀粉酶等,具有消化蛋白质、脂肪和糖的作用。正常时胰液大部分通过胰管排入十二指肠,只有很少一部分进入血液。胰腺疾病时,胰液可直接从胰管或淋巴途径,或溢出胰体后经腹膜吸收进入血液,导致血液中这些酶活性增高,有助于胰腺疾病的诊断。目前临床上常检测的指标有血、尿淀粉酶和胰脂肪酶。

【淀粉酶测定】

淀粉酶(amylase,AMS)主要来自胰腺和腮腺,其他组织如心脏、肺脏、肝脏、卵巢等也含少量AMS。胰淀粉酶由胰腺以活性状态排入消化道,是最重要的水解碳水化合物酶,可通过肾小球滤过,是唯一能正常于尿中出现的血浆酶。血清和尿淀粉酶测定是胰腺疾病最常用的实验室诊断方法,胰腺疾病或胰腺外分泌功能障碍时都可能引起AMS活性升高或降低。尿淀粉酶波动较大,临床上以血液淀粉酶检查为主要诊断依据,尿淀粉酶仅为参考。

（一）标本采集

血清或肝素抗凝血浆 2 mL;随机尿或 24 h 尿。

（二）参考值

血清淀粉酶<220 U/L(37 ℃);尿淀粉酶<1200 U/L(37 ℃)。

（三）临床意义

1. AMS 升高 最常见于:①急性胰腺炎:发病后 6～12 h,AMS 活性开始升高,12～72 h 达峰值,3～4 天恢复正常。虽然 AMS 活性升高程度并不一定和胰腺损伤程度相关,但升高程度愈大,患急性胰腺炎的可能性愈大。②急腹症:消化性溃疡穿孔、上腹部手术后、机械性肠梗阻、肠系膜血管病变、胆道梗阻及急性胆囊炎等也可引起淀粉酶活性升高。③慢性胰腺炎急性发作、胰腺囊肿、胰管阻塞时 AMS 活性可轻度升高。④胰腺癌:胰腺癌早期 AMS 活性也可升高。⑤其他:AMS 活性中度或轻度升高还可见于腮腺炎、服用镇痛剂、酒精中毒、肾功能不良及巨淀粉酶血症等情况。

2. AMS 降低 慢性胰腺炎 AMS 降低多提示胰腺组织严重破坏,胰腺分泌功能障碍。其他如肝炎、肝硬化、肝脓肿、肝癌、肾功能障碍等也可使 AMS 降低。

【脂肪酶测定】

脂肪酶(lipase,LPS)是一种能水解长链脂肪酸甘油酯的酶,主要由胰腺分泌,胃和小肠黏膜也有少量产生,是消化道中水解中性脂肪的重要酶,胆盐和钙能增强其活性。正常血液中,仅有很少量的 LPS,血中 LPS 易被肾脏清除,当胰腺分泌亢进、胰管受阻、胰腺受损伤或坏死时,LPS 逆流或直接释入血液,而使血中 LPS 增加。

（一）标本采集

血清或肝素抗凝血浆 2 mL。

（二）参考值

酶法(37 ℃):0～110 U/L。滴定法:0～1500 U/L。

（三）临床意义

1. LPS 升高 ①急性胰腺炎时,发病后 4～8 h LPS 活性开始升高,24 h 达峰值,可持续 10～15 天,其增高可与 AMS 平行,但有时血清 LPS 升高较 AMS 更早、持续时间更长、增高的程度更明显,LPS 与 AMS 联合检测的灵敏度可达 95%。由于 LPS 增高持续时间更长,更有利于病程的后期检测和判断预后。②慢性胰腺炎、胰腺恶性肿瘤时血清 LPS 也常有升高。③血清 LPS 升高还见于胆总管结石、胆总管癌、肝炎、肝硬化、肝癌、脂肪组织坏死、胃穿孔、肠梗阻、手术或慢性肾脏病等。

2. LPS 降低 见于胰腺囊性纤维化及各种原因(如胰腺癌、胰腺结石)所致的胰腺导管阻塞。

七、水、电解质紊乱与酸碱平衡失调实验室检查

体液中的电解质包括钠、钾、钙、镁、氯等,以离子形式存在,带有电荷。水和电解质广泛分布在细胞内外,参与体内许多重要的功能和代谢活动,电解质在维持体液渗透压、酸碱平衡,以及神经肌肉正常兴奋性等方面起着重要作用。体内水和电解质的动态平衡是通过神经、体液的调节实现的。正常情况下,电解质在体液中的浓度必须要维持在一个正常范围内,低于或超

过这个范围,人体就会处于疾病状态,即水和电解质紊乱。

【血清钾的测定】

钾是细胞内液的主要阳离子,约98%的钾离子存在于细胞内,少量存在于细胞外液,由于细胞内、外液之间的钾离子相互交换以保持动态平衡,因此,血钾可以反映细胞外液钾离子的浓度变化。

(一)标本采集

血清或肝素抗凝血浆2 mL,标本采集时避免溶血,及时送检。

(二)参考值

3.5~5.5 mmol/L。

(三)临床意义

1. 血清钾增高 血清钾高于5.5 mmol/L为高钾血症。见于:①摄入过多:输入大量库存血液、补钾过多过快、高钾饮食、过度应用含钾药物如注射大剂量青霉素钾等。②排出减少:急性肾功能衰竭少尿期、肾上腺皮质功能减退症、长期使用保钾利尿剂(如螺内酯、氨苯蝶啶等)、长期低钠饮食。③细胞内钾移出:大量组织损伤、急性血管内溶血、挤压综合征、呼吸障碍所致组织缺氧和酸中毒、休克、中毒、化疗、注射高渗盐水或甘露醇等。

2. 血清钾减低 血清钾低于3.5 mmol/L为低钾血症。见于:①摄取不足:营养不良、吸收障碍、长期低钾饮食、禁食、厌食等。②丢失过度:频繁呕吐、长期腹泻、肾功能衰竭多尿期、肾小管功能障碍、肾上腺皮质功能亢进症、长期使用强利尿剂等。③钾向细胞内转移:碱中毒、胰岛素治疗、周期性麻痹、甲状腺功能亢进症等。

【血清钠的测定】

钠离子是细胞外液的主要阳离子,主要功能是维持正常渗透压、酸碱平衡和细胞生理功能。

(一)标本采集

血清或肝素抗凝血浆2 mL。

(二)参考值

135~145 mmol/L。

(三)临床意义

1. 血清钠增高 血清钠高于145 mmol/L为高钠血症。见于:①摄入水分不足、体表失水(如大量出汗)或过多输入含钠盐溶液。②肾性失水:如渗透性利尿(甘露醇和山梨醇脱水)、肾小管液浓缩功能障碍。③内分泌疾病:甲状腺功能亢进症、肾上腺皮质功能亢进症、Cushing综合征、原发性醛固酮增多症等使肾小管对钠的重吸收增加。④脑性高钠血症:脑外伤、脑血管意外、垂体肿瘤等。

2. 血清钠减低 血清钠低于135 mmol/L为低钠血症。见于:①摄取不足:长期低盐饮食、营养不良、饥饿、低盐疗法、不适当的输液。②胃肠道失钠:幽门梗阻、腹泻、呕吐等。③肾性失钠:肾小管病变、反复使用利尿剂、肾上腺皮质功能减退症、糖尿病酮症酸中毒。④皮肤性失钠:大面积烧伤、大量出汗只补充水未补充钠。⑤其他:如严重感染、酸中毒等。

【血清氯的测定】

氯是细胞外液的主要阴离子,氯常伴随钠的摄入与排出。人体细胞内氯的含量仅为细外的一半。

（一）标本采集

血清或肝素抗凝血浆 2 mL,及时送检。

（二）参考值

血清氯化物 95～105 mmol/L。

（三）临床意义

1. 血清氯增高　血清氯高于 105 mmol/L 为高氯血症。见于:①摄入过多:过量补充 NaCl 溶液或 NH_4Cl 溶液等。②血液浓缩:脱水、腹泻、呕吐、出汗等。③排泄减少:急性肾小球肾炎无尿者、肾血流量减少如充血性心力衰竭。④吸收增加:肾上腺皮质功能亢进症、长期使用糖皮质激素等,使肾小管对氯化钠重吸收增加。⑤代偿性增高:呼吸性碱中毒。

2. 血清氯减低　血清氯低于 95 mmol/L 为低氯血症。见于:①摄入不足:营养不良、饥饿、出汗过多、低盐治疗等。②丢失过多:严重呕吐、腹泻、胃肠道引流、反复应用利尿剂、肾上腺皮质功能减退症、糖尿病酮症酸中毒。③摄入水分过多:尿崩症。④呼吸性酸中毒。

【血清钙测定】

钙是人体含量最多的金属元素。人体钙 99％以上存在于骨骼及牙齿中,而血液中钙含量很少,主要存在于血浆中。

（一）标本采集

血清或肝素抗凝血浆 2 mL。

（二）参考值

血清总钙:成人为 2.25～2.58 mmol/L。血清离子钙:1.10～1.34 mmol/L(约占总钙的 50％)。

（三）临床意义

1. 血清钙增高　总钙高于 2.58 mmol/L 为高钙血症。见于:①摄入过多:静脉用钙过量、大量饮用牛奶等。②溶骨作用增强:甲状旁腺功能亢进症、甲状腺功能亢进症、转移性骨痛、多发性骨髓瘤和淋巴瘤等。③钙吸收作用增强:维生素 A 或 D 摄入过多。④肾脏功能损害:急性肾功能衰竭。

2. 血清钙减低　总钙低于 2.25 mmol/L 为低钙血症。见于:①摄入不足或吸收不良:长期低钙饮食、严重乳糜泻、胆汁淤积性黄疸。②成骨作用增强:甲状旁腺功能减退症、恶性肿瘤骨转移。③吸收减少:佝偻病、软骨病。④其他:急、慢性肾功能衰竭及肾病综合征、肾小管性酸中毒、坏死性胰腺炎、妊娠等。

八、内分泌激素实验室检查

内分泌系统(endocrine system)是机体的重要调节系统,它与神经系统相辅相成,共同调节机体的生长发育和各种代谢,维持内环境的稳定,并影响行为和控制生殖等。内分泌系统由内分泌腺(垂体、甲状腺、胰腺、肾上腺和性腺等)和分布于其他器官(胃肠道、心肌和神经等)的内分泌细胞组成,由内分泌细胞合成并分泌的具有生物活性的物质称为激素(hormone)。激素一般以相对恒定的速度(如甲状腺素)或一定节律(如皮质醇、性激素)释放,生理或病理因素可影响激素的基础性分泌,体内激素水平较小的变化就可导致生理功能较大的变化。检测人体内激素水平是临床了解机体内环境和相关组织(器官)功能状态的重要方法,对于临床诊断、治疗效果观察和病情判断具有重要意义。

【甲状腺激素检查】

甲状腺分泌的激素包括甲状腺素(thyroxine 或 T_4)和三碘甲状腺原氨酸(T_3),甲状腺激素具有促进生长、发育,促进糖、脂、蛋白质的分解氧化,提高机体的基础代谢率,增大耗氧和产热效应等生理功能。甲状腺激素受下丘脑-垂体-甲状腺轴调节,甲状腺激素的分泌受腺垂体分泌的促甲状腺激素(thyroid stimulating hormone,TSH)调节,TSH 受下丘脑分泌的促甲状腺素释放激素(thyrotropin releasing hormone,TRH)调节,甲状腺激素对 TRH 具有负反馈调节作用。

甲状腺激素检查前须停食含碘丰富的食物,如海带、紫菜、海鱼、海虾等,根据食用量的多少,停食 2~4 周。停服以下药物:含碘药物,如碘化物、复方碘溶液、含碘片等;影响甲状腺功能的药物,如甲状腺片、抗甲状腺药等,根据用药量和时间,停服 2~8 周。

(一)血清总 T_4 和游离 T_4 测定

T_4 以两种形式存在:一种是与甲状腺结合球蛋白(TBG)结合,为结合型 T_4;另一种是呈游离状态的 T_4,为 FT_4(free thyroxine,FT_4),两型可互相转化。结合型与游离型之和为血清总 T_4(TT_4)。T_4 不能进入外周组织细胞,只有转变成 FT_4 后才可进入细胞发挥其生理功能,故测定 FT_4 比测定 TT_4 意义更大。

1. 标本采集 空腹不抗凝静脉血 2 mL,及时送检。

2. 参考范围 成人:TT_4 65~155 nmol/L,FT_4 10~30 pmol/L。

3. 临床意义

(1) TT_4 和 FT_4 增高:见于甲状腺功能亢进症(甲亢)、先天性甲状腺结合球蛋白增多症、口服避孕药、应用雌激素、原发性胆汁性肝硬化等。

(2) TT_4 和 FT_4 减低:见于甲状腺功能减退症(甲减)、先天性甲状腺结合球蛋白减少症、慢性淋巴性甲状腺炎及服用糖皮质激素、水杨酸、苯妥英钠等。

(二)血清 T_3 和游离型 T_3 测定

T_4 在肝脏和肾脏脱碘后变为 T_3,T_3 的含量是 T_4 的 1/10,但其活性为 T_4 的 3~4 倍。

1. 标本采集 空腹不抗凝静脉血 2 mL,及时送检。

2. 参考范围 成人:TT_3 1.6~3.0 nmol/L,FT_3(free triiodothyronine,FT_3)4~10 pmol/L。

3. 临床意义 测定 T_3 和 FT_3 是判定甲状腺功能的基本试验,T_3 和 FT_3 也是观察甲亢和甲减药物治疗的有效指标。

(1) T_3 和 FT_3 升高:见于:①甲亢:FT_3 对甲亢的诊断较为敏感,是诊断 T_3 型甲亢的特异指标。②T_3 中毒、缺碘甲状腺肿、遗传性甲状腺素结合球蛋白增多症。③妊娠、应用雌激素、口服避孕药。

(2) T_3 和 FT_3 降低:见于甲减、肢端肥大症、肝硬化、肾病综合征及应用雄激素、某些药物(水杨酸、保泰松)等。

此外,与 T_4 同时测定可作为 T_3 型及 T_4 型甲亢鉴别的特异方法:T_3 型甲亢 T_3 升高,T_4 正常;T_4 型甲亢 T_4 升高,T_3 正常。

(三)反三碘甲状腺原氨酸测定

反三碘甲状腺原氨酸(reverse triiodothyronine,rT_3)由 T_4 在外周组织脱碘而生成。生理情况下,rT_3 含量极少,其活性甚微,生物活性很低,但在不同的生理及病理情况下,血清含量有显著区别,因此,rT_3 也是反映甲状腺功能的一个指标。

1. 标本采集 空腹不抗凝静脉血 2 mL,及时送检。

2. 参考范围 0.2~0.8 nmol/L。

3. 临床意义

(1)rT_3 增高:见于:①甲亢:rT_3 增高诊断甲亢的符合率为 100%。②非甲状腺疾病:如急性心肌梗死、肝硬化、糖尿病、尿毒症、心力衰竭等。③药物影响:普萘洛尔、地塞米松、丙硫氧嘧啶等。

(2)rT_3 减低:见于甲减、慢性淋巴细胞性甲状腺炎等。

【肾上腺激素检查】

肾上腺激素分为皮质激素和髓质激素。肾上腺皮质分泌糖皮质激素、盐皮质激素和性激素,对维持机体的基本生命活动和生理功能非常重要。肾上腺皮质激素的分泌活动受下丘脑-垂体的调控,下丘脑分泌促肾上腺皮质激素释放激素(corticotropin-releasing hormone,CRH)、垂体分泌促肾上腺皮质激素(adrenocorticotropic hormone,ACTH),肾上腺激素又可对下丘脑-垂体进行反馈调节。肾上腺髓质主要分泌肾上腺素、去甲肾上腺素和少量多巴胺(三者统称为儿茶酚胺),在机体的应急反应中起重要作用。

(一)肾上腺皮质激素检查

1. 血清皮质醇和尿液游离皮质醇测定 皮质醇(cortisol)主要由肾上腺皮质束状带细胞分泌,进入血液后大部分与皮质醇结合蛋白及清蛋白结合,游离状态的皮质醇极少。血液循环中 5%~10% 的游离皮质醇(free cortisol,FC)从尿中排出。血皮质醇浓度直接反映糖皮质激素的分泌情况,而尿游离皮质醇量和血浆中真正具活性的游离皮质醇浓度呈正相关。这两个试验被推荐为检查肾上腺皮质功能紊乱的首选项目。

(1)标本采集:一般在被测者处于正常睡眠规律时进行。于午夜 2 时和上午 8 时分别采不抗凝静脉血 2 mL,同时留取 24 h 尿液,及时送检。标本采集必须标注采集时间,因为皮质醇存在显著的昼夜变化。

(2)参考范围:①血清皮质醇:上午 8~10 时 165.5~441.6 nmol/L,午夜 55.2~165.6 nmol/L,昼、夜皮质醇浓度比>2。②尿液游离皮质醇:55~248 nmol/24 h。

(3)临床意义:血清皮质醇和 24 h 尿液游离皮质醇增高见于 Cushing 综合征、双侧肾上腺皮质肿瘤、垂体肿瘤、各种应激状态(如手术、创伤、心肌梗死时可暂时升高)或长期服用糖皮质激素;降低见于 Addison 病、腺垂体功能减退症等。

2. 尿液 17-羟皮质类固醇和 17-酮皮质类固醇测定 17-羟皮质类固醇(17-hydroxycorticosteroids,17-OHCS)是皮质醇的代谢产物,尿液中其含量高低可反映肾上腺皮质的功能。17-酮皮质类固醇(17-ketosteroids,17-KS)主要是雄激素的代谢产物,女性和儿童尿液中的 17-KS 主要来自肾上腺皮质;男性约 1/3 来自睾丸,2/3 来自肾上腺皮质。因此,女性和儿童尿液 17-KS 含量可反映肾上腺皮质功能,男性尿中 17-KS 含量则反映肾上腺和睾丸的功能。

(1)标本采集:24 h 尿液,标本中加入防腐剂,留取标本时,要求患者禁食水果、有色蔬菜以及含有维生素 C 和咖啡因的食物且禁饮茶。

(2) 参考范围:①17-OHCS:儿童 2.8～15.5 μmol/24 h;成年男性 8.33～27.6 μmol/24 h,成年女性 5.5～22.1 μmol/24 h。②17-KS:男性 28.5～47.2 nmol/24 h,女性 20.8～34.7 nmol/24 h。

(3) 临床意义:

① 尿液 17-OHCS 和尿液 17-KS 增高:见于肾上腺皮质功能亢进,如 Cushing 综合征、肾上腺皮质肿瘤、甲亢、肥胖等。

② 尿液 17-OHCS 和尿液 17-KS 减低:见于肾上腺皮质功能减退,如 Addison 病、腺垂体功能减退症、肾上腺切除术后、甲状腺功能减退症等。

3. 血浆和尿液醛固酮测定 醛固酮(aldosterone,ALD)是肾上腺皮质球状带细胞分泌的一种盐皮质激素,作用于肾脏远曲小管,具有保钠排钾、调节水、电解质平衡的生理作用。ALD 的浓度有昼夜变化规律,并受体位、饮食及肾素水平的影响。

1) 标本采集 通常采用平衡饮食,但饮食要控制钠和钾。标准饮食为钠每天 100 mmol,钾每天 60～100 mmol。5～7 天测定血和尿液的醛固酮水平,静脉采血 2 mL,同时留取 24 h 尿液。

2) 参考范围 ①血浆:普通饮食为卧位(238.6±104.0)pmol/L,立位(418.9±245.0)pmol/L;低钠饮食为卧位(646.6±333.4)pmol/L,立位(945.6+491.0)pmol/L。②尿液:普通饮食为(9.4～35.2) nmol/24 h。

3) 临床意义

(1) 增高见于:①原发性醛固酮增多症,如肾上腺皮质肿瘤或增生。②继发性醛固酮增多症,如充血性心力衰竭、肾病综合征、肝硬化腹水、高血压等。③药物影响,如长期口服避孕药等。

(2) 降低见于:①原发性醛固酮缺乏症、继发性醛固酮缺乏症、垂体功能减低症、肾上腺皮质功能不全。②应用普萘洛尔、利血平、甲基多巴、甘草等。

(二) 肾上腺髓质激素检查

1. 肾上腺素(epinephrine,E)和去甲肾上腺素(norepinephrine,NE)测定

(1) 标本采集:血清或血浆 2 mL,采集血液标本时,要求患者情绪稳定,于安静卧位时采血;留取 24 h 时尿液标本时,要求患者 2 天前禁饮咖啡、茶等有兴奋性的饮料及禁食兴奋性药物等。

(2) 参考范围:①血液:E 0.615～3.24 nmol/L,NE 109～437 nmol/L。②24 h 尿液:E 0.05～20 μg/24 h,NE 14～80 μg/24 h。

(3) 临床意义:血液和尿液 E 和 NE 均增高见于嗜铬细胞瘤。

2. 尿液香草扁桃酸测定 香草扁桃酸(vanillymandelic acid,VMA)是儿茶酚胺的代谢产物。体内儿茶酚胺的代谢产物中有 60% 是 VMA,其性质较儿茶酚胺稳定,且 63% 的 VMA 自尿液排出,故测定尿液 VMA 可以了解肾上腺髓质的分泌功能。

(1) 标本采集:留取 24 h 混合尿液,测定前 3 天要求患者禁食、禁饮以下食物:咖啡、茶、巧克力、某些水果及蔬菜(特别是茄子、西红柿、香蕉等),并停用四环素、水杨酸、核黄素、胰岛素及某些降压药物。

(2) 参考范围:2～7 mg/24 h。

(3) 临床意义:尿液 VMA 增高主要见于嗜铬细胞瘤发作期、交感神经母细胞瘤、交感神经细胞瘤及肾上腺髓质增生等。

【性激素检查】

性激素可分为雄性激素和雌性激素,具有促进性器官成熟、副性征发育及维持性功能等作用。雄性激素以睾酮为主,主要由睾丸分泌;雌性激素包括雌激素和孕激素,非妊娠期主要由卵巢产生,妊娠期由胎盘产生。雌激素主要为雌二醇及少量雌三醇和雌酮,孕激素即黄体酮。测定性激素水平主要用于了解个体的内分泌功能和诊断与内分泌失调相关的疾病。

(一)黄体酮测定

黄体酮由黄体和卵巢分泌,其生理作用是使经雌激素作用的、已处于增殖期的子宫内膜继续发育增殖、增厚肥大、松软和分泌黏液,为受精卵着床做准备,这对维持正常月经周期及正常妊娠有重要的作用。

1. 标本采集　于末次月经后或妊娠第3月起,上午8时静脉采血2 mL。

2. 参考范围　男性0.2~1.4 ng/mL。女性卵泡期0.2~1.5 ng/mL,排卵期0.8~3.0 ng/mL,黄体期1.7~27 ng/mL,停经后0.1~0.8 ng/mL。怀孕早期16.4~49 ng/mL,怀孕中期19.7~52 ng/mL,怀孕晚期25.3~93 ng/mL。

3. 临床意义

(1)黄体酮增高:主要见于葡萄胎、妊娠高血压综合征、原发性高血压、卵巢肿瘤、多胎妊娠、先天性肾上腺皮质增生症等。

(2)黄体酮减低:主要见于黄体生成障碍和功能不良、多囊卵巢综合征、无排卵性子宫功能性出血、胎儿发育迟缓及死胎、原发性或继发性闭经等。

(二)雌二醇测定

雌二醇(estradiol,E2)是雌激素的主要成分,由睾丸、卵巢和胎盘分泌,或由雌激素转化而来。

1. 标本采集　不抗凝静脉血2 mL。

2. 参考范围　男性:1~10岁,5.0~20.0 pg/mL;成人7.63~42.6 pg/mL。女性:1~10岁,6.00~27.0 pg/mL;卵泡期12.5~166 pg/mL;排卵期85.8~498 pg/mL;黄体期43.8~211 pg/mL;停经后5.00~54.7 pg/mL;怀孕早期215~4300 pg/mL;怀孕中期810~5760 pg/mL;怀孕晚期1810~13900 pg/mL。

3. 临床意义

(1)E2病理性增高:见于:①卵巢疾病:卵巢颗粒细胞瘤、卵巢脂肪样细胞瘤、性激素生成瘤等,均表现卵巢功能亢进、E2分泌量增加。②性腺母细胞瘤、垂体瘤。③其他:女性性早熟、男性女性化、肝硬化、男性肥胖症等。

(2)E2病理性降低:见于:①卵巢疾病:卵巢缺如或发育不全、原发性卵巢衰竭、卵巢囊肿。②垂体性闭经或不孕。③其他:青春期延迟、绝经、口服避孕药等。

(三)睾酮测定

睾酮(testosterone)是男性最重要的雄激素,脱氢异雄酮和雄烯二酮是女性主要的雄性激素。血浆睾酮浓度反映睾丸的分泌功能,血液循环中具有活性的游离睾酮仅为2%。睾酮浓度测定对评价男性睾丸分泌功能具有重要价值。

1. 标本采集　睾酮分泌具有昼夜节律性变化,上午8时为分泌高峰,因此,测定时采集上午8时的不抗凝静脉血2 mL。

2. 参考范围　1岁以下,0.12~0.2 ng/mL;1~6岁,0.03~0.32 ng/mL;7~12岁,0.03

～0.68 ng/mL;13～17 岁,0.28～1.11 ng/mL;成年女性 0.06～0.82 ng/mL;成年男性 2.8～8.0 ng/mL。

3. 临床意义

(1) 睾酮增高:常见于:①男性:睾丸良性间质细胞瘤、先天性肾上腺皮质增生症、男性性早熟、男性假两性畸形。②女性:女性男性化肿瘤、多囊卵巢综合征、肾上腺皮质功能亢进症、应用雄激素、女性肥胖以及晚期孕妇血中睾酮浓度皆可增高。

(2) 睾酮降低:见于:①男子性功能低下、原发性睾丸发育不全、高催乳素血症、垂体功能减退症、男子乳房发育等。②睾丸炎症、肿瘤、外伤、放射性损伤等均可见睾酮水平降低。

(四)人类绒毛膜促性腺激素测定

人绒毛膜促性腺激素(human chorionic gonadotropin,HCG)由胎盘的滋养层细胞分泌,在受精后,合体滋养层细胞就开始大量合成分泌 HCG,并快速增殖一直到孕期的第 8 周,第 12 周开始缓慢降低浓度直到第 18～20 周,然后保持稳定,产后血清 HCG 以半衰期 24～36 h 的速度下降,2 周左右可降到测不出。

1. 标本采集 不抗凝静脉血 2 mL。

2. 参考范围 女性:非怀孕期≤4 mIU/mL,孕 4 周 0.04～4.48 mIU/mL,孕 5 周 0.27～28.7 mIU/mL,孕 6 周 3.70～84.9 mIU/mL,孕 7 周 9.70～120 mIU/mL,孕 8 周 31.1～1 84 mIU/mL,孕 9 周 61.2～152 mIU/mL,孕 10 周 22.0～143 mIU/mL,孕 14 周 14.3～75.8 mIU/mL,孕 15 周 12.3～60.3 mIU/mL,孕 16 周 8.8～54.5 mIU/mL,孕 17 周 8.1～51.3 mIU/mL,孕 18 周 3.9～49.4 mIU/mL,孕 19 周 3.6～56.6 mIU/mL;更年期后≤10 mIU/mL。男性≤3 mIU/mL。

3. 临床意义

(1) HCG 升高:见于:①妊娠早期,在受精卵着床后 5～7 天即能测出 HCG。妊娠前 3 个月测定 HCG 特别重要,此期间 HCG 升高提示绒毛膜癌、葡萄胎或多胎妊娠。②生殖细胞、卵巢、膀胱、胰腺、胃、肺和肝脏等肿瘤。

(2) HCG 降低:提示流产、宫外孕、妊娠中毒症或死胎。

【下丘脑-垂体激素检查】

下丘脑与垂体组成一个完整的神经内分泌功能系统。垂体在组织学上分为腺垂体和神经垂体,由腺垂体分泌的激素包括生长激素、促肾上腺皮质激素、尿促卵泡素、黄体生成素、催乳素、促甲状腺激素和黑色细胞刺激素;由神经垂体分泌的激素包括抗利尿激素和催产素。下丘脑分泌的激素有促进释放的激素和抑制作用的激素两大类,前者包括生长激素释放激素、促肾上腺皮质激素释放激素、促甲状腺激素释放激素、催乳素释放激素、黑色细胞刺激素释放激素和促性激素释放激素,后者包括生长激素抑制激素、催乳素抑制激素和黑色细胞刺激素抑制激素等。下丘脑、垂体激素受反馈调节和神经递质的调节。

(一)血清促甲状腺激素测定

促甲状腺激素(TSH)为腺垂体合成分泌的糖蛋白,在反映甲状腺功能紊乱方面,血清 TSH 较甲状腺激素更为敏感。

1. 标本采集 空腹不抗凝静脉血 2 mL,及时送检。

2. 参考范围 成人 0.4～5.0 mU/L。

3. 临床意义 TSH 是诊断原发性甲减的最灵敏指标。

（1）TSH 增高：见于原发性甲减，而且升高水平与甲状腺损伤程度成正比。地方性缺碘性、高碘性甲状腺肿和单纯弥漫性甲状腺肿血清 TSH 也升高。

（2）TSH 降低：常见于原发性甲亢。

（二）促肾上腺皮质激素（ACTH）测定

1. 标本采集 肝素抗凝血浆 2 mL，标本采集必须标注采集时间，因为 ACTH 存在显著的昼夜变化，于上午 8～9 时或午夜抽取，及时送检。

2. 参考范围 早晨 8～10 时：2.2～12 pmol/L。午夜：ACTH<2.2 pmol/L。

3. 临床意义

（1）ACTH 增高：常见于垂体促肾上腺皮质激素细胞瘤、异源性促肾上腺皮质激素分泌综合征、原发性肾上腺皮质减退症、各种应激反应等。

（2）ACTH 降低：常见于下丘脑或垂体皮质醇减退症、垂体前叶受损（如席汉病）和原发性肾皮质醇增多症等。

（三）生长激素（growth hormone，GH）测定

1. 标本采集 静脉采血 2 mL，于午夜或清晨起床前安静平卧时采集标本。

2. 参考范围 婴幼儿：15～40 μg/L。4 岁以上及成人：0～5 μg/L。

3. 临床意义

（1）GH 增高：见于：①急性疾病、灼烧、外科手术、肢端肥大症、巨人症、溴隐亭治疗失败、低血糖症、糖尿病等。②使用某些药物如胰岛素、L-多巴、注射氨基酸、麻醉、服用泻药等后。③活动、睡眠、蛋白餐后、应激等 GH 可出现生理性增高。

（2）GH 降低：见于垂体功能减退症、垂体性侏儒、Cushing 综合征、高血糖症、使用皮质激素过量等。

（四）催乳素（prolactin，PRL）测定

1. 标本采集 空腹不抗凝静脉血 2 mL，要求在清醒、安静、不紧张以及乳腺检查之前采血。

2. 参考范围 男性：PRL<20 μg/L。非妊娠及哺乳期女性：PRL<40 μg/L。

3. 临床意义

（1）PRL 生理性增高：常见于新生儿期、妊娠、月经、应激状态、泌乳期、睡眠等。

（2）PRL 病理性增高：常见于催乳素瘤。此外，某些药物也可引起高泌乳素血症，如冬眠灵、吩噻嗪、利血平、口服避孕药、雌激素治疗及抗组织胺类药物等。

九、微量元素检查

微量元素通常指浓度低于体重 0.01% 的无机物，可分为必需微量元素、非必需微量元素和有害微量元素。必需微量元素为生物体所必需的一些元素，如铁、硅、锌、铜、碘、镍、硒、锰等；有害微量元素包括镉、铅、汞、铝等。微量元素虽然在人体内的含量不多，但与人的生存和健康息息相关，对人的生命起至关重要的作用。它们的摄入过量、不足、不平衡或缺乏都会导致疾病的发生。微量元素检查主要用于卫生防疫、妇幼保健分析以及对疾病的诊断和治疗。

【必需微量元素测定】

（一）铁测定

1. 血清铁测定 血清铁（serum iron）是指血清中与转铁蛋白结合的铁，其含量不仅取决

于血清中铁的含量,还受转铁蛋白的影响。

(1) 标本采集:采集空腹静脉血 2 mL,防止溶血,及时送检。

(2) 参考范围:男性 11.6~31.3 μmol/L,女性 9.0~30.4 μmol/L。

(3) 临床意义:

① 增高:见于铁粒幼细胞性贫血、再生障碍性贫血、急性病毒性肝炎、肝坏死、反复输血及铁剂治疗过量时。

② 减低:缺铁性贫血、子宫功能性出血、饮食中缺铁或铁吸收障碍、恶性肿瘤、感染和慢性病等。此外,也可见于机体需铁量增加时,如生长发育期的婴幼儿、青少年、妊娠及哺乳期的妇女等。

2. 血清总铁结合力测定 血清总铁结合力(total iron binding capacity,TIBC)是指每升血清中的转铁蛋白所能结合的最大铁量,实际反映血清中游离转铁蛋白的含量。

(1) 标本采集:采集空腹静脉血 2 mL,防止溶血,及时送检。

(2) 参考范围:男性 44.57~69.27 μmol/L,女性 36.51~76.79 μmol/L。

(3) 临床意义:

① 生理性:减低见于新生儿;增高见于青年女性和妊娠期妇女。

② 病理性:增高见于:a. 转铁蛋白合成增加:缺铁性贫血、妊娠后期。b. 铁蛋白释放增加:急性肝炎、肝细胞坏死。c. 铁吸收过量:如反复输血。减低见于:a. 铁蛋白合成减少:肝硬化、遗传性转铁蛋白缺乏症。b. 转铁蛋白丢失:肾病、尿毒症。c. 其他:肿瘤、非缺铁性贫血、慢性感染等。

3. 血清转铁蛋白饱和度测定 血清铁与总铁结合力的百分比值称为转铁蛋白饱和度(transferin saturation,TS)。

(1) 标本采集:采集空腹静脉血 2 mL,防止标本溶血,及时送检。

(2) 参考范围:20%~50%。

(3) 临床意义:

① 减低:见于缺铁、缺铁性贫血。

② 增高:见于血色病、摄入过量铁、珠蛋白生成障碍性贫血等。

4. 血清铁蛋白测定 血清铁蛋白(serum ferritin,SF)是指去铁蛋白和铁核心 Fe^{3+} 形成的复合物,是铁的储存形式。血清铁蛋白含量变化可作为判断机体是否缺铁或铁负荷过多的指标。

(1) 标本采集:采集空腹静脉血 2 mL。

(2) 参考范围:男性 15~200 μg/L,女性 12~150 μg/L。

(3) 临床意义:

① 增高:见于原发性血色病、肝脏疾病、急性感染和恶性肿瘤及依赖输血的贫血患者等。

② 降低:见于缺铁性贫血早期、失血、营养缺乏、妊娠和慢性贫血等。

(二) 锌测定

1. 标本采集 血清或全血标本 2 mL。

2. 参考范围 8.0~23.0 μmol/L。

3. 临床意义

(1) 增高:见于急性锌中毒、溶血、甲亢等。

(2) 降低:青少年可见于生长迟缓、贫血;成人可见于肝脏病变(如慢性活动性肝炎、酒精性肝硬化、原发性肝癌等)、胃肠道吸收障碍、急性心肌梗死、某些慢性消耗性疾病、急性或慢性感染,以及手术、外伤、长期多汗、反复失血等。

（三）铜测定

1. 标本采集　血清或全血标本 2 mL。

2. 参考范围　11.0～22.0 μmol/L。

3. 临床意义

（1）增高:见于感染性疾病、多种恶性肿瘤、肝硬化、贫血、结核病、甲亢、妊娠后期及摄入维生素和口服避孕药等。

（2）降低:肝硬化、肝豆状核变性、营养不良、吸收不良、肾病综合征所致的低蛋白血症等。

（四）碘测定

1. 标本采集　血清或全血标本 2 mL。

2. 参考范围　<250 μg/L。

3. 临床意义

（1）增高:见于高碘性甲状腺肿。

（2）降低:见于地方性甲状腺肿。

【有害微量元素测定】

有害微量元素的定义是相对的,对人类健康有害的微量元素如铅、汞、镉、铝等,环境污染和职业接触是有害微量元素体内蓄积增加的主要原因。一些有害的微量元素能通过呼吸或饮食侵入人体,发生致畸、致突变、致癌作用。

（一）标本采集

血清或全血标本 2 mL 或 24 h 尿液。

（二）参考范围

血清:铅<200 μg/L,镉<0.1 μg/L,铝<0.37 μg/L。24 h 尿液:汞<20 μg/24 h。

（三）临床意义

主要用于职业接触后的检测。血清铅的最高允许值为 600 μg/L,铅过量可引起贫血,同时损害神经系统,严重时损害脑细胞,可造成儿童发育迟缓和智力减退。汞中毒见于汞蒸气中毒,在脑中蓄积,产生神经精神症状,如兴奋性增加、行为障碍、记忆力丧失等。镉经肠道吸收后,在肝肾组织中蓄积,首先是肾损害,晚期患者出现慢性肾功能衰竭,肺部表现为慢性进行性阻塞性肺气肿,最终导致肺功能减退。铝的摄入是慢性中毒,主要表现是健忘、精神与行为失常、智力下降等以及胃肠道的一些反应,血清铝的浓度大于 20 倍后,可出现语言失调、癫痫、进行性痴呆等。

第五节　临床常用免疫学检查

临床免疫学检查包括免疫球蛋白检测、血清补体检测、感染性疾病免疫学检查、自身免疫性疾病实验室检查、肿瘤标志物检测等,广泛应用于免疫系统疾病、感染性疾病、变态反应性疾病、肿瘤的诊断、鉴别诊断、疾病进展和预后,以及移植后免疫检测和治疗等。

一、免疫球蛋白检测

免疫球蛋白(immunoglobulin,Ig)是一组具有抗体活性的球蛋白,主要存在于机体血液、组织液和外分泌液中,是检查机体体液免疫功能的一项重要指标。人类的 Ig 分为五类,即 IgG、IgA、IgM、IgD 和 IgE,其中 IgD 和 IgE 含量很低,故我们常规所测定的 Ig 主要为 IgG、IgA、IgM 三项。IgG 含量最多,是唯一能够通过胎盘的 Ig,通过天然被动免疫使新生儿获得免疫性抗体,主要由脾脏和淋巴结中的浆细胞合成与分泌。IgA 约占 10%,IgA 在局部免疫中起重要作用,主要由肠系淋巴组织中的浆细胞产生。IgM 的相对分子质量最大,是最早出现的 Ig,是抗原刺激后最早出现的抗体,其杀菌、溶菌、溶血、促吞噬以及凝集作用比 IgG 高 500～1000 倍。

【IgG、IgA、IgM 检测】

(一) 标本采集

静脉血 2 mL。

(二) 参考值

IgG:7.6～16.6 g/L。IgA:0.71～3.35 g/L(放射免疫扩散法)。IgM:0.48～2.12 g/L。

(三) 临床意义

1. Ig 增高 多克隆 Ig 增高常见于各种慢性感染、慢性肝病、肝硬化、淋巴瘤和某些自身免疫性疾病(如 SLE、类风湿关节炎等)。单克隆 Ig 增高主要见于免疫增殖性疾病,如多发性骨髓瘤、原发性巨球蛋白血症等。

2. Ig 降低 常见于各类先天性免疫缺陷病、获得性免疫缺陷病、联合免疫缺陷病及长期使用免疫抑制剂的患者。

【IgE 检测】

IgE 主要由鼻咽部、支气管、胃肠道等黏膜固有层的浆细胞分泌,为亲细胞抗体,能与肥大细胞、嗜碱性粒细胞膜上的抗体结合,产生 I 型变态反应。

(一) 标本采集

静脉血 2 mL。

(二) 参考值

酶联免疫吸附实验(ELISA):0.1～0.9 mg/L。

(三) 临床意义

1. IgE 增高 见于:① I 型变态反应;② IgE 型骨髓瘤、寄生虫感染等;③慢性肝炎、SLE、类风湿关节炎等。

2. IgE 降低 见于先天性或获得性丙种球蛋白缺乏症、恶性肿瘤、长期用免疫抑制剂等。

二、血清补体测定

补体(complement)是具有酶活性的一种不耐热球蛋白,与其调节因子和相关的膜蛋白一起组成补体系统,参与机体抗感染和免疫调节,介导病理反应。血清补体的检测对某些疾病的诊断和疗效观察有重要意义。

【总补体溶血活性(CH$_{50}$)测定】

（一）标本采集

静脉血 2 mL，防止溶血，立即送检。

（二）参考值

试管法：50000～100000 U/L。

（三）临床意义

1. CH$_{50}$增高 见于急性炎症、组织损伤、恶性肿瘤及妊娠。

2. CH$_{50}$降低 见于各种免疫复合物性疾病（如急性肾小球肾炎）、自身免疫性疾病、亚急性感染性心内膜炎、慢性肝病、肝硬化、获得性免疫缺陷综合征、重症营养不良等。

【C$_3$测定】

C$_3$在补体系统各成分中含量最多，主要由巨噬细胞和肝脏合成，在经典激活途径与旁路激活途径中发挥重要作用。

（一）标本采集

静脉血 2 mL。

（二）参考值

免疫比浊法：0.8～1.5 g/L。

（三）临床意义

1. C$_3$增高 C$_3$作为急性时相反应蛋白，在急性炎症、传染病早期、急性组织损伤、恶性肿瘤、抑制物排斥反应时增高。

2. C$_3$降低 常见于急性链球菌感染后肾炎、膜增殖性肾小球肾炎、狼疮性肾炎。另外，先天性补体缺乏、慢性肝病、肝硬化时，血清 C$_3$亦可下降。

【C$_4$测定】

C$_4$由肝脏、吞噬细胞合成，参与补体的经典激活途径。C$_4$在补体活化、防止免疫复合物沉着和中和病毒等方面发挥作用。

（一）标本采集

静脉血 2 mL。

（二）参考值

0.20～0.60 g/L。

（三）临床意义

1. C$_4$增高 见于各种传染病、急性炎症、组织损伤、多发性骨髓瘤、风湿热的急性期、结节性动脉周围炎、皮肌炎、心肌梗死和各种类型的多关节炎等。

2. C$_4$降低 见于免疫复合物引起的肾炎、SLE、自身免疫性肝炎、病毒性感染、多发性硬化症、类风湿关节炎等。

三、感染性疾病免疫学检查

【甲型肝炎病毒(hepatitis A virus，HAV)抗体检测】

(一) 标本采集

空腹静脉血 2 mL，避免严重溶血。

(二) 参考值

阴性。

(三) 临床意义

血清抗 HAV-IgM 阳性表明机体 HAV 急性感染，它是早期诊断甲型病毒性肝炎的特异性指标。高滴度 IgG 型抗体对诊断 HAV 感染有参考价值，用于流行病学检查。HAV 抗原具有确诊甲型病毒性肝炎的价值。HAV-RNA 阳性对诊断 HAV 感染具有特异性，特别对早期诊断意义更大，尤其适用于诊断有迁延过程的甲型肝炎。

【乙型肝炎病毒(hepatitis B virus，HBV)血清标记物检测】

HBV 感染后，机体免疫系统可产生针对各种病毒抗原的特异性抗体。目前，临床实验室可检查的 HBV 感染的血清学标志物主要包括乙型肝炎病毒表面抗原(HBsAg)、乙型肝炎病毒核心抗原(HBcAg)、乙型肝炎病毒 e 抗原(HBeAg)以及 3 个抗原-抗体系统的相应抗体(乙型肝炎病毒表面抗体(抗-HBs)、乙型肝炎病毒核心抗体(抗-HBc)、乙型肝炎病毒 e 抗体(抗-HBe))。临床上 HBV 血清标记物检测应用于急、慢性乙型肝炎的诊断与鉴别诊断，抗病毒治疗的监测与评价，健康体检，献血者检查，输血前检查等，以及乙型肝炎疫苗注射前后的监测。

(一) 标本采集

静脉血 2 mL。

(二) 参考值

HBsAg、HBeAg、抗-HBe、抗-HBc、HBV-DNA 均为阴性；抗-HBs 阴性或＜10 IU/L，注射过乙肝疫苗后可呈阳性。

(三) 临床意义

1. **HBsAg 阳性**　见于：①急性乙型肝炎的潜伏期或急性期，绝大多数乙型肝炎患者发病后 1～4 个月均为血清 HBsAg 阳性。②HBV 所致的慢性肝病、迁延性和慢性活动性肝炎、肝炎后肝硬化或原发性肝癌等。③ HBV 携带者。

2. **抗-HBs 阳性**　见于：①抗-HBs 一般在急性乙型肝炎发病后 3～6 个月才出现，一旦出现常可持续多年。②成功进行免疫接种乙型肝炎疫苗的大多数人均可出现抗-HBs。③HBsAg 消失、抗-HBs 出现提示 HBV 感染痊愈，提示机体对乙肝病毒有一定程度的免疫力。

3. **HBeAg 阳性**　见于：①HBV 病情处于急性期，具有高度传染性。若持续阳性超过 12 周，表明 HBV 感染转为慢性，提示急性转为慢性活动性肝炎。②在慢性活动性肝炎和 HBsAg 携带者中，HBsAg、HBeAg、抗-HBc 均可为阳性，这种"三阳"患者具有高度传染性，且较难转阴性。③孕妇阳性可引起垂直传播，致 90% 以上的新生儿呈阳性。

4. **抗-HBe 阳性**　检出抗-HBe 表明 HBV 复制减少，传染性降低，病情好转。乙型肝炎急性期即出现抗-HBe 者，易进展为慢性乙型肝炎；慢性活动性肝炎出现抗-HBe 者，可进展为肝硬化。在 HBsAg 和抗-HBs 阴性患者的血清中检出抗-HBe 和抗-HBc，也是近期感染 HBV

的佐证。

5. 抗-HBc 主要有 IgM 和 IgG 两型抗体。①抗 HBc-IgM：急性乙型肝炎时，抗 HBc-IgM 滴度显著升高，是近期感染 HBV、HBV 复制和传染性强的重要血清标志物，检查抗 HBc-IgM 对 HBsAg 阴性的急性乙型病毒性肝炎更有意义。在无症状的献血者血清中，单独查到抗 HBc-IgM 阳性而无其他 HBV 血清学阳性结果可能为假阳性，若 HBV-DNA 阳性则为新近感染。②抗 HBc-IgG：感染过 HBV 的标志物，其阳性可持续数十年甚至终身。经输血或胎盘可以被动获得抗 HBc-IgG。

6. HBcAg 阳性 提示有 HBV 复制，其含量越多，表示复制越活跃、传染性越强，预后较差。

【丙型肝炎病毒（hepatitis C virus，HCV）血清标记物检测】

（一）标本采集

空腹静脉血 2 mL。尽快分离后的血清或血浆应在 4 h 内放入冰箱或冷冻，解冻之后的标本应保持在低温状态，避免反复冷冻和解冻。

（二）参考值

血清抗 HCV-IgM、抗 HCV-IgG 均为阴性，HCV-RNA 阴性。

（三）临床意义

1. 抗-HCV 抗-HCV 是机体针对 HCV 基因编码蛋白产生的特异性抗体，属非保护性抗体，产生较晚，可分为抗 HCV-IgM 和抗 HCV-IgG 两类。

（1）抗 HCV-IgM：产生较早，对急性丙型病毒性肝炎的早期诊断和判定预后有意义，持续阳性提示可能已转为慢性肝炎。输血后感染 HCV，血清抗 HCV-IgM 阳性率可达 90% 左右，持续时间为 3~4 个月。

（2）抗 HCV-IgG：其阳性可作为慢性丙型肝炎有无活动的指标，抗 HCV-IgG 一旦出现，可持续存在，常用于献血者的筛选。

2. HCV-RNA 阳性 表明 HCV 存在活动性感染且有传染性。因 HCV-RNA 较抗-HCV 出现早，故可用于早期诊断及献血员的筛查。HCV-RNA 测定也可作为判断预后和疗效的指标。

【梅毒血清学检查】

梅毒是由梅毒螺旋体感染引起的一种慢性全身性性传播疾病，当机体感染梅毒螺旋体后，即产生梅毒螺旋体抗体，包括特异性抗体和非特异性抗体（反应素）。非特异性抗体检测为定性试验，特异性抗体检测（梅毒螺旋体血凝试验）有助于梅毒的确诊。

（一）标本采集

血清或血浆 2 mL，防止溶血。

（二）参考值

1. 非特异性抗体定性试验 非特异性抗体定性试验包括性病研究实验室试验（venereal disease research laboratory，VDRL）阴性、不加热血清反应素试验（unheated serum regain test，USR）阴性、快速血浆反应素试验（rapid plasma regain test，RPR）阴性。

2. 梅毒螺旋体特异性抗体确证试验 梅毒螺旋体特异性抗体确证试验包括荧光密螺旋体抗体吸收试验（fluorescent treponemal antibody-absorption，FTA-ABS）阴性、梅毒螺旋体血球凝集试验（treponemal pallidum hemagglutination assay，TPHA）阴性。

（三）临床意义

定性试验用于梅毒的初筛，适用于普查、婚检、产前检查及其他健康体检，因上述试验的抗原为非特异性，所以一些非梅毒疾病如 SLE、类风湿关节炎、硬皮病、麻风、妊娠、吸毒等可出现假阳性。在定性试验阳性的前提下，特异性抗体确证试验阳性即可确诊为梅毒。

【TORCH 血清学检查】

TORCH 是指一组病原体，包括弓形虫、风疹病毒、巨细胞病毒、单纯疱疹病毒。TORCH 血清学检查常作为妇产科产前的常规检查项目，孕妇在妊娠早期感染后可致流产或胎儿畸形，对优生优育和习惯性流产的病因分析有参考价值。

（一）标本采集

空腹静脉血 2 mL，防止溶血。

（二）参考值

IgM、IgG 抗体均为阴性。

（三）临床意义

TORCH 感染后，患者特异性抗体 IgM、IgG 可迅速升高，IgM 出现早，可持续 6～12 周，而 IgG 出现晚，但可维持终生。因此，IgG 阳性看作是既往感染，而 IgM 阳性则作为初次感染的诊断指标。

1. IgG 阳性、IgM 阴性　曾经感染过这种病毒，或接种过疫苗，已产生免疫力。

2. IgG 阴性、IgM 阴性　表明孕妇为易感人群，可注射疫苗保护。

3. IgG 阳性、IgM 阳性　表明孕妇可能为原发性感染或再感染。

4. IgG 阴性、IgM 阳性　近期感染过或为急性感染，也要排除 IgM 假阳性（需 2 周后复查，如 IgG 阳转，为急性感染，否则判断为假阳性）。

> ### 知识链接
>
> TORCH 这组微生物感染有着共同的特征，即可造成母婴感染。孕妇由于内分泌改变和免疫力下降易发生原发感染，既往感染的孕妇体内潜在的病毒也容易被激活而发生复发感染。孕妇发生病毒血症时，病毒可通过胎盘或产道传播感染胎儿，引起早产、流产、死胎或畸胎等，以及引起新生儿多个系统、多个器官的损害，造成不同程度的智力障碍等症状。特别在怀孕初的 3 个月胚胎处于器官形成期，此时受病毒感染，可破坏细胞或抑制细胞的分裂和增殖。器官形成期以后感染病毒，可破坏组织和器官结构，并可形成持续感染，出生后继续排毒，能引起相应的病变。故 TORCH 的感染影响着人口素质，与优生优育有重要关系。

四、自身免疫性疾病实验室检查

自身免疫性疾病（autoimmune disease，AID）是指以自身免疫反应导致组织、器官损伤和相应功能障碍为主要发病机制的一类疾病，机体免疫系统具有识别"自己"与"非己"抗原物质的能力。在正常情况下，免疫系统对自身组织抗原不产生免疫应答，或只产生极微弱的免疫应答反应，这种现象称为自身耐受。在某些情况下，自身耐受性遭受破坏，免疫系统在体内产生了针对自身组织成分的抗体，对自身抗体的检测在自身免疫性疾病的诊断和疗效评价方面都具有重要的意义。

【类风湿因子测定】

类风湿因子(rheumatoid factor,RF)是变性 IgG 的自身抗体,主要出现在类风湿关节炎患者的血清和滑膜液中,主要为 IgM 型,也有 IgG、IgA、IgD、IgE 型。

(一)标本采集

空腹静脉血 2 mL,2 天内检测 2～8 ℃保存,否则－20 ℃保存。

(二)参考值

<20 U/mL。

(三)临床意义

约 90%的类风湿关节炎患者的 RF 呈阳性。IgA-RF 与骨质破坏有关,早期 IgA-RF 升高常提示病情严重,预后不良。IgE-RF 升高时,已属病情晚期。某些自身免疫性疾病,如冷球蛋白血症、硬皮病、干燥综合征、SLE 等都有较高的阳性率。一些其他疾病如血管炎、肝病、慢性感染也可出现 RF。

【抗核抗体测定】

抗核抗体(antinuclear antibodies,ANA)泛指抗各种核成分的抗体,是一种广泛存在的自身抗体。ANA 的性质主要是 IgG,也有 IgM、IgA、IgD 和 IgE。ANA 主要存在于血清中,也可存在于其他体液如滑膜液、胸腔积液和尿液中。

(一)抗核抗体

1. 标本采集 空腹静脉血 2 mL。

2. 参考值 <1:40。

3. 临床意义 ANA 对许多自身免疫性疾病有诊断价值,ANA 滴度增高可见于 SLE、混合性结缔组织病、硬皮病、类风湿关节炎、干燥综合征、药物性狼疮等。

(二)抗脱氧核糖核酸抗体(anti-DNA-antibody,抗 DNA 抗体)

抗 DNA 抗体可以分为两大类:①抗天然 DNA(nDNA)抗体,或称抗双链 DNA(dsDNA)抗体;②抗变性 DNA 抗体,或称抗单链 DNA(ssDNA)抗体。

1. 标本采集 空腹静脉血 2 mL。

2. 参考值 <1:10。

3. 临床意义 抗 dsDNA 抗体对 SLE 有较高的特异性,70%～90%的活动期 SLE 患者该抗体阳性,效价较高,并与病情有关。抗 ssDNA 抗体可见于多种疾病中,特异性较差。

(三)抗可提取性核抗原(ENA)抗体

ENA 可分为十几种,主要有抗 nPNP 抗体、抗 Sm 抗体、抗 SS-A 抗体、抗 SS-B 抗体、抗组蛋白抗体(AHA)等。多从动物的胸腺中提取。

1. 标本采集 空腹静脉血 2 mL。

2. 参考值 阴性。

3. 临床意义

(1)抗 nPNP 抗体:多见于混合性结缔组织病,而低效价的抗 nPNP 抗体可在 SLE 患者中发现。

(2)抗 Sm 抗体:SLE 的特异性标志之一,但阳性率偏低。若将抗 dsDNA 抗体和抗 Sm

抗体同时检测,可提高 SLE 的诊断率。

(3) 抗 SS-A 抗体:主要见于干燥综合征,但也可见于其他自身免疫性疾病如 SLE 中。

(4) 抗 SS-B 抗体:13％的 SLE 及 30％的干燥综合征患者有抗 SS-B 抗体。

(5) 抗组蛋白抗体:抗组蛋白抗体及其抗亚单位抗体见于 SLE 及药物诱发的 SLE。

五、肿瘤标志物检测

肿瘤标志物是指由肿瘤组织产生的、可以反映肿瘤自身存在的化学物质。主要有以下几种:AFP、CEA、CA125、CA15-3、NSE、PSA 等。肿瘤标志物检测对肿瘤普查、辅助诊断、观察疗效、复发的检测和判断预后具有一定的价值。

【癌胚抗原(CEA)测定】

癌胚抗原(carcinoembryonic antigen,CEA)是空腔器官如胃肠道、呼吸道、泌尿道、乳腺、卵巢等的肿瘤标志物。连续监测 CEA 水平可用于肿瘤治疗的疗效观察及预后判断。

(一) 标本采集

静脉血 2 mL。

(二) 参考值

<5.0 µg/L。

(三) 临床意义

1. 显著增高 见于大肠癌、骨癌、胰腺癌、乳腺癌、肺癌、白血病及泌尿生殖腺癌等。

2. 轻度增高 可见于肝转移性癌、酒精性肝炎、胆道阻塞、消化性溃疡等。

【甲胎蛋白(AFP)测定】

甲胎蛋白(α-fetoprotein,AFP)是胎儿期肝脏合成的一种胚胎蛋白,当成人肝细胞恶变或生殖腺胚胎组织发生恶变时又可重新获得这一功能,故血清 AFP 检测对诊断肝细胞癌及滋养细胞恶性肿瘤有重要意义。

(一) 标本采集

空腹静脉血 2 mL。

(二) 参考值

<20 µg/L。

(三) 临床意义

AFP 明显升高主要见于原发性肝癌。胃癌、胰腺癌、结肠癌、胆管细胞癌、慢性肝炎及肝硬化患者 AFP 可轻度增高。AFP 升高还可出现于畸胎瘤、睾丸和卵巢肿瘤等。

【癌抗原 125 测定】

癌抗原 125(cancer antigen 125,CA125)是从上皮性卵巢癌抗原检测出可被单克隆抗体 OC125 结合的一种糖蛋白。

(一) 标本采集

空腹静脉血 2 mL。

(二) 参考值

放射免疫法:CA125<35 U/mL。

（三）临床意义

（1）卵巢癌患者血清 CA125 水平明显升高,其阳性率可达 97%,故 CA125 对诊断卵巢癌有较大临床价值,尤其对观察治疗效果和判断复发较为灵敏。

（2）其他癌症,如宫颈癌、乳腺癌、胰腺癌、胆道癌、肝癌、胃癌、结肠直肠癌、肺癌等也有一定的阳性反应。

（3）肝硬化失代偿期血清 CA125 也可增高。

【癌抗原 15-3(CA15-3)测定】

CA15-3 是一种糖蛋白,存在于乳腺、肺、卵巢、胰腺等恶性的或正常的上皮细胞中。

（一）标本采集

空腹静脉血 2 mL。

（二）参考值

<25 U/mL。

（三）临床意义

1. CA15-3 是乳腺癌的最重要的特异性标志物,是乳腺癌患者诊断和监测术后复发、观察疗效的最佳指标。

2. CA15-3 升高也可见于肺癌、胃肠癌、卵巢癌及宫颈癌等。

【前列腺特异性抗原测定】

前列腺特异性抗原(prostate specific antigen,PSA)由前列腺上皮细胞合成分泌至精液中,是一种前列腺特异抗原。

（一）标本采集

空腹静脉血 2 mL,2 天内检测 2~8 ℃保存,否则－20 ℃保存。要在肛诊前取血检查。

（二）参考值

0.01~4.0 μg/L。

（三）临床意义

PSA 是前列腺癌的特异性标志物,特异性达 90%~97%,也是目前公认的唯一具有器官特异性的肿瘤标志物。血清 PSA 升高一般提示前列腺存在病变(前列腺炎、良性增生或癌症),PSA 也可用于高危人群前列腺癌的筛选与早期诊断。

【神经元特异性烯醇化酶测定】

神经元特异性烯醇化酶(neuron-specific enolase,NSE)是神经元和神经内分泌细胞所特有的一种酸性蛋白酶,与神经内分泌起源的肿瘤有关。

（一）标本采集

空腹静脉血 2 mL,避免溶血。

（二）参考值

免疫放射分析(RIA)、ELISA 法:<12.5 μg/L。

（三）临床意义

NSE 增高见于小细胞肺癌、神经母细胞瘤、精原细胞瘤及神经内分泌细胞肿瘤(如嗜铬细胞瘤、胰岛细胞瘤、黑色素瘤)等,可用于鉴别诊断、病情监测及疗效评价。

第六节　临床微生物学检查

临床微生物学是研究微生物的形态、结构、分类、生命活动规律的一门科学,包括细菌学、病毒学、真菌学等。临床微生物学检查可以准确、快速地检验和鉴定临床标本中的微生物,并对引起感染的微生物进行耐药性监测,为临床对感染性疾病诊断、治疗、预防、流行病学调查及研究等提供科学依据。

一、标本采集与处理

标本的正确采集、运送与处理是准确的病原学诊断的前提。

【基本原则】

(1)发现感染应及时采集微生物标本做病原学检查,二、三级医院微生物标本送检率不应低于70%。

(2)为避免漏检,确保病原体的检出,应尽量在抗菌药剂使用前采集标本。

(3)标本采集时应严格执行无菌操作,减少或避免机体正常菌群及其他杂菌污染。

(4)标本采集后应立即送检。

(5)以棉拭子采集的标本如咽拭、肛拭或伤口拭子,应插入运送培养基送检。混有正常菌群的标本,不可置肉汤培养基内送检。

(6)盛标本容器须经灭菌处理,但不得使用消毒剂。

(7)送检标本应注明来源和检验目的,使实验室能正确选用相应的培养基和适宜的培养环境。

(8)要视所有标本为传染品,具有高度危险性的标本,如 HBV、HIV 感染患者的标本等,要有明显标识。

(9)标本用后均要做消毒处理,盛标本的器皿要消毒处理或毁形、焚烧。

【常见感染标本采集与送检方法】

(一)血液标本

1. 采血时机　一般在患者发热初期、发热高峰或寒战后,最好在抗菌治疗前。如已用抗菌药物,则在下次用药前采集。

2. 采血次数及间隔　急性感染患者从两臂分别采 2 份血样;对发热原因不明者 2 次抽血间隔 60 min,必要时于 24～48 h 后再抽血 2 次;感染性心内膜炎患者,在 24 h 内取血 3 次,每次间隔不少于 30 min,必要时次日再做血培养 2 次。

3. 采血部位　通常采血部位为肘静脉,切忌在静脉滴注抗菌药物的静脉处采取血标本;多次采血应在不同部位的血管穿刺以排除皮肤细菌污染的可能。禁止从血管插管或静脉留置针内取血,因插管常被污染,其培养结果不能反映真实情况。在不同部位取血,2 次分离出同样菌种才是确定病原菌的有力证据。

4. 采血量　成人一般为 10 mL,新生儿与婴幼儿为 1～2 mL。

5. 无菌操作　无论采取何种方法,在血液培养的全过程要严格执行无菌操作。

6. 保存　标本如不能及时送检,应在室温(18～22 ℃)存放,并不得超过 12 h。

（二）痰标本

1. 标本的采集

（1）自然咳痰：要求患者清晨留取，留取标本前用清水漱口 3 次，之后用力咳出；咳痰较困难者可用雾化蒸气吸入以利痰液咳出；幼儿可用手指轻叩胸骨柄上方以诱发咳痰。

（2）气管穿刺法：仅用于昏迷患者，由临床医生进行。

（3）纤维支气管镜抽吸：通常在给患者行纤维支气管镜检查时顺便抽取。

（4）胃液抽取法：多用于可疑患有肺结核的患者，在有可能将痰液咽下时采用。

2. 标本的运送 标本采集后应立即送检，应争取在 2 h 内送检。如标本不能及时送检者，可暂存 4 ℃冰箱。

3. 做结核分枝杆菌检查 痰量要多，或留取 24 h 痰液。

（三）尿液标本

1. 标本收集时机 需在应用抗菌药物之前或停用抗菌药物 5 天之后留取尿液标本。尿液在膀胱内应停留 6～8 h 以上。

2. 采集方法

（1）清洁排尿法：女性患者以手指将阴唇分开，用肥皂水或碘伏清洗外阴，然后以清水冲洗尿道口周围，擦干并排出前段尿液后，用无菌容器接取中段尿。男性患者应翻转包皮冲洗，用 2%汞溴红或 1∶1000 新洁尔灭消毒尿道口。婴儿消毒其阴部后，将无菌小瓶直接对准尿道口以橡皮膏贴于皮肤上，待排尿后立即送检。

（2）膀胱穿刺法：为避免尿道正常菌群的污染，此法是收集尿液的最好方法，尤其是厌氧菌检查。穿刺时膀胱应充盈，皮肤严格消毒后用装有 19 或 20 号针头的注射器在耻骨联合距脐 1/3 处穿刺。

（3）肾盂尿采集法：应请泌尿科医生采取，左右侧的标本要标记明确。

（4）留置导尿管取尿法：应穿刺导尿管壁抽取尿液。

3. 不同病原体标本

（1）做病毒学检测时用容器收集清洁的标本即可，不需特殊方法收集。标本中加入抗生素可抑制细菌的过度生长，且标本需冷藏。

（2）检测衣原体：尿液标本不能代替尿（阴）道分泌物。

（3）巨细胞病毒（CMV）的检测：需多次检测标本，因其释放常是周期性的。

（4）结核分枝杆菌的检查：应用清洁排泄法收集连续 3 份晨尿标本或留取 24 h 尿取其沉渣 10～15 mL 送检。

（5）淋病奈瑟菌培养：留取清晨第 1 次尿，盛于无菌容器内立即送检。

4. 标本的运送和保存 用无菌容器盛标本，标本应在 2 h 之内送检，超过 4 h 者应重新采集标本。

（四）粪便标本

标本采集：粪便标本应在发病早期并且尽量在用抗生素治疗前采集。排便后，直接用棉拭子，也可用直肠拭子，挑取有脓血、黏液部分的粪便 2～3 g（液状粪便则取絮状物）。取双份粪便标本，一份置 Cary-Blair 氏运送培养基中，另一份置灭菌容器中送检。

粪便直接涂片革兰染色，可作为弧菌、弯曲菌、葡萄球菌、念珠菌等的初步筛查，更能作为菌群失调的直观判断。

（五）浆膜腔积液、脑积液标本

（1）浆膜腔积液包括胸水、腹腔积液、心包液、关节液和鞘膜液等，抽取标本时应严格执行无菌操作。由于这些标本微生物数量少而液体量大，应采集较大量标本送检，对易自凝的标本可添加抗凝剂。

（2）严格无菌操作下采集脑脊液数毫升于无菌试管。标本采集后应立即送检，以防细菌死亡。细菌学检查标本应注意保暖，不可置冰箱保存。

（六）泌尿生殖道分泌物标本

1. 子宫颈分泌物　先用窥器扩张阴道，然后用灭菌棉拭子取宫颈分泌物做培养或涂片镜检。

2. 女性尿道分泌物　排尿 1 h 后采集，先用生理盐水局部清洗，以无菌棉拭子插入尿道口 2～4 cm 停留数秒钟，轻轻旋转拭子后退出。

3. 阴道分泌物　成年患者，应在窥器的支持下，以无菌棉拭子取阴道穹窿处分泌物送检；未成年患者，不应使用窥器，应以无菌拭子在阴道口处采集分泌物送检。

4. 前列腺液　用肥皂和水清洗阴茎头，经直肠按摩前列腺，以无菌拭子自尿道口采集前列腺液送检。

5. 男性尿道分泌物　清洗龟头，用碘伏等消毒后，挤出分泌物或以专用细拭子插入尿道口旋转采集分泌物送检。

（七）创伤、组织和脓肿标本

创伤部位应先清除污物、消毒皮肤，防止表面污染菌混入标本，对于损伤范围较大的创伤应从不同部位采集多份标本。开放性脓肿应用无菌生理盐水擦洗病灶表面后，用无菌棉拭子采集脓液；封闭性脓肿标本采集前先用 2.5%～3% 的碘酊和 75% 的酒精消毒周围皮肤，再用无菌干燥注射器穿刺抽取标本；疑为厌氧菌感染者，取脓液后应立即排尽注射器内空气，针头插入无菌橡皮塞送检。

（八）厌氧菌培养标本

水样标本（如胸腔积液、腹腔积液、心包液、胆汁、脑脊液、关节液、稀脓、穿刺液）用注射器取 1 mL 以上于血厌氧培养基（TH10 培养基），迅速送检；深部组织块、黏稠标本（如中耳炎、鼻炎、脑脓肿、宫内感染等感染部位的脓汁或分泌物）用无菌拭子取可凝部位标本，插入运送培养基，迅速送检。

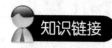知识链接

厌氧菌是人体许多部位（如皮肤、口咽部、肠道和泌尿生殖道）正常菌群中的一部分，因此下列材料无需做厌氧菌培养：①咽、鼻、尿道或直肠拭子。②咳出的痰，通过支气管镜取的分泌物，排出或导出的尿、粪及胃内容物。

二、微生物学检查方法与临床应用

【病原学检查方法】

（一）直接显微镜检查

标本经涂片染色或制备湿片镜检，有些标本如尿液、脑脊液等经过离心浓缩后，在光学显

微镜下观察病原体的形态、染色性,也可采用悬滴法或压滴法,在不染色状态下用暗视野显微镜观察光亮的微生物,如细菌或螺旋体等的形态和运动方式。直接显微镜检查直接体现了感染部位的本来面目,同时可以观察伴随的炎症细胞等病理变化。

（二）检测病原体成分

快速检出病原体成分主要指特异性抗原和核酸检测。特异性抗原检测是用已知的抗体检出病原体抗原成分,如 ELISA、RIA、荧光免疫测定、发光免疫测定、凝集试验等,这些方法可协助临床诊断,在某些疾病中亦是观察疗效及预后的一个指标,在传染病流行病学调查中,特异性抗原的检测也具有特殊的、重要的意义。核酸检测是用核酸探针杂交或聚合酶链反应（PCR）技术快速检出病原微生物,核酸检测特别适用于目前尚不能分离培养或很难分离培养的微生物,尤其在病毒学研究和诊断方面得到了越来越多的广泛应用。病原体抗原成分检测可早期、快速诊断感染性疾病,阳性结果表明感染病原体的存在。

（三）病原体的分离培养及鉴定

根据具体情况采用最合适的培养法,主要包括选择适当的培养基或细胞系、接种前的标本处理及确定孵育条件等。分离出来的微生物根据其形态、染色性、生长特点、生化反应、血清学试验和核酸检测等特征进行鉴定,也可借助于微量鉴定系统。分离、培养和鉴定是感染性疾病病原学诊断的基础,是临床微生物学检验的关键步骤。

（四）血清学检测

人体受致病菌感染后,其免疫系统被刺激后发生免疫应答而产生特异性抗体,用已知的细菌或其特异性抗原检测患者体液中有无相应特异性抗体和其效价的动态变化,为血清学诊断。常用方法如沉淀试验、补体结合试验、中和试验、ELISA 等,在临床诊治中,可作为感染性疾病的诊断依据。

【体外抗微生物药物敏感试验】

药物敏感试验简称药敏试验（或耐药试验）,旨在了解病原微生物对各种抗生素的敏感（或耐药）程度,以指导临床合理选用抗生素药物的微生物学试验。一种抗生素如果以很小的剂量便可抑制、杀灭致病菌,则称该种致病菌对该抗生素"敏感";反之,则称为"不敏感"或"耐药"。为了解致病菌对哪种抗生素敏感,以合理用药,减少盲目性,往往应进行药敏试验。微生物药敏试验对感染性疾病的防治起着极其重要的作用,其常用方法有微量稀释法和纸片扩散法。

（一）微量稀释法

微量稀释法药敏试验可用于定量测试抗菌药物对某一细菌的体外活性,此法所测得的某些抗生素药物抑制检测菌生长的最低药物浓度成为最小抑菌浓度（MIC）。MIC 测定是药敏试验的金标准方法,其结果准确可靠。

（二）纸片扩散法

纸片扩散法是将含有定量抗菌药物的滤纸片贴在已接种检测菌的琼脂表面,纸片中的药物在琼脂中扩散,随着扩散距离的增加,抗菌药物的浓度呈对数减少,从而在纸片的周围形成浓度梯度。同时,纸片周围抑菌浓度范围内的菌株不能生长,而抑菌范围外的菌株则可以生长,从而在纸片的周围形成透明的抑菌环。不同的抑菌药物的抑菌环直径因受药物在琼脂中扩散速度的影响而可能不同,抑菌环的大小可以反映检测菌对药物的敏感程度,并与该药物对检测菌的 MIC 呈负相关。

【临床感染性疾病常见病原体检查】

（一）细菌感染的检查

细菌（bacterium，pl. bacteria）感染所致的感染性疾病占首位，临床标本或分离培养物涂片直接或染色后光学显微镜观察，可为进一步做生化反应、血清学鉴定等提供参考依据。通过显微镜观察有无病原体及其大致数量、病原体形态、染色特征等，可以迅速作出初步诊断，如痰中的抗酸杆菌和脑脊液中的脑膜炎奈瑟菌等。

（二）病毒感染的检查

病毒（virus）感染是社区获得性感染的主要病原体，其确诊须依靠病毒分离和血清学检查。病毒分离可用组织培养、鸡胚和动物接种。应用电镜、免疫电镜、免疫荧光法、ELISA 及 RIA 等可直接检查标本中的病毒颗粒及病毒抗原，常用作快速和早期诊断，血清学检查可测定血清和体液中的特异性抗体。近年来，应用分子杂交技术和聚丙烯酰胺凝胶电泳法诊断病毒性疾病，不仅有很高的敏感性和特异性，而且可以诊断不同株型的病毒感染。此外，应用单克隆抗体检测病毒抗原，也大大提高了诊断病毒性疾病的敏感性和特异性，而且可用作对病毒抗原结构的研究。

（三）真菌感染的检查

真菌（fungus）为真核细胞微生物，单细胞真菌对人体有致病性的主要有新生隐球菌和白色念珠菌；多细胞真菌有菌丝和孢子，又称霉菌。对于浅部真菌，显微镜检查直接涂片可见菌丝及孢子，实验室可根据菌落形态、菌丝和孢子、染色特点、生化反应等进行真菌的鉴定。真菌的抗原检测适用于血清和脑脊液中隐球菌、念珠菌及荚膜组织胞浆菌感染等。

（四）螺旋体感染的检查

螺旋体是一类细长、柔软、弯曲呈螺旋状、运动活泼的原核细胞型微生物。临床标本涂片在暗视野显微镜下可观察螺旋体的特殊形态和运动状态。分子生物学诊断螺旋体感染有一定意义，用 PCR 扩增可检出 10 条以上的钩端螺旋体。

（五）支原体感染的检查

支原体是一类缺乏细胞壁、高度多形性的最小原核细胞型微生物。支原体一般以分离培养进行鉴定，PCR 结合核酸杂交试验与序列分析，可以敏感、快速地诊断各类支原体感染。

（六）衣原体感染的检查

衣原体是一类专性细胞内寄生的原核细胞型微生物，主要包括沙眼衣原体、鹦鹉热衣原体、肺炎衣原体。涂片检查可在被感染细胞的细胞质内查到包涵体，具有一定的诊断价值。免疫荧光染色检查被感染细胞内的衣原体抗原，可以快速诊断衣原体感染和分型。

（七）立克次体感染的检查

立克次体是一类微小的杆状或球杆状的仅在宿主细胞内繁殖的微生物。免疫荧光染色可检查被感染组织标本中的立克次体抗原，PCR 扩增产物分析可以敏感、早期诊断立克次体感染。

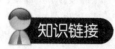
知识链接

检验"危急值"（critical values）是指出现某项或某类检验异常结果时，提示患者可能正处于有生命危险的边缘状态,临床医生需要结合得到的检验信息,及时迅速地采取有效干预措施,挽救患者生命,否则就有可能失去最佳抢救机会出现严重后果(表 7-6-1)。

表 7-6-1 常见检验项目危急值

序号	检验项目	单位	危急值界限	危 险 性
1	血清钾	mmol/L	<2.8	低钾血症,呼吸肌麻痹
			>6.2	严重高钾血症,可有心律失常、呼吸麻痹
2	血清钠	mmol/L	<120	低钠血症,应采取治疗措施
			>160	高钠血症,应检查其他试验项目
3	血清氯	mmol/L	<75	严重代谢性碱中毒
			>125	严重代谢性酸中毒
4	血丙氨酸氨基转移酶	U/L	>1000	严重肝细胞损害,可能有急性肝坏死。
5	总胆红素	μmol/L	>340(新生儿)	新生儿溶血病
6	血肌酐	μmol/L	>530	急性肾功能衰竭
7	血尿素氮	mmol/L	>36	急性肾功能衰竭
8	血糖	mmol/L	<2.6	缺糖性神经症状、低血糖性昏迷
			>22.2	高血糖性昏迷、渗透性多尿伴严重脱水和酮中毒
9	肌酸激酶	U/L	>1000	急性心肌梗死
10	肌酸激酶同工酶	U/L	>100	急性心肌梗死,较严重的心肌细胞坏死或受损
11	肌红蛋白	ng/mL	>110	心绞痛患者应怀疑心肌梗死
12	肌钙蛋白	ng/mL	>0.1	预示心肌梗死或不规则心绞痛
13	血淀粉酶	U/L	>1000	可能有较严重的急性或坏死性胰腺炎的情况
14	APTT	s	>100	严重的出血倾向
15	PT	s	<5	高凝状态
			>40	严重的出血倾向
16	D-二聚体	μg/L	>1500	严重的 DIC 状态,溶栓治疗时不作为危急值。
17	血红蛋白	g/L	≤60	急性大量失血或严重贫血
			≥200	RBC 增多,提示红白血病或肺心病
18	白细胞计数	10^9/L	≤2.5	有引发致命性感染的可能
			≥30	急性白血病可能
19	血小板计数	10^9/L	≤50	可能有严重的出血倾向
20	PCO_2	mmHg	≤25	极限值
21	PO_2	mmHg	≥65	危险水平
		mmHg	≤30	严重缺氧,可致死亡
22	pH	—	pH<7.15	极限值
			pH>7.58	极限值
23	胆碱酯酶	U/L	<1200	重度有机磷农药中毒

小结

本章介绍了临床常用的实验室检查项目,包括血液、体液、临床常用生化及免疫学检查。实验室检查对临床诊断、治疗监测及健康普查具有重要意义。标本的采集是实验室检查的首要步骤,是护理人员必须掌握的基本知识和技能。不同的检查项目其标本采集的方法各不相同,能否及时、科学地采集和运送标本,与检验结果密切相关,是保证检验结果正确与否的重要环节。检验的结果是评估病情变化、预测疾病发展的重要依据,因此,护理人员也应该掌握实验室检查常见的正常参考值及其变化的临床意义。

思考题

一、简答题

1. 什么是网织红细胞反应?简述其临床意义。

2. 列举外周血血小板减少的临床意义。

3. 简述白细胞计数及分类计数的正常参考值和临床意义。

4. 什么是核左移?有何临床意义?

二、案例分析题

1. 患者,女,34 岁。头晕、乏力半年,加重 1 个月。半年前感觉劳累后头晕、乏力,伴耳鸣、注意力不集中,逐渐面色苍白,近 1 个月来上述症状加重,食欲差,两便正常。

既往体健,否认毒物、放射性物品接触史,否认手术史。平素月经量多,多年来惯于素食、嗜浓茶。

体格检查:皮肤黏膜苍白,巩膜无黄染,皮肤无出血点、淤点、淤斑、紫癜,全身浅表淋巴结未及肿大。胸骨无压痛。心肺(一),腹平软,肝脾肋下未触及。双下肢无凹陷性水肿。

实验室检查:①血常规:Hb 85 g/L,RBC 2.9×10^{12}/L,Hct 0.26,MCV 68 fL,MCH 22 pg,MCHC 21%,Ret 5%,WBC 4.6×10^9/L,PLT 230×10^9/L。②外周血涂片检查:红细胞大小不等,以小细胞为主,中心淡染区扩大,白细胞、血小板形态无异常。③尿常规:正常。④大便常规:正常;潜血阴性。⑤肝肾功能正常。血清铁 8 μmol/L,总铁结合力 102 μmol/L,血清铁蛋白 11 μg/L。妇科 B 超示多发子宫肌瘤。请问:

(1) 该病例的特点有哪些?

(2) 初步诊断及诊断依据是什么?

(3) 尚需与哪些疾病进行鉴别?

2. 男,15 岁,因发热、食欲减退、恶心 2 周,皮肤黄染 1 周来诊。患者 2 周前无明显诱因发热达 38 ℃,无发冷和寒战,无咳嗽,但感全身不适、乏力、食欲减退、恶心、右上腹部不适,偶尔呕吐,曾按上呼吸道感染和胃病治疗无好转。1 周前皮肤出现黄染,尿色较黄,无皮肤瘙痒,大便正常,睡眠稍差,体重无明显变化。既往体健,无肝炎和胆石症史,无药物过敏史,无输血史,无疫区接触史。

体格检查:T 37.5 ℃,P 80 次/分,R 20 次/分,BP 120/75 mmHg,皮肤略黄,无出血点,浅表淋巴结未触及,巩膜黄染,咽(一),心肺(一),腹平软,肝肋下 2 cm,质软,轻压痛和叩击痛,脾肋下刚及,腹水征(一),下肢不肿。

实验室检查:血 Hb 126 g/L,WBC 5.2×10^9/L,N 65%,L 30%,M 5%,PLT 200×10^9/L,Ret 1.0%,尿蛋白(-),尿胆红素(+),尿胆原(+),大便颜色加深,隐血(-)。请问:

(1) 该患者可能患有哪些相关疾病?

(2) 有何诊断依据?

(3) 尚需与哪些疾病进行鉴别?

3. 患者,女,28 岁,近 6 个月出现心悸、怕热多汗、食欲亢进、消瘦无力、体重减轻,来院就诊。体格检查:T 37 ℃,P 104 次/分,R 20 次/分,BP 136/75 mmHg,皮肤温暖潮湿,眼球突出,睑裂增宽,双侧甲状腺Ⅱ度肿大,无结节、压痛。心率 104 次/分,律齐。肺、腹部无阳性体征。双手平举细震颤阳性。辅助检查:T_3、T_4 水平升高,TSH 降低。请问:

(1) 该患者的初步诊断及诊断依据是什么?

(2) 尚需与哪些疾病进行鉴别?

(3) 还需做哪些检查?

4. 男,65 岁,昏迷半小时入院。半小时前晨起其儿子发现患者叫不醒,未见呕吐,房间有一煤火炉,患者一人单住,昨晚尚正常,仅常规服用降压药物,未用其他药物,未见异常药瓶。既往有高血压病史 5 年,无肝、肾和糖尿病史,无药物过敏史。

体格检查:T 36.8 ℃,P 98 次/分,R 24 次/分,BP 160/90 mmHg,昏迷,呼之不应,皮肤黏膜无出血点,浅表淋巴结未触及,巩膜无黄染,瞳孔等大,直径 3 mm,对光反射灵敏,口唇樱桃红色,颈软,无抵抗,甲状腺(-),心界不大,心率 98 次/分,律齐,无杂音,肺部叩诊呈清音,无啰音,腹平软,肝脾未触及,克氏征(-),布氏征(-),双巴氏征(+),四肢肌力对称。

实验室检查:血 Hb 130 g/L,WBC 6.8×10^9/L,N 68%,L 28%,M 4%,尿常规(-),ALT 38 IU/L,TP 68 g/L,Alb 38 g/L,TBIL 18 mmol/L,DBIL 4 mmol/L,Scr 98 mmol/L,BUN 6 mmol/L,血 K^+ 4.0 mmol/L,Na^+ 140 mmol/L,Cl^- 98 mmol/L。请问:

(1) 该患者可能患有哪些相关疾病?

(2) 有何诊断依据?

(3) 要确诊应进一步做哪些检查?

(张 勇 程冉冉)

第八章　心电图检查

学习目标

识记：1. 心电图常规12导联体系。
　　　2. 心电图各波段的组成和命名。
　　　3. 常见心律失常的心电图波形特点。
理解：1. 正常心电图波形的含义、特点和正常值。
　　　2. 心肌缺血所致的心电图波形特点。
应用：能运用所学知识判别常见的异常心电图。

 案例分析

陈某，男，52岁，因"心前区疼痛2 h"来院就诊。近1年来间断发作胸闷、气喘，近1周来上述症状加重，并在活动后感到胸闷、胸痛，2 h前因搬重物上楼突发心前区疼痛，出冷汗、心跳加快。

问题：针对该患者病情，应首先选做哪项辅助检查？

第一节　临床心电图学基本知识

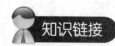 **知识链接**

1903年，荷兰医生、生理学家威廉·埃因托芬发明了弦线式检流计，从而带来了心电图历史上的第一次突破。心电描记术是一种经胸腔的以时间为单位记录心脏的电生理活动，并通过皮肤上的电极捕捉而记录下来的诊疗技术，这是一种无创性的记录方式。心电描记术是从"electrocardiography"一词意译而来，由三个希腊单词组成，"electro"，因其与电生理活动有关；"cardio"，希腊语即"心脏"；"graph"，是希腊语的一个词根，意为"描记"。Electrocardiography可缩写为"ECG"或"EKG"。

心脏在每次机械收缩之前，心肌细胞首先产生电激动，在激动过程中所产生的微小生物电流（心电）可经过人体组织传导到体表。如将测量电极放置于体表一定部位，并连接一个装有放大和扫描装置的电流计(即心电图机),即可将每一心动周期的心脏电位变化描记成连续的曲线,称为心电图(electrocardiogram,ECG)。

一、心电图产生原理

心肌细胞之所以能产生电活动,主要原因是其细胞膜内外不断出现电位差,即膜电位变化。心肌细胞处于静息状态时,膜外带正电荷,膜内带有同等数量的负电荷,此时膜内外的电位差,称静息电位(resting potential)。当心肌细胞兴奋时,在静息电位的基础上发生快速的、可扩布性的电位变化,称动作电位(action potential)。

(一) 心肌细胞的除极与复极

心肌细胞内的阳离子主要为 K^+,阴离子主要为蛋白质阴离子(A^-);细胞外液中的阳离子则主要是 Na^+、Ca^{2+},阴离子主要是 Cl^-。膜电位变化的实质就是心肌细胞内、外离子活动的表现,在心肌细胞的除极与复极过程中,离子跨膜流动,从而造成了细胞内、外的电位变化。

1. 极化状态 心肌细胞在静息状态下,膜外的电位比膜内的电位高,这种以细胞膜为界,膜外呈正电位,膜内呈负电位,并稳定于一定数值的静息电位状态(不产生电流),称为极化状态(polarization)。此时自细胞内外的两端连导线至一电流计,则指针静止,描出一电平线(图8-1-1)。极化状态时静息电位之所以能维持稳定,主要依赖于心肌细胞的代谢活动、细胞膜对各种离子具有不同的通透性以及细胞内外离子浓度不同等因素。

2. 除极与复极 当心肌细胞膜受到阈值(约-70 mV)以上的刺激时,细胞膜上快钠通道开放,Na^+ 快速内流,使细胞内外正、负离子的分布发生改变,导致细胞膜外正内负的状态较快地转变成外负内正,从而产生动作电位,这种极化状态的消除直至逆转的过程,称为除极(depolarization)(图8-1-1)。发生除极后,细胞膜重新恢复对 K^+、Na^+ 的通透性,在开始受刺激端,又恢复细胞膜外正内负的极化状态,这一过程称为复极(repolarization)(图8-1-1)。

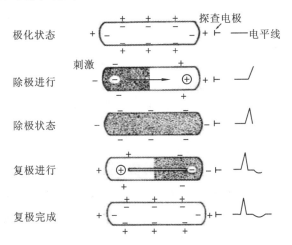

图 8-1-1 心肌细胞的除极与复极

以心室肌为例,其复极过程可分为1、2、3、4期(图8-1-2)。1期是在0期除极后,快钠通道失活关闭,仅有瞬时性外向钾流通道激活,在动作电位曲线上表现为一短暂的下降曲线,膜电位由+20～+30 mV迅速降至0 mV左右。2期复极过程非常缓慢,Na^+、Ca^{2+} 内流与 K^+ 外流同时存在并处于平衡状态,此时电位几乎停留在接近0的等电位状态,形成平台,又称平台期。3期即在平台末期,慢钙通道关闭失活,内向电流消失,细胞膜对 K^+ 的通透性又显著增加,此时 K^+ 沿钾流通道快速外流,膜内电位随之迅速下降至-90 mV,完成复极化过程,在动作电位上呈一速降线。4 期又称静息期,膜内电位稳定在静息电位(-90 mV),为膜复极完毕,此时动作电位呈一水平线。

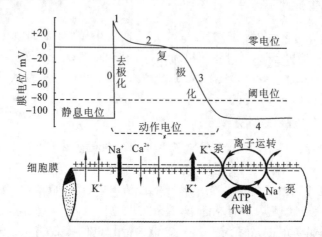

图 8-1-2   心室心肌细胞的跨膜电位与离子活动

需要说明的是,上述单个心肌细胞的电位变化曲线是用细胞内记录法得到的,而临床心电图则反映的是每一瞬间整个心脏许多心肌细胞电活动的综合效应,其记录方法亦有所不同,一般是细胞外甚至体外记录法,因此心电图曲线与心肌动作电位曲线是不相同的。

(二)心脏的除极与复极

心脏的构造极其精密与复杂,其形状近似一前后稍扁倒置的圆锥体。心室为一不规则的"U"形器官,当心脏激动时,心室和心房内会发生极为复杂的电压变化,从而构成特有的心电图波形。当整个心脏除极时,其方向始终是从心内膜向心外膜进行,即心内膜的正电荷向心外膜移动,因此,探查电极面对心外膜描出的是一向上的波,面对心内膜的则描出的是一向下的波。而心脏的复极是从心外膜向心内膜进行,刚好与除极的方向相反,故面对心外膜的电极亦描出向上的波形。所以,正常人的心电图记录到的心室复极波与除极波方向一致,与单个的心肌细胞不同,其机理尚不清楚,可能因心外膜心肌的温度较心内膜高,心室收缩时,心外膜承受的压力比心内膜小,因此心外膜复极过程比心内膜发生得早。

(三)心电综合向量

在体表部位采集到的心脏电位强度因体型及部位的不同而变化,与下列因素有关:①与探查电极的位置和心肌细胞之间的距离呈反比;②与心肌的厚度(心肌细胞数量)呈正比;③与探查电极的方位和心肌除极的方向所构成的角度有关,夹角愈大,心脏电位在导联上的投影愈小,电位愈弱,反之亦然。这种既具有强度,又具有方向性的电位幅度称为"心电向量"(vector),其方向通常用箭头表示,其电位强度则用长度表示。心脏的心电向量由其电激动过程产生,但由于心肌并不是一个规则的整体,使其电活动错综复杂,导致各心电向量间的关系也极其复杂,不过最终均可按下列原理合成"心电综合向量"(resultant vector),即 2 个心电向量在同一轴的方向相同者,其幅度相加;方向相反则相减。如果 2 个心电向量方向构成一定角度者,则可应用"合力"原理将二者按其角度和幅度构成一个平行四边形,其对角线即为综合向量(图 8-1-3)。由此可以认为,在体表所描记的心电变化实质上是心肌细胞电活动的电位变化按上述原理综合的结果。

二、心电图导联体系

由于人体自身是一个良导体,将电极安放于身体的两个不同部位上,再用导联线与心电图机连接成电路,即可描得一系列心电图波形,这种记录心电图的电路连接方式,称为心电图导联(lead)。目前临床广泛使用的是国际上公认的通用导联体系(lead system),包括标准导联、加压单极肢体导联和胸导联,故又称为常规 12 导联体系。

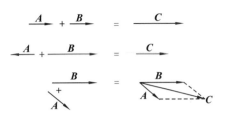

图 8-1-3 综合向量形成的原理

(一)常规 12 导联体系

1. 标准导联 标准导联(standard leads)又称双极肢体导联,反映 2 个肢体之间的电位差,包括Ⅰ、Ⅱ、Ⅲ导联(图 8-1-4)。

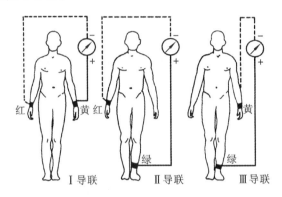

图 8-1-4 标准导联的连接方式

Ⅰ导联:将心电图机正极对应的电极接于左上肢,心电图机负极对应的电极接于右上肢,可反映两上肢的电位之差。当描出的波形方向向上,则提示左上肢的电位高于右上肢;当描记的波形方向向下,则提示右上肢的电位高于左上肢。

Ⅱ导联:将心电图机正极对应的电极接于左下肢,心电图机负极对应的电极接于右上肢,可反映左下肢与右上肢的电位差。如左下肢的电位高于右上肢,可描出一个向上波;反之,为一个向下波。

Ⅲ导联:将心电图机正极对应的电极接于左下肢,心电图机负极对应的电极接于左上肢,可反映左下肢与左上肢的电位差。当左下肢的电位高于左上肢时,可描记出一个向上波;反之,为一个向下波。

2. 加压单极肢体导联 标准导联虽然能测出体表某两点之间的电位差,却不能反映出人体某一点的电位变化,而事实上人体表面的任何一点都存在一定的电位变化。Wilson 提出把左上肢、右上肢和左下肢的 3 个电位各通过 5000 Ω 高电阻,用导线连接在一点,称为中心电端(T)。中心电端的电位在整个心脏激动过程中的每一瞬间始终稳定,接近于 0,因此把中心电端看作是零电位点。临床上,就是将探查电极连接在人体的左上肢、右上肢和左下肢,心电图机的无关电极与中心电端连接,分别称为左上肢单极导联(VL)、右上肢单极导联(VR)和左下肢单极导联(VF)。这种将心电图机的负极接在零电位点上,而把探查电极接在人体任一点上来测得该点的电位变化的导联方式,称为单极肢体导联。

由于单极肢体导联（VL、VR、VF）的心电图波形振幅较小，不便于观测。为此，Goldberger 创用了加压单极肢体导联的方法，即在描记某一肢体的单极导联心电图时，将那个肢体与中心电端相连接的高电阻断开，这样就可使心电图波形的振幅增加 50％，这种导联方式称为加压单极肢体导联，分别以 aVL、aVR 和 aVF 表示（图 8-1-5）。

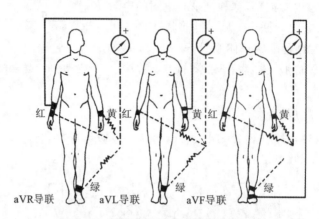

图 8-1-5　加压单极肢体导联的连接方式

3. 胸导联　胸导联亦属单极导联，这种导联方式探查电极离心脏很近，只隔着一层胸壁，因此心电图波形振幅较大。其连接方式为：正电极放置在胸前的某一部位，而将左上肢、左下肢和右上肢 3 个肢体导联电极连接起来，构成中心电端，这种连接使该处的电位接近于 0，设为导联的负极，这就是单极胸导联（图 8-1-6）。常用的胸导联通常有 6 个，即 V_1、V_2、V_3、V_4、V_5、V_6 导联。V_1 位于胸骨右缘第 4 肋间，V_2 位于胸骨左缘第 4 肋间，V_4 位于左锁骨中线与第 5 肋间相交处，V_3 位于 V_2 与 V_4 连线的中点，V_5 位于左腋前线 V_4 水平处，V_6 位于左腋中线 V_4 水平处。以上连接方式直接反映心室壁的不同位置的电位变化，其中 V_1、V_2 导联面对右心室壁，V_5、V_6 导联面对左心室壁，V_3、V_4 介于两者之间。

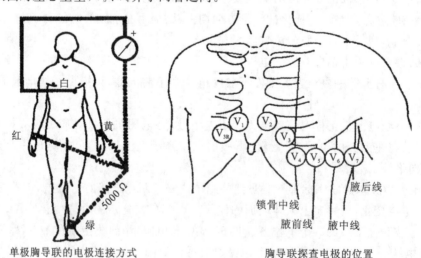

单极胸导联的电极连接方式　　　　胸导联探查电极的位置

图 8-1-6　胸导联连线与心室壁部位示意图

在常规心电图检查时，通常应用 V_1～V_6 导联即可满足临床需要，但在个别情况下还可添加其他导联，例如疑有右心室肥大、右位心或特殊部位的心肌梗死等情况，常添加若干导联。

其他导联中，V₇导联位于左腋后线与 V₄水平处，V₈位于左肩胛线与 V₄水平处，V₉位于左脊旁线与 V₄水平处；V₃ᵣ～V₅ᵣ导联电极放在右胸部相当于 V₃～V₅相对应的部位。

（二）导联轴

肢体导联电极放置于右臂（R）、左臂（L）、左腿（F），连接这三点即为 Einthoven 三角（图8-1-7）。在每一导联正负极间均可画出一假想的直线，称为该导联的导联轴，方向由负极指向正极。标准导联的导联轴可以画一个等边三角形来表示。等边三角形的三个顶点 L、R、F 分别代表左上肢、右上肢和左下肢，L 与 R 的连线代表 Ⅰ 导联的导联轴，RL 中点的 R 侧为负，L 侧为正；同理 RF 是 Ⅱ 导联的导联轴，R 侧为负，F 侧为正；LF 是 Ⅲ 导联的导联轴，L 侧为负，F 侧为正。

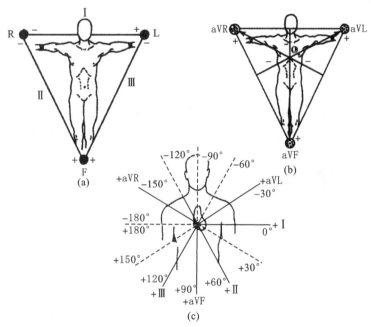

(a)标准导联的导联轴；(b)加压单极肢体导联的导联轴；(c)肢体导联额面六轴系统

图 8-1-7 肢体导联的导联轴

零电位点或中心电端相当于等边三角形的中心 O。在同一等边三角形内也可作三条分别垂直于三个边的对角线，来代表三个加压单极肢体导联 aVR、aVL、aVF 的导联轴，aVR 导联轴的右上方为正，aVL 导联轴的左上方为正，aVF 导联轴的下方为正（图8-1-7）。

标准导联和加压单极肢体导联都是额面，为了更清楚地表明这 6 个导联轴之间的关系，可将 3 个标准导联的导联轴平行移动到三角形的中心，使其均通过中心电端 O 点，再加上加压单极肢体导联的 3 个导联轴，这样就构成额面上的六轴系统（图8-1-7）。每一根轴从中心 O 点分为正负两半，各个轴之间均为30°，从 Ⅰ 导联正侧端顺钟向的角度为正，逆钟向的角度为负。例如，导联 Ⅰ 的正侧为 0°，负侧为±180°；导联 aVF 的正侧为＋90°，负侧为−90°；导联 Ⅱ 的正侧为＋60°，负侧为−120°（或＋240°），依次类推。六轴系统对测定心电轴及判断肢体导联心电图波形很有帮助。

三、心电图各波段的组成与命名

心脏的特殊传导系统包括窦房结、结间束（分为前、中、后结间束）、房间束（起自前结间束，称 Bachmann 束)、房室交界区(房室结、希氏束)、房室束、束支(分左、右支,左束支又分前、后分支)和浦肯野纤维(Purkinje fiber)。心脏的兴奋冲动由上述传导系统进行传导,与每一心动周期顺序出现的心电变化密切相关。

窦房结是心脏的最高起搏点,正常心电活动始于窦房结,其产生的冲动兴奋心房的同时经结间束传导至房室结(对兴奋的传导起延搁作用,延迟 0.05~0.07 s),然后沿希氏束传至左、右束支再传至浦肯野纤维,最后兴奋心室,这种心脏电激动先后有序的传播引起一系列电位的改变,形成了心电图上的相应的波段(图 8-1-8)。

临床心电图学对这些波段进行了统一的命名:①P 波:最早出现的幅度较小的波,为左、右心房除极的混合波,右心房激动约早于左心房 0.03 s。②P-R 间期:又称 P-Q 间期,即自 P 波开始部至 R 波(或 Q 波)开始部的时间。代表激动自窦房结开始,通过心房、房室结及房室束的全部时间,即为房室传导的时间。③QRS 波群:由心室的除极形成的,为激动在心室传导的情形。④ST 段:为心室除极完成后,心室早期复极过程的电位变化。T 波为心室晚期的复极波,一般反映心室复极过程的电位变化。⑤Q-T 间期:心室开始除极至心室复极完毕全过程的时间。

QRS 波群可因检测电极的位置不同而呈多种形态,命名原则如下:P 波后的第一个向下的波为 Q 波,P 波后的第一个向上的波为 R 波,R 波后的向下波称为 S 波,S 波后又出现的一个向上的波称为 R′ 波,R′ 波后又一个向下的波称为 S′ 波,只有一个向下的波称为 QS 波。QRS 波群的记录原则:大波用大写的字母,小波用小写的字母(图 8-1-9)。

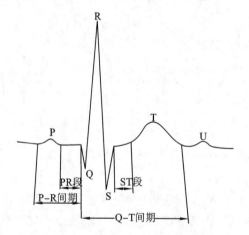

图 8-1-8　正常心电图的各波段

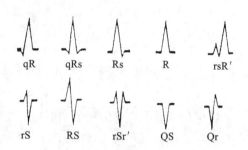

图 8-1-9　QRS 波群命名示意图

正常心室的除极始于室间隔中部,自左向右方向除极;随后左、右心室游离壁从心内膜向心外膜除极;左心室基底部和右心室肺动脉圆锥部为心室最后除极部位。心室肌这种规律的除极顺序,对于理解不同电极部位 QRS 波群形态的形成非常有帮助。

第二节　正常心电图

心电图一般描记在特殊的记录纸即心电图记录纸上。心电图记录纸由纵线和横线交织而成的正方形小格(边长为 1 mm)组成。纸上的横线距离代表时间,用以计算各波和各间期的时间长短。纸上的纵线距离代表电压,用以计算各波振幅的高度和深度。通常心电图机走纸速度为 25 mm/s,每一小横格(1 mm)代表 0.04 s,每一大横格(5 mm)代表 0.20 s。当标准电压 1 mV=10 mm 时,每一小纵格(1 mm)代表 0.1 mV 电压,每一大纵格(5 mm)代表 0.5 mV 电压;若在描记时发现波形过大,也可将定准电压调整为 1 mV=5 mm,此时每一小纵格则代表 0.2 mV 电压。

一、心电图的测量

(一)心率的测量

先进的心电图分析诊断仪可将 12 导联心电图和心率一起显示出来。无自动分析测量功能的心电图机,在心电图上测量心率,可用双脚规测量 P-P 间距求出心房率,测量 R-R 间距求出心室率。心律正常的情况下测 R-R(或 P-P)间距,然后再用 60 除以间距即可求出心率。例如,R-R 间距为 0.75 s,则心率(次/分)=60/0.75=80。若有心律不齐者,则需连续测量 5～10 个 R-R(或 P-P)间距,取其平均值,然后算出心率,即心率(次/分)=60/R-R(或 P-P)间距平均值。

心率的测量也可用简便的目测法粗略推算心率,根据心电图机走纸速度每秒 25 mm(即 5 个大格),每个大格为 0.20 s,两个大格为 0.40 s,其他依此类推。目测 R-R(或 P-P)间距约占几大格,若其间距为 2 大格,心率为 60/0.4=150 次/分;若为 3 大格,心率则为 60/0.6=100 次/分;若为 4、5、6 个大格,其心率分别为 75 次/分、60 次/分、50 次/分。在实际工作中,只要能熟记上述规律,可立即推算出心率。

(二)各波、段、间期的测量

1. 各波振幅(电压)的测量 测量向上的波的振幅时,应从等电位线(基线)的上缘垂直量到波的顶点;测量向下的波的深度时,应从等电位线(基线)的下缘垂直量到波的底端。测量 P 波振幅的参考水平应以 P 波起始前的水平线为准,若为双向 P 波,上下振幅的绝对值之和为电压数值。QRS 波群、J 点、ST 段、T 波和 U 波的振幅测量参考水平统一以 QRS 波群起始部水平线为准。如果 QRS 波群起始部为一斜段(受心房复极波或预激波的影响),其测量的参考点应取 QRS 波群的起点(图 8-2-1)。

2. 各波时间的测量 选择波形比较清晰的导联,从波的起始部的内缘量至其终末部的内缘(图 8-2-1)。

(1)P 波的时间:在不同导联可有不同,在 12 导联同步记录的心电图上进行测量比较精确,最早的 P 波起点可出现在某一导联上,测量 P 波的起点应从该导联开始,P 波的终点时间在另一导联上,P 波的时间应自最早的 P 波起点至最晚的 P 波终点。若为双向 P 波,则应测量该波两个方向总的时间。

(2)QRS 波群的时间:正确的测量也应在同步 12 导联心电图记录中进行,在此心电图中最早的 QRS 波群的起点到最晚的 QRS 波群终点的间距为其实测的时间。在单导联心电图中,应选择 12 导联中最宽的 QRS 波群进行测量。

3. 间期的测量

(1)P-R 间期:精确测量应是在同步记录的 12 导联中最早的 P 波起点至最早的 QRS 群的起点的间距。单导联描记的心电图,应选择 P 波宽大,又有 Q 波的导联进行测量。

(2)Q-T 间期:心电图如在 12 导联同步描记的,最早的 QRS 波群起点至最晚的 T 波终点的时间为 Q-T 间期。在单导联、3 导联或 6 导联同步记录的心电图上测量 Q-T 间期,最好在 V_1、V_2、V_3 导联中取最长的 Q-T 间期。应注意测量 Q-T 间期时不能把 U 波计算在内。

4. ST 段的测量　测量 ST 段抬高的程度应从等电位线(基线)上缘垂直量至 ST 段的上缘,测量 ST 段下移的程度应从等电位线(基线)下缘垂直量至 ST 段的下缘(图 8-2-1)。ST 段移位测量则应选择基线较平直的导联,一般应与 TP 段相比较,如因心动过速等原因 TP 段不明显时,可以与 PR 段相比较。斜行向上的 ST 段,以 J 点(QRS 波群的终点与 ST 段起始的交接点)作为判断 ST 段移位的依据,斜行向下的 ST 段,则应在 J 点后 0.08 s 处开始测量。

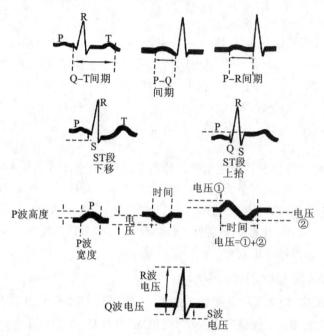

图 8-2-1　心电图各波、段、间期测量示意图

(三) 平均心电轴的测量

将心房除极、心室除极与复极过程中产生的多个瞬间综合心电向量各自再综合成一个主轴向量,即称为平均心电轴(mean heart electric axis),包括 P 波、QRS 波群、T 波的平均心电轴。其中代表心室除极的额面的 QRS 平均心电轴在心电图诊断中最重要,因而通常所说的平均心电轴就是指额面 QRS 平均心电轴,它与心电图 I 导联正侧段所构成的角度表示平均心电轴的偏移方向。常用的测量方法如下。

1. 目测法　一般通过观察 I 导联与 III 导联 QRS 波群的主波方向,可以大致估计心电轴的偏移情况。若 I 导联和 III 导联的主波都向上,心电轴在 $0° \sim +90°$ 之间,表示心电轴不偏;若 I 导联的主波向下,III 导联的主波向上,则为心电轴右偏;若 I 导联的主波向上,III 导联的主波向下,为心电轴左偏(图 8-2-2)。

2. 计算法　首先分别计算出 I、III 导联 QRS 波群振幅的代数和,基线以上为正值,基线以下为负值。然后将这两个数值标记在 I、III 导联的导联轴上,并分别作一垂线,求得两垂线的交点,将该交点与导联轴的零电位点相连,其连线与 I 导联轴所构成的夹角即为心电轴的角度。该方法计算出的心电轴度数最准确。

3. 查表法　先计算出 I、III 导联 QRS 波群振幅的代数和,通过查表,在表中查找该值对

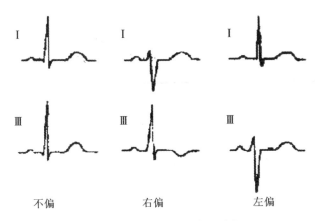

不偏	右偏	左偏

图 8-2-2 平均心电轴的目测法

应的心电轴。心电图室工作人员多使用此方法。

心电轴的正常变动范围较大,在 $-30°\sim+110°$,一般在 $0°\sim+90°$ 之间。$+30°\sim-90°$ 为电轴左偏,$+30°\sim-30°$ 属电轴轻度左偏,常见于正常的横位心脏(肥胖、腹腔积液、妊娠等)、左心室肥大和左前分支阻滞等;$+90°\sim+110°$ 属轻度电轴右偏,常见于正常的垂直位心脏和右心室肥大等;越过 $+110°$ 的电轴右偏,多见于严重右心室肥大和左后分支阻滞等。

（四）心脏的钟向转位

1. 顺钟向转位 心脏沿其长轴(自心底部至心尖)做顺钟向(自心尖观察)转位时,使右心室向左移,左心室则相应地被转向后,故自 $V_{1\sim}V_4$ 导联,甚至 V_5、V_6 导联的 QRS 波群形态均呈右心室外膜 rS 型。明显的顺钟向转位常见于右心室肥大。

2. 逆钟向转位 心脏沿其长轴做逆钟向转位时,使左心室向前向右移,右心室被转向后,故 V_3、V_4 导联呈现左心室外膜 qR 型。显著逆钟向转位时,V_2 导联也呈现 qR 型,需加做 V_{2R} 或 V_{4R} 导联才能显示出右心室外膜的波形,显著的逆钟向转位常见于左心室肥大。

二、正常心电图的波形特点与正常值

正常心电图的波形特点见图 8-2-3。

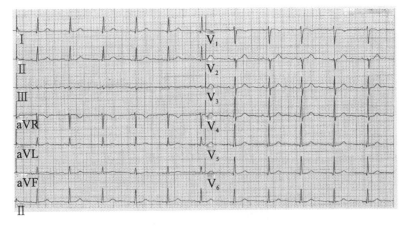

图 8-2-3 正常心电图的波形特点

1. P 波 P 波是左、右心房除极的混合波,右心房的激动一般早于左心房 $0.01\sim0.03$ s。

窦性 P 波在任何导联均出现在 QRS 波群之前。

(1) 形态与方向：P 波的形态取决于 P 向量环在导联轴上的投影，心脏的激动起源于窦房结，因此心房除极的综合向量是指向左、前、下。窦性 P 波在大部分导联上呈圆钝形，可能有时有轻微的切迹，但双峰间距 < 0.04 s。窦性 P 波的方向在 aVR 导联中倒置（向下），在 I、II、aVF、$V_3 \sim V_6$ 导联中均向上，其他导联（III、aVL、V_1、V_2）中可为直立、双向、倒置或低平。若 P 波在 aVR 导联中直立，II、III、aVF 导联倒置，称为逆行 P 波，表示激动起源于房室交界区。

(2) 时间：在肢体导联中正常 P 波时间 ≤ 0.11 s；若 P 波时间 > 0.11 s，且切迹双峰间距 ≥ 0.04 s，表示左心房肥大或心房内传导阻滞。在胸导联中，P 波时间多在 0.06 s 之内。

(3) 振幅（电压）：在各导联中为 0.05 ~ 0.25 mV，平均为 0.1 ~ 0.2 mV，振幅 ≥ 0.25 mV 者为 P 波过高，振幅 < 0.05 mV 者为 P 波过低。在肢体导联中 P 波振幅 < 0.25 mV，在胸导联中 < 0.2 mV。如 P 波振幅在肢体导联 ≥ 0.25 mV，胸导联 ≥ 0.20 mV，提示右心房肥大。P 波低平一般无病理意义。

2. P-R 间期 P-R 间期又称 P-Q 间期，包括激动自窦房结开始，通过心房、房室结及房室束的全部时间，即代表心房开始除极到心室开始除极的时间。P-R 间期与年龄、心率有直接关系，成年人心率在正常范围时，P-R 间期的正常值为 0.12 ~ 0.20 s；幼儿及心动过速者相应缩短；在老年人及心动过缓者相应延长，但一般不应超过 0.22 s。

3. QRS 波群 QRS 波群代表两个心室除极的电位变化。正常的 QRS 波群可呈多种形态。

(1) 形态与方向：正常 QRS 波群形态多呈峻峭陡急形，少数在波顶或基线底部可有轻度钝挫，偶有轻微的切迹。QRS 波群可呈多种形态。在肢体导联 I、II、aVF 中，QRS 波群在电轴无偏斜的情况下主波一般向上，在 aVR 导联中 QRS 波群主波向下，呈 QS、rS、rSr′ 或 Qr 型。III 与 aVL 导联的 QRS 波群主波方向多变。在胸导联中，QRS 波群在 V_1、V_2 导联中呈 rS 型，在 V_3、V_4 导联中 R 波和 S 波的振幅大致相等，在 V_5、V_6 导联可呈 qR、qRs、Rs 或 R 型。

(2) 时间：正常成人 QRS 波群时间小于 0.12 s，多数在 0.06 ~ 0.10 s。在胸导联中，QRS 波群时间较肢体导联略长些，但不应该超过 0.10 s。儿童或心动过速者，QRS 波群时间可略短些，但不应小于 0.06 s。

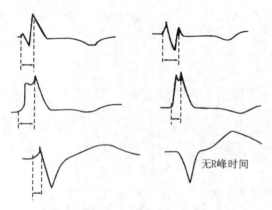

无R峰时间

图 8-2-4　不同波形中 R 峰时间的测量

R 峰时间，又称本位曲折时间或心室壁激动时间，指的是从 QRS 波群开始至 R 顶峰垂线之间的距离。如有 R′ 波，则应测量至 R′ 峰；如 R 峰有切迹，应测量至切迹的第二峰。测量方法见图 8-2-4。正常成人 R 峰时间在 V_1、V_2 导联不超过 0.04 s，在 V_5、V_6 导联不超过 0.05 s。

(3) 振幅（电压）：

① 胸导联：正常人胸导联中 V_1 的 R 波振幅最小，一般不超过 1.0 mV，自 V_1 至 V_6 导联 R 波逐渐增高，S 波逐渐减小，V_5、V_6 导联的 R 波一般不超过 2.5 mV。正常 S 波在左胸导联中，其深度不应超过 0.6 mV；在右胸导联中，S 波的深度平均为 1.2 mV，最大不应超过 2.4 mV。V_1 的 R/S < 1，V_5 的 R/S > 1，在 V_3 或

V_4导联则呈过渡区波形,R/S≈1。

②肢体导联:R波的振幅在Ⅰ、Ⅱ、Ⅲ导联中分别在1.5 mV、2.5 mV、2.0 mV以内,在aVR导联中一般不超过0.5 mV,在aVL导联中不超过1.2 mV,在aVF导联中不超过2.0 mV。$R_Ⅰ+R_Ⅲ$不超过2.5 mV,$R_Ⅱ+R_Ⅲ$不超过4.0 mV。正常S波在标准导联其深度不应超过0.6 mV。

③QRS波群:若6个肢体导联的QRS波群振幅(正向波和负向波的绝对值相加)一般不应都小于0.5 mV,而6个胸导联的QRS波群振幅(正向波和负向波的绝对值相加)一般不应都小于0.8 mV,否则称为低电压。

(4)Q波:除aVR导联可呈Qr或Qs型外,正常人Q波时间<0.04 s,Q波振幅不超过同导联R波的1/4。正常成人V_1、V_2导联不应出现q波,但偶尔可呈QS型。

4. J点 J点也称结合点,为QRS波群的终点与ST段起始的交接点。该点主要表示心室肌已全部除极结束。J点大多在等电位线上,有时随ST段的偏移而发生偏移,但上、下偏移不超过0.1 mV。

5. ST段 ST段为QRS波群终点(J点)至T波起点间的线段,它主要代表心室除极结束到心室复极开始的这一短暂时间。由于心室处于除极化状态,并无电位变化,因而呈一等电位线。ST段的测量在一般情况下从J点到T波的开始,当J点发生移位时,应自J点后的0.04 s开始测量至T波的开始,来确定ST段有无移位。

ST段正常的时间为0.05～0.12 s。过去认为,ST段的时间变化通常情况下无重要的临床意义,但近年来有人注意到ST段呈水平延长(>0.12 s)与冠状动脉的早期缺血有关。正常情况下,ST段有时出现轻微的偏移,但在任一导联,ST段下移不应超过0.05 mV;ST段上抬在V_4～V_6导联和肢体导联不超过0.1 mV,在V_1、V_2导联不超过0.3 mV,V_3导联不超过0.5 mV。

6. T波 T波代表左、右心室快速复极的电位变化。

(1)方向:T波的方向在正常情况下一般与QRS波群的主波方向一致。T波方向在Ⅰ、Ⅱ、V_4～V_6导联直立,在aVR导联倒置,在Ⅲ、aVL、aVF、V_1～V_3导联上可以直立、低直、低平、倒置或双向。如果T波在V_1直立,在V_2～V_6导联则不应倒置。

(2)振幅:正常情况下,T波除Ⅲ、aVL、aVF、V_1～V_3导联外,其振幅不应少于同导联R波的1/10。在胸导联上有时可高达1.2～1.5 mV也属正常。

7. Q-T间期 Q-T间期指QRS波群的起点到T波终点的间距,代表心室从除极和复极完毕整个过程所需要的时间。Q-T间期的长短因心率、年龄及性别的不同而有所改变。一般情况下,心率越快,Q-T间期越短,反之则越长。女性常较男性和儿童略长些。心率在60～100次/分之间者,Q-T间期的正常范围在0.32～0.44 s。由于Q-T间期受心率的影响较大,因此,常用校正的Q-T间期,一般采用Bazett公式计算:Q-T校正值(corrected Q-T,Q-Tc)= $Q-T/\sqrt{R-R}$。Q-Tc间期就是R-R间期为1 s(心率60次/分)时的Q-T间期。Q-Tc间期不应超过0.44 s,超过该时间就属Q-T间期延长。

8. U波 U波是在T波之后0.02～0.04 s出现的一个正向、振幅很低的波,代表心室后继电位。U波可能是心脏超兴奋状态下出现的、心室复极T波后的电位效应,但也有人认为是浦肯野纤维的复极电位。U波的正常时间为0.16～0.25 s,平均为0.20 s。U波在肢体导联的振幅不应超过0.15 mV,在胸导联较为明显,在V_3、V_4导联中不应超过0.25 mV。U波明显增高常见于低钾血症。

三、小儿心电图的特点

小儿伴随着正常的生理发育，其心电图的变化较大，总的发展趋势为起初的自右心室占优势型逐渐转变为左心室占优势型，其常见特点如下。

（1）心率比成人快：新生儿心率为120～140次/分，以后随着年龄的增长，心率逐渐下降，至10岁以后基本接近成人的心率水平（60～100次/分）。

（2）P波时间较成人略短（儿童P波<0.09 s）。P波的电压在新生儿期较高，以后则比成人低。

（3）小儿心电图的P-R间期及Q-T间期较成人短，但Q-Tc间期较成人略长。

（4）婴幼儿常呈右心室占优势的QRS波群图形特征，即Ⅰ导联呈深的S波，V_1（V_{3R}）导联出现高R波，V_5、V_6导联呈现深的S波，V_5、V_6导联R波振幅随年龄的增长而增加。小儿的Q波也比成人的深，常见于Ⅱ、Ⅲ、aVF导联。3个月以内的婴儿，因其QRS波群的初始向量向左，故在V_5、V_6导联一般无Q波。新生儿时期的心电图呈"悬垂型"，心电轴大于90°，以后与成人基本相同。

（5）T波的变异较大，在新生儿期其肢体导联和右胸导联T波常出现低平、倒置。

四、老年人心电图特征

由于老年人动脉易发生粥样硬化，导致心血管系统机能衰退，故其心电活动的生理与病理的界限往往难以划分。老年人不论是否患有心脏病，心电图正常者不到受检人数的1/5～2/5，异常心电图的出现率较高，为青年人的3倍以上。有研究表明，严重及轻微的心电图异常与冠心病事件风险的增加有关。据来自体检中心的文献报道，老年人心电图异常改变有随着年龄增长而增加的趋势。心电图异常的类型中，ST-T改变出现率最高，其次是心律失常。老年人心电图与所罹患心血管疾病相关，笼统的老年人心电图特征尚无规律可循。不同类型异常心电图的特征，参见本章第三节"异常心电图"。

第三节　异常心电图

一、心房、心室肥大

（一）心房肥大

心房壁很薄，当心房内血容量增加或压力增大时，多表现为心房的扩张而很少表现为心房肌肥厚。所谓心房肥大实际上是指心房扩大，心房扩大使得心房肌纤维变粗、增长以及房间传导束出现牵拉和损伤，反映心房肌除极的P波必然有所改变。P波心电向量环增大，运行时间延长，于心电图可见P波振幅、除极时间及形态的改变。由于右心房和左心房的激动先后顺序不同，以及在胸腔中解剖位置不同，因而右心房或左心房扩大时，P波的改变有特征性差异，可以根据这类改变，判断是哪一侧心房扩大。

1. 右心房肥大（right atrial hypertrophy）　正常情况下右心房先除极，左心房后除极。当右心房肥大时，除极时间延长，由于与左心房除极时间重叠，总的心房除极时间并不延长。心电图主要表现为心房除极波振幅增高。其心电图（图8-3-1）特征如下。

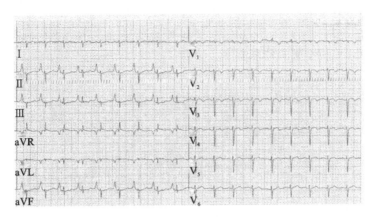

图 8-3-1 右心房肥大

（1）P 波尖而高耸，胸导联振幅≥0.2 mV，肢体导联振幅≥0.25 mV，以Ⅱ、Ⅲ、aVF 导联最为明显，多见于肺源性心脏病，称"肺型 P 波"。

（2）V_1导联上 P 波直立时，振幅≥0.15 mV。

2. 左心房肥大（left atrial hypertrophy） 当左心房肥大时，心电图主要表现为心房除极时间延长。其心电图（图 8-3-2）特征如下。

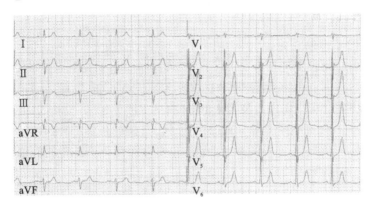

图 8-3-2 左心房肥大

（1）P 波增宽，其时间≥0.12 s，P 波常呈双峰型，两峰间距≥0.04 s，以Ⅰ、Ⅱ、aVL 导联明显，称"二尖瓣型 P 波"。

（2）V_1导联上 P 波呈先正向而后出现深宽的负向波。V_1导联的负向 P 波的时间乘以负向 P 波的振幅，称为 P 波终末电势。左心房肥大时 P 波终末电势≥0.04（mm·s）。

3. 双心房肥大 双心房肥大多见于较严重的心脏病，较一侧心房肥大少见。其心电图特征如下。

（1）P 波增宽，其时间≥0.12 s，振幅≥0.25 mV。

（2）V_1导联上 P 波高大双向，上下振幅均超过正常范围。

（二）心室肥大

心室扩大和（或）肥厚是器质性心脏病的常见后果，是由心室收缩期和（或）舒张期负荷过重所引起。心室肥大达到一定程度时可引起心电图变化。

1. 左心室肥大（left ventricular hypertrophy） 正常情况下，由于左心室壁明显厚于右心室壁,心室除极综合向量的特征表现为左心室占优势。当左心室肥大时,左心室的优势更加突出。面向左心室的导联(I、aVL、V_5、V_6)R波振幅增加,而面向右心室的导联(V_1、V_2)出现较深的S波。其心电图(图8-3-3)特征如下。

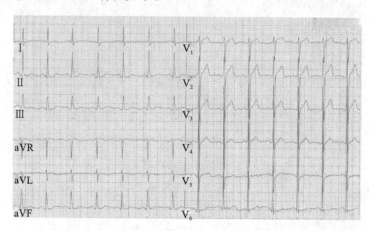

图8-3-3 左心室肥大

(1) QRS波群电压增高(左心室高电压):肢体导联 $R_I + S_{III} > 2.5$ mV,$R_I > 1.5$ mV,$R_{aVL} > 1.2$ mV,$R_{aVF} > 2.0$ mV;胸导联 R_{V_5} 或 $R_{V_6} > 2.5$ mV,$R_{V_5} + S_{V_1} > 3.5$ mV(女性)或 > 4.0 mV(男性)。

(2) 额面QRS心电轴左偏。

(3) QRS波群时间轻度延长为0.10~0.11 s,但一般小于0.12 s。

(4) ST-T改变:在以R波为主的导联(V_5,V_6,I,aVL)上表现为ST段下移超过0.05 mV,T波低平、双向或倒置;在以S波为主的导联(V_1)上可见ST段抬高,T波直立。

以上特征中,左心室高电压是诊断的必需条件。其他的条件符合的越多,左心室肥大的诊断越肯定。仅具备一条振幅增高可诊断为"左心室高振幅"。QRS波群振幅增高同时伴有ST-T改变者,称左心室肥大伴劳损。

2. 右心室肥大(right ventricular hypertrophy) 正常右心室室壁厚度仅有左心室室壁的1/3,右心室所产生的心电向量不能抵消左心室占优势的心电向量。因此,轻度的右心室肥大,可表现为正常心电图。只有当右心室肥大导致右心室室壁的厚度达到相当程度时,才会使综合向量转为右心室优势,呈现为右心室室壁导联(aVR、V_1)的R波增高,位于左心室面的导联(I、aVL、V_5)的S波变深。右心室肥大主要表现为右心室除极向量增加,除极时间延长,复极程序改变。右心室肥大的心电图(图8-3-4)特征如下。

(1) QRS波群电压改变(右心室高电压):aVR、V_1导联以R波为主,R/S$\geqslant$1,$R_{aVR} > 0.5$ mV,$R_{V_1} > 1.0$ mV;$R_{V_1} + S_{V_5} > 1.05$ mV(重症> 1.2 mV);V_1导联 R/S$\geqslant$1,呈R型或Rs型;重度右心室肥大 V_1 导联呈qR型。V_5导联 R/S$\leqslant$1或S波比正常加深。

(2) 心电轴右偏$\geqslant +90°$,重症$> +110°$。

(3) ST-T改变:右胸导联(V_1、V_2)ST段压低,T波双向、倒置,传统上称之为右心室肥大伴劳损。

一般来讲,与上述心电图特征吻合指标愈多,诊断右心室肥大的可靠性越高。心电图对右心室肥大诊断的准确性较高,但敏感性较低。

3. 双心室肥大(biventricular hypertrophy) 双心室肥大常见于各种心脏病晚期,其心电

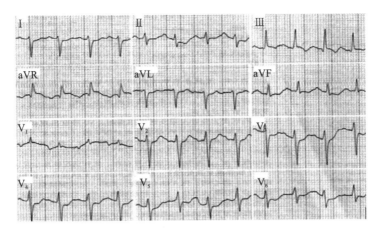

图 8-3-4 右心室肥大

图比较复杂,并不是将左、右心室肥大的心电图特征简单合并。双心室肥大的心电图可以表现为如下几种情况。

(1) 大致正常心电图:由于左、右心室电压同时增高,增加的除极向量方向相反互相抵消所致。

(2) 单心室肥大的心电图:只表现一侧心室肥大,另一侧心室肥大图形被掩盖。由于左心室室壁较右心室室壁厚,常常掩盖了右心室肥大的图形,心电图中多仅表现为左心室肥大。

(3) 双心室肥大心电图:既有右心室肥大的心电图特征,又同时存在左心室肥大的某些心电图特征。

二、心肌缺血

心肌缺血(myocardial ischemia)一般发生在冠状动脉粥样硬化的基础上。当心肌缺血时,细胞代谢减慢,能量不足,直接影响心肌的正常除极和复极。其中,对复极的影响最早、最大。心肌缺血的心电图改变类型取决于缺血的严重程度、持续时间和缺血发生的部位。心电图上主要表现为在与缺血区相关的导联上发生 ST-T 异常改变。根据心室壁受累的层次可大致出现以下两种类型的心电图改变。

(一)缺血型心电图改变

正常情况下心室肌的复极过程可看作是从心外膜开始向心内膜方向推进,发生心肌缺血时,复极过程发生改变,心电图出现 T 波变化(图 8-3-5)。

1. T 波高大直立 若心内膜下心肌层缺血,心肌复极时间较正常延迟,心内膜复极向量减小或消失,致使 T 波向量幅度增加而方向不变,出现与 QRS 波群主向量一致的狭长 T 环或高大 T 波。例如下壁心内膜部分心肌缺血时,在心电图上Ⅱ、Ⅲ、aVF 导联可出现高大直立的 T 波。

2. T 波倒置 若心外膜部分的心肌发生缺血时,则可引起心肌复极顺序的逆转,即转为心内膜复极在先而心外膜复极在后。心电图上出现与正常方向相反的 T 波向量。例如前壁心外膜下缺血时,胸导联可出现 T 波倒置。

3. T 波低平或双向 心脏双侧对应部位心内膜下心肌均缺血,或心内膜和心外膜下心肌同时缺血时,心肌上述两种心电向量的改变可综合出现,部分相互抵消,因此心电图即表现为

T 波低平、双向。

(二) 损伤型心电图改变

心肌缺血还可出现损伤型 ST 段改变,损伤型 ST 段偏移可表现为 ST 段压低及 ST 段抬高两种类型(图 8-3-6)。

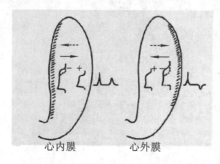

心内膜　　　心外膜

图 8-3-5　心肌缺血与 T 波改变的关系

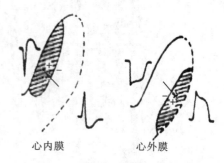

心内膜　　　心外膜

图 8-3-6　心肌损伤与 ST 段偏移的关系

心肌损伤时,ST 向量从正常心肌指向损伤心肌。心内膜下心肌损伤时,位于心外膜面的导联出现 ST 段压低;心外膜下心肌损伤时(包括透壁性心肌缺血),引起 ST 段抬高。

上述 ST-T 改变是非特异性的心肌复极异常的共同表现。它常见于冠状动脉粥样硬化性心脏病所致的冠状动脉供血不足。典型心绞痛时可出现一过性的 ST 段下移,T 波低平、双向或倒置;变异性心绞痛发作时在心电图上可出现心内膜下缺血样或酷似急性心肌梗死的损伤型改变(ST 段抬高且常伴高耸的 T 波);慢性冠状动脉供血不足时,心电图可出现 T 波低平、双向或倒置且常伴有 ST 段下移。

三、心肌梗死

心肌梗死(myocardial infarction)是由于冠状动脉阻塞,被供血处心肌发生严重而持久的缺血所引起。心肌梗死的范围及严重程度主要取决于冠状动脉闭塞的部位、程度、速度及侧支循环的沟通情况。心肌梗死的部位大多在左心室、心室间隔或右心室与左心室毗邻之处,右心室梗死较少见,心房梗死偶见。

(一) 心肌梗死的心电图改变及产生原理

冠状动脉发生闭塞后,随着时间的推移,心肌相继出现缺血、损伤,甚至坏死,在心电图上可先后出现缺血、损伤和坏死三种类型的图形改变。

1. 缺血型改变　缺血型改变主要表现为 T 波改变。

(1) 心内膜下心肌缺血时,T 波表现高耸,基底部较窄,双肢对称,电压增高,称"高尖 T 波"。

(2) 心外膜下心肌缺血时,T 波表现为倒置、尖深、双肢对称"冠状 T"。

2. 损伤型改变　由于缺血时间逐渐延长,缺血程度进一步加重,就会出现损伤型图形改变。主要表现为面向损伤心肌的导联出现 ST 段抬高。

3. 坏死型改变　心肌更进一步的缺血导致细胞变性、坏死。坏死部位心肌不再产生心电向量,而正常健康心肌仍旧照常除极,产生一个与梗死部位相反的综合向量。坏死型图形改变主要表现为面向坏死区的导联出现异常 Q 波,即 Q 波时限≥0.04 s,振幅≥1/4 R 波。坏死层穿透整个室壁,还可表现为异常 QS 波。

（二）心肌梗死的心电图演变及分期

急性心肌梗死发生后，随着心肌缺血、损伤、坏死的发展和恢复，心电图的变化呈现一定的演变规律。根据心电图图形的演变过程和演变时间可分为超急性期、急性期、近期、陈旧期等四期（图 8-3-7）。

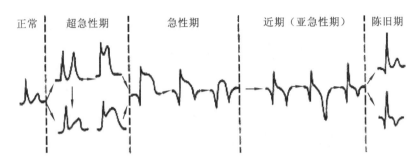

图 8-3-7 典型心肌梗死图形演变及分期

1. 超急性期 急性心肌梗死发生数分钟后，首先出现短暂的心内膜下心肌缺血。心电图上出现高大的 T 波，随即出现 ST 段呈斜型抬高，与高耸直立的 T 波相连，还可见 QRS 波群振幅增高、轻度增宽，但尚未出现异常 Q 波。此期多因持续时间太短而不易被记录到。

2. 急性期 此期开始于梗死后数小时或数日，可持续到数周。出现损伤型合并坏死型图形，ST 段呈弓背向上抬高，继而逐渐下降；面向坏死区的导联的 R 波振幅降低或消失，出现异常 Q 波或 Qs 波；T 波由直立变为倒置并逐渐加深。缺血型 T 波倒置、损伤型 ST 段抬高及坏死型 Q 波在此期同时并存。

3. 近期 出现于梗死后数周至数月。坏死型 Q 波持续存在，抬高的 ST 段恢复至基线，缺血型 T 波由倒置较深逐渐变浅或趋于恒定不变。

4. 陈旧期 出现于梗死后 6 个月左右或更久。ST 段或 T 波恢复正常或 T 波持续倒置、低平，残留坏死型 Q 波。

（三）心肌梗死的定位诊断

心电图上心肌梗死部位主要是根据坏死型图形（异常 Q 波或 QS 波）出现于哪些导联而确定的。具体定位诊断方法见表 8-3-1。发生心肌梗死的部位多与冠状动脉分支的供血区域有关。如下壁心肌梗死时，在 Ⅱ、Ⅲ、aVF 导联出现异常 Q 波或 QS 波；广泛前壁心肌梗死时，在 V₁~V₆导联出现异常 Q 波或 QS 波；前间壁心肌梗死时，在 V₁~V₃ 导联出现异常 Q 波或 QS 波。

表 8-3-1 心肌梗死的心电图定位诊断

导联	前间壁	前壁	前侧壁	高侧壁	广泛前壁	下壁	后壁
V₁	+				+		
V₂	+				+		
V₃	+	+			+		
V₄		+	±		+		
V₅		±	+		+		
V₆			+		+		

续表

导联	前间壁	前壁	前侧壁	高侧壁	广泛前壁	下壁	后壁
V$_7$							+
V$_8$							+
V$_9$							+
I				+	±		
aVL				+	±		
II						+	
III						+	
aVF						+	

注:"+"表示该导联出现坏死型图形,"±"表示该导联可能出现坏死型图形

四、心律失常

正常人的心脏起搏点为窦房结,窦房结发出的冲动按正常传导系统顺序激动心房和心室。如果心脏激动的起源异常和(或)传导异常,称为心律失常(arrhythmia)。心律失常目前多按形成原因进行分类。

(一)窦性心律与窦性心律失常

正常窦性心律的心电图有如下特点:P 波规律出现,且 P 波形态表明激动来自窦房结(P 波在 I、II、aVF、V$_4$~V$_6$ 导联直立,aVR 导联倒置),频率正常范围为 60~100 次/分。

1. 窦性心动过速(sinus tachycardia) 窦性心动过速指成人窦性心律的频率＞100 次/分,但一般频率＜160 次/分(图 8-3-8)。常见于运动、精神紧张、发热、甲亢、贫血、应用拟肾上腺素类药物等情况。

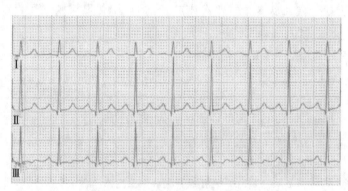

图 8-3-8 窦性心动过速

2. 窦性心动过缓(sinus bradycardia) 窦性心动过缓是指窦性心律的频率＜60 次/分(图 8-3-9)。窦性心动过缓常见于窦房结功能障碍、甲低、服用某些药物(如 β 受体阻滞剂)等情况,也可见于老年人和运动员。

3. 窦性心律不齐(sinus arrhythmia) 窦性心律不齐是指窦性心律的起源未变,但节律不整,在同一导联上 P-P 间距之差大于 0.12 s。与呼吸周期有关的心律不齐,称呼吸性窦性心律不齐,常见于青少年,多无临床意义。与呼吸无关的心律不齐,称非呼吸性窦性心律不齐,它是指窦房结发放冲动不规则,多见于心脏病患者。

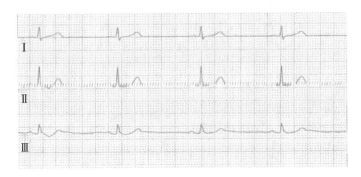

图 8-3-9　窦性心动过缓

（二）期前收缩

期前收缩是指起源于窦房结以外的异位起搏点提前发出的激动，又称过早搏动。根据异位起搏点的位置不同又分为房性期前收缩、交界性期前收缩、室性期前收缩三种类型。其中，以室性期前收缩最为常见。

1. 室性期前收缩（premature ventricular systole）　室性期前收缩是指由心室中的某一个异位起搏点在窦房结的激动未到达之前提前发生激动，引起心室除极。其心电图（图 8-3-10）特征如下。

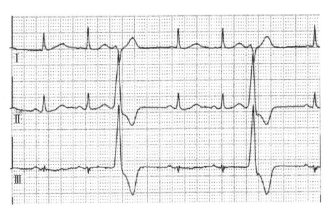

图 8-3-10　室性期前收缩呈三联律

（1）提前出现的 QRS 波群，其前无相关的 P 波。

（2）QRS 波群宽大畸形，时间＞0.12 s。

（3）QRS 波群后多为完全性代偿间歇，即期前收缩前后的两个窦性 P 波间距等于正常 P-P 间距的两倍。

（4）继发 ST-T 改变：以 R 波为主的导联 ST 段下降、T 波倒置，以 S 波为主的导联 ST 段抬高、T 波直立。

（5）期前收缩可频发呈二联律、三联律、四联律。

2. 房性期前收缩（premature atrial systole）　房性期前收缩是指心房内异位起搏点在窦房结激动未到达时首先发生激动。其心电图（图 8-3-11）特征如下。

（1）提前出现的异位 P 波，其形态与窦性 P 波不同。

（2）P′-R 间期＞0.12 s。

（3）QRS 波群后为不完全性代偿间歇。

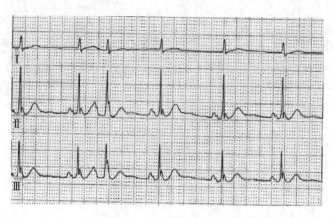

图 8-3-11　房性期前收缩

3. 交界性期前收缩（premature junctional systole）　交界性期前收缩是指房室交界区异位起搏点在窦房结激动未到达时首先发生激动。其心电图（图 8-3-12）特征如下。

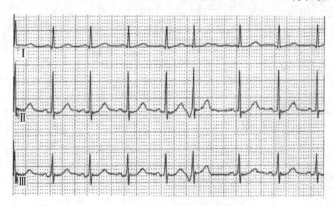

图 8-3-12　交界性期前收缩

（1）提前出现的 QRS-T 波，其前无窦性 P 波。QRS 波群形态与窦性下传者基本相同。

（2）出现逆行 P′波，P′波在Ⅱ、Ⅲ、aVF 导联倒置，aVR 导联直立。

（3）QRS 波群后多为完全性代偿间歇。

（三）异位性心动过速

异位性心动过速是指异位节律点兴奋性增高或折返激动引起的快速异位心律。根据异位节律点的部位可分为房性、交界性、室性心动过速，因房性心动过速与交界性心动过速 P′波不易辨别，故将两者合称为室上性心动过速。

1. 阵发性室上性心动过速（paroxysmal supraventricular tachycardia）　阵发性室上性心动过速为连续发生的 3 个或 3 个以上房性或交界性期前收缩。其心电图（图 8-3-13）特征如下。

（1）连续出现的快而匀齐的 QRS 波群，频率为 160～250 次/分。

（2）一般 QRS 波群时间＜0.12 s。

（3）具有突发、突止的特点。

2. 室性心动过速（ventricular tachycardia）　室性心动过速为连续发生的 3 个或 3 个以上室性期前收缩。其心电图（图 8-3-14）特征如下。

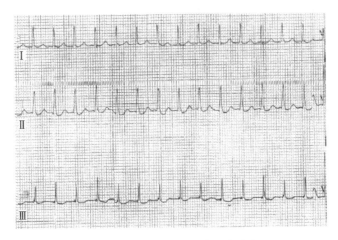

图 8-3-13 阵发性室上性心动过速

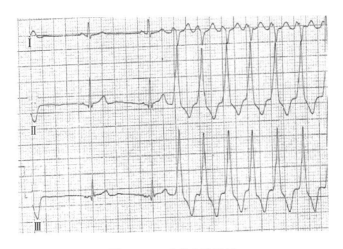

图 8-3-14 室性心动过速

（1）连续出现 3 个或 3 个以上宽大畸形的 QRS 波群，QRS 波群时间≥0.12 s。R-R 间距略有不齐，频率为 140～200 次/分。

（2）可见房室脱节，房律慢、室律快，P 波与 R 波无关。

（3）可见心室夺获或形成室性融合波。

（四）扑动与颤动

扑动、颤动可出现于心房或心室，主要由于心肌的兴奋性增高，不应期缩短，伴有一定的传导障碍，形成环形激动及多发微折返所致。

1. 心房扑动（atrial flutter，AF） 心房扑动的发生机制为房内大折返环路激动。其心电图特征如下。

（1）P 波消失，代以匀齐的锯齿状或波浪状的 F 波，频率为 250～350 次/分。

（2）F 波与 R 波以 2：1 传导多见，如传导比例固定，R-R 间距匀齐；如比例不固定或伴有文氏现象，R-R 间距不匀齐（图 8-3-15）。

2. 心房颤动（atrial fibrillation，Af） 心房颤动多与心房扩大和心肌受损有关。其发病机制为多个小折返激动。其心电图特征如下。

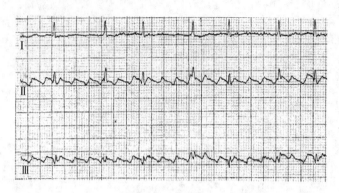

图 8-3-15　心房扑动

（1）P 波消失，代之以大小不等、形状各异的 f 波，频率为 350～600 次/分。

（2）R-R 间距绝对不等，心室率>100 次/分称为快速心房纤颤，心室率<60 次/分称慢速心房纤颤，心室率>180 次/分提示心房纤颤合并预激综合征（图 8-3-16）。

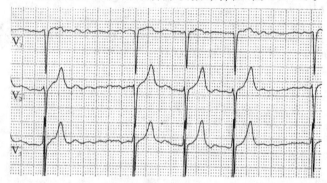

图 8-3-16　心房颤动

3. 心室扑动（ventricular flutter，VF）　心室扑动是心室肌产生环形激动的结果。其心电图（图 8-3-17）特征为：无正常 QRS-T 波，代之以匀齐的、连续的较大振幅的波，频率为 200～250 次/分。

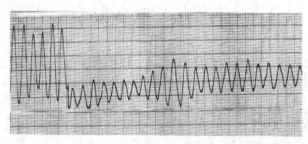

图 8-3-17　心室扑动

4. 心室颤动（ventricular fibrillation，Vf）　心室颤动往往是心跳停止前的短暂征象，心电图（图 8-3-18）特征为：QRS-T 波完全消失，出现大小不等、极不匀齐的低小波，频率在 200～500 次/分。

（五）传导阻滞

心脏的传导阻滞是由于心脏内传导系统的病理状态，使激动在传导过程中发生障碍或时间延长，在心电图上出现特征性表现。传导阻滞按发生的部位可分为窦房阻滞、房内阻滞、房

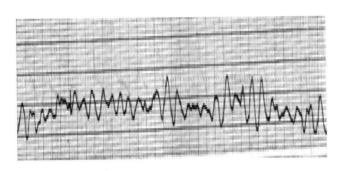

图 8-3-18 心室颤动

室传导阻滞和室内阻滞。按阻滞的程度可分为一度(传导延缓)、二度(部分激动传导中断)、三度(传导完全中断)。

房室传导阻滞(atrioventricular block,AVB)是由于房室交界区不应期延长所引起的房室传导迟缓或阻断。按阻滞的程度可分为一度房室传导阻滞、二度房室传导阻滞、三度房室传导阻滞。其中一度房室传导阻滞、二度房室传导阻滞属于不完全性房室传导阻滞,三度房室传导阻滞属于完全性房室传导阻滞。

(1)一度房室传导阻滞:由于房室交界区的相对不应期延长,引起房室传导时间延长,但每次心房激动都能下传至心室。其心电图(图 8-3-19)特征为:P-R 间期>0.20 s;无 QRS 波群脱落现象;与前次心电图比较,在心率没有明显变化的情况下 P-R 间期较前延长 0.04 s,可诊断为一度房室传导阻滞。

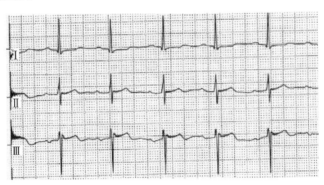

图 8-3-19 一度房室传导阻滞

(2)二度房室传导阻滞:二度房室传导阻滞又包括Ⅰ型和Ⅱ型两种。前者多为功能性改变所致,预后较好;后者多为器质性损害所致,易发展成完全性房室传导阻滞,预后较差。

二度Ⅰ型房室传导阻滞:心电图(图 8-3-20)特征为:P-R 间期逐渐延长直至 QRS 波群脱落;R-R 间距逐渐缩短,然后又逐渐延长,直至一个长间歇;长间歇之前的 R-R 间距小于长间歇之后的 R-R 间距;长间歇小于任何两个短间歇之和。

二度Ⅱ型房室传导阻滞:其心电图(图 8-3-21)特征为:P-R 间期固定;QRS 波群呈比例脱落,如呈 2:1 或 3:2 脱落;R-R 间距匀齐。

(3)三度房室传导阻滞:其心电图(图 8-3-22)特征为:P-P 间距与 R-R 间距各自匀齐,P 波与 QRS 波群毫无关系;心房率大于心室率;可根据 QRS 波群形态判定起搏点位置:如 QRS 波群时间<0.12 s,心室率为 40~60 次/分,起搏点在房室交界区;QRS 波群宽大畸形,时间>0.12 s,心室率为 30~40 次/分,起搏点在浦肯野纤维。

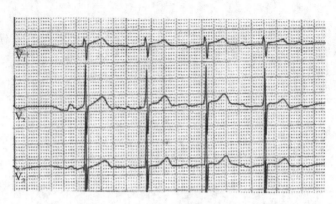

图 8-3-20　二度Ⅰ型房室传导阻滞

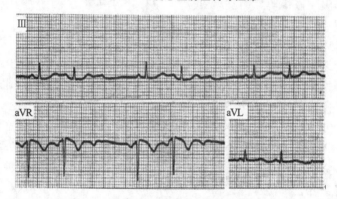

图 8-3-21　二度Ⅱ型房室传导阻滞

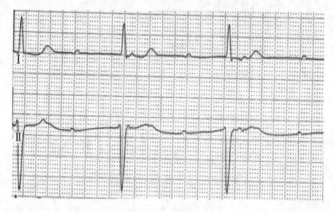

图 8-3-22　三度房室传导阻滞

五、电解质紊乱和药物影响

（一）电解质紊乱

正常情况下,体液中电解质的浓度依赖于各器官的相互调节作用而维持相对的平衡,使细胞代谢活动正常进行。当调节失衡时,则发生电解质紊乱,导致心肌细胞代谢发生障碍,影响心室的除极和复极过程,严重者可造成激动起源和传导异常。

1. 低钾血症（hypokalemia） 正常血钾浓度为 $3.5 \sim 5.5$ mmol/L。血钾浓度<3.5 mmol/L 时为低钾血症。临床上低钾血症较高钾血症多见。低钾血症主要见于钾盐丢失过

多,例如呕吐、腹泻、长期应用利尿剂、大量放腹腔积液等。此时,心肌复极延缓,导致 ST-T 发生相应改变,并出现 U 波;心肌兴奋性、自律性增高,超常期延长,传导性降低。上述变化在心电图上表现为:①ST 段压低≥0.5 mV,T 波低平或倒置;②U 波增高,可达 0.1 mV 或超过同一导联上 T 波的振幅,出现 TU 融合呈双峰状(又称"驼峰");③出现各种心律失常,以窦性心动过速、期前收缩、阵发性心动过速等常见(图 8-3-23)。

2. 高钾血症(hyperkalemia) 血钾浓度>5.5 mmol/L 时为高钾血症。高钾血症主要见于:①内生钾增多,如大面积烧伤、挤压综合征、脱水、酸中毒、缺氧状态等;②钾摄入过多,如输入库存血过多或输入液体内含钾过多;③钾排出障碍,如肾功能衰竭等。此时,心肌除极减慢、自律性降低、兴奋性先升高后降低,使得激动传导延缓,复极过程缩短。其心电图表现主要表现在 T 波的改变上(图 8-3-24),包括:①最早表现为基底狭窄的高尖 T 波,双支对称,呈"帐篷样"T 波,在胸导联最为明显;②随着血钾浓度升高,R 波逐渐降低,S 波逐渐加深,ST 段压低,继而 P 波振幅降低、增宽,QRS 波群增宽、时间延长;③高钾血症严重时,P 波可完全消失,QRS 波群增宽、畸形,心室率缓慢,T 波宽而对称,最后可发生室性心动过速、心室扑动或颤动。当血钾恢复正常时,T 波和 QRS 波群也恢复正常,P 波重新出现。高血钾时心肌对人工心脏起搏器的反应性亦下降。

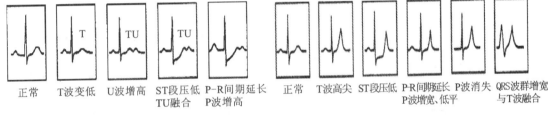

| 正常 | T波变低 | U波增高 | ST段压低
TU融合 | P-R间期延长
P波增高 | 正常 | T波高尖 | ST段压低 | P-R间期延长
P波增宽、低平 | P波消失 | QRS波群增宽
与T波融合 |

图 8-3-23 低血钾症心电图 　　　　　 图 8-3-24 高血钾症心电图

3. 低钙血症(hypocalcemia) 正常血钙浓度为 2.25~2.58 mmol/L。当血钙浓度<2.25 mmol/L 时即为低钙血症,多见于:①钙摄入或吸收减少,如维生素 D 缺乏、吸收不良综合征、钙盐饮食不足;②钙丢失较多,如严重呕吐、腹泻;③内分泌疾病,如甲减、甲状旁腺术后等。此时,动作电位时间和有效不应期延长。心电图表现主要为:①ST 段延长,Q-Tc 间期延长;②直立 T 波变窄、低平或倒置(图 8-3-25)。

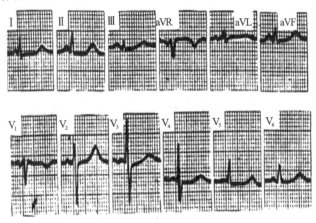

图 8-3-25 低钙血症心电图

4. 高钙血症(hypercalcemia)　　当血钙浓度＞2.58 mmol/L 时即为高钙血症,多见于:①钙摄入或吸收增高,如静脉注射钙剂过多、过快,维生素 D 过量;②原发或继发性甲亢;③骨转移癌、多发性骨髓瘤等产生甲状旁腺样肽。此时,动作电位时间及有效不应期缩短。心电图主要表现为 ST 段缩短,甚至可消失,Q-Tc 间期缩短。高钙血症严重(如快速经静脉注射钙剂)时可发生窦性停搏、窦房阻滞、室性期前收缩、阵发性室性心动过速等(图 8-3-26)。

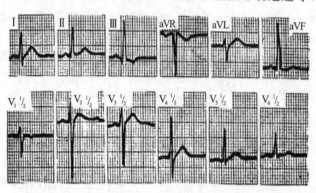

图 8-3-26　高钙血症心电图

(二)药物影响

临床上某些药物尤其是心血管药物,在使用过程中,不论是治疗剂量还是过量用药均可影响心肌的除极或复极过程,而引起心电图改变。当然,这些改变是否具有临床意义要根据具体情况而定。有时药物对心肌的影响及毒性作用在心电图上的表现要早于临床药物毒性作用的出现,因此,心电图检查对临床药物影响的监测及毒副作用的诊断与处理有很大帮助。

1. 洋地黄类药物　　洋地黄类药物包括洋地黄叶、地高辛、西地兰、毒毛旋花子苷 K 等。洋地黄治疗剂量与中毒剂量相当接近,约为中毒剂量的 60%,因此洋地黄过量或中毒十分常见,其发生率为 20%～37.3%。洋地黄中毒除出现消化道和神经精神系统症状外,主要表现为心律失常,据报道心律失常的发生率可达 80%。

(1)洋地黄效应:心电图特点主要为:①在以 R 波为主的导联上,心电图出现 ST-T 的鱼钩形改变(图 8-3-27),包括 ST 段呈倾斜形下移,T 波低平、双向或倒置,双向 T 波的初始部分往往倒置,终末部分较短,随后突然上升,与初始部分几乎成直角。有时呈 J 点下降,与心肌缺血相似。②Q-Tc 间期缩短。③P 波振幅降低或出现切迹,U 波振幅轻度增高。

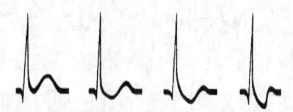

图 8-3-27　洋地黄引起 ST-T 变化,逐渐形成特征性的 ST-T 改变(鱼钩形)

(2)洋地黄中毒:可引起多种心律失常;可呈持续性,也可为间歇性;可表现为一种心律失常,也可为多种心律失常并存或交替出现,且具有多样性和易变性的特点。其中,室性期前收缩约占洋地黄中毒性心律失常的 50%,常为二联律,尤其是在心房颤动基础上出现的室性期前收缩二联律基本可以肯定是洋地黄中毒。多源性室性期前收缩常提示重度洋地黄中毒。室性心动过速约占洋地黄中毒性心律失常的 10%,是重度洋地黄中毒的表现,死亡率高。其余还可见房性心动过速伴二度房室传导阻滞、心房颤动伴发的非阵发性交界性心动过速、窦性心动过缓、窦性停搏、窦房传导阻滞、房室传导阻滞等缓慢性心律失常等。

2. 抗心律失常药物 抗心律失常药物中以ⅠA类药物奎尼丁最易引起心电图改变,包括:①Q-Tc间期延长;②T波振幅降低;③U波振幅增加;④QRS波群轻度增宽,如QRS波群时间延长25%～50%常提示奎尼丁过量;⑤心律失常:小剂量使窦性心律加速,大剂量产生窦性心动过缓、窦房传导阻滞及窦性停搏;可增加心房颤动患者的心室率;甚至发生尖端扭转型室速。而ⅠB和ⅠC类抗心律失常药物对心电图的影响较小。Ⅱ类抗心律失常药物β受体阻滞剂可减慢心率,很少出现心电图的异常变化。Ⅲ类抗心律失常药物胺碘酮、索他洛尔均可使Q-T间期显著延长,严重者可发生尖端扭转型室速。Ⅳ类抗心律失常药物钙通道阻断剂(维拉帕米、地尔硫䓬)可减少房性期前收缩,减慢或终止阵发性室上性心动过速,无特殊的心电图变化。

第四节 心电图的分析与临床应用

一、心电图的分析方法和步骤

(一) 心电图的分析方法

只有熟练掌握心电图分析的方法和技巧,并把心电图的各种变化与具体病例的临床情况密切结合起来,才能对心电图作出正确的诊断和解释。必须强调:要充分发挥心电图检查在临床上的诊断作用,单纯地死记硬背某些心电图诊断标准或指标数值是远远不行的,甚至会发生误导。

1. 结合临床资料的重要性 心电图记录的只是心肌激动的电学活动,心电图检测技术本身还存在一定的局限性,并且还受到个体差异等方面的影响。许多心脏疾病,特别是早期阶段,心电图可以正常。多种疾病可以引起同一种图形改变,例如心肌病、脑血管意外等都会导致出现异常Q波,不可轻易诊断为心肌梗死;又如V5导联电压增高,在正常青年人仅能提示为高电压现象,而对长期高血压或瓣膜病患者就可作为诊断左心室肥大的依据之一。因此,在检查心电图之前应仔细阅读申请单,必要时应亲自询问病史和做必要的体格检查。对心电图的各种变化应密切结合临床资料,才能得出正确的结论。

2. 熟悉心电图的正常变异 分析心电图时必须熟悉心电图的正常变异。例如P波一般偏小,常无意义;儿童P波偏尖;由于体位和节律点位置关系,Ⅲ、aVF导联P波低平或轻度倒置时,只要Ⅰ导联P波直立,aVR导联P波倒置,则并非异常;QRS波群振幅随年龄增加而递减;儿童右心室电位常占优势;横位时Ⅲ导联易见Q波;顺钟向转位时,V1甚至V2导联可出现QS型;呼吸可导致交替电压现象;青年人易见ST段斜形轻度抬高;有自主神经功能紊乱者可出现ST段压低、T波低平或倒置,尤其女性;体位、情绪、饮食等也常引起T波振幅减低;儿童和妇女V1～V3导联的T波出现倒置概率较大等。

3. 心电图的定性和定量分析 定性分析是基础,先将各导联大致看一遍,注意P、QRS-T各波的有无及其相互之间的关系,平均心电轴的大概方位,波形的大小和有无增宽变形,以及ST-T的形态等。通过上述分析,对大部分较单纯的心电图变化即能作出正确判断。对可疑或界限不明确的地方,可有目的地去做一些必要的测量,以获得较准确的参数帮助判断。定量分析常用的参数有P-P间距、P-R间期、P波时间、QRS波群时间、Q-T间期以及P波和QRS

波群的振幅等。为了不致遗漏,分析心电图至少从四个方面考虑:心律问题、传导问题、房室肥大问题和心肌方面的问题。分析心律问题应首先抓住基础心律是什么,有无规律 P 波,从窦房结开始,逐层下推。对较复杂的心律失常,首先在一个 P 波比较清楚的导联上找出 P-P 之间的规律,然后观察 QRS 波群形态以及 R-R 之间的规律,最后分析 P 波与 QRS 波群之间的关系和规律,必要时需借助梯形图。另外,对最后的结果还要反过来看与临床是否有明显不符合的地方,并提出适当的解释。原则上能用一种道理解释的不要设想过多的可能性,应首先考虑多见的诊断,从临床角度出发,心电图诊断要顾及治疗和患者的安全。

(二)心电图分析的步骤

(1)将导联按 Ⅰ、Ⅱ、Ⅲ、aVR、aVL、aVF 和 $V_1 \sim V_5$ 的顺序排列,大致浏览一遍,注意有无伪差、导联有无接错,定准电压是否准确,个别导联有无电压减半,纸速如何等。

(2)首先找出 P 波,根据 P 波的有无、形状及与 QRS 波群的时间关系来确定。P 波在 Ⅱ、V_1 导联最清楚。

(3)确定心率及节律:测定 P-P 或 R-R 间距,计算心房率或心窦率。

(4)观察各导联的 P 波、QRS 波群、ST 段和 T 波的形态、方向、电压和时间是否正常。

(5)测量心电轴。

(6)测量 P-R 间期和 Q-T 间期。

(7)比较 P-P 间距和 R-R 间距,找出房律与室律的关系,注意有无提前、延后或不整齐的 P 波和 QRS 波群,以判定异位心律和心脏传导阻滞的部位。

(8)最后结合临床资料,作出心电图结论。主要包括以下几项内容。

① 基本心律及类别。

② 是否有电轴偏移。

③ 心电图的特征性改变。

④ 心电图是否正常。是否正常可分为四类:①正常心电图;②大致正常心电图,多指个别导联 ST-T 轻微改变;③可疑心电图,指多个导联有轻度异常改变,如 Ⅱ、aVF、aVL 导联的 T 波低平,可疑右心室肥大,可疑右束支传导阻滞等;④不正常心电图,指心电图有病理意义的变化,如急性心肌梗死、左心室肥大、室性心动过速、心房颤动等,此时应写明心电图诊断。

二、心电图的临床应用

心电图主要反映心脏激动的电学活动,因此对各种心律失常和传导障碍的诊断分析具有肯定价值,心电图是检查和诊断心律失常最精确的方法,到目前为止尚没有任何其他方法能替代心电图在这方面的作用。

特征性的心电图改变和演变是诊断心肌梗死可靠而实用的方法,它可明确地反映心肌有无缺血损伤或坏死,并能对心肌缺血、损伤或坏死部位、范围及演变状况作出较为明确的诊断。房室肥大、心肌受损和心肌缺血、药物和电解质紊乱(如血钾的高低等)都可引起一定的心电图变化,心电图有助于诊断。

心脏电生理检查时,常需要与体表心电图进行同步描记,帮助判断电生理现象和辅助诊断。对于瓣膜活动、心音变化、心肌功能状态等,心电图不能提供直接判断,但作为心动周期的时相标记,又是其他检查的重要辅助手段。

在心脏外科、心导管检查、人工心脏起搏、电击转复心律、心脏复苏、心律失常连续监测等情况时,心电图能帮助及时反映心脏供血状况和心律变化,指导操作与救治。

除了循环系统疾病之外,心电图已广泛应用于各种危重患者的抢救、手术麻醉、用药观察、航天、登山运动的心电监测等。

小结

本章通过对心电图基本原理、正常心电图特点、常见异常心电图特点等内容的学习,使学生能够初步识别正常心电图及常见异常心电图波形,并能认识心电图检查对疾病诊断的特异性和重要性。

思考题

1. 给患者做常规心电图检查,其导联一般如何连接?

2. 如何根据心电图纸上的波形测算心率?

3. 如何根据心电图波形特点来判别左心房肥大、左心室肥大?

4. 患者,男,67 岁,因"持续性心前区疼痛 4 h"就诊。患者于 4 h 前在家中搬重物后出现心前区压榨样疼痛,范围"巴掌大小",呈持续性,伴气短、出汗,无肩背部放射。自服硝酸甘油 1 片(0.5 mg)后症状无缓解。遂由"120"急救车送至急诊科就诊。

体格检查:体温 36 ℃,心率 72 次/分,呼吸 20 次/分,血压 130/80 mmHg。神志清楚,双肺呼吸音粗,双下肺可闻及细小湿啰音。心界不大,心律整齐,各瓣膜听诊区未闻及杂音。腹软、无压痛,肝脾未触及肿大。双下肢无水肿。

(1) 为明确诊断应进行哪些辅助检查?

(2) 如何判读该患者的心电图表现(见下左图)?

(3) 在为患者进行心电图检查的过程中,患者突然出现意识丧失、呼之不应,大动脉搏动消失,心电监护显示如图心电图波形(见下右图),请判断这是属于何种心律失常,应对患者进行哪些急救措施?

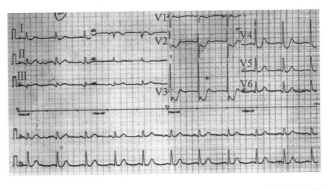

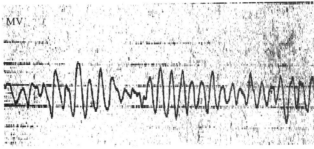

(王再超 任海蓉)

第九章 影像学检查

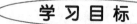

学习目标

识记:影像学检查前的准备及注意事项。

理解:影像学检查的基本原理、检查方法。

应用:能够运用所学知识对患者进行影像学检查的相关指导。

案例分析

患者,女,26岁。停经40天,为确认其是否宫内妊娠,最准确且快速的检查方法是什么?检查前及检查中有哪些注意事项?

医学影像学(medical imaging)是研究借助于某种介质(如X射线、电磁场、超声波等)与人体相互作用,把人体内部组织器官结构、密度以影像的方式表现出来,从而了解人体解剖与生理功能状态及病理变化,并对人体健康状况进行评估的一门学科。医学影像学是临床医学的重要组成部分,了解不同影像学检查方法的特点、应用原理、临床应用价值以及检查前准备,是护理专业人员必须具备的基本条件。本章将重点介绍四种影像学检查,即X线成像、计算机体层成像、磁共振成像和超声成像的基本知识、检查方法、检查前准备、临床应用等方面内容。

第一节 X 线 成 像

一、基本知识

(一)X线成像的基本原理

X线之所以能使人体在荧光屏或胶片上成像,一方面是由于X线的四种特性:①穿透性:X线波长很短,对物质有强大的穿透力,能穿透普通光线不能穿透的物质,此特性是X线成像的基础。②荧光效应:X线可激发荧光物质产生肉眼可见的荧光。此效应是透视检查的基础。③感光效应:X线能使涂有溴化银的胶片感光,产生潜影,经显影定影处理最终形成黑白影像,该效应是摄片的基础。④电离效应:X线通过任何物质时,都可使其产生电离,分解成正负电子,电离程度与其吸收的X线量成正比。X线进入人体,组织细胞也可产生电离,使人体产生生物学方面的改变,即生物效应,这是X线防护和放射治疗的基础。另一方面则是基于人体组织有密度、厚度的差异。当 X 线穿透人体组织时,密度高、组织厚的部分吸收 X 线较多,密度低、组织薄的部分吸收 X 线较少,因此,到达荧光屏或胶片上 X 线的量就有差异,从而形成不同黑白灰度的对比影像。

人体组织依据密度的不同可分为三类,高密度的有骨组织和钙化灶等;中等密度的有肌肉、神经、软骨、实质器官、结缔组织和体液等;低密度的有脂肪组织及存在于呼吸道、胃肠道、鼻窦和乳突内的气体等。X 线穿透低密度组织时,被吸收的少,透过的 X 线多,使 X 线胶片感光多,经光化学反应还原的金属银也多,故 X 线胶片呈黑影;高密度组织则相反,呈白影。如胸部的肋骨密度高,对 X 线吸收多,照片上呈白影;肺部含气体密度低,X 线吸收少,照片上呈黑影。正常胸部后前位片如图 9-1-1。

病理变化亦可使人体组织密度发生改变。如肺结核病变可在原低密度的肺组织内产生中等密度的纤维性改变和高密度的钙化灶。胸片中肺影的背景上出现代表病变的白影(图 9-1-2)。

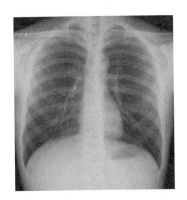

图 9-1-1 正常胸部后前位片

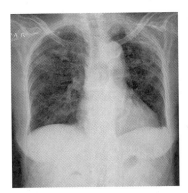

图 9-1-2 肺结核的纤维化和钙化灶

另外,人体组织结构和器官的厚度也不一致。厚的部分,吸收的 X 线多,透过的 X 线少;薄的部分则相反。因此,X 线片上影像的黑白灰度也受组织结构和器官厚度的影响。

(二) X 线检查的防护

X 线照射有一定的生物效应,过量照射会带来放射性损伤,故应注意防护。首先,应严格掌握 X 线检查的适应证,避免不必要的照射,孕妇及小儿禁忌做该项检查。其次,X 线检查时应该遵循三个基本原则:①屏蔽防护,即用高密度物质,如含铅的防护服、颈套、眼罩和三角裤等,作为屏蔽物。②距离防护,即利用 X 线量与距离的平方成反比的原理,通过扩大检查室的空间来减少散射线的辐射。③时间防护,即避免重复检查,并减少每次检查的照射次数,缩短照射时间。

二、X 线检查方法

(一) 普通检查包括透视和摄片

透视的主要优点是患者可以改变体位,能动态观察。缺点是受器官密度和厚度的影响,影像对比度较差,缺乏永久记录且辐射剂量大,目前正逐步减少使用。

(二) 特殊检查

普通检查易受多种因素影响,如影像前后重叠、脏器运动等,有时病灶难以清晰显示,故需要采用特殊的检查,包括软X线摄影(如乳腺钼靶摄影)、X线减影技术、体层容积成像等。目前,后两者检查方法已经基本被螺旋CT扫描技术所取代。

(三)造影检查

造影检查是指将密度高于或低于该结构或组织的物质即对比剂引入缺乏自然对比的器官内或其周围,使之产生对比以显影。

1. 对比剂种类　通常分两类,即高密度对比剂和低密度对比剂。常用的高密度对比剂有钡剂和碘剂。用于消化道检查的钡剂是药用硫酸钡,它不溶于水和脂质,因此不会被胃肠道黏膜吸收,对人体基本无毒性。钡餐造影即消化道钡剂造影。碘剂(离子型和非离子型)如泛影葡胺、碘普罗胺等主要用于血管造影、尿路造影、子宫输卵管造影等。低密度对比剂为气体,已少用。

2. 对比剂引入方法　对比剂引入方法分为直接引入法和间接引入法。直接引入法有口服法(如胃钡餐造影)、灌注法(如钡剂灌肠)和穿刺法(如血管造影)。间接引入法包括吸收性与排泄性两类。排泄性如静脉胆道造影或静脉肾盂造影等,即经静脉注入造影剂后,造影剂聚集于肝、肾,再排泄入胆管或泌尿道内。

三、X线检查前准备及注意事项

(1)透视应向评估对象说明检查的目的和需要配合的姿势,以消除其进入暗室的恐惧心理。尽量除去透视部位的厚层衣物及影响X线穿透的物品,如发夹、金属饰物、膏药、敷料等,以免产生伪影,影响检查结果。

(2)摄片应向评估对象解释摄影的目的、方法、注意事项等,如:充分暴露投照部位;胸部摄片时需屏气;除急腹症外,腹部摄片前应先清理肠道(摄片前2~3天禁服吸收X线的药物如钡剂、碘剂等,检查前1天不进产气和多渣食物,检查日早晨禁饮、禁食),以免气体或粪便影响摄片质量;创伤患者摄片时,尽量少搬动;危重患者摄片必须有临床医护人员陪护。

(3)造影除做好常规X线检查前的准备外,还应根据检查部位、对比剂和造影方法的不同做好相应准备,以碘剂造影为例。

① 检查前准备:

a. 了解患者有无造影的禁忌证,如既往有无过敏史及糖尿病肾病、肾功能不全、甲亢等病史。

b. 碘过敏试验:目前一般无需做碘过敏试验。

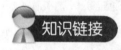知识链接

非离子型碘对比剂过敏试验

非离子型碘对比剂在体内不发生解离,对体液的干扰小,副作用少。20世纪末,欧美、日本等国开始对非离子型碘对比剂不要求做过敏试验。我国1995年版的《中国药典》规定"使用造影剂前应以相同品种做过敏试验",2000年版规定"用造影剂前可以做过敏试验",2005年版已将造影剂试验相关内容删除。另外,有多中心研究显示,小剂量碘过敏试验无助于预测碘对比剂是否发生不良反应,除非产品说明书特别要求。

c. 预防碘对比剂的不良反应:尽量选用非离子型等渗性碘对比剂,尤其是高危人群,如心肾功能不全、年老体弱、久病卧床、婴幼儿等。糖尿病患者在对比剂使用前2天停用双胍类药

物。建议患者在碘对比剂使用前后摄入充足的水分以利于对比剂的排出。

② 检查后处理：

a. 留置观察：使用对比剂后，患者需要留置观察至少 30 min，多数不良反应在此时间段发生。高危人群需要留置观察更长时间。

b. 碘对比剂不良反应分级及处理：目前多采用非离子型碘对比剂，不良反应较少见。轻度不良反应可表现为皮肤瘙痒、皮疹、发热、恶心等。中度不良反应可见高热、寒战、眩晕、头疼、心悸、胸闷、呕吐等。重度不良反应可有心悸、胸闷、面色苍白、出冷汗、血压下降、意识丧失等。可给予对症处理，中、重度不良反应者必须终止造影剂的应用并根据情况给予抗过敏、扩容、吸氧等抗休克处理。

四、X 线检查的临床应用

(一) 呼吸系统

1. 正常的 X 线表现 正常胸部 X 线影像是胸腔内、外各组织和器官的重叠投影。一些胸壁软组织可投影于肺野内，如男性胸大肌和女性的乳房、乳头，不可误认为肺内病变。

(1) 胸廓：由软组织和骨骼组成，胸片上能显示的软组织有胸锁乳突肌和锁骨上皮肤皱褶、胸大肌、女性乳房及乳头等。构成胸廓的骨性结构包括肋骨、肩胛骨、锁骨、胸椎和胸骨。

(2) 纵隔：位于胸骨之后、胸椎之前，介于两肺之间，呼气或卧位时短而宽，吸气及立位时窄而长。病理情况下，纵隔可以出现移位，或在呼吸时发生纵隔左右摆动。

(3) 横膈：正常呈圆顶形，左右两叶。正位胸片上膈在外侧及前、后方与胸壁相交形成肋膈角，内侧与心脏形成心膈角。透视下可见膈随呼吸而上下运动。

(4) 胸膜：分为脏层和壁层，在胸膜反折处及 X 线与胸膜走行方向平行时，胸膜可以显示出线状致密影。

(5) 肺：含有空气的肺在胸片上表现出的透明区域，称为肺野。肺门影是肺动静脉、淋巴组织和支气管构成的复合投影。肺纹理在胸片上表现为起自肺门向肺野呈放射状分布的树枝状影。

2. 基本病变的 X 线表现

(1) 支气管阻塞性病变：

① 肺气肿：分为局限性和弥漫性两种。局限性肺气肿的 X 线主要表现为局部透明度增强、肺纹理稀疏。弥漫性肺气肿的 X 线表现为两肺野普遍透明度增强、肺纹理稀疏，胸廓前后径增宽，肋间隙增大，呈桶状胸，膈肌位置低平且活动度减弱，心影狭长呈垂位心。

② 肺不张：X 线表现因阻塞部位不同而异。以一侧性肺不张为例，X 线下患侧肺野致密均匀；肋间隙变窄，横膈升高，纵隔向患侧移位；健侧出现代偿性肺气肿表现。

(2) 肺实变：常见于大叶性肺炎、支气管肺炎及其他各种肺炎，也可见于肺水肿、肺挫伤、肺结核、肺梗死、肺出血及真菌病等。X 线下实变区显示致密影，中心区密度较高、边缘区较淡。当实变扩展至肺门附近时，实变的肺组织与较大的含气支气管常形成对比，在实变区可见含气的支气管分支影，称空气支气管征或支气管气象(图 9-1-3)。

(3) 空洞与空腔：肺组织坏死后，坏死物沿引流支气管排出，在肺内残留的腔隙即成为空洞。空腔是指肺内腔隙的病理性扩大，如肺大疱、肺气囊及含气的肺囊肿和囊状支气管扩张。其 X 线表现与空洞相似，但壁很薄，周围无实变，腔内无液体。空洞的 X 线表现有：①厚壁空洞：洞壁厚度超过 3 mm，空洞周围有高密度实变区，内壁凹凸不平或光滑。②薄壁空洞：洞壁薄,多在3mm以下,由薄层纤维及肉芽组织所形成,表现为边缘清晰、内缘光整的透明区,其内多无液体。可见于肺结核,如慢性纤维空洞型肺结核。

(4)肿块与结节:当病灶以肿块或结节为基本病理改变时,直径>3cm者称为肿块,直径≤3cm者称为结节,可见于肺癌、结核球、肺转移瘤、坏死性肉芽肿等。两者X线表现除大小不同外,其余大致相同。X线表现为规则球形或不规则形高密度影,密度均匀或不均匀,边缘模糊不清或边缘锐利。其表现与结节和肿块的性质有关。

(5)钙化:在病理上属于变质性病变。组织受到破坏发生脂肪分解而引起局部pH值变化时,钙离子以碳酸钙或磷酸钙的形式沉积下来,多发生在退行性变或坏死组织内。X线下呈高密度、边缘锐利、形状不一的斑点、团块或球形影。钙化多见于肺或淋巴结干酪性结核病灶的愈合阶段,某些肺内肿瘤组织或囊肿壁也可以发生钙化。

(6)胸膜病变:

① 胸腔积液:积液量在300mL以上时,X线表现为一侧肋膈角变平、变钝。中等量积液时表现为弧形凹面,超过第4肋前端水平并在第2肋前端水平以下,表现为均匀致密影,同侧肋膈角消失,膈肌显示不清(图9-1-4)。大量积液表现为弧形凹面上缘达第2肋前端下缘水平以上,此时患侧肺野呈现广泛均匀致密影,肋间隙增宽,纵隔向健侧移位。

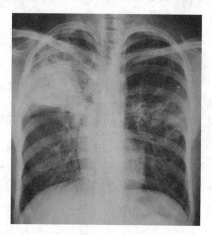

图9-1-3　肺部实变(右上肺大片实变影,
其内可见空气支气管征象)

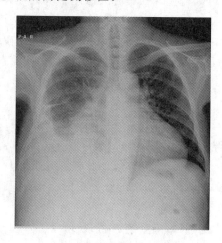

图9-1-4　右侧胸腔中等量积液

② 气胸与液气胸:气胸是指空气进入胸膜腔内,使原有负压消失,肺组织被压向肺门,被压缩的肺与胸壁间出现无肺纹理的透亮区。胸腔内液体和气体并存为液气胸。明显的液气胸立位检查时可见横贯胸腔的液面,其上为空气和压缩的肺。气体较少时,则可见液面而不易看到气腔。

③ 胸膜肥厚、粘连和钙化:轻度表现为肋膈角变平、变浅,呼吸时膈运动受限,膈顶牵拉平直,膈上缘幕状突起。广泛胸膜肥厚呈现沿胸廓内缘分布的带状致密影,同侧肋间隙变窄,纵隔向患侧移位。胸膜钙化表现为片状、不规则点状或条状高密度影。

3. 常见疾病的X线表现

1)支气管扩张症　常规胸片表现可正常,有时可在病变部位出现肺纹理增多和(或)环状透亮影。

2)肺炎

(1)大叶性肺炎:多由肺炎双球菌感染引起,炎症常累及一个或多个完整的肺叶,也可仅累及肺段。临床以突然高热、恶寒、胸痛、咳嗽、咳铁锈色痰为主要临床表现。充血期 X 线可无阳性发现,或仅表现为病变区肺纹理增多。实变期表现为密度均匀的致密影,病变累及肺段时表现为片状或三角形致密影,边缘清楚或模糊(图 9-1-5)。由于实变的肺组织与含气的支气管相衬托,有时在实变的肺组织中可见透明的支气管影,即支气管气象。消散期表现为高密度致密影中出现散在、大小不等、分布不规则的密度减低区。

(2)小叶性肺炎:又称支气管肺炎,多见于婴幼儿、老年及极度衰弱者或手术后并发症。临床表现有高热、咳嗽、咳泡沫黏液脓性痰、呼吸困难等。病变位于两肺中下野的内中带,X 线表现为纹理增多、模糊。沿肺纹理分布的斑片状模糊致密影,密度不均,可融合为片状影。

3)肺结核 由结核杆菌侵入人体后引起的慢性传染病。肺部基本病理变化为渗出、增殖和变质。机体免疫力和细菌致病力直接影响病变的性质和转归。2004 年我国实施了新的结核病分类标准。

(1)原发型肺结核(Ⅰ型):初次感染所发生的结核。多见于儿童和青少年。X 线表现为:①原发浸润灶:局限性斑片状阴影,多位于中上肺野,周边较淡而模糊。②淋巴管炎:自原发病灶走向肺门的索条状致密影。③肺门和纵隔淋巴结肿大:表现为肺门增大或纵隔淋巴结突向肺野。三者合称为原发综合征,呈"哑铃"状表现(图 9-1-6)。当原发病灶吸收消散后,淋巴结炎可伴不同程度的干酪样坏死,愈合较慢。当原发灶已吸收或病灶小被掩盖不能发现时,则原发型肺结核只表现为肺门或纵隔淋巴结肿大,为胸内淋巴结结核。

(2)血行播散型肺结核(Ⅱ型):根据结核杆菌的毒力、数量以及机体免疫状况的不同,可分为急性粟粒型肺结核、亚急性血行播散型肺结核和慢性血行播散型肺结核。急性粟粒型肺结核 X 线征象为两肺野出现分布、大小、密度均匀("三均匀")的粟粒状阴影(图 9-1-7)。亚急性和慢性血行播散型肺结核由于患者抵抗力较好、病灶多以增殖为主,X 线表现为两肺中上野分布不均、大小不等、密度不同的病灶。

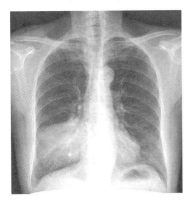

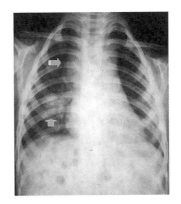

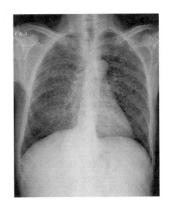

图 9-1-5 大叶性肺炎实变期(右下肺野大片实变影,边缘清楚,以叶间胸膜为界)

图 9-1-6 原发综合征(箭头所指为肺门增大及增大的淋巴结,呈"哑铃征")

图 9-1-7 急性粟粒型肺结核

(3)继发性肺结核(Ⅲ型):病变发展过程较为复杂,可以有渗出、增殖、播散、纤维和空洞等多种性质的病灶同时存在,可出现结核球和干酪性肺炎,是成年结核中最常见的类型。X 线表现多种多样。多在肺尖、锁骨下区或下叶背段出现中心密度较高而边缘模糊的致密影,或小片云絮状影,病灶范围可在肺段或呈肺叶性浸润。

（4）结核性胸膜炎（Ⅳ型）：多见于儿童和青少年。病变可单独发生，也可与肺结核同时出现。X线表现为胸腔积液或胸膜肥厚粘连。

4）原发性支气管肺癌　起源于支气管上皮、腺体、细支气管或肺泡上皮。其发病率有逐年增长的趋势。临床表现多种多样，最常见的是咳嗽、咳痰、咯血、胸痛及发热等。在影像学上根据肺癌的发生部位可将其分为三型：①中央型：发生于肺段以上支气管的肺癌。②周围型：发生于肺段以下支气管直到细支气管以上的肺癌。③细支气管肺泡癌：发生于细支气管或肺泡上皮的肺癌。

（1）中央型肺癌：多见于鳞癌，其次是小细胞癌和腺癌。X线上肺门影增大或肺门区肿块阴影为其直接征象，同时可出现阻塞性肺气肿、阻塞性肺不张、阻塞性肺炎等间接征象。

（2）周围型肺癌：多见于腺癌，其次为鳞癌或腺鳞癌。X线表现为肺内密度增高、轮廓模糊的结节状或球形肿块阴影，边缘毛糙，可有分叶、短的毛刺及厚壁空洞形成。

（3）弥漫型肺癌：多表现为两肺广泛分布的细小结节，也可表现为大片肺炎样改变。病变可进行性发展，融合病灶呈肿块状，甚至发展为整个肺叶的实变。

（二）循环系统

1. 正常心脏、大血管的投影　心脏各房室在平片上的投影相互重叠，仅能显示各房室及大血管的轮廓，心内结构不能显示。正常情况下，心包缺乏对比不显影。常用的摄片位置有后前位、右前斜位和左前斜位。

（1）后前位：有左右两缘。心右缘分上下2段，上段略平直，为上腔静脉与升主动脉的复合投影；下段由右心房组成。心左缘可分3段，自上而下依次为主动脉结、肺动脉段、左心室。

（2）右前斜位：前缘自上而下为升主动脉、肺动脉、右心室前壁和左心室。后缘上段为左心房，下段为右心房。

（3）左前斜位：前缘上段为右心房，下段为右心室。后缘上方为左心房，下方为左心室，后者与脊椎前缘相邻近。此斜位可显示主动脉窗。

2. 基本病变的X线表现

1）心脏增大

（1）左心房增大：常见于二尖瓣病变、左心衰竭、动脉导管未闭等。X线表现为：①后前位：心左缘出现四弓影，或称为"新三弓"；心右缘出现双房影。②右前斜位：食管（吞钡）左心房段压迹明显向后移位。③左前斜位：增大的左心房使左主支气管向上后方移位或变窄。

（2）右心房增大：常见于右心衰竭、房间隔缺损等。X线表现为：①后前位：右心缘下段向右膨凸，常以右心房高大于心高一半为增大表现。②左前斜位：心前缘上段向上或向下膨凸，有时与其下方心室段构成成角现象。

（3）左心室增大：常见于高血压、主动脉病变、二尖瓣关闭不全、某些先天性心脏病等。X线表现为：①后前位：可见左心室段延长，心尖下移；心腰凹陷呈"主动脉型"心脏。②左前斜位：心后缘下段向后向下凸出，转动60°以后左心室仍与脊柱重叠。

（4）右心室增大：常见于二尖瓣狭窄、肺源性心脏病、肺动脉高压、法洛四联症等。X线表现为：①后前位：心尖上翘、圆隆，肺动脉段凸出，相反搏动点下移。②右前斜位：心前缘向前隆凸，心前间隙变小或消失。③左前斜位：右心室膈段延长，室间沟向后移位。

2）肺循环异常

（1）肺充血：指肺动脉中血流量增多。常见于左向右分流的先天性心脏病、甲亢和贫血等。X线表现为肺动脉段突出，两肺门影增大，肺纹理成比例增粗，向外伸展，边缘清楚、锐利。

透视可见肺动脉段和两侧肺门血管搏动增强,即"肺门舞蹈症"。

(2)肺淤血:指静脉回流受阻,血液淤滞于肺内。常见于二尖瓣疾病或左心功能不全。X线表现为两肺纹理增多、增粗、边缘模糊,以中下肺野明显。肺淤血严重时于肋膈角处可见到与外侧胸壁垂直的间隔线(Kerley B线),长 2~3 cm,宽约 1 mm,为肺静脉压升高引起渗出液存留在小叶间隔内所致。

(3)肺血减少:指肺血流量减少,由右心排血受阻所引起。X线表现为肺门影缩小,肺野内肺纹理普遍细小、稀疏,肺野透明清晰。严重肺血减少时,可由支气管动脉建立侧支循环,在肺野内显示为很多细小、扭曲而紊乱的网状血管影。

3. 常见疾病的 X 线表现

1)风湿性心脏瓣膜病 常见的器质性心脏病之一。以二尖瓣病变最为多见。

(1)二尖瓣狭窄:二尖瓣狭窄时,左心房排血受阻,压力增高而扩大。肺静脉血回流受阻,出现肺淤血,继之肺动脉压升高,进一步导致右心室肥大、增厚。左心室及主动脉因血流量减少可萎缩。X线表现为:①心脏呈二尖瓣型,即中、重度二尖瓣狭窄左心房显著增大时,心影呈梨形,是肺动脉总干、左心耳和右心室扩大所致。②左心房和右心室增大,伴有三尖瓣关闭不全时右心房也可增大。③左心室及主动脉结缩小。④二尖瓣可见钙化,呈片状或分散小斑片状密度增高阴影。⑤肺淤血和间质性肺水肿。

(2)二尖瓣关闭不全:在心室收缩期,左心室内血液部分反流入左心房。在心室舒张期,左心房内相应过量血液又流入左心室,左心房、左心室皆因血流量负荷增加而增大,其程度与反流量成正比。X线表现为:①轻度反流者,左心房可轻度增大。②中度以上反流时,左心房、左心室明显增大,出现肺淤血、肺静脉高压表现,左心房、左心室搏动增强。

2)肺源性心脏病 由长期肺部原发病变所引起的心脏病。X线表现为:①肺部慢性病变,常见慢性支气管炎、广泛肺组织纤维化及肺气肿表现。②肺动脉高压的表现:常出现在心影形态改变之前,表现为肺动脉段凸出,右下肺动脉主干超过 15 mm。③右心室增大时,心脏呈二尖瓣型,心胸比率不大或比正常还小。

3)高血压性心脏病 由于长期动脉血压过高引起的心脏病。早期 X 线无心脏形态的变化,长期血压增高可使左心室增大,心腰凹陷,主动脉结明显突出,主动脉升部、弓部及降部扩张延长,心脏呈主动脉型。左心衰竭时,心影可明显增大。

(三)消化系统

消化器官因缺乏自然对比,必须借助人工对比才能显示其形态及解剖关系。因此,造影检查是胃肠道 X 线检查最常用的方法。

1. 正常的 X 线表现

(1)食管:吞钡后食管呈外壁完整的管状影,黏膜皱襞表现为数条纤细纵行且相互平行的条状影。食管前缘有 3 个压迹,自上而下为主动脉弓、左主支气管和左心房压迹。食管充盈时宽度达 2~3 cm,边缘光整。在吞咽或受食团刺激时出现对称性、波浪形、自上而下的蠕动波(图 9-1-8)。

(2)胃:分为胃底、胃体、胃窦 3 部分。胃黏膜皱襞的可塑性很大,与疏松的黏膜下层组织密切相关。正常胃底部的皱襞粗而弯曲、呈不规则网状,胃体部小弯侧黏膜皱襞较细、整齐、与小弯平行,靠大弯处渐粗而斜行,胃窦部黏膜皱襞与小弯平行或斜行。

(3)十二指肠:分为球部、降部、水平部和升部。球部呈轮廓光滑整齐的等腰三角形或圆锥形,黏膜皱襞呈纵行条纹,降部黏膜皱襞呈羽毛状。

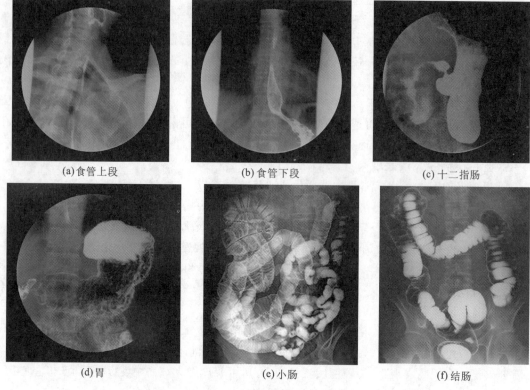

(a)食管上段　　　　　　(b)食管下段　　　　　　(c)十二指肠

(d)胃　　　　　　　　(e)小肠　　　　　　　(f)结肠

图 9-1-8　正常消化道造影图像

（4）空回肠：空回肠之间无明显分界。空肠主要位于左上、中腹部,黏膜皱襞分布较密,呈羽毛状。回肠位于右中、下腹部和盆腔,黏膜皱襞较稀少。

（5）结肠：充盈时可见大致对称的结肠袋,降结肠以下黏膜皱襞稀少,以纵行为主。

2. 基本病变的 X 线表现

（1）龛影：指胃壁局限性溃疡形成的凹陷被钡剂充盈,在切线位投照时呈局限性突出于胃肠轮廓之外的钡影(图 9-1-9)。

（2）充盈缺损：指来自胃壁的肿块向腔内突出而造成局限钡剂不能充盈。

3. 常见疾病的 X 线表现

（1）食管静脉曲张：门静脉高压的重要并发症。X 线表现为食管中下段黏膜皱襞增宽、迂曲,呈蚯蚓状充盈缺损,管壁边缘呈锯齿状,管壁柔软且伸缩自如。同时食管管腔扩张、张力降低,钡剂排空延迟。

（2）食管癌：40 岁以上男性多见,主要表现为进行性吞咽困难。X 线表现为:①黏膜皱襞破坏,代之以癌肿表面杂乱不规则的影像。②管腔狭窄,钡剂通过受阻,其上方食管扩大。③腔内充盈缺损,形状不规则、大小不等。④不规则的龛影。以上表现常可同时存在。

（3）胃及十二指肠溃疡：消化道较常见的疾病。临床主要表现为上腹部疼痛,具有周期性、反复性和节律性等特点。X 线表现为:①胃溃疡:其直接征象为龛影,多见于小弯侧,切线位呈乳头状、锥状或其他形状,边缘光滑整齐,密度均匀,底部平整或稍不平。其口部有一圈由黏膜水肿所致的透明带,为良性溃疡的特征。轴位像观察龛影呈白色钡点或钡斑,周围黏膜皱襞呈星芒状向龛影口部集中。②十二指肠溃疡:90％位于球部,龛影是十二指肠溃疡的直接征象。由于十二指肠球部腔小壁薄,发生溃疡后容易变形,表现为"山"字形、花瓣形或管状等,此时龛影常不易显示。间接 X 线征象有激惹现象,表现为钡剂不在球部停留,迅速通过。

(4)胃癌:消化道最常见的恶性肿瘤。好发于 40 岁以上的男性,可以发生在胃的任何部位,以胃窦和胃小弯最为常见。胃癌表现因病期而不同。中晚期的 X 线表现为:①局部扁平的充盈缺损,形状不规则。②胃腔狭窄,胃壁僵硬。③龛影形状不规则,多呈半月形,位于胃轮廓内,周围绕以宽窄不等的透明带,称为环堤。环堤上见结节状和指压迹状充盈缺损(指压痕),指压痕间有裂隙状钡剂影("裂隙征"),以上统称为"半月综合征"。④黏膜皱襞破坏、中断、消失(图 9-1-10)。

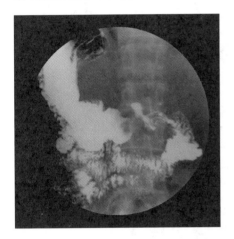

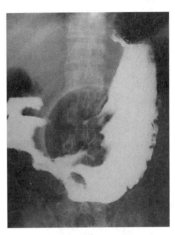

图 9-1-9　龛影　　　　图 9-1-10　胃癌——"半月综合征"(上消化道钡餐造影检查)

(5)结直肠癌:好发于直肠和乙状结肠。临床表现主要有便血、腹泻或便秘。X 线表现为:①充盈缺损,大小不等的结节。②肠管不规则狭窄,可偏于一侧或形成环状狭窄。③龛影形状不规则,边缘有尖角,周围常有不同程度的充盈缺损,肠壁僵硬,结肠袋消失。

(四)泌尿系统

泌尿系统包括肾、输尿管、膀胱和尿道,均缺乏良好的自然对比,故尿路造影一般是泌尿系统 X 线检查的主要方法。腹部平片一般只能发现结石和钙化,常作为泌尿系统结石的首选检查方法。

1. 正常的 X 线表现

(1)肾:其上缘约在第 12 胸椎上缘,下缘约平于第 3 腰椎下缘。一般右肾略低于左肾。

(2)输尿管:上接肾盂,下连膀胱。有 3 个生理狭窄,即肾盂输尿管连接处、越过骨盆边缘处及进入膀胱处。

(3)膀胱:对比剂充盈丰满的膀胱呈卵圆形,边缘光滑、密度均匀,横置于耻骨联合之上。充盈较少时膀胱较扁,上缘凹陷。

2. 常见疾病的 X 线表现　　泌尿系统结石可发生于肾脏至尿道的任何部位,多见于肾和膀胱。

(1)肾结石:多数结石可在 X 线平片上显影,称为阳性结石,可表现为圆形、卵圆形、鹿角形或不定形的高密度影。少数结石如尿酸盐结石难以在平片上发现,称为阴性结石。侧位片上,肾结石与脊柱影重叠,借此可与胆囊结石、淋巴结钙化等来鉴别。

(2)输尿管结石:常由肾结石下移所致,常发生于输尿管生理狭窄处。平片可见圆形、卵圆形、桑葚形或枣核样致密影。结石上方输尿管和肾盂常有不同程度的扩张和积水。

（五）骨、关节系统

X线平片常是骨骼疾病影像学检查的首选方法。但是不少骨骼疾病如炎症和肿瘤早期，X线表现比病例改变和临床症状出现晚，初次检查可能为阴性，需定期复查或进一步行MRI、CT检查。

1. 正常的X线表现　人体骨骼因形状不同分为长骨、短骨、扁骨和不规则骨4类。

（1）长骨：成人长骨的外形与小儿长骨相似，但骨发育完全。只有骨干和由松质骨构成的骨端。骨端有一薄层壳状骨板，为骨性关节面，表面光滑。其外方覆盖一层软骨，即关节软骨，X线上不能显示。小儿长骨可分为骨干、干骺端、骺板、骨骺，未完全骨化（图9-1-11）。

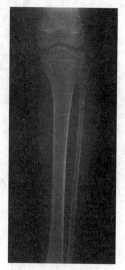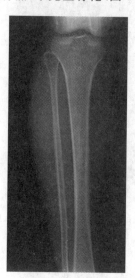

(a) 儿童左侧胫腓骨　　　　　　(b) 成人右侧胫腓骨

图 9-1-11　正常长骨（平片）

（2）脊柱：由脊椎和椎间盘组成。除第1～2颈椎外，每一脊椎分椎体和椎弓两部分。椎弓由椎弓根、椎板、棘突、横突和关节突组成。

正位片上，椎体呈长方形，从上而下逐渐增大，主要由松质骨构成，周围为一层致密的骨皮质。椎体两侧有横突影。在横突内侧可见椭圆形环状致密影，为椎弓根横断面影像，称椎弓环。在椎弓根的上、下方为上、下关节突的影像。椎板由椎弓根向后内延续，于中线联合成棘突，投影于椎体中央的偏下方，呈尖向上的类三角形致密影，大小与形状不同。

侧位片上，椎体也呈长方形，其上、下缘与后缘呈直角。椎弓居其后方。在椎体后方的椎管显示为纵行的半透明区。椎板位于椎弓根与棘突之间。棘突在上胸段斜向后下方，不易观察，腰段则向后突，易于显示。上、下关节突分别起于椎弓根与椎板连接的上、下方。椎间盘是软组织密度，呈宽度匀称的横行透明影，称椎间隙。椎间孔居相邻椎弓、椎体、关节突及椎间盘间，呈半透明影（图9-1-12）。

2. 基本病变的X线表现

（1）骨的基本病变：

① 骨质疏松：X线表现为骨密度减低，松质骨中骨小梁变细、减少，间隙增宽，骨皮质出现分层和变薄现象。

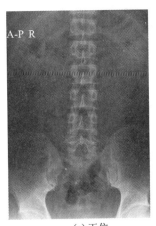
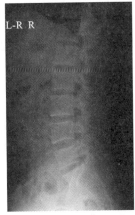

(a) 正位　　　　　　　　(b) 侧位

图 9-1-12　正常腰椎(平片)

② 骨质软化:指单位体积内骨组织有机成分正常,矿物质含量减少。X线主要表现为骨密度减低,与骨质疏松不同的是骨小梁和骨皮质边缘模糊。

③ 骨质破坏:指局部骨组织被病理组织所代替。X线表现为骨质局限性密度减低,骨小梁疏松或形成骨质缺损。

④ 骨质增生硬化:指单位体积内骨量的增多。X线表现为骨密度增高,骨小梁增多、增粗、密集,骨皮质增厚、致密,骨髓腔变窄或消失。

⑤ 骨膜增生:又称骨膜反应,是因骨膜受到刺激,骨膜内层成骨细胞活动增加所引起的骨质增生。X线表现为一段长短不定、与骨皮质平行或垂直的细线状致密影,呈线状、层状、针状、放射状、葱皮样。

⑥ 骨质坏死:指骨组织局部代谢的停止,坏死的骨质称为死骨。形成死骨的主要原因是血液供应的中断。X线表现为骨质局限性密度增高。

⑦ 软组织病变:质优的X线片上可见肌肉、肌间隙和皮下脂肪等影像。总体而言,对软组织的观察CT明显优于X线,MRI优于CT。

(2) 关节的基本病变:

① 关节肿胀:常由于关节积液或关节囊及其周围软组织充血、水肿、出血和炎症所致。X线表现为关节周围软组织肿胀、密度增高,大量关节积液可见关节间隙增宽。

② 关节退行性变:早期改变多始于软骨,为缓慢发生的软骨变性、坏死和溶解。继而造成骨性关节面骨质增生硬化,并与边缘形成骨赘。早期X线表现为骨性关节面模糊、中断、消失。中、晚期出现关节间隙狭窄、软骨下骨质囊变和骨性关节面边缘骨赘形成,不发生明显骨质破坏,一般无骨质疏松。该变化多见于老年人,是组织衰退的表现。

③ 关节强直:可分为骨性与纤维性两种。骨性强直是由于关节明显破坏后,关节骨端由骨组织连接所致。X线表现为关节间隙明显变窄或消失,并有骨小梁通过关节连接两侧骨端。纤维性强直也是关节破坏的结果。虽然关节活动消失,但X线上仍可见狭窄的关节间隙,且无骨小梁贯穿,常见于关节结核。

④ 关节破坏:是关节软骨及其下方的关节面骨质为病理组织侵犯、代替所致。当破坏累及关节软骨时X线表现为关节间隙变窄;累及关节面骨质时,则出现相应区的骨质破坏和缺损,严重时可引起关节半脱位和变形。

⑤ 关节脱位:即关节骨端的脱离和错位。有完全脱位和半脱位两种。X线主要表现常伴有关节囊的撕裂,有时还伴有骨折。成人大关节脱位,特别是完全脱位征象明确,临床不难诊断。成人小关节脱位和骨骺未完全骨化的关节脱位,特别是不完全脱位,X线征象不明确,诊断较难,常需加照健侧进行比较才能确诊。

3. 常见疾病的X线表现

1) 骨关节外伤

(1) 长骨骨折:骨折是骨的连续性中断。X线平片是骨折首选的影像学检查方法。结构复杂、X线影像重叠较多的部位可以首选CT检查,了解软骨和软组织损伤多需行MRI检查。长骨骨折时X线上显示不规则的透亮线,即骨折线。骨皮质断裂时骨折线整齐清楚,骨松质断裂时骨小梁扭曲、中断、错位。嵌入性或压缩性骨折时骨小梁紊乱,甚至因骨密度增高而看不到骨折线(图9-1-13)。

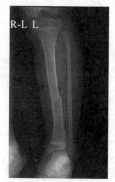 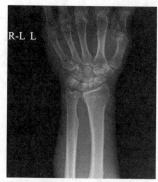 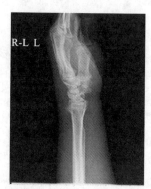

(a) 左侧胫骨中下段骨折　　(b) 左侧桡骨远端骨折的致密线　　(c) 左侧桡骨远端骨折的致密线

图 9-1-13　长骨骨折

儿童长骨骨折可表现为骺离骨折和青枝骨折。由于儿童骨骺常未与骨干部结合,外力可经过骨骺板达干骺部引起骨骺分离,即骺离骨折。由于骨骺板软骨不显影,所以骨折不能显示,X线片上只见骺线增宽,干骺端与骨骺对位异常。儿童的骨骼柔韧性大,外力不易使骨质完全断裂,仅见局部骨皮质和骨小梁扭曲,而不见骨折线或只引起骨皮质发生凹陷、皱折或隆起,即青枝骨折(图9-1-14)。

(2) 脊椎骨折:暴力使脊柱骤然高度弯曲,可使受应力的脊椎发生骨折。多发生在活动度较大的胸椎下段和腰椎上段,单个椎体多见。X线表现为椎体压缩呈楔形,不见骨折线,可见不规则线状致密带。有时,椎体前上方有分离的骨碎片,上、下椎间隙一般保持正常。严重时常并发脊椎后突成角、侧移,甚至发生椎体错位。

(3) 椎间盘脱出:多为慢性损伤的结果。X线平片可见:①椎间隙均匀或不对称性狭窄。②椎体边缘,尤其是后缘出现骨赘。此外,脊椎排列变直或有侧弯现象。以上征象特异性不高,X线平片不能直接观察椎间盘结构,故不能由此作出诊断,要明确诊断一般首选CT或MRI检查。

2) 骨结核　以骨质破坏和骨质稀疏为主的慢性病,是继发性结核病,原发灶主要在肺部,多发生于儿童和青年。结核杆菌经血行到骨,停留在血供丰富的松质骨内。脊椎是好发部位,其次是髋和膝部。多为单发,临床经过缓慢。

(1) 长骨结核:好发部位为干骺端及骺。干骺端结核病灶内干酪样坏死物可形成脓肿。X线见松质骨中出现局限性类圆形、边缘较清楚的骨质破坏区,邻近无明显骨质增生。骨膜反应

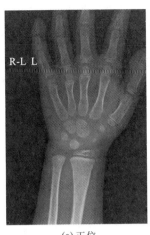
(a)正位

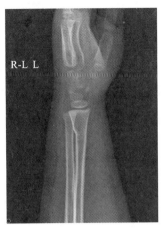
(b)侧位

图 9-1-14　桡骨远端青枝骨折

较少见或轻微,在骨质破坏区有时可见碎屑状死骨,密度不高,边缘模糊,成为"泥沙"状死骨。病变发展易破坏骨骺而侵入关节,形成关节结核。干骺端结核很少向骨干发展,但病灶可破坏骨皮质和骨膜,穿破软组织而形成瘘管,并引起继发感染。此时则可出现骨质增生和骨膜增生。骨干结核少见。

（2）脊椎结核:腰椎结核多见。病变常累及相邻的两个椎体,附件较少受累。椎体结核主要引起松质骨的破坏。由于骨质破坏和脊柱承重,椎体塌陷变扁或呈楔形。病变开始多累及椎体的上下缘,邻近软骨板,引起软骨板破坏而侵入椎间盘,使椎间隙变窄,甚至消失。椎体可相互嵌入融合而难于分辨,表现为局限性软组织肿胀,边缘清楚。主要 X 线表现是椎体骨质破坏、变形,椎间隙变窄或消失及冷性脓肿的形成。

3）骨软骨瘤　常见的良性骨肿瘤,好发于长骨的两端,生长缓慢,可单发或多发,多发患者有恶变的可能。X 线表现为向外生长的骨性赘生物,常背向关节方向生长,赘生物周边为骨皮质,内部为骨小梁,两者与母体骨的骨皮质和骨小梁相延续。瘤体顶端可膨大,呈菜花状或丘状隆起。X 线上不能显示软骨帽,当其钙化时方可显示钙化影。

第二节　计算机体层成像

一、基本知识

计算机体层成像(CT)是在 1969 年由 Hounsfield 设计并于 1971 年应用于临床的一种现代医学成像技术。CT 是利用 X 线束对人体选定层面进行扫描、获取信息并经计算机处理而取得的重建图像,其分辨率明显优于普通 X 线成像,提高了病变的检出率和诊断的准确率,从而扩大了医学影像学诊断的应用领域。为此,Hounsfield 获得了 1979 年的诺贝尔奖。

（一）CT 成像的基本原理

CT 是用 X 线束对人体某部位一定厚度的层面行多方向扫描,由对侧的探测器接收透过该层面的 X 线,将其转变为可见光后,由光电转换器转换为电信号,再经模拟/数字转换器转化为数字,输入计算机处理。图像处理时将选定的层面分成若干个体积相同的长方体或立方体,称为体素(voxel),扫描所得信息经过计算而获得每个体素的 X 线衰减系数或吸收系数,再排列成数字矩阵,经模拟/数字转换器把数字矩阵中的每个数字转为由黑到白不同灰度的小方块,即像素(pixel),并按原有矩阵排列,构成 CT 图像。所以,CT 图像是由一定像素组成的计算机重建的断层图像。CT 设备主要有多层螺旋 CT(MSCT)、双源 CT 和能谱 CT。

(二)CT 图像的特点

CT 图像是以不同灰度来表示的,可反映器官和组织对 X 线的吸收程度,因此,与 X 线图像所显示的黑白影一样,黑影表示低吸收区,即低密度区,如肺部;白影表示高吸收区,即高密度区,如骨骼。但是 CT 与 X 线图像相比,CT 具有高的密度分辨力(density resolution)。因此,人体软组织的密度差别虽然小,吸收系数虽然多接近于水,但仍然能形成对比而成像。这是 CT 的突出优点。所以,CT 可以更好地显示由软组织构成的器官,如脑、脊髓、肺、肝、胆、胰、纵隔以及盆部器官等,并能在良好的解剖图像背景上显示出病变的影像。

X 线图像可反映正常与病变组织的密度,如高密度和低密度,但没有量的概念。然而 CT 图像不仅可以用不同灰度显示密度的高低,还可以用量化指标 CT 值(单位用亨氏单位(Hounsfield unit,HU))来表示。

目前,由于 MSCT 的迅速发展,其多种后处理技术已广泛应用于临床各系统,如多平面重建(MPR)、曲面重建(CPR)、最大密度投影(MIP)、容积重建(VR)等。

二、CT 的主要检查方法

1. 平扫　平扫是指不用造影增强或造影的普通扫描,常规先行平扫。如急性脑出血、肝囊肿、肾结石和支气管扩张等,平扫即能诊断。

2. 对比增强扫描　对比增强扫描是经静脉注入水溶性有机碘对比剂后再行扫描的方法。增强扫描时,正常组织结构和病变部位可因含有碘对比剂而密度增高,称之为强化,常有助于定性诊断。有机碘对比剂使用的注意事项同 X 线造影检查。

三、CT 检查前准备及注意事项

CT 检查的 X 线辐射剂量明显高于传统 X 线检查,应注意防护。除了严格掌握适应证外,还要努力遵循辐射防护的三个基本原则。目前临床上推荐在不影响图像质量和诊断需求的前提下尽量使用低剂量扫描。

1. 平扫检查

(1)检查前须将详细病史及各种检查结果提供给 CT 医生以备参考。

(2)去除检查部位的高密度或金属物品,如头饰、耳环、项链、钱币、发夹、皮带和钥匙等,以免产生伪影,影响诊断。

(3)腹部扫描者,检查前 1 周内不能做钡剂造影;除急诊外,腹部检查常规要求空腹加肠道准备。

(4)盆腔扫描者检查前晚口服缓泻剂;检查前饮水使膀胱充盈。

(5)检查时应听从技术人员的指导,保持体位不动,配合检查进行平静呼吸、屏气等。

(6)急危重症患者需在医护人员监护下检查。妊娠期妇女、情绪不稳定、难以制动的患者不宜做此检查。

2. 增强扫描检查　增强扫描需要注射碘对比剂,因此除做好平扫前的准备外,还应做到以下几点。

(1) 注射对比剂后勿剧烈运动,保持安静,等候检查。

(2) 检查结束后尽量多饮水以助对比剂排泄。

四、CT 检查的临床应用

1. 神经系统病变 神经系统 CT 检查对中枢神经系统疾病的诊断价值较高,应用普遍。对颅内肿瘤、脓肿与肉芽肿、寄生虫病、外伤性血肿与脑损伤、脑梗死与脑出血,以及椎管内肿瘤与椎间盘脱出等诊断效果好,可靠性高。CT 血管造影(CTA)可获得较清晰的三维重建血管图像(图 9-2-1)。

2. 头颈部病变 CT 对头颈部疾病的诊断也很有价值。如眶内占位性病变、早期鼻窦癌、听骨破坏与脱位、内耳骨迷路的轻微破坏、耳先天发育异常及鼻咽癌等(图 9-2-1)。

3. 心血管系统病变 心血管系统主要有心包病变的诊断。另外,冠状动脉和心瓣膜的钙化、大血管壁的钙化及动脉瘤改变等,CT 检查也可以很好显示。

4. 胸部病变 随着高分辨力 CT 的应用,CT 已经日益显示出它对胸部病变诊断优越性。通常采用造影增强扫描以明确纵隔和肺门有无肿块或淋巴结增大、支气管有无狭窄或阻塞,对原发和转移性纵隔肿瘤、淋巴结结核、中心型肺癌等的诊断均有优势。CT 对 X 线平片检查较难显示的部分,如同心、大血管重叠病变的显示,更具有优越性。CT 对胸膜、膈、胸壁病变也可清楚显示。

5. 腹部及盆腔脏器病变 CT 检查主要用于肝、胆、胰、脾、腹膜腔及腹膜后间隙及泌尿和生殖系统疾病的诊断,尤其是占位性病变、炎症性和外伤性病变等。胃肠病变向腔外侵犯以及邻近和远处转移等,CT 检查也有很大价值(图 9-2-2)。

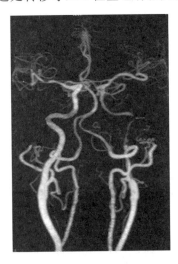

图 9-2-1 头颈部 CTA 图像

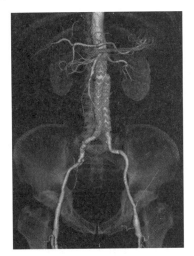

图 9-2-2 腹部 CTA 图像

第三节 磁共振成像

一、基本知识

磁共振成像(MRI)是利用强外磁场内人体中的氢原子核,在特定射频脉冲的作用下产生磁共振现象,经计算机处理重建成像的一种影像技术。1946 年 Block 和 Purcell 就发现了核磁共振波谱学。1973 年 Lauterbur 等将 MRI 首先应用于临床医学领域。

MRI 的基本原理如下所述。

1. 原子核在磁场内的特性 原子核在其自旋过程中产生的自旋磁动力(核磁矩)是由其所组成的质子和中子的情况决定的。含有偶数质子或中子的原子核其核磁矩成对地相互抵消,整体上不呈现磁场。而含有奇数质子或中子的原子核具有核磁矩的物理特性,核磁矩的大小是原子核的固有特性,它决定 MRI 信号的敏感性。从理论上讲,很多元素都可以用磁共振来成像,然而 MRI 主要应用于氢的成像,其原因一是氢的原子核最简单,具有单一的质子,具有最强的核磁矩;二是氢在人体内含量最高,所产生的磁共振信号是其他原子的 1000 倍。

2. 磁共振的发生 正常情况下,氢原子的核磁矩取向是杂乱无章的,因而核磁矩相互抵消。如果将氢核(人体)置于静磁场中,核磁矩取向不再是无规律的,而是按磁场的磁力线方向取向。其中大部分质子的核磁矩顺磁场排列,位能低,呈稳态;少部分逆磁场排列,位能高。于是机体开始带有磁性,数秒钟之后达到平衡。这个过程即磁化,磁化的强度是一个可以测量的矢量。达到平衡时的磁化方向与机体纵轴,即 Z 轴方向一致。此时,向氢核(人体)发射一定频率的射频脉冲对其激发,氢核获得能量出现共振,即磁共振现象。

3. MRI 信号的产生及图像的形成 射频脉冲停止激发后,被激发的氢核将吸收的能量逐步释放出来,其相位和能级随之恢复到激发前的状态,这一恢复过程称为弛豫,恢复到原先平衡状态所需要的时间称为弛豫时间。有两种弛豫:纵向磁化恢复,其过程为纵向弛豫;横向磁化消失,其过程则为横向弛豫。纵向弛豫时间反映自旋核把吸收的能量传给周围晶格所需的时间,即 T_1;横向弛豫时间反映横向磁化衰减、丧失的过程,即横向磁化所维持的时间,为 T_2。

人体不同器官的正常组织与病理组织的 T_1 是相对恒定的,而且它们之间有一定差别,T_2 也是如此。这种组织间弛豫时间上的差别是 MRI 成像的基础。

弛豫过程是一个释放能量和产生磁共振信号的过程。其中产生的磁共振信号通过射频系统接收并传给计算机图像处理系统,从而以不同灰度或颜色的图像加以显示。

二、MRI 检查前准备及注意事项

(1)腹部增强检查前禁食、禁饮 4 h 以上;胰胆管成像检查前禁食、禁饮 6 h 以上;盆腔检查前膀胱需充盈中等量以上尿液。

(2)MRI 设备具有强磁场,如装有心脏起搏器、体内有金属(如弹片、金属假肢、金属人工瓣膜、金属性手术夹(如脑动脉瘤夹闭术))或磁性物植入的患者应禁止进行该项检查;妊娠 3 个月以内原则上不进行该检查,以免发生意外。

(3)患者勿穿戴任何有金属的衣服,去除头颈部体表异物,眼部检查前勿化妆。

(4)MRI 检查时间较长,且患者所处环境幽暗、噪声较大,嘱其要有思想准备,不要急躁,在医生指导下保持体位不动,耐心配合。

(5)幽闭症、高热或散热功能障碍者不能进行检查;有意识障碍、昏迷、精神症状等不能有效配合检查的患者,除非经相关专业临床医生同意,否则不能进行此检查;不能配合的儿童患者须采取镇静措施,如水合氯醛灌肠等。

(6)宫内节育器很可能对盆腔检查产生影响,必要时须将其取出后再行检查。

(7)增强扫描检查的患者除做好上述准备外,还应询问患者对钆对比剂的过敏史;告知患者钆注射部位可出现短暂疼痛和热感;严重肾功能不全、肾移植患者及孕妇不建议使用钆对比剂;检查前应签署《钆对比剂使用知情同意书》。

三、MRI 检查的临床应用

（1）MRI 在神经系统的应用较为成熟。对脑干、幕下区、枕骨大孔区、脊髓与椎间盘的显示明显优于 CT。除对颅骨骨折和颅内急性出血不敏感外，对脑脱髓鞘疾病、早期脑梗死、脊髓肿瘤、脊髓先天性异常与脊髓空洞症的诊断有较高价值。常见疾病表现如下。

① 脑梗死：

a. 缺血性梗死：MRI 对脑梗死灶敏感性高、发现早。发病后 1 h 即可发现局部脑回肿胀、脑沟变窄，继而出现常 T_1 和 T_2 信号异常。磁共振血管造影（MRA）检查可显示脑动脉较大分支的闭塞。弥散加权成像（DWI）检查可更早检出脑缺血灶，显示为高信号。

b. 出血性梗死：MRI 平扫，梗死区内可见短 T_1 高信号灶。

c. 腔隙性梗死：DWI 检查即可发现早期腔隙性梗死灶，可显示为小的高信号区，其后为长 T_1 低信号区和长 T_2 高信号区。

② 脑出血：MRI 平扫，血肿信号随其期龄而变化。急性期 T_1WI 呈等信号，T_2WI 为稍低信号，显示不如 CT 清晰；亚急性和慢性期血肿 T_1WI、T_2WI 均为高信号；囊变期当囊变形成时 T_1WI 为低信号，T_2WI 为高信号，周边为含铁血黄素沉积所致的低信号环，本期 MRI 比 CT 敏感。

（2）MRI 用于肝、肾、膀胱、前列腺和子宫等疾病的诊断也有相当价值。

（3）MRI 显示纵隔时，能将脂肪和血管形成良好的对比，有利于心脏和大血管病变的诊断。MRI 也可用于观察纵隔肿瘤及其与血管之间的解剖关系、肺门肿块以及纵隔淋巴结的转移情况等。

（4）脊髓在 MRI 上表现为高信号区，侵及脊髓的病变，如肿瘤、感染及其代谢疾病，MRI 上可清楚显示。在显示关节内病变及软组织方面 MRI 也有优势。

第四节 超声成像

一、基本知识

超声（ultrasound）是指振动频率在每秒 20000 赫兹（Hz）以上，超过人耳听觉阈值上限的声波。超声检查是利用超声波的物理特性和人体器官组织声学特性相互作用后产生的信息，以及其接收、处理后形成的图像、曲线，进行疾病诊断的检查方法。超声诊断是医学影像学诊断的重要组成部分。

（一）超声检查的基本原理

1. 超声波的物理特性 ①指向性：由于超声波的频率极高，波长短，在介质中直线传播，故具有良好的指向性，这是超声对人体器官进行定向探测的基础。②反射、折射与散射：超声波在介质内的传播过程中，由于不同介质的声阻抗不同、界面大小不一，可发生反射、折射及散射等现象。其中反射所形成的回声可显示不同组织的界面轮廓；折射则造成图形一定程度的扭曲和变形；小界面对入射超声产生散射现象，无方向性，但散射所形成的回声来自脏器的细小结构，意义重大。③吸收与衰减特性：超声波在介质中传播时，由于介质的黏滞性、导热性等因素,一部分声能不可逆地转换成介质的其他形式的能量,使声能耗损,称为吸收。不同组织对超声吸收的程度不同,主要与水和蛋白质的含量有关。超声通过液体时几乎无衰减,通过骨质和钙质时则明显衰减致其后方回声减弱乃至消失而形成声影。④多普勒效应:超声遇到运动的介质界面时,反射波的频率发生改变,即发生频移现象。当界面背离探头运动时,频率减低;朝向探头运动时,频率增高;界面运动速度越快,频移的数值就越大,反之亦然。利用此效应可检测组织或血流运动,包括速度和方向,并可判断血流是层流还是湍流。

2. 超声成像 一般超声设备均有换能器(探头)、信号处理系统(主机)和显示器。探头发射出一定频率的超声波,穿透人体多层界面组织进行传播,在每一层界面上均可产生不同程度的散射和反射回波。这些回波含有超声波传播途中所经过的不同组织的声学信息,被探头接收并经过主机处理,在显示器上以不同的形式显示为图像或波形。

二、超声的检查方法

随着计算机技术的进步,超声诊断从早期的一维超声成像(A 型、M 型)、二维超声成像(B型),演变到实时三维超声成像;由黑白灰阶段的超声成像发展到多普勒血流显像。新的超声成像、谐波成像、腔内超声、声学造影、负荷超声、介入超声技术等逐渐应用于临床。

三、超声检查前准备及注意事项

(一)常规超声检查

检查前应就检查的必要性、安全性和检查步骤向受检者做必要的解释和说明,帮助缓解其紧张心理,配合检查。

(二)常规肝脏、胆囊、胆道及胰腺检查

一般空腹进行,必要时饮水 400~500 mL,一方面使胃充盈作为透声窗,以使胃后方的胰腺及腹部血管等结构充分显示;另一方面未进食状态下的胆囊内充盈胆汁,也可作为透声窗,清晰显示胆囊内的结构。

(三)胃肠检查

空腹检查,检查前需饮水及服胃造影剂,以充分显示胃黏膜及胃腔。必要时口服甘露醇清洁肠道。

(四)泌尿生殖系统检查

1. 常规经腹对早孕、妇科患者及膀胱、前列腺做超声检查 受检者应于检查前 2 h 饮水 400~500 mL,饮水后不要排尿,待膀胱充盈后再做检查。

2. 经阴道超声检查 受检者需已婚,检查前应排空膀胱,一般安排在非月经期或非出血期,以避免造成医源性感染。

(五)心血管系统检查

一般检查无需做特殊准备。经食管超声心动检查存在一定程度的损伤,检查前应签署知情同意书,禁饮 8 h 以上,检查后 2 h 禁饮。

(六)婴幼儿及检查不合作者

可给水合氯醛灌肠,待安静入睡后再行检查。

（七）超声引导下穿刺

怀疑有出血者，术前检测血小板计数、凝血酶原时间及活动度；禁饮、禁食 8~12 h；向受检者说明与检查有关的并发症，知情同意后方可进行检查。

四、超声检查的临床应用

超声诊断已广泛应用于内、外、妇、儿等临床各科，成为许多脏器、软组织器官病变首选的影像学检查方法，而且可以在超声引导下进行一些治疗。

（一）肝脏

1. 正常声像图 正常肝脏切面轮廓清晰，被膜光滑，呈细线状回声。肝实质呈均匀细小的点状中等强度回声。肝内显示的管道结构主要为肝静脉及其分支和门静脉，肝静脉壁较薄，回声弱，汇流至下腔静脉；门静脉壁较厚，回声较强（图 9-4-1）。

2. 常见肝脏疾病声像图

（1）肝硬化：①肝脏形态失常，被膜不光整，体积缩小，典型者呈锯齿状。②肝实质回声不均匀增强。③肝静脉变细、迂曲，走向不清。④门静脉高压征象：门静脉主干和主支增粗，脾大，腹腔积液者在腹腔内可见不规则液性无回声暗区。⑤胆囊壁增厚呈双边影（图 9-4-2）。

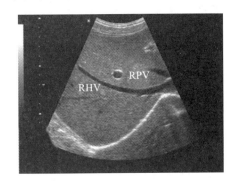

图 9-4-1 正常肝脏声像图

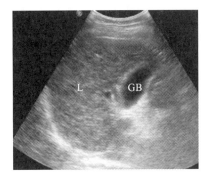

图 9-4-2 肝硬化

（2）脂肪肝（图 9-4-3）：①局灶性脂肪肝可见肝一叶或数叶内不规则分布的稍高回声表现；肝岛，表现为高回声中见片状低回声。②弥漫性脂肪肝可见肝实质回声普遍增高，表现为"光亮肝（bright liver）"；肝内血管减少、变细，肝内血管与肝实质回声水平接近，回声反差消失，周围肝实质弥漫性增强。

（3）肝癌：原发性肝癌肝实质内有多发或单发的团块，多数呈膨胀性生长，肿块内部可显示均匀或不均匀的弱回声、强回声和混杂回声。肿块周围可见完整或不完整的环形低回声带，形成门静脉或胆管内癌栓时，在扩张的门静脉或胆管内可见高回声灶。继发性肝癌多在肝内出现多发的、大小及图形特征相似的强回声或低回声结节。淋巴瘤、肉瘤、胃癌、食管癌及泌尿系统癌肿肝转移灶多为高回声结节。

（4）肝脓肿：超声可作为首选的影像学检查方法。①直接征象：可见单发或多发的低回声或无回声肿块，脓肿壁表现为环状强回声，脓腔低回声，形成所谓的"环征"。脓肿壁厚薄不等，外缘清或不清，内缘不平整。如腔内出现气体，则表现为带状狭长强回声。脓肿周围显示由亮渐暗的环状回声的水肿带。②间接征象：急性肝脓肿，周围可有水肿区，表现为由亮渐暗的环状回声。

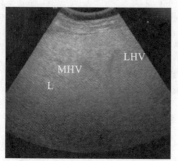

(a) 脂肪肝(灰阶超声,显示肝实质回声弥漫性增强,回声密集,后方略有轻度衰减)

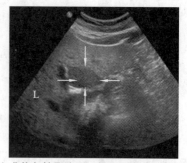

(b) 非均匀性脂肪肝,显示肝左叶一低回声区,边界尚清,内分布均匀(箭头所示),周围肝实质弥漫性增强

图 9-4-3　脂肪肝

(二)胆道系统

1. 正常声像图

横切面和纵切面胆囊呈长圆形、类圆形或圆形,长径<9 cm,前后径<3 cm,壁厚 0.2～0.3 cm。囊腔内均匀无回声,后方回声增强。胆囊壁为边缘光滑高回声。

肝外胆管位于门静脉前方,壁薄而光滑;肝内胆管除非用高分辨超声否则一般不能显示。

2. 常见胆道系统疾病声像图

(1)胆囊炎:

① 急性胆囊炎:胆囊增大,囊壁明显增厚,呈强回声,其间有弱回声带,重者有多层弱回声带表现。

② 慢性胆囊炎:胆囊缩小,囊壁钙化、增厚,边缘毛糙,回声增强。

(2)胆囊结石:典型的声像图为:①胆囊或胆管内一个或数个强回声团;②在强回声团后方伴有声影,其宽度与结石大小一致;③发生在胆囊内者强回声可随体位改变而移动(图9-4-4)。

(三)泌尿系统

1. 正常声像图

(1)肾:随着扫查方向不同肾脏可以呈圆形、卵圆形或豆形,被膜清晰光滑,呈带状强回声。外周肾实质呈低回声,间有少许散在点状回声;中央部为肾盂、肾盏、肾内血管及脂肪构成的肾窦区,呈不规则的高回声区,其宽度因人而异,一般占肾宽度的 1/2～2/3。

(2)膀胱:充盈时,横切面呈方形、圆形或椭圆形,纵切面略呈三角形。浆膜层呈强回声带,有良好的连续性,显示清晰。膀胱腔内为均匀液性无回声区。

(3)前列腺:可经腹壁、会阴部或直肠探查。经腹壁探查时,横切面呈左右对称而圆钝的三角形或栗子形。包膜整齐而明亮,实质均匀低回声。其前后径为 2 cm,上下径为 3 cm,左右径为 4 cm。

2. 常见泌尿系统疾病声像图

(1)肾结石:肾窦区内可见一个或多个点状或团状强回声,直径大于 0.3 cm 的结石后方可伴有声影。超声检查可发现 X 线平片检查阴性的结石(图9-4-5)。

(2)膀胱结石:膀胱无回声区内出现单个或多个点状或团块状强回声,其后伴有声影。强回声团可随体位改变而移动。

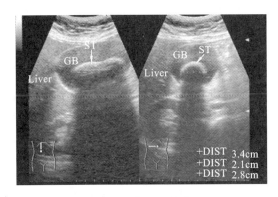
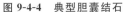

图 9-4-4 典型胆囊结石

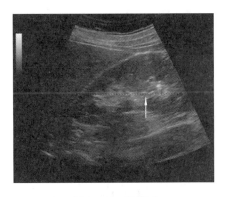

图 9-4-5 肾结石

（3）前列腺增生症：前列腺各径线值均增大，以前后径增大更为重要，严重者可突入膀胱内。前列腺断面呈圆形或接近球形，多数外形规整，左右对称。内外腺比例异常，由正常时的1：1变为(2.5～7)：1。多数患者在前列腺内出现单个或多个低回声的增生结节。

（四）妇产科

超声检查对妇产科疾病的诊断有较高的价值，可了解子宫、附件的大小、形态及有无发育异常；诊断子宫、附件病变，确定节育环的位置；早期妊娠诊断；监测胎儿发育情况，有无畸形，以及羊水、胎盘情况等；并可在超声引导下进行诊断性穿刺和治疗。

1. 正常子宫声像图 子宫位于充盈的膀胱后方，纵切面子宫多呈倒置的梨形，横切面子宫底部呈三角形，体部呈椭圆形，轮廓清晰，被膜光滑。子宫肌层呈均匀中等回声，宫腔呈线状强回声。

2. 子宫肌瘤 子宫肌瘤是妇科最常见的良性肿瘤，其声像图表现为子宫增大，形态不规则，多发性子宫肌瘤时形态尤其不规则。肌瘤结节呈圆形低回声或等回声，周边有假性包膜形成的低回声晕。壁间肌瘤时子宫内膜移向对侧且变形，黏膜下肌瘤时内膜增宽或显示出瘤体。

3. 正常妊娠子宫的诊断

（1）早孕：超声诊断依据为在宫腔内发现妊娠囊。一般在妊娠第5周时即可显示；第6周时其检出率可达100%，表现为圆形或椭圆形光环，其内呈无回声；第7周妊娠囊内可见胚芽回声；第8周可发现原始心管搏动（图9-4-6）。

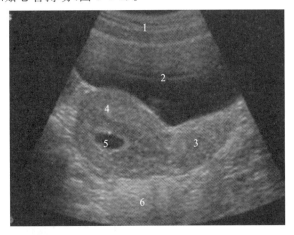

图 9-4-6 宫内早孕

注：1. 腹壁 2. 膀胱 3. 宫颈 4. 宫体 5. 妊娠囊 6. 陶氏腔

（2）中晚期妊娠：超声很容易诊断，超声检查多是要求明确妊娠有无异常或评定胎儿生长发育情况与孕龄估计或做胎儿生理评分，以便采取相应措施。

（五）其他

1. 眼　眼球位置比较表浅，结构精细，高频超声检查可对眼内或眶内肿瘤性病变、内膜（视网膜、脉络膜）性病变及眼外伤等多种疾病进行诊断。

2. 乳腺与甲状腺　高频超声可探查病灶并判断物理特性，初步鉴定病灶的良恶性。

3. 介入性超声　介入性超声是现代超声医学的一门新技术，其主要特点为在实时超声引导或监视下，完成各种抽吸引流、X线造影、穿刺活检及注药治疗等操作，以满足临床诊断及治疗的需要，如实性肿物穿刺活检、肝肾囊肿的抽吸硬化治疗、肿瘤的局部药物治疗等。

小结

通过学习 X 线成像、CT、MRI 和超声成像的基本知识、检查方法、检查前准备、临床应用等内容，使学生能理解影像学检查的基本原理，掌握影像学检查前的准备及注意事项，并能够运用所学知识对患者进行影像学检查的相关指导。

思考题

1. 患者，男，58 岁。1 年前因窦房结功能障碍安装了心脏起搏器，最近出现脱髓鞘病变，家人建议去做 MRI 检查。此建议合适吗？

2. 超声检查前受检者需要做哪些准备？

3. 简述拍 X 线平片前受检者的注意事项。

（赵红佳　李　霞）

第十章　护理诊断与思维

学 习 目 标

识记:护理诊断的定义、组成和陈述方式。

理解:护理诊断、合作性问题、医疗诊断之间的区别和联系。

应用:运用评判性思维,在护理评估的基础上按照正确的步骤提出护理诊断并进行合理排序。

 案例分析

李某,女,35 岁。因发现左乳房肿块 1 月余入院。入院诊断:乳腺癌(左)。拟行乳癌根治术。入院后患者情绪紧张,睡眠欠佳,难以入睡,睡后易醒;不思饮食,形体消瘦,自述 1 个月内体重减少 5 kg。当向其询问有关癌症的一般常识时,回答语无伦次,只知道"癌症非常可怕,手术非常危险,后果不好",心里感到不安。

请问:该患者有哪些护理问题? 这些问题之间有无关联?

第一节　概　　述

一、护理诊断的定义及分类

北美护理诊断协会(North American Nursing Diagnosis Association,NANDA)于 1990 年第 9 次会议上提出并通过的护理诊断(nursing diagnosis)定义:关于个体、家庭、社区对现存的或潜在的健康问题或生命过程反应的一种临床判断。护理诊断是护士为达到预期结果选择护理措施的基础,这些预期结果应是由护士负责的。

二、护理诊断的组成

护理诊断由名称、定义、诊断依据和相关因素四部分组成。

1. 名称　名称是对患者健康问题的概括性描述,一般常用改变(altered)、受损或损伤(impaired)、增加(increased)、减少或降低(decreased)、无效(ineffective)或低效、缺陷(deficit)、急性或严重(acute)、慢性(chronic)、紊乱(disturbed)、功能障碍(dysfunctional)来表

述。护理诊断名称可分为以下几种情况。

（1）现存的护理诊断：在进行评估时，对患者正在经历的健康问题的临床判断。如"清理呼吸道无效（ineffective airway clearance）"和"焦虑（anxiety）"即为现存的护理诊断。

（2）高危的护理诊断：某些存在的危险因素，若不加以预防处理，患者较其他人更容易出现健康问题的临床判断。对于高危的健康问题，观察和预防是护理干预的重点。如"有父母不称职的危险"、"有窒息的危险"等都属于这一类诊断。

（3）健康的护理诊断：对个人、家庭或社区从特定健康水平向更高的健康水平发展所作的临床判断。如"母乳喂养有效"。

2. 定义 定义是对护理诊断名称内涵清晰、正确的描述和解释，NANDA用定义的方式确定每一个护理诊断的特征，并以此与其他诊断相鉴别。如"家庭应对无效：无能性"的定义是重要人物（家庭成员或其他主要人员）的行为使他（她）自己的能力以及被照顾者必须有效地完成适应健康挑战任务的能力受损。"家庭应对无效：妥协性"的定义是当被照顾者处理和控制健康挑战需要帮助时，通常最主要提供支持的人物（如家庭成员或挚友）所提供的支持、安慰、协助或鼓励是不足的、无效的或妥协的。可看出二者虽然都是家庭应对无效，但造成的原因不同，前者多是"不为"，后者是"为"而力度和强度不足。

3. 诊断依据 诊断依据是作出该护理诊断的判断标准。诊断依据是患者被诊断时必须存在的相应的症状、体征以及相关病史资料。1986年NANDA将诊断依据依其重要性分为主要依据和次要依据两类。主要依据是指形成某一特定诊断时必须出现的症状和体征，为诊断成立的必要条件；次要依据是指在形成诊断时，大多数情况下会出现的症状和体征，但不是每个人都一定会有的经历，对形成诊断起支持作用，为诊断成立的辅助条件。1988年NANDA规定，主要依据是指80%～100%的患者在确定此诊断时所存在的症状和体征或相关病史；次要依据是指50%～79%的患者在确定此诊断时所存在的症状和体征、检验结果。例如，护理诊断"体温过高"的主要依据是体温高于正常范围，次要依据是皮肤发红、触之有热感，呼吸频率增快，心动过速，痉挛或惊厥。

4. 相关因素 相关因素（related factors）是指影响个体健康状况，导致健康问题的直接因素、促发因素或危险因素。现存的或健康的护理诊断有相关因素，而高危的护理诊断其相关因素常同于危险因素（即导致患者对这种危险的易感性增加的因素，如生理、心理、遗传、化学因素及不健康的环境因素等）。一个护理诊断可以有很多相关因素，明确诊断的相关因素对有针对性地制订解决问题的措施是十分必要的。常见的相关因素可来自于以下几方面。

（1）病理生理方面的因素：如"体温过高"的相关因素可能是脱水、排汗能力下降或不能排汗。

（2）治疗方面的因素：如药物的副反应可以是患者出现腹泻的原因。

（3）心理方面的因素：如"营养失调：低于机体需要量"最常见的原因是由于心理因素引起的不能摄入、消化或吸收营养，长期营养不良造成的。

（4）情境方面的因素：涉及环境、有关人员、生活经历、生活习惯、角色等方面的因素。如"角色紊乱"的原因可以是患者承担着过多的角色和责任，而一时出现角色冲突等。

（5）发展方面的因素：指与年龄相关的各个方面，包括认知、生理、心理、社会、情感的发展状况，比单纯年龄因素所包含的内容更广泛。

三、护理诊断的陈述

护理诊断主要有以下三种陈述方式。

1. PES 公式陈述法 具有 P、E、S 三个部分，多用于陈述现存的护理诊断。

P——问题（problem），即护理诊断的名称。

E——病因（etiology），即相关因素，一般用"与……有关"来陈述。

S——症状和体征（symptoms and signs），也包括实验室、仪器检查结果。

例如：营养失调：低于机体需要量：消瘦 与长期进食不足有关。
　　　　　　　P　　　　　　S　　　　　　　　　　E

2. PE 公式陈述法 只有护理诊断名称和相关因素，而没有临床表现。多用于"有……危险"的护理诊断，因危险目前尚未发生，因此没有症状和体征，只有 P、E。

例如：有受伤的危险 与血红蛋白降低有关。
　　　　　P　　　　　　　E

3. 问题（P）陈述法 这种陈述方式用于健康的护理诊断。

例如：潜在的精神健康增强。
　　　　　P

四、合作性问题

临床护理实践是一个不断变化的、复杂的过程，在临床中护士常遇到一些情况和面临的患者问题无法完全包含在 NANDA 制定的护理诊断中，而这些问题确实需要护理提供干预或措施，因而，1983 年卡泊尼特（Lynda Juall Carpenito）提出了合作性问题（collaborative problem）这个概念。她把护士需要解决的问题分为两大类，一类是护士直接采取措施就可以解决的，属于护理诊断；另一类是要与其他健康保健人员尤其是医生共同合作解决的，护士在解决问题的过程中主要承担监测职责，这部分属于合作性问题。

合作性问题是需要护士进行监测以及时发现患者身体并发症的发生和情况的变化，是要护士运用医嘱和护理措施共同处理以减少并发症发生的问题。需要注意的是并非所有的并发症都是合作性问题，有些可以通过护理措施预防和处理的属于护理诊断，如咳嗽无力可造成"清理呼吸道无效"；只有那些护士不能预防和独立处理的并发症才是合作性问题，如产后出血，护理措施无法预防其发生，因此对这一问题应提出"潜在并发症：出血"，护士的主要作用是严密观察是否有出血发生，一旦发生应及时与医生共同合作解决问题。

合作性问题有固定的陈述方式，即"潜在并发症（potential complication）：××××"。潜在并发症可简写为 PC。例如，"潜在并发症：心律不齐"或"PC：心律不齐"。在书写合作性问题时，护士应注意不要漏掉"潜在并发症"，否则就无法与医疗诊断相区别。

五、护理诊断与合作性问题及医疗诊断的区别

1. 护理诊断与合作性问题的区别 护理诊断和合作性问题的区别在于，对前者护士需要采取一定措施以达到预期的结果，是护士独立采取措施能够解决的问题；后者需要医生、护士共同干预，处理的决定来自护理和医疗双方，对合作性问题护理的措施较为单一，重点在于监测。

2. 护理诊断与医疗诊断的区别 医疗诊断是医生使用的名词，用于确定一个具体疾病或

病理状态。护理诊断是护士使用的名词,用于判断个体和人群对健康状态、健康问题的现存的、潜在的、健康的、综合的反应。医疗诊断的侧重点在于对患者的健康状态及疾病的本质作出判断,特别是要对疾病作出病因诊断、病理解剖诊断和病理生理诊断,而护理诊断则侧重于对患者现存的或潜在的健康问题或疾病的反应作出判断。每个患者的医疗诊断数目较少且在疾病发展过程中相对稳定,护理诊断数目较多,并可随着患者病情发展的不同阶段和不同反应而随时发生变化。

第二节　护理诊断的步骤与思维方法

一、护理诊断的步骤

护理评估是护理程序的第一个步骤,护理人员通过交谈、护理体检及辅助检查获得患者健康状况的资料,全面系统、真实准确地收集资料是确定护理诊断的基础。收集资料的过程贯穿于护理的全过程。护理诊断是对评估资料进行整理、归纳、综合、分析、推理、判断,最终得出符合逻辑结论的过程。这个过程也是一系列临床思维的过程,包括整理资料、分析资料、确立护理诊断和对护理诊断进行排序四个步骤。

（一）整理资料

1. 资料分类　临床常用的资料组织形式有:①按生理、心理、社会系统进行分类组织。该组织形式目前在我国临床上应用较为广泛。②按照 Marjory Gordon 的 11 个功能性健康型态对资料进行分类组织。该型态涉及健康感知与健康管理型态、营养与代谢型态、排泄型态、活动与运动型态、睡眠与休息型态、认知与感知型态、自我概念型态、角色与关系型态、性与生殖型态、应对与应激耐受型态、价值与信念型态共计 11 个型态。由于以该型态组织资料的形式有助于护士提出护理诊断,曾受到较为广泛的关注和应用。③马斯洛的需求层次模式。将资料分为生理需要、安全需要、爱与归属的需要、尊重与被尊重的需要、自我实现的需要。④按资料所属的人类反应型态进行分类。人类反应型态是 NANDA 为使护理诊断标准化而发展的一种护理诊断分类系统,包括 9 个人类反应型态。后来该型态也被作为一种健康评估资料的分类模式。每种资料的分类方式都有自己的优势和不足。护士可根据自己的知识基础、临床经验以及个人的护理理念来选择使用。

2. 资料核实　健康评估所收集的资料不仅包括患者身体的健康状态,还包括其心理和社会的健康状况;不仅包括来自患者或其他人员的主观描述(主观资料),还包括体格检查、实验室及其他辅助检查结果等客观资料。全面、真实、准确和持续地收集资料是确定护理诊断的基础。完成收集资料的过程后对资料进行核实非常重要。

（1）资料的全面性:根据收集资料的不同组织形式要求逐项检查有无遗漏。对于缺漏的资料及时补充。

（2）资料的真实性和准确性:造成主观资料不真实、不准确的原因可能有:①患者的理解力和语言表达能力差;②患者主观上故意夸大病情或隐瞒病情;③代述者不完全了解患者病情或不能完全体验患者主观感受;④护士在收集主观资料时主观臆断或先入为主,不够客观。造成客观资料不真实、不准确的原因可能有:①护士对体格检查的意义认识不足,未能为患者进行全面、细致的检查;②护士态度不够认真,评估方法不正确、不熟练,不能发现异常体征;③护士相关知识及临床经验不足,对异常体征视而不见;④由于各种原因不能对患者进行满意的检查,以及实验室和其他检查结果不真实或错误等。

护士应根据具体情况对资料的真实性和准确性作出恰当的判断,确认有无上述情况存在而导致资料的互相矛盾和不真实。一旦发现,采取适当的方式及时予以纠正。

（二）分析资料

1. 找出异常 护士可根据自身的医学基础知识、护理学知识、人文及社会科学知识和自身的临床实践,按照评估模式逐一与正常参考值予以比较以发现异常。此阶段要求护士不仅要熟练掌握各种健康指标的正常值和参考范围,还要理解指标的含义并充分考虑个体差异性。不仅要把患者的资料和正常参考值作比较,还要注意患者的自身对照。

2. 找出可能的护理诊断及其相关因素 根据收集整理的资料及其相互关系,作出可能的合理解释,形成假设。经过进一步的分析和推理,提出可能的护理诊断及其相关因素。继而再根据提出的护理诊断和相关因素,寻找其他可能支持或否定的资料和线索。注意要尽可能将有关信息综合起来考虑,不能根据单一的资料和线索轻易得出结论;即使有多个资料和线索支持,也要注意是否还需要其他资料的支持;尽可能给出更多可能的假设,增加结论的准确性和全面性。

（三）确定护理诊断

经过分析、综合、推理和判断,对提出的可能的护理诊断进行评价和筛选,最后对照相应的护理诊断标准作出恰当的护理诊断。在此过程中注意护理诊断之间的联系,力求准确、恰当地反映患者的护理需求。在临床实践中进一步验证和修订护理诊断。在确立护理诊断时应遵循的原则包括以下几点。

（1）使用统一的护理诊断名称:应尽量使用 NANDA 认可的护理诊断名称,这样有利于护理人员之间的交流与探讨,有利于与国际接轨,有利于护理教学的规范,不要随意编造护理诊断名称。如果在现有的 NANDA 认可的护理诊断中确实无法找到与之对应的护理诊断,可以以护理问题的方式提出。

（2）贯彻整体护理观念:患者的护理诊断应包括生理、心理、社会各方面。在考虑患者存在的问题时应全面,对列出的护理诊断、护理诊断的依据和相关因素都应该体现整体护理的观念。

（3）注意"一元化"原则:"一元化"原则即尽量用一个疾病解释多种临床表现的原则。它是医疗诊断的临床思维方法之一,可简化诊断倾向性。护理诊断也应遵循这一原则。"一元化"原则主要适用情况是由一种原因造成的多种结果可由一个护理诊断涵盖。如一位结肠癌患者行结肠根治术后进行化疗,术后患者出现腹泻,每天 4~5 次,护士虽然告知患者及家属给患者进食清淡、易消化饮食,但患者和家属认为术后要加强营养,因此仍进食鱼、肉等高蛋白食物,针对这种情况可提出两个护理诊断:"腹泻:稀汁样便,4~5 次/天与手术造成吸收不良有关"和"知识缺乏:缺乏直肠癌术后保健知识"。可将这两个护理诊断合并为"知识缺乏:缺乏直肠癌术后保健知识"。

（4）注意护理诊断之间的区别:有些护理诊断的概念非常接近,需要根据定义和诊断依据仔细加以区别。如"清理呼吸道无效"、"气体交换功能受损"、"低效性呼吸型态",从诊断依据看,患者均可表现为呼吸困难、动脉血气分析异常,但根据定义可以区分。"清理呼吸道无效"是指个体因不能有效地咳嗽,处于一种呼吸状况受到威胁的状态。"气体交换受损"是指个体处于一种现存的或潜在的肺泡与血管系统之间气体(氧气和二氧化碳)交换的通过量降低的状态。"低效型呼吸型态"是指个体处于因呼吸型态发生改变而引起实际的或潜在的丧失充足换气的状态。

(5) 有关"知识缺乏"这一护理诊断的陈述:"知识缺乏"在陈述上有其特殊之处,应为"知识缺乏:缺乏……方面的知识"。如"知识缺乏:缺乏乳癌根治术后功能锻炼的知识",而不使用"与……有关"的陈述方式。

(四) 护理诊断的排序

1. 护理诊断的优先顺序分类 当患者出现多个护理诊断时,需要对这些诊断(包括合作性问题)进行排序,确定解决问题的优先顺序,以便根据问题的轻、重、缓、急安排护理工作,做到有条不紊、心中有数。排序时,要考虑到护理诊断的紧迫性和重要性,要把对患者生命和健康威胁最大的问题放在首位,其他的依次排列。一般在优先顺序上常将护理诊断分为以下三类。

(1) 首优问题(high-priority problem):指会威胁患者生命,需要及时行动去解决的问题。如昏迷患者的"清理呼吸道无效",小儿因各种原因导致的"体温过高",脱水患者"体液不足"等问题。在紧急状态下,常可有几个首优问题同时存在,尤其是急危重症患者。

(2) 中优问题(medium-priority problem):指虽不直接威胁患者的生命,但也能导致身体上的不健康或情绪上变化的问题。如"有皮肤完整性受损的危险"、"活动无耐力"、"便秘",使用呼吸机的患者会出现的"语言沟通障碍"等。

(3) 次优问题(low-priority problem):指人们在应对发展和生活中的变化时所产生的问题。这些问题并非不重要,而是指在安排护理工作时可以稍后考虑。如疾病急性期的患者也可能同时伴有"营养失调:高于机体需要量",但护士往往会把这一问题列为次优问题,等到患者过渡到恢复期后再进行处理。

2. 确定护理诊断优先顺序时常遵循的原则及注意事项 按照马斯洛需求层次论排序:这是最常用的排序方法。在需求论的 5 个层次中,生理需要处于最低位,也是最重要的。人只有在生理需要得到满足后,才会考虑其他层次的需要。一般来说,对生理功能的平衡状态威胁最大,或影响生理需要满足的那些问题常作为需要优先解决的护理诊断,如与空气有关的"低效性呼吸型态"、"气体交换受损",与食物有关的"营养失调",与水有关的"体液不足"、"体液过多",与排泄有关的"尿失禁"、"尿潴留",与休息有关的"睡眠型态紊乱"等。当这些问题得到一定程度的解决后,护士可以把工作重点转向影响满足更高层次需求的问题上。

以需求层次论作为指导,决定护理诊断优先顺序时,可按照以下步骤进行:首先列出患者存在的所有护理诊断,将每一护理诊断归入 5 个需求层次中,然后根据层次由低到高,列出护理诊断顺序的先后。应该注意的是,马斯洛需求层次论为护理诊断排序提供了一个普遍原则,但由于患者是人,最具个体性,因此某种需求对不同的人其重要性可能是不同的。有时某种需求对患者的意义可能与护士所认为的大相径庭,因此,排序时还需同时考虑以下几项原则。

(1) 排序时应考虑患者的需求:患者的需求,特别是较高层次的需求是否得到满足是最具发言权的,因此在与治疗、护理方案不冲突的情况下,应尽可能将患者纳入排序过程中,以便护患双方对护理诊断的顺序达成一致意见。

(2) 决定诊断的先后顺序时,应分析护理诊断之间的相互关系:如一位术前患者可能有 2 个护理诊断:"焦虑 与即将接受手术有关","知识缺乏:缺乏预防术后并发症的知识"。也许护士认为教给患者术前练习床上排尿、有效咳嗽等知识十分重要,因为这关系到防止术后出现尿潴留、坠积性肺炎等并发症的问题,故把知识缺乏放于首位。但实际上,患者处于焦虑状态时,注意力往往难以集中,也没有耐心倾听,护士针对知识缺乏进行健康教育的效果不可靠。所以,当2个诊断间存在这种关系时,应先将焦虑情绪降低到一定程度,再实施知识缺乏的措施,就较为可行。

（3）护理诊断的排序并非一成不变:护理诊断的排序并不意味着只有前一个护理诊断完全解决之后,才能开始解决下一个护理诊断。在临床工作中,护士可以同时解决几个问题,但其护理重点及主要精力还应放在需要优先解决的问题上。

（4）护理诊断的先后顺序不是固定不变的:护理诊断的顺序会随着疾病的进展、病情及患者反应的变化而发生变化。例如,急性心肌梗死患者会出现"活动无耐力"的护理诊断,在心肌梗死急性期,这个问题与"心输出量减少"、"潜在并发症:室颤"等严重威胁患者生命的问题相比,只能列入中优问题。但随着病情的好转,患者度过急性期后,如何恢复活动耐力、早日活动以减少并发症就成为护理的重点,这时"活动无耐力"就由中优问题变成首优问题了。

（5）预计很有可能发生的问题:对"有……的危险"的护理诊断和潜在并发症,虽然目前没有发生,但并不意味着不重要。有时,它们常常被列为首优问题而需立即采取措施或严密监测。如接受化疗的白血病患者,白细胞被破坏至极低水平,出现"有感染的危险";术后患者,有"潜在并发症:出血"问题,尽管这些问题尚未出现,但却是需要护士优先考虑和防范的。

二、护理诊断的思维方法

通过对患者有关健康资料的加工与整理、分析与综合,最终确立护理诊断的过程,是一种将不同的科学思维方法应用于护理领域的诊断性临床思维过程。其常用的思维方法有比较与类比、分析与综合、归纳与演绎等。

（一）比较与类比思维

1. 比较　比较(comparison)是确定事物异同关系的思维过程与方法。比较可以在异类之间和同类对象之间进行,也可以在同一对象的不同方面进行。比较思维是思维操作的基础。

（1）比较的作用:①比较是初步整理资料时的重要方法。如初步整理资料时,可通过比较资料的异同点,并以此为依据进行分类。相同点多而相异点少的对象归属于同类,相同点少而相异点多的对象归属于不同的类别。分类是认识事物的基本工具和手段。通过分类可以帮助人们对纷繁复杂的资料进行有效的整理,以对事物作出更明确、更深刻的认识,进而把握事物的内部联系及本质。②有助于对事物进行全面分析,完整认识事物的特性:不仅可以对事物进行静态的比较,还可以对事物的动态过程进行比较。既可以比较事物自身的各个方面,也可以比较事物之间的区别和联系。既可以比较相同点(异中求同),也可以比较不同点(同中求异)。③有助于深入分析和探究事物的内在联系:运用比较思维,可以对所收集的感性资料进行深入的分析,逐步了解事物的特征、因果关系及变化规律等。

（2）比较的原则:①在同一关系上进行:即被比较的事物必须有可比性。②在同一标准条件下进行:进行比较时必须保证被比较对象有精确的、稳定的比较标准,这是比较的基础。③全面比较:由客观事物本身的复杂性决定的。患者健康状况的多维性、动态性和发展性特点决定了其复杂性。④抓住事物的本质属性:要透过现象把握本质,抓住事物之间的本质区别而不被表面的相似性所迷惑。

2. 类比　类比(analogy)是指根据两个对象在某些属性上相同或相似,从而推出它们在其他属性上也相同或相似的思维过程和方法。

（1）类比的特点：①有效提出新问题和获得新发现：类比通过两个对象比较，找出其共同点和相似点，并在此基础上把一个对象的已知属性推演到另一个对象，以此对后者得出一个新认识。②具有较大的灵活性：类比思维是一个由特殊到特殊，由此物到彼物，由此类到彼类的认识过程，具有举一反三和触类旁通的特点。③不具有必然性：客观事物既有相似的一面，也有差异的一面，在使用类比思维时，要注意与其他方法相结合。此外，类比结论是否正确，还要接受进一步的检验。

（2）类比的原则：①尽量扩大类比的范围：类比思维以事物间的相似性为基础，其所依据的相似性属性或关系越广泛，类比的结果就会越有效，通过类比所得的结论就会越可靠。②共有或共缺的属性应该是本质属性：若类比对象的相似性是该对象的本质属性，且与推出属性有内在联系，结论会更加可靠。③避免机械类比：尽量分析、比较两类对象之间的差异性，注意与其他方法相结合，尽量避免因忽视重要差异而犯"机械类比"的错误。

（3）类比与比较的关系：类比与比较既有联系又有区别。类比以比较为基础，通过比较把一个对象的已知属性推演到另一个对象。但类比的全面性不如比较。类比是相似物的相似性比较，异中求同；比较可以是自我比较也可以是多元比较，既异中求同，也同中求异。

3. 在护理诊断过程中的应用

（1）比较：①对患者的健康资料进行分类处理：如在资料的收集和整理过程中，通过比较思维找出不同资料之间的相似点和不同点，进而对资料进行分类处理。②确定正常与异常征象：通过将患者的资料与正常标准参考值比较可以判断患者在哪些方面正常、哪些方面异常。

（2）类比：①有助于分析和解释患者表现的可能原因：如一位拟行冠状动脉搭桥术的患者自述睡眠不佳，分析其原因时，可能首先想到的是因为患者担心手术而影响了睡眠，因为这类患者术前常有这样的问题存在。当然，这位患者睡眠不佳也可能是因为疼痛或环境因素等。②有助于预测潜在的健康问题或对健康问题的反应：例如，对于一位服用利福平进行化疗的肺结核患者，护士会预测患者有可能出现肝功能异常，这是因为以往的经验显示服用利福平的患者可能出现肝脏损害。③有助于核实资料的真实性：在分析各资料的关系时，可以运用类比，由患者的一个属性推知其可能具有的另一属性，再与实际收集的资料进行比较，以协助判断资料的真实性。如推知的属性与所搜集的资料一致，则可相互支持，如不一致，则应予以核实和澄清。例如，大叶性肺炎患者，其血常规检查显示白细胞增高，且以中性粒细胞为主，则可认为诊断和辅助检查相互支持。又如，一位老年患者表述有 3 个子女，都很孝顺，对老人照顾得很好，但该患者是独自就诊。护士应考虑到老人的表述是否真实。

（二）分析与综合思维

分析（analysis）是将事物的整体分解为各个部分后分别加以研究的思维过程和方法。综合（synthesis）是将事物的各个部分根据其内在的联系一为一个整体加以考察的思维过程与方法。分析是认识事物整体的必要阶段，但由于分析所着眼的是事物的局部，易导致认识的片面性，还必须在分析的基础上进行综合。综合并非各个要素的简单相加，在综合的过程中要把握各要素之间的内在联系，从而把握事物整体的本质和规律。分析与综合相互渗透和转化，在分析的基础上进行综合，在综合的指导下进行分析。分析—综合—再分析—再综合，可使认识不断深化，从而全面深刻地揭示事物的本质和规律。在护理诊断过程中，对资料的分类、解释、确立护理诊断的整个过程都贯穿了分析—综合—再分析—再综合的思维过程和方法。

（三）归纳与演绎思维

1. 归纳 归纳（induction）是从若干个别性事实概括出一般性结论的思维过程和方法。

（1）归纳的特点：①概括性：归纳不仅能从经验中概括出科学规律，还可逐步将低层次原理升华为高层次原理。②扩展性：由部分扩展到全体。由于归纳思维突破了前提确定的范围，人们的思维才能够突破当前情景的局限而扩大认识领域，并获得新知识。③不具有必然性：归纳思维由部分推论到整体，扩大了认识范围，但这种推理不是必然的。适用于有限对象的不一定适用于所有的对象。因此归纳思维容易发生"以偏概全"的错误。

（2）归纳的作用：①对定律和理论的发现与形成具有重要意义：各种定律形成，以及理论的最初提出都得益于归纳思维的运用。②有助于扩展人们的认识领域：归纳思维根据对已知的部分对象的认识推论到同类事物的全部对象或不同部分的对象，扩展了人们的认识领域。

2. 演绎 演绎（deduction）是指从一般性知识过渡到特殊知识的思维与方法。

（1）演绎的特点：①从普遍到特殊：作为演绎思维前提的一般原理或原则涵盖了所研究事物所有个体的共同性，因而适用于所有个体。②循规蹈矩：演绎思维是将一类事物的共同特征推论到该类事物的部分对象，其结论所断定的范围不会超出前提所设定的范围。③必然性：演绎思维从一般到特殊，结论所断定的范围不超过前提所设定的范围，前提与结论之间具有必然性。进行演绎思维时，只有前提真实并且推理形式正确，才能保证结论的真实和正确。即结论的真实性和正确性既依赖于逻辑形式的正确，又依赖于前提的真实。

（2）演绎的作用：①论证理论：演绎可从理论命题的前提中必然推导出结论，进而可以对某一命题作出严密的逻辑证明。②解释或预见事实：如对一位急性心肌梗死的患者出现心前区疼痛问题的解释，就是源于已有的有关心肌缺血坏死的病理生理过程的知识。③深化认识领域：演绎可依据客观事物联系的普遍性和层次性，作出层层递进的连锁推导，从而深化认识领域。如家庭关系紧张可影响孩子的心理健康，存在心理问题可影响其学习兴趣，学习兴趣下降可导致其学习成绩下降。由此可以发现家庭关系紧张与学习成绩的关系。

3. 归纳与演绎的关系 作为演绎思维前提的一般原理或原则是来自于归纳思维的概括和总结。而归纳过程中所利用的概念、范畴等只能借助于之前积累的一般性理论知识的指导，其中便渗透着演绎思维过程。归纳与演绎，如分析与综合一样，是必然相互联系的整体。两者相互补充、相互渗透，在一定条件下可相互转化。

4. 在护理诊断过程中的应用

（1）确定和修订护理诊断：根据患者资料提出护理诊断的假设，然后再根据护理诊断的标准分析患者是否具有相应的特征表现。

（2）预测患者潜在的健康问题：如对一位长期卧床的患者，尽管其目前皮肤完好，护士会提出"有皮肤完整性受损"的问题。因为护士根据同类患者经常会发生皮肤完整性受损问题，预见性地考虑到该患者也很可能出现该类问题。在进行演绎推理的过程中，还要注意到个体差异，注意所依据的前提是否充分。不同的经历、个性特点以及社会环境因素的不同，对同样的健康问题不同个体的反应不同。

（四）评判性思维

评判性思维（critical thinking）是以可靠的推理及有效的证据为基础，检查、评价和理解事件，解决问题以及作出决策的积极的、系统的认知策略。评判性思维与诊断性思维有着密切的联系。进行资料收集、整理与分析，进而作出护理诊断的过程也需要具有评判性思维的能力。

1. 良好的思维品质 评判性思维建立在良好的思维品质基础上，良好的思维品质包括以下几个方面：思维的清晰性、相关性、一致性、正当性和预见性。

（1）清晰性：要做到思维清晰需注意如下问题：①思考问题有层次、有条理：在不同层次上对同一个问题展开有条理的分析非常重要。②清楚、准确地使用概念和语言:概念不清和词语滥用也是导致思维混乱的根源。

(2)相关性:要围绕所思考的问题收集相关的信息,对问题作出有针对性地回答,避免将无关问题牵扯进来。同时也要避免情感心理对思维过程的干扰。

(3)一致性:针对同一个对象具有或不具有某种属性,或针对同一个问题的不同回答而言,不一致的信念会导致作出错误的决定。

(4)正当性:要选择真实可靠的依据和强有力的推理。

(5)预见性:思维的预见性意味着行动的主动性。

2. 评判性思维能力的培养 评判性思维强调以充分的证据,合理地运用相应的思维方法对所获得的信息的真实性及正确性作出判断。因此首先要树立深思熟虑的态度,其次要能够正确运用各种科学思维方法。培养良好的思维品质,提高评判性思维能力,还必须具有评判性思维的观念和理智的怀疑与反思的态度。

小结

护理诊断是关于个体、家庭、社区对现存的或潜在的健康问题或生命过程反应的一种临床判断。护理诊断由名称、定义、诊断依据和相关因素四部分组成。护理诊断的过程包括整理资料、分析资料、确定护理诊断和对护理诊断进行排序 4 个步骤。整理资料包括资料分类和资料核实。分析资料包括找出异常、找出可能的护理诊断及其相关因素 2 个步骤。按护理诊断的优先顺序分为首优问题、中优问题和次优问题。护理诊断的思维方法有比较与类比、分析与综合思维、归纳与演绎思维、评判性思维等。

思考题

一、简答题

1. 简述护理诊断与合作性问题及医疗诊断的区别。

2. 护理诊断排序应遵循哪些原则?

3. 护理诊断的思维方法有哪些?各有何特点?

二、案例分析题

王某,男,62 岁,因 3 个月前感进食不畅后致无法经口进食,日渐消瘦来就诊。门诊以食管癌收入院。患者于今日上午 8 时在全麻下行食管癌切除术,下午 1 时回病房,3 h 后清醒。现自述伤口疼痛,不敢用力咳痰和充分呼吸,且因不习惯在床上排尿,一直未排小便,感下腹胀痛。体检:膀胱膨隆,叩诊呈实音;呼吸浅促,26 次/分,听诊左肺部有湿啰音。

1. 请根据以上资料,列出患者的护理诊断(按 PES 公式)。

2. 对护理诊断进行排序。

(孙雪芹)

第十一章 护理病历书写

学 习 目 标

识记：护理病历的内容。

理解：护理病历的书写要求。

应用：能按照书写要求正确、规范地书写护理病历。

 案例分析

某市人民法院宣判一起医疗纠纷案件，某市立人民医院因涂改病历，导致医疗事故技术鉴定不能正常进行，被法院判决承担六成责任，赔偿死者亲属60％的医疗费、丧葬费和死亡赔偿金等费用，加上4万元精神损害抚慰金，共计18万余元。

请问：该案例给了你什么样的启示？护理病历的书写要求有哪些？

护理病历（nursing case）是有关患者健康资料和护理过程的总结和记录。护理病历书写是护理人员将健康评估的资料进行归纳、分析和整理形成书面或电子记录的行为。护理病历为医护人员提供患者的各种信息，促进医护人员沟通，维持护理的连续性和完整性。护理病历不仅为患者护理提供动态依据，而且为护理教学和科研提供原始素材和参考资料。护理病历还是重要的法律文书，成为医疗纠纷及诉讼的重要依据之一。

第一节 护理病历的书写要求

护理病历的书写要求是及时准确、完整规范、简要清晰的，同时，各项记录必须按规定格式认真书写。

一、及时准确

护理病历记录必须及时，不得提早或延后，更不能漏记，以保证记录的时效性，提供最新病情变化资料。如因抢救急危患者未能及时书写护理病历的，应在抢救结束后6 h内及时据实补记。

护理病历记录必须准确，记录内容要全面真实、客观地反映护理对象的健康状况，尤其对患者的主诉和行为应据实描述，结论性语言宜少，如患者一般情况尚可等。护理病历记录者必须是执行者。记录时间应为实际给药、治疗、护理的时间,而不是事先排定的时间。护理病历不可有删改,书写过程中出现错字、错句时,应当用双横线划在错字、错句上,不得采用刮、粘、涂、贴等方法掩盖或抹去原来的字迹,如有修改应在划掉处签名及修改日期。

二、完整规范

护理病历要按规定的格式及时书写,要使用规范的医学词汇、术语以及缩写,力求精练、准确。为适应教学、科研及计算机管理的需要,可建立统一规范的护理文件记录格式。护理病历各页眉栏、页码须首先填写。各项记录应按要求逐页、逐项填写完整,避免遗漏,记录应连续,不留空白。每项记录后签全名。如患者出现病情恶化、拒绝接受治疗护理、自杀倾向、意外、请假外出、并发症先兆等特殊情况,应详细记录并及时汇报、交接班等。为了保证医疗护理文件的完整性,任何人不得随意拆散、外借或损坏。

护理病历书写应规范使用医学术语,文字工整,字迹清晰,表述准确。护理病历书写一律使用阿拉伯数字书写日期和时间,时间采用 24 h 制记录。书写使用的计量单位一律采用中华人民共和国法定计量单位。记录时应使用蓝黑墨水。计算机打印的病历应符合病历保存的要求。

三、简要清晰

护理病历记录内容应尽量简洁、流畅、重点突出、主次分明、排列有序;表述准确,语句简练、通顺,使用医学术语和公认的缩写,避免笼统、含糊不清或过多修辞,以方便医护人员快速获取所需信息,节约时间。

护理病历记录应字迹清楚,字体工整,字不出格、跨行,不得使用简化字,不得涂改和剪贴,以保持表格整洁。

第二节　护理病历的书写内容与格式

护理病历书写的格式基本采取表格式,主要包括入院患者护理评估表、护理计划单、护理记录单、健康教育计划单等。

一、入院患者护理评估表

(一) 内容

入院患者护理评估表是护理病历的首页。用于对新入院患者进行初步的护理评估,并通过评估找出患者的健康问题而确立护理诊断。有关入院患者护理评估表的格式和内容并无统一的规定,但一般要求能够体现整体护理的理念,对患者的生理、心理、社会资料进行全面评估。其内容一般包括五个部分(表 11-2-1)。

1. 一般资料　一般资料包括姓名、年龄、性别、文化程度、入院方式、入院诊断等。

2. 健康史　健康史包括入院原因(主诉和现病史)、既往史、婚育史、家族史等。

3. 体格检查和辅助检查　体格检查和辅助检查包括生命体征和各系统生理功能的评估和重要的辅助检查结果。

4. 心理社会方面　心理社会方面包括患者的认知、情绪情感、角色关系形态、自我感知/

自我概念等。

5. 初步护理诊断 根据以上评估结果判断患者主要的护理问题。

还有一些医院以 Marjory Gordon 的 11 个功能性健康型态模式制订入院患者护理评估表,另有一些医院评估表增加"压疮危险因素评估"、"跌倒/坠床危险因素评估"等内容。

（二）书写要求

（1）入院患者护理评估应在患者入院 24 h 内完成。

（2）评估表必须由护士通过系统的健康评估后如实认真地填写,注意填写完整,避免漏项。

表 11-2-1 入院患者护理评估表

姓名____ 性别____ 年龄____ 婚姻____ 民族____ 籍贯____

职业____ 文化程度____ 现住址____

入院日期____ 入院方式____ 医疗费用支付形式____ 入院医疗诊断____

记录日期____ 叙述人____ 可靠程度____ 主管医生____ 主管护士____

病史

主诉:

现病史:

既往史:

既往健康状况:良好□ 一般□ 差□

疾病史(含传染病):无□ 有□(描述:)

外伤史:无□ 有□(描述:)

手术史:无□ 有□(描述:)

过敏史:无□ 有□(描述:)

目前用药情况:无□ 有□

药物名称	计量与用法	末次用药时间	疗效	不良反应

健康感知 健康管理	自觉健康状况:良好□ 一般□ 较差□
	家族遗传病史:无□ 有□( )
	吸烟:无□ 有□(约_____年,平均_____支/日。戒烟:未□ 已□_____年)
	嗜酒:无□ 有□(约_____年,平均_____两/日。戒酒:未□ 已□_____年)
	其他嗜好:无□ 有□(描述:)
	遵从医护人员健康指导:是□ 否□(原因:)

营养代谢	饮食型态:普食□(餐/日) 软食□(餐/日) 半流质□(餐/日) 流质□(餐/日) 禁食□(餐/日) 忌食□(描述:) 治疗饮食□(描述:) 食欲:正常□ 亢进□ 减退□ 近期体重变化:无□ 有□(体重每月增加约 kg,体重每月减轻约 kg) 饮水:正常□ 多饮□(每日 mL) 限制饮水□(每日 mL) 咀嚼困难:无□ 有□(原因:) 吞咽困难:无□ 有□(原因:)
排泄	排便:正常□ 便秘□ 腹泻□(次/日) 失禁:无□ 有□(次/日) 造瘘:无□ 有□(类型 ,能否自理:能□ 否□) 应用泻药:无□ 有□(药物名称: 。用法:) 排尿:正常□ 增多□(次/日) 减少□(次/日) (颜色:) 排尿异常:无□ 有□(描述:)
活动运动	生活自理能力(1~3级) 自理=1级 协助=2级 完全依赖=3级 进食: □ □ □ 洗漱: □ □ □ 如厕: □ □ □ 洗澡: □ □ □ 穿衣: □ □ □ 行走: □ □ □ 上下楼梯:□ □ □ 活动耐力:正常□ 容易疲劳□ 咳嗽:无□ 有□ 咳痰:无□ 易咳出□ 不易咳出□ 吸痰□
睡眠休息	睡眠:正常□ 入睡困难□ 多梦□ 早醒□ 失眠□ 睡眠/休息后精力充沛:是□ 否□ 辅助睡眠:无□ 有□(描述:)
认知感知	疼痛:无□ 有□(描述:) 视力:正常□ 近视□ 远视□ 失明□(左□ 右□) 听力:正常□ 耳鸣□ 减退(左□ 右□) 耳聋(左□ 右□) 助听器:无□ 有□ 眩晕:无□ 有□(原因:) 定向力:正常□ 障碍□ 记忆:良好□ 减退(短时记忆□ 长时记忆□) 注意力:正常□ 分散□ 语言能力:正常□ 失语□ 构音困难□ 其他□
自我概念	自我感觉:良好□ 不良□ 情绪状态:正常□ 紧张□ 焦虑□ 抑郁□ 愤怒□ 恐惧□ 绝望□

续表

角色关系	就职情况:胜任□ 勉强胜任□ 不能胜任□ 家庭关系:和睦□ 紧张□ 其他□( ) 社会交往:正常□ 较少□ 回避□ 角色适应:良好□ 角色冲突□ 角色缺如□ 角色强化□ 角色消退□ 家庭及个人经济情况:够用□ 勉强够用□ 不够用□
性与生殖	月经:正常□ 失调□ 经量:正常□ 一般□ 较多□ 较少□ 孕次:( ) 产次:( ) 性生活:正常□ 异常□( )
应对与应激 耐受型态	对疾病和住院反应:否认□ 适应□ 依赖□ 过去1年内重要生活事件:无□ 有□(描述:) 适应能力:能独立解决问题□ 需要帮助□ 依赖他人解决□ 照顾者:胜任□ 勉强胜任□ 不胜任□ 家庭应对:忽视□ 能满足□ 过于关心□
价值信念	宗教信仰:无□ 有□( )
<div align="center">体格检查</div>	
生命体征	体温: ℃ 脉搏: 次/分 呼吸: 次/分 血压: mmHg
全身状态	身高: cm 体重: kg 营养状态:良好□ 中等□ 不良(肥胖□ 消瘦□ 恶病质□) 面容:正常□ 异常□(类型:) 意识状态:清醒□ 障碍□(类型:) 体位:自动体位□ 被动体位□ 强迫体位□(类型:) 步态:正常□ 异常□(类型:)
皮肤黏膜	色泽:正常□ 潮红□ 苍白□ 发绀□ 黄染□ 其他□ 湿度:正常□ 干燥□ 潮湿□ 温度:正常□ 热□ 冷□ 弹性:正常□ 减退□ 完整性:完整□ 皮疹□(部位:) 出血□(部位:) 破损□(部位:) 瘙痒:无□ 有□(描述:) 水肿:无□ 有□(描述:)
淋巴结	正常□ 肿大□(描述:)
头部	眼睑:正常□ 水肿□ 结膜:正常□ 水肿□ 出血□ 巩膜:正常□ 黄染□ 瞳孔:正常□ 异常□(描述:) 对光反射:正常□ 迟钝□ 消失□ 口唇:红润□ 发绀□ 苍白□ 疱疹□ 其他□( ) 口腔黏膜:正常□ 出血点□ 溃疡□ 其他□(描述:)

颈部	颈项强直:无□　有□ 颈静脉:正常□　充盈□　怒张□ 气管:居中□　偏移□(描述:　　　) 肝颈静脉回流征:阴性□　阳性□
胸部	吸氧:无□　有□(描述:　　　) 呼吸方式:自主呼吸□　机械呼吸□(描述:　　　) 呼吸节律:规则□　不规则□(描述:　　　) 呼吸困难:无□　有□(描述:　　　) 呼吸音:正常□　异常□(描述:　　　) 啰音:无□　有□(描述:　　　) 心率:　　次/分　心律:齐□　不齐□ 杂音:无□　有□(描述:　　　)
腹部	外形:正常□　膨隆□(腹围:　　　cm) 肠型:无□　有□ 胃肠蠕动波:无□　有□(描述:　　　) 腹肌紧张:无□　有□(描述:　　　) 肝大:无□　有□(描述:　　　) 压痛:无□　有□(描述:　　　) 反跳痛:无□　有□(描述:　　　) 移动性浊音:阴性□　阳性□ 肠鸣音:正常□　亢进□　减弱□　消失□
肛门、 生殖器	肛门:未查□　正常□　异常□(描述:　　　) 生殖器:未查□　正常□　异常□(描述:　　　)
脊柱、四肢	脊柱:正常□　异常□(描述:　　　)　活动:正常□　受限□ 四肢:正常□　异常□(描述:　　　)　活动:正常□　受限□
神经系统	肌张力:正常□　增强□　减弱□ 瘫痪:无□　有□(描述:　　　) 巴宾斯基征:阴性□　阳性□ 其他:(描述:　　　)

实验室及其他检查(可作为护理诊断依据的各种实验室、器械等检查结果)

主要护理诊断:

签名:

日期:

二、护理计划单

护理计划单包括护理问题、护理目标、护理措施、效果评价等。对患者进行评估后,将确定的护理问题按照优先、主次顺序列于表上,及时提供护理措施,并进行效果评价。效果不佳时应及时寻找原因,调整护理措施。新出现的护理问题应及时记入(表 11-2-2)。

为节约时间,可以将护理计划单按照每种疾病的护理诊断及相应的护理措施、预期目标等预先编制成"标准护理计划"的形式,护士可参照它为自己负责的每一个患者实施护理。使用"标准护理计划"最大的优点是可减少常规护理措施的书写,使护士将更多的时间和精力用于对患者的直接护理。因为患者的个体差异,使用"标准护理计划"时一定要根据患者需要恰当选择并进行必要的补充。

表 11-2-2 护理计划单

姓名_____ 科别_____ 床号_____ 住院号_____ 诊断_____

日期	护理诊断/合作性问题	预期目标	护理措施	效果评价	评价日期	护士签名

说明:效果评价用 A、B、C 表示(A:目标完全实现 B:目标部分实现 C:目标未实现)

三、健康教育计划和出院指导

1. 健康教育计划 健康教育计划主要包括:①疾病的诱发因素、发生与发展过程;②可采取的治疗护理方案;③有关检查的目的及注意事项;④饮食与活动的注意事项;⑤疾病的预防及康复措施。健康教育评价表见表 11-2-3。

2. 出院指导 出院指导包括一般指导如休息与活动、饮食、用药指导(包括用药时间、用药剂量、可能出现的副作用)、随访时间等(表 11-2-4)。

表 11-2-3 外科住院患者健康教育评价单

姓名_____ 科别_____ 床号_____ 住院号_____ 诊断_____

项目	宣教 日期/时间	护士签名	方式 讲解	书面	示范	视频	对象 患者	家属	评价 日期/时间	护士签名	复述 能	不能	回示 能	不能
入院 1.病区环境及安全措施														
2.责任护士、主管医生														
3.作息制度、陪客制度														
4.讲解戒烟酒的重要性														
5.讲解主要药物的作用及特殊注意事项														
6.指导患者合理饮食														

项目		宣教								评价					
		日期/时间	护士签名	方式				对象		日期/时间	护士签名	复述		回示	
				讲解	书面	示范	视频	患者	家属			能	不能	能	不能
术前	7.讲解手术相关知识及重要性														
	8.讲解术前检查的目的和注意事项														
	9.指导患者术前个人卫生、做好手术区域的皮肤准备														
	10.示范有效咳嗽方法并教会其配合														
	11.训练床上排便														
	12.讲解术前禁食、禁水的时间及意义														
	13.指导术中清醒患者特殊体位训练,配合术中、术后体位要求														
	14.指导肢体功能锻炼(根据手术部位及方式)														
	15.讲解麻醉相关知识														
术后	16.讲解术后禁食、进食的时间及注意事项														
	17.指导术后卧位舒适安全、指导早期适量活动														
	18.指导患者及家属保护伤口、造(瘘)口及各种留置管道的方法														
	19.解释主要用药的作用、副作用及注意事项														
	20.根据患者病情及手术方式,指导患者功能锻炼														
出院指导	21.有明确的出院用药方法及注意事项														
	22.示范指导疾病自我监测及预防的方法														
	23.有复诊时间、地点及咨询电话														

备注:如评价患者或家属为不能达到,请接着 23 以后记录

表 11-2-4 产科患者出院指导

姓名_____ 科别_____ 床号_____ 住院号_____ 出院诊断_____

一、饮食

膳食、营养:半流质、软食、普通饮食

高蛋白类饮食(鸡肉、鸡蛋、鱼肉、瘦肉、豆制品类)补血类(动物肝脏、红豆、藕)新鲜蔬菜类(菠菜、青菜、胡萝卜)。

限制饮食:食盐过多、刺激性食物、酸辣食物、冷饮。

续表

二、清洁卫生

勤沐浴、勤更换衣服、垫消毒会阴垫、保持会阴部清洁。

三、药物:正确叙述药物名称及用法

药物名称	药物剂量	用药方法	用药时间	作用及注意事项

四、出现下列状况需及时到医院就医

1. 阴道流血量多于月经量。

2. 下腹部出现疼痛,恶露量多并有异味。

3. 体温≥37.5 ℃。

4. 出现头痛、头昏、眼花、胸闷、心悸、气喘等自觉症状。

五、特别指导

1. 坚持纯母乳喂养 4～6 个月。

2. 适当活动以促进机体的恢复,加强营养,保证充足的睡眠。

3. 加强产褥期保健,新生儿按时进行预防接种。

4. 采取有效的避孕措施,坚持计划生育。

5. 产后 42 天门诊随访。

6. 产科热线电话:××××××××。

教育和指导的方式可根据患者的文化程度、理解能力及实际需要采用不同的方式,如口头讲解、示范、模拟、提供书面或视听材料等,使患者及家属了解或掌握有关知识和技能,从而能够巩固疗效,促进、维持患者处于最佳健康状态。

小结

护理病历书写的格式基本采取表格式,主要包括入院患者护理评估表、护理计划单、护理记录单、健康教育计划单等。护理病历的书写要求是及时准确、完整规范、简要清晰,同时,各项记录必须按规定格式认真书写。

思考题

1. 护理病历的书写要求有哪些?

2. 入院患者护理评估表应包括哪些内容?

(孙雪芹)

中英文名词对照

健康评估（health assessment）
护理程序（nursing process）
功能性健康型态（functional health patterns，FHPs）
多轴系健康型态分类（multi-axial health patterns framework）
问诊（inquiry）
体格检查（physical examination）
心理和社会评估（psychological and social assessment）
实验室检查（laboratory examination）
辅助检查（supplementary examination）
护理诊断（nursing diagnosis）
症状（symptom）
体征（sign）
问诊（inquiry）
病史采集（history taking）
一般资料（general data）
主诉（chief complaint）
现病史（history of present illness）
伴随症状（concomitant symptom）
既往史（past history）
婚姻史（history of marriage）
月经史（menstrual history）
末次月经日期（last menstrual period，LMP）
生育史（reproductive history）
家族史（family history）
系统回顾（review of systems）
致热原（pyrogen）
发热（fever）
感染性发热（infective fever）
非感染性发热（non-infective fever）

外源性致热原（exogenous pyrogen）
内源性致热原（endogenous pyrogen）
白细胞致热原（leukocytic pyrogen）
吸收热（absorption fever）
中枢性发热（central fever）
热型（fever type）
稽留热（continued fever）
弛张热（remittent fever）
间歇热（intermittent fever）
波状热（undulant fever）
回归热（recurrent fever）
不规则热（irregular fever）
疼痛（pain）
头痛（headache）
胸痛（chest pain）
腹痛（abdominal pain）
皮肤痛（dermatodynia）
躯体痛（somatalgia）
内脏痛（visceralgia）
牵涉痛（referred pain）
神经痛（neuralgia）
钝痛（dull pain）
锐痛（sharp pain）
水肿（edema）
心源性水肿（cardiac edema）
肾源性水肿（renal edema）
肝源性水肿（hepatic edema）
营养不良性水肿（nutritional edema）
药物性水肿（pharmaco edema）
黏液性水肿（mucous edema）
特发性水肿（idiopathic edema）
咳嗽（cough）

咳痰(expectoration)

咯血(hemoptysis)

发绀(cyanosis)

呼吸困难(dyspnea)

吸气性呼吸困难(inspiratory dyspnea)

三凹征(three depression sign)

呼气性呼吸困难(expiratory dyspnea)

混合性呼吸困难(mixed dyspnea)

端坐呼吸(orthopnea)

心源性哮喘(cardiac asthma)

日常生活活动能力(activity daily living, ADL)

心悸(palpitation)

体液不足(fluid volume deficit)

恶心(nausea)

呕吐(vomiting)

反射性呕吐(reflex vomiting)

中枢性呕吐(central vomiting)

呕血与黑便(hematemesis and melena)

便血(hematochezia)

柏油便(tarry stool)

隐血便(stool with occult blood)

腹泻(diarrhea)

分泌性腹泻(secretory diarrhea)

渗透性腹泻(osmotic diarrhea)

便秘(constipation)

少尿(oliguria)

无尿或尿闭(anuria)

多尿(polyuria)

尿频(frequent micturition)

尿急(urgent micturition)

尿痛(odynuria)

血尿(hematuria)

黄疸(jaundice)

非结合胆红素(unconjugated bilirubin, UCB)

结合胆红素(conjugated bilirubin,CB)

抽搐与惊厥(tic and convulsion)

意识障碍(disturbance of consciousness)

嗜睡(somnolence)

意识模糊(confusion)

昏睡(stupor)

昏迷(coma)

谵妄(delirium)

体格检查(physical examination)

体征(sign)

视诊(inspection)

触诊(palpation)

浅部触诊法(light palpation)

深部触诊法(deep palpation)

叩诊(percussion)

直接叩诊法(direct percussion)

间接叩诊法(indirect percussion)

清音(resonance)

浊音(dullness)

实音(flatness)

鼓音(tympany)

过清音(hyperresonance)

听诊(auscultation)

直接听诊法(direct auscultation)

间接听诊法(indirect auscultation)

嗅诊(smelling)

一般状态(general body state)

性别(sex)

年龄(age)

生命体征(vital sign)

体温(temperature)

脉搏(pulse)

呼吸(respiration)

血压(blood pressure)

发育(development)

体型(habitus)

正力型(匀称型)(ortho-sthenic type)

无力型(瘦长型)(asthenic type)

超力型(矮胖型)(sthenic type)

体重(weight)

超重(overweight)

肥胖(obesity)

消瘦(emaciation)

恶病质(cachexia)

体重质量指数(body mass index,BMI)

皮褶厚度(skinfold thickness)

意识状态(consciousness status)

面容与表情(facial feature and expression)

急性面容(acute disease facies)

慢性面容(chronic disease facies)

二尖瓣面容(mitral facies)

甲状腺功能亢进面容(hyperthyoidism facies)

黏液性水肿面容(myxedema facies)

肢端肥大症面容(acromegaly facies)

满月面容(moon facies)

面具面容(masked facies)

贫血面容(anemic facies)

肝病面容(hepatic facies)

肾病面容(nephrotic facies)

病危面容(critical facies)

体位(position)

自动体位(active position)

被动体位(passive position)

强迫体位(compulsive position)

强迫仰卧位(compulsive supine position)

强迫俯卧位(compulsive prone position)

强迫侧卧位(compulsive lateral position)

强迫坐位(compulsive sitting position)

强迫蹲位(compulsive squatting position)

强迫停立位(compulsive standing position)

辗转体位(restless position)

角弓反张位(opisthotonos position)

步态(gait)

醉酒步态(drunken gait)

蹒跚步态(wadding gait)

慌张步态(festination gait)

共济失调步态(ataxic gait)

跨阈步态(steppage gait)

剪刀步态(scissors gait)

间歇性跛行(intermittent claudication)

皮肤(skin)

颜色(color)

苍白(pallor)

发红(redness)

发绀(cyanosis)

黄染(stained yellow)

色素沉着(pigmentation)

妊娠斑(cyasma)

老年斑(senile plaque)

色素脱失(depigmentation)

白癜风(vitiligo)

白斑(leukoplakia)

白化病(albinismus)

湿度(moisture)

温度(temperature)

弹性(elasticity)

水肿(edema)

象皮肿(elephantiasis)

皮肤损害(skin lesion)

皮疹(skin rash)

斑疹(macula)

丘疹(papules)

斑丘疹(maculopapule)

玫瑰疹(roseola)

荨麻疹(urticaria)

压疮(pressure sore)

皮下出血(subcutaneous hemorrhage)

蜘蛛痣(spider angioma)

肝掌(liver palm)

淋巴结(lymph node)

头发(hair)

头皮(scalp)

头围(head circumference)

小颅(microcephalia)

尖颅(oxycephaly)

方颅(squared skull)

巨颅(large skull)

长颅(dolichocephalia)

眼(eye)

眉毛(eyebrows)

眼睑(eyelids)

眼睑水肿(blepharoedema)

眼睑内翻(entropion)

上睑下垂(ptosis)

眼睑闭合障碍(eyelid closure disorder)

结膜(conjunctiva)

巩膜(sclera)

角膜(cornea)

老年环(arcus senilis)

虹膜(iris)

瞳孔(pupil)

眼球突出(exophthalmos)

眼球下陷(enophthalmos)

复视(diplopia)

麻痹性斜视(paralytic squint)

眼球震颤(nystagmus)

视力(visual acuity)

视野(visual field)

色觉(color sensation)

色盲(color blindness)

色弱(color weakness)

耳(ear)

耳廓(auricle)

外耳道(external auditory canal)

乳突(mastoid)

听力(audition)

酒渣鼻(rosacea)

鞍鼻(saddle nose)

蛙状鼻(frog shaped nose)

鼻翼扇动(nasal ale flap)

鼻窦(nasal sinus)

口(mouth)

牙齿(teeth)

牙龈(gums)

龋齿(dental caries)

残根(residual root)

义齿(artificial tooth)

舌(tongue)

镜面舌(smooth tongue)

草莓舌(strawberry tongue)

牛肉舌(beefy tongue)

地图舌(geographic tongue)

干燥舌(dry tongue)

裂纹舌(wrinkled tongue)

毛舌(hairy tongue)

腮腺(parotid)

颈静脉怒张(distention of jugular vein)

甲状腺(thyroid)

心理评估(psychological assessment)

人格(personality)

观察法(observation method)

会谈法(interview method)

心理测验法(psychological test)

评定量表法(rating scale)

认知过程(cognition process)

感觉(sensation)

知觉(perception)

记忆(memory)

思维(thinking)

注意(attention)

语言(language)

定向力(orientation)

智能(intelligence)

认知障碍(cognitive impairment)

错觉(illusion)

幻觉(hallucination)

妄想(delusion)

超价观念(over-valued idea)

强迫观念(obsessive idea)

失语(aphasia)

构音困难(dysarthria)

精神发育迟滞(mental retardation)

痴呆(dementia)

回忆法(recall method)

再认法(recognition method)

韦氏记忆量表(Wechsler memory scale, WMS)

临床记忆量表(clinical memory scale, CMS)。

瑞文标准推理测验(Raven's standard progressive matrices, SPM)

注意缺陷多动障碍(attention deficit hyperactivity disorder, ADHD)

长谷川痴呆量表（Hastgawa dementia scale, HDS）

简易智能精神状态检查量表（mini-mental state examination, MMSE）

感知觉紊乱（disturbed sensory perception）

急性意识障碍（acute confusion）

慢性意识障碍（chronic confusion）

有急性意识障碍的危险（risk for acute confusion）

记忆功能障碍（impaired memory）

语言沟通障碍（impaired verbal communication）

有沟通增进的趋势（readiness for enhanced communication）

情绪（emotion）

情感（feeling）

心境（mood）

激情（intense emotion）

应激（stress）

道德感（moral feeling）

理智感（rational feeling）

美感（aesthetic feeling）

焦虑（anxiety）

抑郁（depression）

恐惧（phobia）

情绪高涨（elation）

易激惹（irritability）

Zung 焦虑自评量表（self-rating anxiety scale, SAS）

Zung 抑郁自评量表（self-rating depression scale, SDS）

焦虑（anxiety）

恐惧（fear）

悲伤（grieving）

睡眠型态紊乱（disturbed sleep pattern）

疲乏（fatigue）

有自伤的危险（risk for self-mutilation）

有自杀的危险（risk for suicide）

有对他人施行暴力的危险（risk for other-directed violence）

有对自己施行暴力的危险（risk for self-directed violence）

应激（stress）

心理应激（psychological stress）

应激刺激作用的"刺激模型"（stimulus-based model of stress）

认知评价模型（cognitive appraisal model of stress）

应激源（stressors）

正性生活事件（positive events）

负性生活事件（negative events）

客观事件（objective event）

创伤后应激障碍（post traumatic stress disorder, PTSD）

主观事件（subjective event）

应对（coping）

问题关注应对（problem-focused coping）

情绪关注应对（emotion-focused coping）

应对风格（coping styles）

特质研究（trait-oriented approach）

社会支持（social support）

个性（personality）

应激反应（stress reaction）

应急反应（emergency reaction）

情绪反应（emotional response）

偏执（paranoia）

灾难化（catastrophizing）

反复沉思（rumination）

闪回（flashback）

闯入（intrusive）

特质应对方式问卷（trait coping style questionnaire, TCSQ）、

简易应对方式问卷（simplified coping style questionnaire, SCSQ）

应对方式问卷（ways of coping questionnaire, WCQ）

社会支持评定量表（social support revalued scale, SSRS）

领悟社会支持量表（perceived social support scale, PSSS）

人格测验（personality test）

应对无效(ineffective coping)

社区应对无效(ineffective community coping)

有应对增强的趋势(readiness for enhanced coping)

无效性否认(ineffective denial)

个人恢复能力障碍(impaired individual resilience)

有恢复能力受损的危险(risk for compromised resilience)

压力负荷过重(stress overload)

自我概念(self-concept)

体像(body-image)

社会自我/社会认同(social identity)

精神自我/自我认同(personal identity)

自尊(self-esteem)

田纳西自我概念量表(Tennessee self-concept scale,TSCS)

自我认同紊乱(disturbed personal identity)

情境性低自尊(situational low self-esteem)

长期性低自尊(chronic low self-esteem)

有情境性低自尊的危险(risk for situational low self-esteem)

体像紊乱(disturbed body image)

角色(role)

角色冲突(role conflict)

角色模糊(role ambiguity)

角色匹配不当(role incongruity)

角色负荷过重(role overload)

角色负荷不足(role underload)

父母角色冲突(parental role conflict)

无效性角色行为(ineffective role performance)

社会交往障碍(impaired social interaction)

家庭(family)

家庭生活周期(family life cycle)

照顾者角色紧张(caregiver pole strain)

有照顾者角色紧张的危险(risk for caregiver role strain)

养育功能障碍(impaired parenting)

有养育功能改善的趋势(readiness for enhanced parenting)

有养育功能障碍的危险(risk for impaired parenting)

有依附关系受损的危险(risk for impaired parent/infant/child attachment)

家庭运作过程失常(dysfunctional family processes)

家庭运作过程改变(interrupted family processes)

有家庭运作过程改善的趋势(readiness for enhanced family processes)

有关系改善的趋势(readiness for enhanced relationship)

环境(environment)

有跌倒的危险(risk for falls)

有受伤害的危险(risk for injury)

受污染(contamination)

有受污染的危险(risk for contamination)

有中毒的危险(risk for poisoning)

文化(culture)

文化休克(culture shock)

实验室检查(laboratory examination)

红细胞(red blood cell)

白细胞(white blood cell)

血红蛋白(hemoglobin,Hb)

血细胞比容(hematocrit,Hct)

红细胞分布宽度(red blood cell volume distribution width,RDW)

红细胞平均容积(mean corpuscular volume,MCV)

红细胞平均血红蛋白含量(mean corpuscular hemoglobin,MCH)

红细胞平均血红蛋白浓度(mean corpuscular hemoglobin concentration,MCHC)

球形红细胞(spherocyte)

椭圆形红细胞(elliptocyte)

口形红细胞(stomatocyte)

靶形红细胞(target cell)

镰状红细胞(sickle cell)

中性粒细胞(neutrophil,N)

嗜酸性粒细胞(eosinophil,E)

嗜碱性粒细胞(basophil,B)

淋巴细胞(lymphocyte,L)

单核细胞(monocyte,M)

核左移(shift to the left)

核右移(shift to the right)

网织红细胞(reticulocyte,Ret)

红细胞沉降率(erythrocyte sedimentation rate,ESR)

血小板平均体积(mean platelet volume,MPV)

红细胞渗透脆性试验(erythrocyte osmotic fragility test)

抗人球蛋白试验(anti globulin test)

毛细血管抵抗力试验(capillary resistance test)

出血时间(bleeding time,BT)

血小板计数(platelet count,PLT)

血块退缩试验(blood clots back test,CRT)

凝血时间(clotting time,CT)

凝血酶原时间(prothrombin time,PT)

凝血酶原时间比值(prothrombin ratio,PTR)

活化部分凝血活酶时间(activated partial thromboplastin time,APTT)

血浆凝血酶时间(thrombin time,TT)

毛细血管脆性试验(capillary fragility test,CFT)

特发性血小板减少性紫癜(idiopathic thrombocytopenic purpura,ITP)

贫血(anemia)

缺铁性贫血(iron deficiency anemia)

溶血性贫血(hemolytic anemia)

再生障碍性贫血(aplastic anemia)

白血病(leukemia)

淋巴细胞白血病(lymphocytic leukemia)

粒细胞白血病(myelocytic leukemia)

单核细胞白血病(monocytic leukemia)

尿液(urine)

尿量(urine volume)

多尿(polyuria)

少尿(oliguria)

无尿(anuria)

尿比重(specific gravity,SG)

晶体尿(crystal urine)

血红蛋白尿(hemoglobinuria)

隐血试验(fecal occult blood test,FOBT,OBT)

脑脊液(cerebrospinal fluid,CSF)

乳酸脱氢酶(lactate dehydrogenase,LD)

血清总蛋白(total protein,TP)

清蛋白(albumin,A)

球蛋白(globulin,G)

血清总胆红素(serum total bilirubin,STB)

结合胆红素(conjugated bilirubin,CB)

非结合胆红素(unconjugated bilirubin,UCB)

丙氨酸氨基转移酶(alanine aminotransferase,ALT)

天门冬氨酸氨基转移酶(aspartate aminotransferase,AST)

碱性磷酸酶(alkaline phosphatase,ALP)

γ-谷氨酰转移酶(γ-glutamyl transferase,GGT)

γ-谷氨酰转肽酶(γ-glutamyl transpeptidase,γ-GT)

肾小球滤过率(glomerular filtration rate,GFR)

内生肌酐清除率(endogenous creatinine clearance rate,Ccr)

血肌酐(serum creatinine,Scr)

血尿素(blood urea nitrogen,BUN)

尿酸(uric acid,UA)

尿渗量(urine osmol,Uosm)

肌酸激酶(creatine kinase,CK)

急性心肌梗死(acute myocardial infarction,AMI)

乳酸脱氢酶(lactate dehydrogenase,LDH)

心肌肌钙蛋白(cardiac troponin,cTn)

胆固醇(cholesterol,CHO)

胆固醇酯(cholesterol esterase,CE)

游离胆固醇(free cholesterol,FC)

总胆固醇(total cholesterol,TC)

甘油三酯(triglyceride,TG)

脂蛋白(lipoprotein)

高密度脂蛋白(high density lipoprotein,HDL)

低密度脂蛋白(low density lipoprotein,LDL)

极低密度脂蛋白(very low density lipoprotein,VLDL)

乳糜微粒(chylomicron,CM)

脂蛋白(a)(lipoprotein(a),LP(a))

空腹血糖(fasting blood glucose,FBG)

糖耐量试验(glucose tolerance test,GTT)

糖化血红蛋白(glycated hemoglobin,GHb)

淀粉酶(amylase,AMS)

脂肪酶(lipase,LPS)

钠(sodium)

内分泌系统(endocrine system)

甲状腺素(thyroxine 或 3,5,3',5'-tetraiodothyronine,T_4)

三碘甲状腺原氨酸(3,5,3'-triiodothyronine,T_3)

促甲状腺激素(thyroid stimulating hormone,TSH)

促甲状腺素释放激素(thyrotropin releasing hormone,TRH)

游离型 T_3(free triiodothyronine,FT_3)

游离型甲状腺素(free thyroxine,FT_4)

反三碘甲状腺原氨酸(reverse triiodothyronine,rT_3)

促肾上腺皮质激素释放激素(cortictropin-releasing hormone,CRH)

促肾上腺皮质激素(adrenocorticotropic hormone,ACTH)

皮质醇(cortisol)

游离皮质醇(free cortisol,FC)

17-羟皮质类固醇(17-hydroxycorticosteroids,17-OHCS)

17-酮皮质类固醇(17-ketosteroids,17-KS)

醛固酮(aldosterone,ALD)

肾上腺素(epinephrine,E)

去甲肾上腺素(norepinephrine,NE)

香草扁桃酸(vanillylmandelic acid,VMA)

雌二醇(estradiol,E_2)

睾酮(testosterone)

人绒毛膜促性腺激素(human chorionic gonadotropin,hCG)

促甲状腺激素(thyroid stimulating hormone,TSH)

促肾上腺皮质激素(adrenocorticotropic hormone,ACTH)

生长激素(growth hormone,GH)

催乳素(prolactin,PRL)

血清铁(serum iron)

血清总铁结合力(total iron binding capacity,TIBC)

转铁蛋白饱和度(transferrin saturation,Tfs)

血清铁蛋白(serum ferritin,SF)

免疫球蛋白(immunoglobulin,Ig)

免疫球蛋白 G(immunoglobulin G,IgG)

免疫球蛋白 A(immunoglobulin A,IgA)

免疫球蛋白 M(immunoglobulin M,IgM)

免疫球蛋白 E(immunoglobulin E,IgE)

补体(complement)

甲型肝炎病毒(hepatitis A virus,HAV)

乙型肝炎病毒(hepatitis B virus,HBV)

乙型肝炎病毒表面抗原(HBsAg)

丙型肝炎病毒(hepatitis C virus,HCV)

性病研究实验室检查(venereal disease research laboratory,VDRL)

不加热血清反映素试验(unheated serum regain test,USR)

快速血浆反映素试验(rapid plasma regain test,RPR)

荧光螺旋体抗体试验(fluorescent treponemal antibody-absorption,FTA-ABS)

梅毒螺旋体血凝试验(treponemal pallidum hemagglutination assay,TPHA)

自身免疫性疾病(autoimmune disease,AID)

类风湿因子(rheumatoid factor,RF)

抗核抗体(antinuclear antibodies,ANA)

抗脱氧核糖核酸抗体(anti-DNA-antibody,抗DNA)

癌胚抗原(carcinoembryonic antigen,CEA)

甲胎蛋白(alpha-fetoprotein,AFP)

癌抗原 125(carbohydrate antigen 125,CA_{125})

前列腺特异性抗原(prostate specific antigen,PSA)

神经元特异性烯醇化酶(neuron-specific enolase,NSE)

细菌(bacterium,pl. bacteria)

病毒(virus)

真菌(fungus)

危急值(critical values)

心电图(electrocardiogram,ECG)

静息电位(resting potential)

动作电位(action potential)

极化状态(polarization)

除极(depolarization)

复极(repolarization)

心电综合向量(resultant vector)

导联体系(lead system)

标准导联(standard leads)

平均心电轴(mean cardio electric axis)

右心房肥大(right atrial enlargement)

左心房肥大(left atrial enlargement)

左心室肥大(left ventricular hypertrophy)

右心室肥大(right ventricular hypertrophy)

双心室肥大(biventricular hypertrophy)

心肌梗死(myocardial infarction)

心律失常(arrhythmias)

窦性心动过速(sinus tachycardia)

窦性心动过缓(sinus bradycardia)

室性期前收缩(premature ventricular complex)

房性期前收缩(premature atrial complex)

交界性期前收缩(premature junctional complex)

阵发性室上性心动过速(paroxysmal supraventricular tachycardia,PSVT)

室性心动过速(ventricular tachycardia,PVT)

心房扑动(atrial flutter,AFL)

心房颤动(atrial fibrillation,AF)

心室扑动(ventricular flutter,VF)

心室颤动(ventricular fibrillation,Vf)

房室传导阻滞(atrioventricular block,AVB)

高钾血症(hyperkalemia)

低钾血症(hypokalemia)

高钙血症(hypercalcemia)

低钙血症(hypocalcemia)

医学影像学(medical imaging)

透视(fluoroscopy)

平片(plain film)

计算机体层成像(computed tomography,CT)

磁共振成像(magnetic resonance imaging,MRI)

超声(ultrasound)

X线成像(X-ray image)

计算机X线成像(computed radiography,CR)

造影剂(contrast media)

北美护理诊断协会(North American Nursing Diagnoses Association,NANDA)

护理诊断(nursing diagnosis)

改变(altered)

损伤(impaired)

增加(increased)

减少(decreased)

无效(ineffective)

缺陷(deficit)

急性或严重(acute)

慢性(chronic)

紊乱(disturbed)

功能障碍(dysfunctional)

清理呼吸道无效(ineffective airway

clearance)

焦虑（anxiety）

主要依据（major defining characteristics）

次要依据（minor defining characteristics）

相关因素（related factors）

问题（problem）

病因（etiology）

症状和体征（symptoms and signs）

合作性问题（collaborative problem）

潜在并发症（potential complication）

首优问题（high-priority problem）

中优问题（medium-priority problem）

次优问题（low-priority problem）

比较（comparison）

分析（analysis）

综合（synthesis）

归纳（induction）

演绎（deduction）

评判性思维（critical thinking）

护理病历（nursing case）

参考文献

CANKAOWENXIAN

[1] 白人驹,徐克.医学影像学[M].7版.北京:人民卫生出版社,2013.

[2] 万学红,卢雪峰.诊断学[M].8版.北京:人民卫生出版社,2013.

[3] 戴万亨,张永涛.诊断学[M].9版.北京:中国中医药出版社,2012.

[4] 戴万亨.诊断学基础[M].北京:中国中医药出版社,2004.

[5] 何国平,王秀化.健康评估[M].长沙:中南大学出版社,2011.

[6] 李小妹.护理学导论[M].3版.北京:人民卫生出版社,2012.

[7] 刘成玉.健康评估[M].2版.北京:人民卫生出版社,2006.

[8] 刘成玉.健康评估[M].3版.北京:人民卫生出版社,2014.

[9] 吕探云,孙玉梅.健康评估[M].3版.北京:人民卫生出版社,2012.

[10] 欧阳钦.临床诊断学[M].2版.北京:人民卫生出版社,2010.

[11] 邱艳芬.身体评估——护理上之应用[M].7版.台湾:台湾华杏出版股份有限公司出版,2010.

[12] 王绍锋,李玉翠.健康评估学[M].南京:江苏科学技术出版社,2013.

[13] 吴光煜.健康评估[M].北京:北京大学医学出版社,2008.

[14] 谢玉琳,王春桃.健康评估[M].北京:高等教育出版社,2014.

[15] 杨艳杰.护理心理学[M].3版.北京:人民卫生出版社,2012.

[16] 杨泽刚,詹华祖,余薇.健康评估[M].武汉:华中科技大学出版社,2011.

[17] 姚树桥,杨彦春.医学心理学[M].6版.北京:人民卫生出版社,2013.

[18] 尹志勤,李秋萍.健康评估[M].北京:人民卫生出版社,2009.

[19] 尹志勤,张清格.健康评估[M].2版.北京:清华大学出版社,2014.

[20] 张淑爱,刘岩峰.健康评估[M].武汉:华中科技大学出版社,2013.

[21] 张树基,王巨德.诊断学基础[M].3版.北京:北京大学医学出版社,2008.

[22] 张雅丽,陈淑英,郭荣珍.新编健康评估[M].上海:复旦大学出版社,2011.

[23] 张雅丽,王瑞莉.健康评估[M].北京:人民卫生出版社,2012.

[24] 中华人民共和国卫生部医政司.全国临床检验操作规程[M].3版.南京:东南大学出版社,2006.